中西医结合肿瘤康复治疗

主　编　程井军　李　欣　吴　刚
　　　　李　凌
副主编　高景峰　龚新高　祝常德
　　　　卢璟铖　潘奇峰

世界图书出版公司

西安　北京　上海　广州

图书在版编目(CIP)数据

中西医结合肿瘤康复治疗/程井军等主编. —西安：
世界图书出版西安有限公司,2019.8
ISBN 978 – 7 – 5192 – 5638 – 8

I.①中… Ⅱ.①程… Ⅲ.①肿瘤—中西医结合疗法
Ⅳ.①R730.59

中国版本图书馆 CIP 数据核字(2019)第 067160 号

书　　名	中西医结合肿瘤康复治疗
	ZHONGXIYI JIEHE ZHONGLIU KANGFU ZHILIAO
主　　编	程井军　李　欣　吴　刚　李　凌
责任编辑	胡玉平
装帧设计	绝色设计
出版发行	世界图书出版西安有限公司
地　　址	西安市高新区锦业路 1 号都市之门 C 座
邮　　编	710065
电　　话	029 – 87214941　87233647(市场营销部)
	029 – 87234767(总编室)
网　　址	http://www.wpcxa.com
邮　　箱	xast@ wpcxa.com
经　　销	新华书店
印　　刷	西安华新彩印有限责任公司
开　　本	787mm × 1092mm　1/16
印　　张	23
字　　数	400 千
版　　次	2019 年 8 月第 1 版
印　　次	2019 年 8 月第 1 次印刷
国际书号	ISBN 978 – 7 – 5192 – 5638 – 8
定　　价	85.00 元

医学投稿　xastyx@ 163.com ‖　029 – 87279745　87284035

《中西医结合肿瘤康复治疗》
编委会

主编简介

程井军，医学博士，湖北中医药大学研究生导师，日本德岛大学医学院高级访问学者，湖北省中医师协会肿瘤专业委员会委员，《长江大学学报（自然科学版）》《中国民间疗法》等医学期刊论文评审专家。主持及参与省部级课题6项、国家自然科学基金课题2项，获国家专利3项。在国内外学术刊物上发表学术论文60余篇，主编学术著作6部。擅长治疗糖尿病、肿瘤、皮肤湿疹等疑难杂病。

李欣，硕士学位，副研究馆员，工作于湖北中医药大学图书馆文献检索部，主要从事科技查新、学科服务、信息检索等工作。主持及参与各类课题研究7项，在学术刊物上发表学术论文20余篇，参编教材两部。

吴刚，主治医师，执业中药师，武汉圣新堂中医门诊部院长，2007年毕业于湖北中医药大学中西医结合专业，本科学历。自幼师承家学，熟读经典，熟悉中药饮片炮制及中药饮片鉴定。从事中西医结合临床工作20余年。参编专著3部。擅长中西医结合治疗各种肿瘤、痛风等疑难杂症。

李凌，副主任医师，就职于中国科学院大学宁波华美医院。毕业于湖北中医药大学，获中西医结合硕士学位。长期从事中医及中西医结合临床工作，对内、外、妇、儿科均积累了丰富的临床经验，尤其擅长根据不同患者体质采用膏方调理慢性虚损性疾病。发表论文10余篇。现任中国中西医结合学会传染病分会委员。

序 言

　　恶性肿瘤目前已成为严重危害人类生命健康的常见病之一。中国每年有180万～200万人患癌，140万～150万癌症患者死亡。恶性肿瘤已成为我国居民的主要死因之一。

　　肿瘤是机体在各种致瘤因素的作用下，局部组织的细胞异常增生而形成的新生物，常表现为局部肿块。肿瘤细胞具有异常的形态、代谢和功能。它生长旺盛，常呈持续性生长，并由原发部位向其他部位播散，这种播散如无法控制，将侵犯人体重要器官，引起衰竭，最后导致死亡。如何区分良性肿瘤和恶性肿瘤？肿瘤的性质是由瘤细胞的性质决定的。良性肿瘤是某种组织的异常增殖，形成一个肿块，逐渐生长增大，增大到一定程度可压迫器官，影响器官功能，但不会发生肿瘤转移。总的来说，良性肿瘤对人体危害不大。相反，恶性肿瘤生长迅速，主要以浸润的方式生长，并可借助淋巴、血液等方式转移，使人体营养被迅速消耗，并且会引起恶病质。

　　外界致癌因素包括：化学致癌物质，如尼古丁、芳香胺类、亚硝胺类、砷、铬、镉、镍等；物理致癌物质，如电离辐射、日光及紫外线照射等；生物致癌物质，如病毒、寄生虫及慢性炎症刺激等。以下不良生活习惯易引发癌症：①吸烟。吸烟者发生多种恶性肿瘤的风险显著高于非吸烟者，与吸烟关系最密切的是肺癌。②过量饮酒。过量饮酒与上颌窦癌、咽癌、食管癌、直肠癌有关。饮酒还可导致肝硬化，继而出现肝癌。③饮食不当。当食物过于精细、纤维素较少，含大量脂肪尤其是胆固醇和蛋白质时，发生大肠癌的机会显著高于食物中含大量粗纤维及较少胆固醇摄入者；习惯进食霉变食物的人们发生肝癌和食管癌的风险较高；饮食中缺乏新鲜蔬菜水果及缺乏维生素 C 的地区，胃癌和食管癌高发。

内在致癌因素包括遗传因素、种族因素、性别与年龄、激素因素、免疫因素、心理因素等。心理因素与肿瘤发生的关系是指不良的心理、精神刺激会促进肿瘤的发生和发展。临床常见不少肿瘤患者在发病过程中有长期异常的精神状态，如紧张、过度抑郁等精神创伤史。严重的精神创伤、精神过度紧张和情绪过度抑郁，可能是肿瘤细胞的活化剂。因此我们应该讲究心理卫生，对不良的精神刺激采取积极乐观的态度，做到心胸开阔、乐观向上，使体内的抗肿瘤积极因素得以调动。

肿瘤的高危人群指肿瘤发病率较高和罹患率比较多的某一特定群体，如与某些工业生产过程有关的职业接触的人群、肿瘤高发区的特定年龄段、某些患癌倾向的高发家族，以及有某些不良生活习惯和嗜好（如吸烟、嗜酒）的人群，出现常见肿瘤症状者，检查诊断发现有某一肿瘤的癌前病变者。

恶性肿瘤对人体的危害有如下表现：①阻塞和压迫，如食管癌癌肿可以堵塞食管，造成患者吞咽困难。②破坏所在器官的结构和功能，如肝癌由于肝细胞破坏和肝内胆管阻塞，可引起全身性黄疸。③侵袭、破坏邻近器官，如食管癌可穿透食管壁侵犯食管前面的气管，形成食管 - 气管瘘；吞咽时食物可进入气管内，引起呛咳或咽下性肺炎。④坏死、出血、感染。恶性肿瘤生长迅速，癌组织常常因供血不足而发生坏死，如果癌变组织侵犯血管，可引起出血，如鼻咽癌患者往往有鼻衄（即鼻出血），肺癌患者常常合并肺部感染。⑤疼痛。由于癌组织压迫或侵犯神经，可引起相应部位的疼痛，如晚期肝癌、胃癌都会发生剧烈疼痛；另外，癌症继发感染后可引起疼痛。⑥发热，肿瘤组织的代谢产物、坏死组织的分解产物及继发的细菌感染，都可引起癌症患者发热，一般表现为中低度热。⑦恶病质。也有人将恶病质称为"恶液质"，是指癌症患者严重消瘦、无力、贫血和全身衰竭的状态，它是导致癌症患者死亡的重要原因。

中国医学科学院根据我国情况，提出下列十大表现，作为引起人们对癌症关注的预警信号，如果发现有如下不适或相关表现应及时就诊。癌症的早期预警信号：身体任何部位，如乳房、颈部或腹部的肿块，尤其是逐渐增大的肿块；

身体任何部位，如舌、颊黏膜、皮肤等没有外伤而发生的溃疡，尤其是经久不愈的溃疡；中年以上妇女出现不规则阴道流血或血性分泌物；进食时胸骨后胀闷、灼痛、异物感或进行性加重的吞咽不利；久治不愈的干咳或痰中带血；长期消化不良、进行性食欲减退、消瘦，又未找出明确原因者；大便性状改变，或有便血；鼻塞、鼻衄、单侧头痛或伴有复视；黑痣突然增大或有破溃、出血、原有的毛发脱落；无痛性血尿。

除上述十大表现外，还有以下八大信号也要高度警惕：单侧持续加重的头痛、呕吐和视觉障碍，特别是原因不明的复视；耳鸣、听力下降、回吸性咳痰带血、颈部肿块；原因不明的口腔出血、口咽部不适、异物感或疼痛；无痛性持续加重的黄疸；乳头溢液，特别是血性分泌物；男性乳房增生长大；原因不明的疲乏、贫血和发热；原因不明的全身性疼痛、骨关节疼痛。

预防肿瘤有哪些饮食和生活方式建议？大量研究证实，遗传基因不能单独导致癌症的发生，后天环境因素作用于存在的易感遗传基因的机体才是导致癌症发生的关键因素。后天因素是可以避免、可以改变的，如果针对某种癌症进行预防，阻断那些明确的致癌因素，完全可以降低肿瘤的发病率。①改善饮食习惯：少食动物脂肪，减少肉食，增加粗纤维食物，增加新鲜水果和蔬菜摄入，少吃熏制及腌制的食物，不吃发霉变质食物，避免肥胖。②尽量少接触有害物质，如石棉、苯胺染料、苯类致癌物质、离子射线和大量的紫外线等。③尽量不要染发或少染发，装修房子要选择环保材料，蔬菜水果在食用前要清洗残留的农药。④心态平和，学会减压。⑤生活规律，工作张弛有度，加强身体锻炼。⑥了解有关肿瘤知识，及时治疗癌前病变。⑦定期进行体检，一般6～12个月体检一次，早期发现癌症的蛛丝马迹。

快速增加的癌症预防、筛查和治疗服务需求将会遭遇肿瘤医生相对短缺的情形，加上不均衡的医疗服务、飙升的医疗费用以及不利小诊所生存的医疗环境等因素的共同作用，全球癌症医疗系统将迎来严峻挑战。美国临床肿瘤学会（ASCO）主席克利福·休迪斯（Cliff A. Hudis）表示，肿瘤医生的基本职责是确保所有癌症患者都尽可能接受到最好的医疗服务；该报告只是 ASCO 关于美国癌症医疗年度报告的开始，此后将追踪报告抗击癌症的进展及代表肿瘤学领域提供高质量、高价值医疗服务的最主要趋势。

ASCO 报道显示，美国 2030 年癌症新发病例增幅将高达 45%，这与癌症疾病负担大幅加重的全球趋势一致。2013 年中国学者杨功焕等发表在《柳叶刀》杂志上的研究显示，全球疾病负担项目估算，在 231 种疾病和损伤中，心血管疾病和癌症是我国人群 2010 年死亡的头号原因。医疗资源不均衡广泛存在，但表现有别。美国虽为第一大经济体，但未建立全民医保体系，这也导致在癌症防治方面，1/4 的人放弃治疗，相当比例人群享受不到癌症筛查。我国有城镇职工医保、居民医保、新农合等多种形式的医保体系，基本达到全民覆盖，但整体报销比例较低。我国政府逐年加大癌症筛查投入，但因人口基数大，全国覆盖仍有较大提升空间。在综合防治方面，国家统计局数据显示，2012 年我国城市每万人拥有卫生技术人员的数量是农村的 2.5 倍，而癌症专科技术人员数量的城乡差距可能会更大。

癌症领域的财政投入、医疗支出等全国层面的公开数据有限，但地区性的费用研究显示，我国癌症诊治费用在逐年增加。国家癌症中心目前正在筹建中，继续推动地方癌症中心的建立需要更多投入。此外，控制可控的慢性感染可实现一级预防：国家对乙型肝炎病毒（HBV）疫苗接种的投入预期可影响肝癌；也应加快引入人乳头瘤病毒（HPV）疫苗以降低子宫颈癌发病率。国家近十年投入的癌症二级预防主要包括农村癌症筛查项目、淮河流域癌症筛查项目、农村妇女两癌筛查项目、城市癌症筛查项目，以及早诊早治项目。康复治疗仍是我国第三级预防的短板，需加强以提高群体生活质量。

结合我国国情，ASCO 报告在防控队伍、癌症诊疗、服务质量三方面的具体建议可供我国癌症防控借鉴。多来源疾病负担数据显示，癌症防治应成为我国卫生资源配置的优先领域。在制定癌症防控方案尤其是大人群干预项目时，需要充分的信息和证据，如癌症流行病学、成本效果分析和预算影响分析等方面的支持，使有限卫生资源的效果最大化。

2016 年 12 月 6 日，国务院发表了《中国的中医药》白皮书。白皮书指出，中医药发展上升为国家战略，中医药事业进入新的历史发展时期。中医药既是中华文明的重要载体，又在人民健康事业中发挥着独特作用。习近平总书记在多个场合都对中医药给予了高度评价，并在国内外推广中医药。他指出，要着力推动中医药振兴发展，坚持中西医并重，推动中医药和西医药相互补充、协调发展，努力实现中医药健康养生文化的创造性转化、创新性发展。诺贝尔奖生理学或医学奖得主中国科学家屠呦呦说："中国医药学是一个伟大的宝库，应当努力发掘、加以提高。我深深地感到中西医药各有所长，两者有机结合，优势互补，当具有更大的开发潜力和良好的发展前景。"目前，中医药抗癌疗法包括中药内服、中药外敷、针法和灸法等。伴随医学模式的改变，癌症临床治疗已从过去简单杀伤癌细胞的方式转换为以提高癌症患者生活质量为主。

据了解，放、化疗是恶性肿瘤临床治疗的主要手段，但由于其毒副作用，严重影响了临床疗效的发挥，中医药在防治放化疗毒副作用方面具有独到的优势。中药发挥其疏通经络、调和气血、解毒化瘀、扶正祛邪等作用，使失去平衡的脏腑阴阳得以重新调整和改善，从而促进机体功能的恢复，达到治癌防癌，有效控制临床症状和对放、化疗减毒增效的目的。伴随肿瘤综合治疗的发展，中医在控制肿瘤、缓解癌性疼痛、防治手术并发症、治疗放、化疗导致的损伤等多方面发挥着越来越重要的作用。中医疗法以其简单、方便、无毒和有效性在肿瘤临床治疗中显示出独到的特点和优势。同时，现代经皮给药技术和肿瘤微创技术与中医肿瘤外治方法的融合，更加全面推动了中医治癌技术的发展。"以人为本"的思想在当今肿瘤临床治疗中尤其重要，有效控制局部病灶的同时，维护好患者的生活质量已成为癌症临床治疗的关键所在。肿瘤综合治疗的开展更突出了中医药在治疗癌症中的作用。

手术、化疗、放疗是肿瘤的三大常规治疗手段，能快速作用于恶性肿瘤。然而手术对机体的损伤较大，且不能解决癌细胞转移的问题；放化疗有着严重的毒副作用，它们在杀死癌细胞的同时也会不可避免地损害正常细胞，降低人体免疫力。尽管这些手段也在不断改进，但都无法除尽癌细胞，不能有效控制癌症的高复发率与高转移率，对患者 5 年存活率的提高收效甚微。目前肿瘤的三大常规治疗方法被专家们称为"割韭菜式"疗法。此外，肿瘤生物疗法目前可分为细胞治疗（用自身的细胞治疗自身的病）与非细胞治疗（如抗体、基因、疫苗等治疗技术）两大类。其中，自体细胞免疫治疗技术目前还不成熟，仅被卫生行政主管部门限定在临床研究范畴。肿瘤的免疫治疗是以激发和增强机体的免疫功能，达到控制和杀灭肿瘤细胞的目的。免疫疗法只能清除少量的、播散的肿瘤细胞，对于晚期的实体肿瘤疗效十分有限，其临床治疗的效果尚需进一步提高。2016 年，某大学 21 岁学生因滑膜肉瘤采用免疫疗法治疗无效病逝。此后了解到，他所接受的生物免疫疗法在美国早已被淘汰。此事件使得细胞免疫疗法受到多方质疑。

有鉴于此，我们提出"与瘤共存"理念，该理念是指患者经过以中医中药为主导的中西医结合疗法有效的抗肿瘤治疗后，常见的癌性症状（如出血、癌痛、咳嗽、吞咽困难等）消失，瘤体体积进一步缩小或不再扩大，癌细胞不再扩散，病情长期稳定并趋于好转，患者一般状况良好，可独立工作和生活；换言之，机体免疫保护功能大于肿瘤扩散能力，使癌细胞长期"静止""休眠"，患者处于临床治愈的健康状态。

在 2017 年 10 月 9 日的国务院常务会议上，李克强总理指出，一些中药材提取物治疗肿瘤的效果已经得到国际认可。"要集中优势力量开展疑难高发癌症治疗专项重点攻关。"李克强总理提出明确要求，"我们已经在'上天''下海'等重大科研项目中取得不俗进展，还要进一步坚持以人民为中心的发展思想，努力攻克影响人民群众健康的难题。要集中更多科研力量和财力，尽早在这方面取得重点突破。这件事一旦有突破，不仅直接造福当代群众，还惠及子孙后代，功德无量！"2013 年全国肿瘤登记结果显示，目前我国癌症发病率为 235/10 万，死亡率为 144.3/10 万，癌症已成为我国面临的重大公共卫生问题之一。一些发达国家早在数十年前就提出要破解癌症发病机制，"攻克癌症"如今已经见到了一些阶段性成果。而我国目前的癌症治疗水平还与这些国家存在一定差距。"从现在起，我们要迎难赶上！"李克强总理说。当天会议还决定，要采取措施支持发展先进医疗设备和医药产业，突破提纯、质量控制等关键技术。结合现代科技，大力发展和应用中医药。统计数据显示，一些发达国家医疗健康产业占 GDP 比重超过 15%，甚至成为"第一大产业"。而目前我国医疗健康产业占 GDP 的比重仅为 6%，仍有很大发展空间。一些中药材提取物的治疗效果已经得到国际认可，但我们的提纯等相关技术还需要进一步提高。李克强总理说："咱们就围绕这些关键性技术领域，切实弘扬'工匠精神'，力争早日攻克这些难题！"他强调，发展医药产业不能关起门来，要在对外开放中提高竞争力，倒逼国内产业升级，更好造福人民群众。人最宝贵的是生命，而健康是生命的基础。要加大力度支持先进医疗设备和中医药产业发展，更好地保障人民群众的健康幸福。

鉴于此，我相信，也坚信，只有我们不忘初心，砥砺前行，坚决执行新时期党的中医中药政策，努力发掘，不断创新，在中西医结合肿瘤防治领域我们一定会有所做为，取得一项又一项重大突破，为保障人民身体健康做出应有的贡献。

编　者

2019 年 4 月

目 录

第一章　肿瘤康复治疗概述

第六章　常见抗癌疗法副作用的处理

第七章　癌痛的控制

第八章　癌症所致恶病质的防治

第九章　癌症患者感染的防治

第十章　癌症的微创治疗

第十一章　癌症的分子靶向治疗

肿瘤康复治疗概述

一、肿瘤康复的概念

肿瘤康复尚无明确公认的概念，根据国内外有关资料，参考一般康复的定义，我们不妨这样描述，肿瘤康复就是调动医、患、家庭和社会各方面的积极性，综合运用西医、中医、心理、营养、身心锻炼、社会支持等措施和技术，最大限度地提高癌症的治愈率，延长患者的存活期，改善患者的生活质量，帮助患者早日回归社会。

二、肿瘤康复的必要性

随着医学科学及相关学科的发展，恶性肿瘤的诊治水平不断增高，癌症患者能够长期存活，甚至治愈的病例越来越多。这些患者在临床治疗的同时和之后，有必要进行康复治疗。

恶性肿瘤是一类难治的慢性全身性疾病。目前，癌症尚缺乏特效的根治方法。临床上，通过手术、放疗和化疗，即使把肉眼能见的肿瘤完全清除，或达到完全缓解，也很难保证日后不再复发或转移。因此，每个患者都需要后续的康复治疗。

随着社会的发展，生活水平的提高，人们非常珍惜生活，追求生活质量，更珍惜自己的健康和生命。癌症尽管难治，但每个患者都渴望能够得到治愈。科学的临床治疗无疑是治愈疾病的关键措施，但一个人总不能老住在医院里，出院以后如何尽快恢复健康，如何防止复发和转移，如何适应新的家庭和社会生活等涉及康复的问题都是患者非常关心的。

癌症患者主要有以下几方面的康复需求：

身体方面 癌症患者除渴望尽快清除体内的肿瘤以外，也希望能及时解除疼痛、咳嗽、呼吸困难、恶心、厌食、营养不良等躯体痛苦，减轻各种治疗所带来的不良反应，需要增强体质，为各种治疗及适应家庭和社会生活提供良好的身体条件。

心理方面 癌症的难治性、长期的疾病折磨及疾病引起的社会适应性明显降低都可能使患者产生较严重的心理问题或障碍。患者需要得到理解、支持、鼓励和安慰，减轻心理上的痛苦。

社会方面　癌症患者仍然具有社会属性，患者有得到家庭及社会支持、受人尊重、建立人际关系、参加社会活动、重新工作的权利和要求。这些都需要通过康复治疗来给予指导和解决。

三、肿瘤康复的目的

提高治愈率　治愈癌症中临床治疗是关键，康复治疗是保证。临床上经过手术、放疗或化疗，可见的肿瘤可以被清除或达到完全缓解，如能实施科学的康复治疗，就可能防止肿瘤复发或转移，使患者长期存活。另外，有不少带瘤者，经过适当的康复治疗，可以使病情稳定，甚至在少数患者中出现肿瘤完全消失的现象。

延长存活期　对于一些临床治疗效果不佳的中晚期癌症，通过免疫、中药、心理等康复治疗，可以起到延缓病情发展、延长患者存活期的作用。

改善生活质量　适当的心理治疗和护理、及时有效的对症治疗、合理的营养等措施可减轻患者的身心痛苦，增强患者的体质，提高生活质量。

回归社会　治疗癌症的目的不仅要让患者活着，而且要让其尽可能地回归家庭和社会，承担家庭和社会责任，享受家庭和社会生活带来的幸福。在这一点上，临床治疗后体质的恢复、受损器官功能的锻炼、健康心理的重建等康复措施显得尤其重要。

四、肿瘤康复的范围

心理康复　随着肿瘤心理学的发展，人们逐渐认识到社会心理因素在肿瘤发生、发展和预后中起着非常重要的作用。癌症患者从怀疑诊断起，普遍存在着不同程度的心理压力，这种心理压力作为应激源可引起机体强烈的应激反应，并通过降低机体免疫力、影响进食和睡眠等，大大降低机体的抗病能力，促进肿瘤发展，降低治疗效果。更有甚者，患者可因绝望而拒绝接受治疗，或出现轻生和自杀的念头和行为。临床上也发现，心理素质较好、心理压力较小的患者，治疗效果往往较理想，预后也较好，而心理压力较大、情绪低落的患者往往疗效和预后较差。因此，适当的心理康复对于提高癌症患者的治愈率和生活质量可起到关键的指导作用。心理康复措施包括认知疗法、心理疏导、音乐、放松、暗示、催眠、心理支持等。

减轻患者痛苦　针对患者的各种症状和治疗的副作用采取相应措施给予治疗，其中包括一些姑息治疗，如为解决消化道阻塞进行的改道手术、肿瘤压迫呼吸道而进行的放射治疗等，还有控制癌痛、抑制呕吐、促进食欲、镇咳等对症治疗，可大大减轻或消除患者的痛苦，改善患者的生活质量。最有代表性的癌痛控制就是减轻患者痛苦、提高生活质量的重要措施之一。

增强患者的抗病能力　采用生物免疫、中医药治疗、营养支持、体育锻炼等措施提高患者的免疫力，可起到抑制肿瘤生长、减少复发和转移的作用。

合理营养　合理营养可起到预防和减轻恶病质、帮助患者尽快恢复体质、增强抗病能力的作用。

器官功能康复　其中包括喉癌患者喉切除术后配置人工喉，或锻炼用食管发音以恢复语言能力，乳腺癌术后上肢水肿的恢复，直肠癌和泌尿道术后瘘口的护理，面部手术的整容，截肢患者残肢功能的重建等。

体能锻炼　运动可提高机体抗病能力，可以疏导精神压力所引起的各种生理和病理生理反应。经常参加体育锻炼可使人精力充沛、自信心增强、思维敏捷、乐观开朗。运动还可使人更多地注意自己的身体，唤起对自身健康的责任心。体育锻炼不仅可以增强体质，而且也是有效的心理治疗方法。

气功锻炼　气功是练功者发挥意识能动作用，综合运用调息（呼吸锻炼）、调身（身体锻炼）和调心（心理锻炼）三类手段，对心身进行锻炼，通过调动和培养自身的生理潜能，来实现强身治疗目的的一项医疗保健方法。

生活指导　包括怎样处理治病养病与生活、学习、工作之间的关系；怎样调整病后的生活目标；癌症患者的婚姻、性和生育问题；如何建立一个健康的生活方式等。

家庭及社会支持　可以从精神上、经济上、社会适应性上给患者以支持，有利于患者的全面康复。

临终关怀　对临终患者给予生理、心理、精神、社会等多方面的照顾，同时对其家属提供心理支持。

五、康复治疗与临床治疗的关系

康复治疗与临床治疗既有统一性，又有对立性。从方法上二者有许多共同之处，例如，临床上的一些姑息治疗，如解决消化道阻塞进行的改道手术、肿瘤压迫呼吸道进行的放射治疗等，也可以说是康复治疗。再如，免疫治疗、中医中药治疗等既可作为临床治疗，也可用于康复治疗。但临床治疗和康复治疗所采用的手段各有侧重，前者主要采用手术、放疗、化疗，后者更偏重心理治疗、减轻患者的痛苦、营养支持、生活指导等。

康复治疗和临床治疗总体目的是一致的。但临床治疗主要侧重于尽快清除体内的肿瘤，而康复治疗则着重于帮助患者尽快恢复心身健康，提高生活质量，防止复发和转移，提高患者的社会适应能力。

从时间上看，一般认为临床治疗在前，康复治疗在后，但实践中二者已无严格界限。一旦确立诊断，毫无疑问要首先进行临床治疗，但同时也离不开康复治疗。譬如，肿瘤患者的心理问题几乎贯穿整个诊疗过程之中，所以诊疗一开始就应该实施心理康复治疗。

从某种意义上来说，临床治疗本身也可以起到很好的心理治疗作用，因为疗效的好坏直接影响着患者的心理变化过程。另外，设计临床治疗方案也应该考虑日后患者器官功能的恢复和重建问题。

总之，康复治疗和临床治疗二者不能截然分开，在实际工作中，应根据不同的病情、在不同的时间合理地结合应用。

六、健康、生活质量的概念与肿瘤康复

随着医学科学的发展，医学模式也在发生着转变。目前，医学模式已由单纯的生物医学模式转变为生物－心理－社会医学模式。该模式认为，疾病是人的心理、生理和环境（自然的和社会的）体系中所有相关因素相互作用的结果。因此，在防治疾病和促进健康时，要全面考虑生物、心理和社会诸因素的共同作用。

世界卫生组织从成立时就提出：健康是一种在身体上、心理上和社会上的完满状态，而不是没有疾病或虚弱的状态。

有关生活质量目前尚无统一的概念，从对大量的资料分析中可以大致认为，生活质量是人们对健康三个方面状态的主观体验。良好的健康状况可以给人一种良好的体验，意味着生活质量较高。疾病状态下患者忍受着各种痛苦，生活质量自然就会下降。

从肿瘤康复的目的、内容和方法可以看出，肿瘤的康复治疗正是围绕提高患者生活质量、促进患者恢复全面健康而展开的。可见，肿瘤康复治疗在整个肿瘤的治疗中占有极其重要的地位。

七、消灭残余癌细胞，防止转移和复发的最佳时机

我国癌症发病形势非常严峻，每6min就有一人被确诊为癌症，每天新增癌症患者8550人，每7～8人就有一人死于癌症。目前，我国主要采用手术、放疗和化疗来治疗癌症。实践证明，这三大疗法的确是治疗癌症的有效方法，但光靠这三大疗法是不够的。研究表明，经过规范的手术、放化疗后，癌症患者体内还会残余1万～10万个癌细胞。这些残余的癌细胞是患者转移、复发的根源。

世界卫生组织上海癌症康复实验基地的专家经过大量研究后发现，手术后、放化疗中、放化疗间歇期是消灭残余癌细胞，防止转移、复发的最佳时机。

手术后，残余癌细胞会代偿性增殖，就像刚减肥了的人出现反弹；随着放化疗次数的增多，残余癌细胞的耐药性不断增强，使治疗效果越来越差；放化疗间歇期，残余的癌细胞会趁机暴发性生长，分裂速度达到平常的200倍。

残余癌细胞在这三个时期的特殊生长状态，直接引发了癌症的高转移、高复发，使患者苦苦熬过的治疗功败垂成。因此，上海癌症康复实验基地的专家认为，紧紧抓住这三个时期是防止癌症转移、复发，提高患者存活率的关键。

实验基地的专家还发现，我国患者在饮食、运动等方面的误区大大缩短了其存活期。针对这一现状，这些专家还总结出了药物治疗与饮食、运动、心理、环境紧密结合的"1+4"癌症康复新模式。

八、癌症康复者的四种误区

根据笔者的临床经验，很多癌症康复者患有"躯体化障碍"，即一种以持久的忧虑或相信各种躯体症状的优势观念为特征的一组神经症。患者因这些症状反复就医，各种医学检查阴性和医生的解释均不能打消其疑虑。即使有时患者确实存在某种躯体障碍，但其严重程度并不足以解释患者的痛苦与焦虑。对患者来说，即使症状与应激性生活事件或心理冲突密切相关，他们也拒绝探讨心理病因的可能。

躯体化障碍是躯体形式障碍中的一种疾病。该病表现为多种多样、经常变化的躯体症状，可涉及身体的任何系统和器官，常为慢性波动性病程。多伴有社会、人际或家庭行为方面的严重障碍。起病往往在成年早期，女性多于男性。

中国医师协会肿瘤分会副会长、中山大学肿瘤防治中心内科主任姜文奇教授指出，早期癌症有90%的治愈机会，当千辛万苦逃脱癌症的魔爪后，康复者要防止以下四种误区。他提醒，肿瘤康复期要保持乐观心态、合理膳食、适量运动、戒烟限酒、定期复查，并可适度采用中医调理，提高免疫力。

1. 误区一：怕复发，生活在"保鲜盒"里

结束化疗后，患者出院康复，此时，最容易出现患得患失的心理，时刻担心肿瘤卷土重来。有些人对饮食、作息甚至运动的要求极为严格，仿佛生活在"保鲜盒"里，怀疑致癌的食物一点不碰，稍不舒服便要卧床休息，身体不适便忧虑重重。

"心态平衡，维护免疫功能，听从医生指导很重要。"姜文奇指出，"肿瘤的发生与免疫功能低下有密切关系，而长期抑郁、焦虑、愤怒等不良情绪可降低免疫功能。"如果时刻担忧病情复发，反而会"怕什么，就来什么"。患者应遵照医嘱，定期复查，平时保持正常的生活节律。

复发率和肿瘤的性质、种类有关，也与前期治疗有一定关系。"肿瘤的初次治疗非常重要。如果采用了不规范的治疗方案，客观上会对复发率有一定影响。"姜文奇指出，"以淋巴瘤为例，目前50%的患者可以实现临床治愈（即5年以上不复发），但有40%的患者会出现复发，复发患者有半数以上可能发生耐药，造成疗效不佳。"

患者不遵从医嘱，也会造成复发风险增高。"有些淋巴瘤患者以为化疗做到肿块消失就可以结束治疗了，实际上是错误的。"他指出，"肿块消失后，患者仍需接受两个疗程的化疗，进行巩固。"

2. 误区二：怕过劳，性生活都不敢过

"肿瘤康复者可以像正常人一样生活，不必过于担忧。"姜文奇谈到，"有的患者接受抗癌治疗后，身体比较虚弱，担心自己过劳，出院后有段时间少运动，甚至连性生活都不敢过。其实，康复患者可以正常过性生活，但不宜劳累，应保持健康的生活方式。"

"肿瘤康复者需要保持适度运动。"姜文奇指出，"运动时可根据体力和当天身体状况，每天坚持 30min 到 1h。刚出院的患者最好不要马上开始跑步，更适合快步走，运动量以身体微微发热为宜。"此外，太极拳、做操、游泳也适合康复期患者，打球等对抗性较强的运动则暂缓进行。

3. 误区三：猛进补，人参灵芝当成菜

出院后，家人心疼患者，往往会买来人参灵芝等补品，或天天煲药材进补。"合理运用中医药，有助于调理身心，改善食欲，提高免疫力，但也要当心'过犹不及'。"姜文奇指出，"过度进补会令身体吃不消。"他强调，中医药方案作为抗癌治疗的有益辅助方法，不能取代和影响到规范的抗癌治疗。如采用中医药调理身体，不宜相信所谓的"祖传秘方"，而应到正规中医院就诊，并选购质量可靠、安全性有保障的中药材。

4. 误区四：勤"补课"，工作调整心失落

年轻患者出院后，往往会出现"补课"心理。他们大多是职场中坚、骨干，正处于事业的上升期，因病耽误工作和晋升，容易心理失衡，希望康复后用加倍的努力和热情及出色的成绩，来证明自己和生病前一样，不比其他同事差。

"肿瘤康复者和普通人始终有所不同，工作上不要急着'补课'。"姜文奇建议，"康复者要调整好心态，适应现在的状态，工作上量力而为。"

从某种意义上说，生病意味着以前的工作、生活模式出现差错，让身体无法负荷。抗癌治疗为患者提供了一个审视自我、拨乱反正、重新出发的机会。康复期的首要任务是养好身体，重新找到生活和工作的平衡，踩着适度的节拍前进，这比急于在工作中"上位"要重要得多。

他强调，康复者需要心胸开阔，心态乐观。有些肿瘤患者出院后，重新思考生命的价值和幸福的意义，找到了生活的乐趣，性格也变得柔和圆通。例如由原来的职场"忙人"变成旅游"达人"，有些人挥毫泼墨，养花种草，做义工助人。

九、癌症患者康复期的护理

(一)癌症患者的自我护理

1. 心理准备

对化疗的不良体验及化疗前接受的错误信息，往往使患者紧张，因而降低了对不良反应的耐受性。明确精神因素与发生恶心呕吐有一定联系，保持乐观的情绪和良好的心态尤为重要。

2. 自我止吐及处理

恶心呕吐时，将准备好的容器置于伸手可及处。一旦有恶心呕吐感，自我诱导产生不呕吐的意念；呕吐时，侧卧以防误吸。呕吐后及时更换衣服及被褥，清理污物，用温开水漱口。然后开窗通风，保持室内空气清新，并充分卧床休息。

3. 饮食调整

化疗期间患者食欲不振，营养状况下降，影响治疗效果，合理饮食有助于维持营养平衡。原则上化疗时无须忌口，但应从以下几方面注意：以少量多餐代替每日三餐，进食时细嚼慢咽；饭前漱口，进餐时采取半卧位或坐位有助于消化；尽量选择冷或常温食物，以免被食品的热气所困扰。多饮清水、冰凉饮料，可缓和胃部不适。根据自己爱好选择高热量、高蛋白、高维生素、易消化的食物，如鱼、瘦肉、豆类、水果、蔬菜、面食等。避免甜、油炸、高脂饮食。

4. 癌症患者的饮食宜忌

癌症患者的饮食安排得当与否，与癌症的愈后、治疗效果及康复有直接关系。根据临床观察，经常调换营养物质的种类，控制摄入的数量，使人体获得足够的镁、钾、钙等电解质及必需营养物质，对人体癌肿细胞能起到抑制增殖、生长的作用，从而对治疗起到良好的辅助作用，加快患者的康复。

（1）癌症患者是否要忌口

关于忌口问题，可以这样理解，《金匮要略》中说："所食之味，有与身为害。"这个"与身为害"就是饮食不当，将对身体（包括有病之身）不利，避免这种不利，就是"忌口"的意思。

人的饮食和医疗的关系，总的看来有两方面的意义。一方面是预防上的，即饮食得宜，可以养生——延年益寿，也可以防病；一方面是治疗上的，在疾病的进一步发展或复发中有减缓作用。

对于癌症患者的忌口原则，归纳如下：忌口有它的理论根据，有一定的原则，不能盲目施行；忌口不是无稽之谈，也不能带以迷信色彩而任意扩大范围；忌口也随治疗的不同而异；忌口与疾病的治疗效果也有关。疾病的治疗效果较好，忌口问题常不为医生和患者所注意，可能不会成为治疗中的一个问题，但是像癌症一类疾患，治疗效果差，忌口就较受重视。

要减轻和消除患者对癌症的恐惧感。经常更换菜肴品种，注意菜肴的色香味调配。要让患者保持足够的蛋白质摄入量。经常吃瘦肉、鸭肉、兔肉等。若患者厌油腻荤腥，可以换一些含蛋白质丰富的非肉类食物，如奶酪、咸鸭蛋等。要避免吃不易消化的食物，应多吃煮、炖、蒸易消化食物，少吃油煎食物。

临床经验提示：皮肤癌溃疡禁食荤腥发物；肺癌禁食辛辣；水肿禁盐；黄疸禁食脂肪；温热病禁辛辣热性食物；寒病忌食瓜果生冷；正在放疗、化疗的患者，患者自觉发热、咽喉痛、大便干结，可多吃蔬菜、瓜果等寒凉食物，但注意不可过多，以免影响患者胃肠功能；生姜、花椒、大蒜、酒等多属辛热，少量有通阳健胃作用，肿瘤患者胃腹寒痛时则可食用，若多食则生痰动火，刺激肿瘤，胸腹部肿瘤和皮肤肿瘤患者应慎用；口腔、咽喉、食管、胃、肠、肝、胰等消化器官肿瘤患者，少食或勿食荤肥厚味、油炸食物。

（2）癌症患者适宜的食品

不同的肿瘤患者，在饮食上有不同的要求。患者可以根据病情选用不同的食谱，这些食谱能起到巩固疗效、防止复发与转移的作用。简单介绍以下几种：

肺癌患者宜食木耳、番茄、胡萝卜、香菇、花生、百合、海蜇、杏仁、莲子、梨、荸荠、香蕉、牛奶、黄豆、动物肝脏等；忌食牛、羊肉、带鱼、辣椒、韭菜、大蒜等。

胃癌患者宜食藕粉、豆类、芝麻、芦笋、海带、蘑菇、茄子、葱、木耳、牛奶、淡水鱼、动物肝肾等；忌食熏烤、油炸、盐腌的食物。

肠癌患者宜食黑木耳、大蒜、丝瓜、胡萝卜、魔芋、红薯、无花果、草莓、苹果、梨、香蕉、蜂蜜、绿色蔬菜等；忌食辣椒、胡椒及煎炸食品。

肝癌患者宜食白木耳、香菇、菠菜、胡萝卜、卷心菜、冬瓜、西瓜、绿豆、薏苡仁、甲鱼、牛奶等；忌食油腻、煎炸、辛辣类食物。

食管癌患者宜食新鲜蔬菜水果、刀豆、莴苣、菱角、牛奶等；忌食油腻、煎炸、辛辣类食物。

乳癌患者宜食新鲜蔬菜水果、刀豆、莴苣、菱角、肉类、奶制品等；少食或不食香肠、火腿及盐腌制品。

淋巴癌患者宜食紫菜、海带、牡蛎、甲鱼等；忌食牛、羊肉、带鱼、酒、葱。

（3）癌症患者如何进补

有人说：肿瘤患者不能吃补药，吃了补药会促进肿瘤加速生长，容易复发和转移。这种说法是毫无根据的。到目前为止还没有发现哪一种补药只补肿瘤而不补人体的，相反科学家们在临床与动物实验中发现，许多补药对肿瘤无论人与动物都有治疗效果。

补药治疗肿瘤是中医药的主要治疗法则之一。即扶正培本法，现代科学方法研究补药发现，许多补药都有增强机体免疫功能的作用，所以国内外都运用补法治疗肿瘤，达到遏制肿瘤生长和扩散的目的。

目前，各种补品种类繁多，除了参类之外，还有许多复方保健补品，由于广告的作用，常使患者面对各种补品不知如何选择，也不知是否该用。如何选用补品呢？

·饮食抗癌应放在首位，补品次之。已经证实多进食含维生素丰富的食物、含硒丰富的食物，通过饮食广泛摄取人体所必需的营养素是最好的办法，而补品往往只能起到某一方面的作用。

·不宜"大补"。有的人多种补品一齐饮用，或每天饮用 6～10 支人参蜂王浆，服用后口干舌燥、性情烦躁，不但起不到好的作用，反而导致相反作用，所以，应适当选择 1～2 种补品，每天少量饮用，才有一定的益处。

·癌症患者饮用补品最好请教医生后再用，因为有些补品不像药物那样经过严格的试验和长时间的观察，其功效有待进一步验证，而且补品不同，功效也不一样。

（二）患者家属应注意的问题

肿瘤患者在康复治疗中保持乐观的精神是巩固疗效、减轻症状、延长生命的首要条件。因为癌症患者总是疑心家属对自己隐瞒病情，这种恐惧心理造成心理负担过重而导致患者心情暴躁、烦闷、孤僻，甚至产生轻生的念头。为了避免此类情况的发生，患者出院后，心理护理特别重要。家属应采取措施，最大限度消除患者的恐惧心理。在医生允许的前提下，尽量将病情的发展程度告诉患者本人，在患者条件允许的前提下，让他们参加力所能及的工作，从而使他们树立同疾病做斗争的信心。患者居住房间应有充足的阳光，经常开窗保持空气新鲜，平时多与患者聊天，使患者生活在充满生机的环境中。为增强患者的食欲，应采取少食多餐，既要注意适当保持营养、热量，注意调理脾胃功能，增强食欲，同时要鼓励患者参加体育锻炼。人在有病的时候比平时更需要亲人的关怀和照顾，更需要家人的安慰和理解。因此，癌症患者家属要尽量做到以下几点：

·当医生为患者确诊并把病情告知家属后，家属应努力控制自己的情绪，及时向医生了解患者的全面情况，挑起照顾患者的重任，并协助医生选择最佳治疗方案，以取得满意的疗效。

·患者得知自己的病情后产生悲观、恐惧及紧张的情绪，有的甚至抱着消极态度，拒绝治疗，等待死亡。这时家属要耐心疏导，帮助患者从痛苦中解脱出来，树立起战胜癌症的信心，接受并配合治疗。

·在接受治疗中，患者十分痛苦，有的患者可能会脾气很大，家属要忍耐和理解，分担患者的痛苦，尤其在病情恶化甚至无望时，家属更应给患者以心理上的安慰和精神上的支持。

·癌症治疗是一个长期的过程，除了治疗期外，还要定期去医院检查，家属要配合患者完成每次随访。

·家庭护理要点：①避免和减少副作用，患者要严格遵守医嘱，按时、按量、按顺序服药。②对消化系统的副作用可采取与放疗相同的预防保护措施。③化疗期间易合并肺部感染和褥疮。患者要住在阳光充足、空气流通的房间，定期房间消毒。经常用盐水或硼酸水漱口，防止口腔溃疡；帮助患者排痰防止吸入性肺炎；经常擦洗会阴。

（三）肿瘤患者的术后护理

1. 术后护理的原则要点

在手术之后，护士会根据医生遗嘱进行常规护理和某些特殊护理，部分患者需要重点监护。在整个护理过程中，往往需要患者家属、亲友的配合和参与。在进行术后护理时，应注意以下几点：

·家属和亲友都要有一个端正的态度，有精神准备，能够正视现实，给患者一个良好的安慰形象。

·为患者建立一个舒适、清净、卫生、安全、便于生活起居和锻炼的环境。

·营造一个轻松、自然、温馨的家庭环境，积极做患者的思想工作，保持良好的心理健康。让患者体会到家庭的温暖，提高患者的存活欲望。

·家庭护理人员都应相互学习，患者家属之间建立联系通道，并保持与医生的联系，及时反馈患者信息，获得帮助。

·家属想办法安排患者的饮食，病友之间相互询问、及时沟通、调整饮食搭配，以利于患者的术后康复。

癌症患者出院后，只是表示癌症得到缓解和暂时的控制，不等于治愈，癌症治疗是一个漫长的过程，等完全自愈还需要在家庭中完成，需要家人的配合和帮助，所以好多患者和家属都相互抱团，互相鼓励帮助、交流护理经验，学习一些医学护理知识和心理疗法。

2. 患者的心理护理

大部分家属都应动员其他亲属成员，共同携手做患者的思想工作，让患者进一步调整心态，主宰自己，树立信心。患了癌症是很不幸的，但患者事实上已经处在与癌症斗争的第一线，没有退路，恐惧、焦虑、绝望及痛苦的心理情绪接踵而来。在医院我们看到，在同等的医疗条件下，一些想得开的患者，能够正视现实，往往比被癌症吓得不知所措的患者治疗效果好得多。有的患者处在恐惧的心理中，在治疗中崩溃的不是小数。如果一个人的精神被摧垮，即使有再好的治疗和护理也是徒劳的。随访统计从确诊到手术治疗后一般几个月之内，这个时间段可以说95%以上的患者心态没有调整过来。

心理平衡，重新调整生活。许多患者习惯了紧张的上班生活，患病后一下子放慢了生活的节奏，心理上感觉到无所适从，产生失重感。这时患者应重新安排自己的生活和日常起居等，所接受的治疗都要做到规律化，还要从多方面培养兴趣和爱好，寻求新的精神寄托，这样才能利于体内环境的调节和稳定，对病情的康复、防止复发也起到了积极的作用。

3. 患者的饮食护理

术后要重视身体功能的恢复，针对疾病原因，饮食调整得当，饮食是人体生命中的重要物质来源，合理纳食可达到补气养血、强身健脾的作用，达到增强体质、抗御疾病，倘若饮食失宜，易导致脾胃运化失常，损及其他脏腑，导致疾病的发生，因此患者饮食护理至关重要。

·术后忌口是有必要的，比如一些辛辣肥腻的食物不要吃，容易引起伤口瘙痒甚至不利于愈合；过于冷、烫的食物会损害消化器官的黏膜组织，不利于营养素吸收等。

·术后饮食需要分阶段来进行，一般根据手术后的身体状况，分为流食期、半流期和普食期。刚做完手术几天内一般都要进流食，以牛奶、豆浆、果汁、鸡汤、米油等食物为主，每次适量，每天多次饮用。

· 半流食是以绵软清淡的面片汤、面条汤、稀粥、稀蛋羹、带渣五谷豆浆、小馄饨等食物为主，可以增加较软的蔬菜和细嫩的小肉丸子。

· 普食则基本与常人饮食没有太多区别，但清淡饮食、少食多餐是原则，需要补充必要的优质蛋白和不饱和脂肪酸，碳水化合物类食物要注意增加薯类和杂粮的比例，占每天碳水化合物比例的20%～30%，但一定要做得软烂易于消化。

· 加强营养，修复机体。恶性肿瘤生长过程所需要的能量要比机体正常组织所消耗的多，再加上手术、放疗对机体的损伤，所以每个患者应在医生的指导下保证足够的热量和充足的维生素及无机盐，特别是维生素 C、A 和 E。另外，要多食蔬菜和水果。饮食宜定时定量、少食多餐、进易于消化吸收的食物。

· 改正不良习惯。要养成良好的饮食习惯，下决心戒掉饮酒吸烟的不良嗜好，不吃盐腌、烟熏火烤及霉变食物，保持大便通畅，定时测量体重。

· 可以结合中草药搭配做一些药膳来提高患者的体能，药食同源，我们要充分利用有益于抗癌方面的植物来搭配饮食用之，调理效果较好。

多数癌症并没有大家想象的那么可怕。只要调整好生活和饮食，适量地多补充优质蛋白、维生素、抗氧化物，做到膳食结构均衡合理、饭菜适口、营养丰富就可以帮助癌症患者提高生活质量、轻松快乐生活、防止复发、延缓存活期。

4. 患者身体方面的护理

锻炼身体，提高免疫力 在家养病期间，坚持锻炼是癌症患者康复的重要措施之一。适当参加健身活动，不仅可增加机体免疫，改善血液循环，促进新陈代谢，还可消除抑郁的情绪，松弛紧张的精神；但运动应量力而行，循序渐进。

实事求是，尊重科学 癌症的治疗和康复都要在医务人员的指导下，正确制定一个完整、系统的方案。患者应坚持执行，并客观地了解、对待病情，既不能麻痹大意，也不要心急乱投医、乱吃药。

手术后的辅助治疗 通过对患者及家属的随访及沟通了解到，70% 的患者术后，都在寻求中医中药来调理，把中草药作为术后身体康复的一种辅助治疗。术后中医辅助患者身体康复，防止癌症复发也是一条可取之路。

定期复查 癌症是一个需要长期观察治疗的疾病，应长期与经治医生保持联系，在第 1～2 年内，每 3 个月复查一次；第 3～5 年内，要每半年复查一次；第 5 年以后每年复查一次，以便能及时发现是否有复发或转移。

十、癌症患者能否进行体育锻炼

俗话说："流水不腐，户枢不蠹。"适当的运动是强身健体、延年益寿的有效方法。有的学者说"生命在于运动"，揭示了生命的一条规律——动则不衰。巴甫洛夫长寿的秘诀，一是靠劳动锻炼，二是靠遵守生活制度，三是节制烟酒。可见，运动对人健康长寿多么重要。然而，癌症患者能否进行体育锻炼？

首先，要增强参加体育锻炼的信心和勇气。许多癌症患者认为，反正自己患了"不治之症"，参加锻炼还有什么用？这种认识是极其错误的，癌症患者不仅应当参加体育锻炼，而且一些锻炼项目对癌症患者是很有意义的，比如参加慢跑，有人分析，慢跑后每天获得氧的供给比平时多 8 倍，慢跑还可以使人出汗，汗水可以把人体内的铅、锶、铍等致癌物质排出体外，并能提高机体制造白细胞的能力，因此，慢跑可以预防癌。

其次，癌症患者经过临床综合治疗以后，需要增加营养，参加适当的体育活动，尽快增强体质，提高免疫力，对疾病的康复大有益处。通过体育锻炼，不仅能改善心肺功能和消化功能，还能改善神经系统功能，提高机体对外界刺激的适应能力，解除患者大脑皮层的紧张和焦虑，有助于休息和睡眠，在参加体育锻炼之前，应请医生较全面地检查一次身体，做到充分了解自己，然后根据自己的情况，选择自己喜欢适合自身状况的运动项目，在参加体育锻炼的过程中，要善于自我观察，防止出现不良反应，并定期复查身体，以便调整锻炼方法。另外，如果遇到诸如体温升高、癌症病情复发、某些部位出现出血倾向、白细胞低于正常值等情况时，最好停止锻炼，以免发生意外。

十一、癌症患者如何进行定期复查

癌症患者经过一段时间的治疗和休养后，需要在门诊定期复查和治疗。患者如何进行定期复查，多长时间复查一次较为合适？患者要根据自己的具体情况和出院时医生的建议进行定期复查。开始 3 个月复查一次。对于治疗后多年，健康状况良好的患者，可以每半年左右复查一次。复查时，应叙述自己的不适症状及治疗情况，医生会根据具体情况进行检查。

（一）癌症患者需要定期观察的生化指标

甲胎蛋白（AFP）　AFP 是胚胎期肝脏和卵黄囊合成的一种糖蛋白，在正常成人血循环中含量极微（$<20\mu g/L$）。AFP 是诊断原发性肝癌的最佳标志物，诊断阳性率为 60% ~ 70%。血清 AFP $>400\mu g/L$ 持续 4 周，或 $200 \sim 400\mu g/L$ 持续 8 周者，结合影像学检查，可做出原发性肝癌的诊断。急慢性肝炎、肝硬化患者血清中 AFP 浓度可有不同程度升高，其水平常 $<300\mu g/L$。生殖胚胎性肿瘤（睾丸癌，畸胎瘤）也可见 AFP 含量升高。

癌胚抗原（CEA）　癌胚抗原是从胎儿及结肠癌组织中发现的一种糖蛋白胚胎抗原，属于广谱性肿瘤标志物。血清 CEA 正常参考值 $<5\mu g/L$。CEA 在恶性肿瘤中的阳性率依次为结肠癌（70%）、胃癌（60%）、胰腺癌（55%）、肺癌（50%）、乳腺癌（40%）、卵巢癌（30%）、子宫癌（30%）。部分良性疾病如直肠息肉、结肠炎、肝硬

化、肺病疾病也有不同程度的 CEA 水平升高，但升高程度和阳性率较低。CEA 属于黏附分子，是多种肿瘤转移复发的重要标志。

癌抗原 125（CA125） CA125 存在于卵巢癌上皮组织和患者血清中，是研究最多的卵巢癌标志物，在早期筛查、诊断、治疗及预后的应用研究中均有重要意义。CA125 对卵巢上皮癌的敏感性可达约 70%。其他非卵巢恶性肿瘤（子宫颈癌、子宫体癌、子宫内膜癌、胰腺癌、肺癌、胃癌、结直肠癌、乳腺癌）也有一定的阳性率。良性妇科病（盆腔炎、卵巢囊肿等）和早期妊娠可出现不同程度的血清 CA125 含量升高。

癌抗原 15 - 3（CA15 - 3） CA15 - 3 可作为乳腺癌辅助诊断、术后随访和转移复发的指标。对早期乳腺癌的敏感性较低（60%），晚期的敏感性为 80%，转移性乳腺癌的阳性率较高（80%）。其他恶性肿瘤也会出现一定的阳性率，如肺癌、结肠癌、胰腺癌、卵巢癌、子宫颈癌、原发性肝癌等。

糖类抗原 19 - 9（CA19 - 9） CA19 - 9 是一种与胃肠道癌相关的糖类抗原，通常分布于正常胎儿胰腺、胆囊、肝、肠及正常成年人胰腺、胆管上皮等处。检测患者血清 CA19 - 9 可作为胰腺癌、胆囊癌等恶性肿瘤的辅助诊断指标，对监测病情变化和复发有很大意义。胃癌、结直肠癌、肝癌、乳腺癌、卵巢癌、肺癌等患者的血清 CA19 - 9 水平也会有不同程度的升高。某些消化道炎症中 CA19 - 9 也有不同程度的升高，如急性胰腺炎、胆囊炎、胆汁淤积性胆管炎、肝炎、肝硬化等。

癌抗原 50（CA50） CA50 是胰腺和结直肠癌的标志物，是最常用的糖类抗原肿瘤标志物，因其广泛存在胰腺、胆囊、肝、胃、结直肠、膀胱、子宫，它的肿瘤识别谱比 CA19 - 9 更广，因此它又是一种普遍的肿瘤标志相关抗原，而不是特定某个器官的肿瘤标志物。CA50 在多种恶性肿瘤中可具有不同的阳性率，对胰腺癌和胆囊癌的阳性检出率居首位，占 94.4%；其他依次为肝癌（88%）、卵巢与子宫癌（88%）及恶性胸腔积液（80%）等。可用于胰腺癌、胆囊癌等肿瘤的早期诊断，对肝癌、胃癌、结直肠癌及卵巢肿瘤的诊断亦有较高价值。

糖类抗原 242（CA242） CA242 是与胰腺癌、胃癌、大肠癌相关的糖脂类抗原。血清 CA242 用于胰腺癌、大肠癌的辅助诊断具有较高的灵敏度（80%）和特异性（90%）。肺癌、肝癌、卵巢癌患者的血清 CA242 含量也可见升高。

胃癌相关抗原（CA72 - 4） CA72 - 4 是目前诊断胃癌的最佳肿瘤标志物之一，对胃癌具有较高的特异性，其敏感性可达 28～80%，若与 CA19 - 9 及 CEA 联合检测可监测出 70% 以上的胃癌。CA72 - 4 水平与胃癌的分期有明显的相关性，一般在胃癌的 III～IV 期增高，对伴有转移的胃癌患者，CA72 - 4 的阳性率更远远高于非转移者。CA72 - 4 水平在术后可迅速下降至正常。在 70% 的复发病例中，CA72 - 4 浓度首先升高。与其他标志物相比，CA72 - 4 最主要的优势是其对良性病变的鉴别诊断有极高的特异性，在众多的良性胃病患者中，其检出率仅 0.7%。其在结直肠癌、胰腺癌、肝癌、肺癌、乳腺癌、卵巢癌中也有一定的阳性率。

铁蛋白(SF)　铁蛋白升高可见于下列肿瘤：急性白血病、霍奇金淋巴瘤、肺癌、结肠癌、肝癌及前列腺癌。检测铁蛋白对肝脏转移性肿瘤具有诊断价值，76%的肝转移患者铁蛋白含量高于$400\mu g/L$，肝癌在AFP测定值较低的情况下，可用铁蛋白测定值补充，以提高诊断率。在色素沉着症、炎症、肝炎时铁蛋白也会升高。升高的原因可能是由于细胞坏死、红细胞生成被阻断或肿瘤组织中合成增多。

前列腺特异性抗原(PSA)　PSA是由人前列腺上皮细胞合成并分泌至精液中的一种糖蛋白，PSA主要存在于前列腺组织中，女性体内不存在，正常男性血清中PSA的含量很低，血清参考值$<4\mu g/L$；PSA具有器官特异性，但不具有肿瘤特异性。诊断前列腺癌的阳性率为80%。良性前列腺疾病也可见血清PSA水平不同程度升高。血清PSA测定是前列腺癌术后复发转移和疗效观察的监测指标。在血液中以两种形式存在：结合PSA和游离PSA(F-PSA)和总PSA(T-PSA)比值是鉴别前列腺癌和良性前列腺疾病的有效指标。F-PSA/T-PSA>0.25多为良性疾病，F-PSA/T-PSA<0.16高度提示前列腺癌。

前列腺酸性磷酸酶(PAP)　血清PAP升高，是前列腺癌诊断、分期、疗效观察及预后的重要指标。前列腺炎和前列腺增生时PAP也有一定程度地增高。

β_2微球蛋白(β_2-MG)　β_2-MG表达在大多数有核细胞的表面，临床多用于诊断淋巴增殖性疾病，如白血病、淋巴瘤及多发性骨髓瘤。其水平与肿瘤细胞数量、生长速率、预后及疾病活动性有关。此外，根据此水平还可用于骨髓瘤患者分期。血清β_2-MG可在肾功能衰竭、炎症及多种疾病中升高，故应排除由于某些炎症性疾病或肾小球滤过功能降低所致的血清β_2-MG增高。

神经元特异性烯醇化酶(NSE)　NSE为烯醇化酶的一种同工酶。NSE是小细胞肺癌(SCLC)的肿瘤标志物，诊断阳性率为91%，有助于小细胞肺癌和非小细胞肺癌(NSCLC)的鉴别诊断。对小细胞肺癌的疗效观察和复发监测也具有重要价值。神经母细胞瘤、神经内分泌细胞瘤的血清NSE浓度也可明显升高。

Cyfra21-1　Cyfra21-1是细胞角蛋白-19的可溶性片段，是NSCLC特别是肺鳞癌的首选标志物。与CEA和NSE联合检测对肺癌的鉴别诊断，病情监测有重要价值。Cyfra21-1对乳腺癌、膀胱癌、卵巢癌也是很好的辅助诊断和治疗监测指标。

鳞状细胞癌抗原(SCCA)　SCCA是从子宫颈鳞状上皮细胞癌组织中提取的肿瘤相关抗原(TA-4)，正常人血清含量极微($<2.5\mu g/L$)。SCCA是鳞癌的肿瘤标志物，适用于子宫颈癌、肺鳞癌、食管癌、头颈部癌及膀胱癌的辅助诊断、治疗观察和复发监测。

核基质蛋白-22(NMP-22)　NMP-22是细胞核骨架的组成成分。与细胞的DNA复制、RNA合成、基因表达调控、激素结合等密切相关。膀胱癌时大量肿瘤细胞凋亡并将NMP-22释放入尿，尿中NMP-22可增高25倍。以10kU/ml为临界值，对膀胱癌诊断的灵敏度为70%，特异性为78.5%。对浸润性膀胱癌诊断的灵敏度为 100%。

α-L-岩藻糖苷酶(AFU) AFU 是对原发性肝细胞肝癌检测的又一敏感、特异的新标志物。原发性肝癌患者血清 AFU 活力显著高于其他各类疾患(包括良、恶性肿瘤)。血清 AFU 活性动态曲线对判断肝癌治疗效果、估计预后和预报复发有着极其重要的意义,甚至优于 AFP。然而值得一提的是,血清 AFU 活力测定在某些转移性肝癌、肺癌、乳腺癌、卵巢或子宫癌之间有一些重叠,甚至在某些非肿瘤性疾患如肝硬化、慢性肝炎和消化道出血等疾病中也有轻度升高,在使用 AFU 时应与 AFP 同时测定,可提高原发性肝癌的诊断率,有较好的互补作用。

(二)肿瘤标志物(TM)的检测意义

1. 肿瘤筛查

肿瘤筛查就是从无症状人群中寻找可疑者。肿瘤标志物检测是肿瘤初筛的有效方法,常用于高危人群筛查。如 AFP 筛查原发性肝癌;PSA 筛查 50 岁以上男性前列腺癌;高危型 HPV 筛查宫颈癌;CA125 结合超声筛查 50 岁以上妇女卵巢癌。

肿瘤标志物异常升高,无明显症状和体征,需进行复查、随访。如持续增高,应及时确诊。

2. 诊   断

辅助诊断 肿瘤标志物的特异性不够强,不能单纯依据肿瘤标志物确诊肿瘤,但可提供进一步诊断线索。

鉴别诊断 本-周蛋白、AFP、HCG、PSA 等具有特征性癌谱。

不能定位诊断 肿瘤标志物缺乏组织器官特异性。

动态观察 肿瘤标志物进行性升高具有明确诊断意义:良性疾病的标志物升高为一过性;恶性肿瘤的标志物升高为持续性。

3. 监测病情和疗效

监测疗效、复发、转移是肿瘤标志物最重要的临床应用目的。肿瘤患者经手术、化疗或放疗后,特定的肿瘤标志物水平升降与疗效有良好的相关性,通过动态观察可反映肿瘤有无复发、转移。

十二、癌症的预防

在各种疾病中,癌症可谓"头号杀手"。据世界卫生组织报告,每年全世界有900 万起新的癌症病例发生,500 万人死于癌症。尽管有先进的医疗技术,由于平均寿命的延长,生活方式的改变及吸烟等不良嗜好,如果没有进一步抑制癌症的措施,预计到 2020 年每年将有 2000 万起新发癌症病例,而癌症患者死亡人数将突破 1000万人。为了全人类的健康,世界卫生组织把每年的 2 月 4 日定为世界抗癌日,以联合全球资源共同攻克癌症。癌症可以说是当前人类健康最大的敌人。每年全世界约有 600 万人被癌症夺去生命。在我国每年约有 130 万人死于癌症。

据世界卫生组织统计，1/3 的癌症是可以预防和避免的，1/3 的癌症是可以通过治疗完全控制的，1/3 的癌症是可以长期带瘤存活的。许多人患癌之前都没有注意预防，等到得病之后才追悔莫及。

（一）癌症的三级预防

世界癌症研究基金会总结提出了具有广泛科学依据的癌症预防建议，将癌症的预防分为三级预防。

1. 一级预防

一级预防指促进健康及减少危险因素，不良的生活习惯是诱发癌症的主要因素，在每个人日常生活中常常会接触到一些可能引起肿瘤的危险因素，所以注意培养良好的饮食习惯及生活方式是非常重要的。例如：饮食多样化，多吃维生素含量丰富的食物，控制脂肪摄入，不吸烟、不嗜酒、不吃霉变食物，少吃或不吃腌制或熏烤的食物，不进过烫饮食，不暴饮暴食，注意卫生，避免接触生活中的有毒有害物质，注意室内通风，不滥用农药、杀虫剂等，不要长期在烈日下暴晒。同时每年至少要进行一次体检，包括一些肿瘤因子的筛查、基因的分析等，年龄大的或有家族史及身体某些部位有异样表现的可查两次以上，以便尽早发现。

2. 二级预防

二级预防是筛检癌前病变或早期癌症病例，自我检查是早期发现癌症的重要措施之一。通过手摸、照镜子等方法发现身体浅表部位的肿瘤，如颈部、腋窝、口腔、乳房、皮肤等。主要是有无肿物及与平时不一样的状况及感觉，有无便血尿血，女性白带是否混有血性分泌物及异味等，发现异常应及时到医院去请医生做针对性检查，有助于早期发现癌症。积极预防癌前病变是有效的方法。很多恶性肿瘤很可能是在一些慢性疾患或良性肿瘤的基础上经过某些致癌因素的刺激而引起的。尽管癌前病变不一定都会演变成癌，但及时合理地治疗这些病变对预防肿瘤的发生有着十分重要的意义。例如：皮肤及黏膜的白斑、溃疡、瘘管、黑痣、结节、角化症等；口、唇、舌等糜烂、擦伤、裂痕、增生等；消化道的溃烂、息肉、炎症等；子宫颈糜烂、息肉、炎症等。另外乳腺囊性增生、乳腺导管乳头状瘤、卵巢囊肿、肝硬化等，对于这些疾患都应积极预防，尽早治疗。人体内的因素在肿瘤的发生上起着重要的作用，为维护机体内环境的稳定与平衡，我们应注意培养乐观主义精神，增强预防抗癌意识，加强身体素质的锻炼，提高自身免疫功能和抗病能力。据研究，每天散步 1h 可把患结肠癌的风险降低 46%。

3. 三级预防

三级预防是针对已患癌症的患者，减少并发症、致残率，提高存活率及康复率。一旦被诊断为癌症，首先是要尽快治疗，包括手术治疗、放疗、化疗，同时需要营养支持、心理治疗及体育治疗，这些治疗方式方法专业医生会给予详尽的指导。

综上所述，癌症固然可怕，但人们应有一个积极的心态，不能停留在谈癌色变的阶段上，而是要行动起来，避免和消除不利因素，增强体质，提高免疫力，做好癌症的三级预防，可人人减少癌症的发生率及提高癌症的存活率、康复率。

（二）降低疲劳感预防癌症

改革开放，带来了社会进步，同时，生活工作节奏紧张，疲劳是威胁人们健康的大敌。人体产生疲劳的原因在于过多的压力，压力有许多表现形式，威胁"上班族"身体健康的主要有三种：

工作过量　这是造成自主神经平衡失调的最主要因素。

忧虑烦恼　"上班族"精神上的压力也很大，使得交感神经紧张。

用药频繁　长期服用消炎止痛药、降压药或糖皮质激素达几周时，身体便会倾向于交感神经主导。

此外，全无压力的生活，同样也会造成疲劳与倦怠，工作或人际关系乏善可陈，每天运动量不足，加上喜欢甜食，都是造成疲劳的主要原因。会感觉稍微动一下就觉得疲劳，提不起劲来做事。在意他人眼光，在意小细节，容易沮丧。早上不容易起床，肌力弱，肩膀、背部、腰部等总是酸痛疲倦。容易腹泻，体温低。

处于两种极端的生活模式都会造成疲劳，都是造成自主神经无法保持平衡的不良因素。

1. 不同的疲劳类型都有 5 步进程

疲劳进程———轻度疲劳　在这个阶段我们会感觉到"轻度疲劳"。这时吸入的氧气量减少，血液中氧浓度与血糖水平下降。于是身体发出警戒，会令我们产生疲劳的感觉。

要消除这种疲劳，只需要花上 5min 即可。大约进行 5 次深度深呼吸，并可摄取少量甜食，状况就能有所改善。

疲劳进程二——疲劳进阶　在这个阶段身体会感觉到沉甸甸的。血液中的氧浓度与血糖水平持续下降，导致肌肉或内脏局部组织陷入氧气与营养不足的困境。除了深呼吸之外，此时应该做一些轻度体操，让僵硬或者沉重的部位获得伸展，时间持续 10~20min 才有效果。重点在于通过适当的活动恢复正常血流，由体内产生热能。如果无法消除疲劳时，身体就只能借助泡澡等外界因素，由体外来为身体加温，此时疲劳将进入进程三。

疲劳进程三——精疲力竭的疲劳　在此阶段，你会觉得全身精疲力竭。肌肉或内脏等部位含氧量与营养不足的状况更加严重，已经踏进即使轻度运动也无法恢复体力的阶段。情绪会显得焦躁、易怒。其次，从身形来看，活动过度则身形显得消瘦，或者为了消除压力而暴饮暴食变得肥胖；体温持续维持低温状态；皮肤颜色暗沉，甚至脸上等部位长出小疹子；颈、肩、背、腰部的僵硬感越发严重；睡觉时辗转难眠，容易落枕，躺在床上还会腰痛，更严重的睡觉时会鼾声大作。年轻人出于压力，也会发生睡眠中磨牙的现象。消除进程三的疲劳非常重要，是防止疾病发生的最后屏障。让身体变暖，同时睡眠充足，会让体力逐渐恢复；再加上缓和的运动促进血液循环，就会慢慢消除疲劳。尽量不要常吃药，经常性用药会让交感神经越来越兴奋，疲劳、僵硬或疼痛容易陷入恶性循环。

疲劳进程四——身体内部开始产生明显变化　这时，身体内部开始产生明显变化了，到了这个阶段身体已经生病了。身体的变化包括肩、背、腰等部位的疼痛，伴随青春痘、口腔溃疡、牙周病、胃炎、便秘与食欲不振等症状，各种各样的毛病不间断，甚至还会在精神上出现轻度的忧郁症。在这个阶段，切记每天都要有充足的睡眠，使身体暖和，做些和缓轻松的体操，这样的生活达1周左右才可能有用，一步一步开始重拾生活步调，让身体恢复原有的健康。

疲劳进程五——癌症悄悄地潜伏　如果我们不重视疲劳进程四的症状，过于操劳，不好好保养身体，40岁以后，大病就会不时缠身，这样的情况代表着什么呢？那就是癌症潜伏在体内。一旦踏入这个阶段，轻者需要几个月，重者需要几年的休养生息。因此，一定要让身体恢复到进程三之前的状态。所以请谨记：调整节奏，为自己打造不疲劳的生活。

2. 消除疲劳，争取时间休息

要消除疲劳，务必集中时间争取休息。此时，使用呼吸法让副交感神经占优势。接着，感受身体当下的状态，比如说哪儿觉得僵硬，哪儿体温下降了，该部位是否血液循环发生障碍，试着感受一下。一旦感到身体不适，便针对该部位进行恢复血液循环的体操等活动。恢复良好的血液循环才能够消除疲劳，所以活动身体是第一要务，此时可是有秘诀的，那就是采取与工作时相反的姿势。比如说工作时多半站着的人，休息时就要采取或坐或卧的姿势。老是伏案工作的人，休息时一定要站起来，手臂举高，借此松弛肩膀肌肉，另外，扩胸的动作也不可缺少。

（三）提高免疫力预防癌症

免疫力是人体自身的防御机制，是人体识别和消灭外来侵入的任何异物（病毒、细菌等），处理衰老、损伤、死亡、变性的自身细胞及识别和处理体内突变细胞和病毒感染细胞的能力。现代免疫学认为，免疫力是人体识别和排除"异己"的生理反应。人体内执行这一功能的是免疫系统。数百万年来，人类生活在一个既适合生存又充满危险的环境中，人类得以存续，也获得了非凡的免疫力。所以说免疫力是生物进化过程的产物。负离子可加强单核吞噬细胞系统的功能，使血液中抗体含量增加，提高机体的非特异性免疫功能，促进新陈代谢，提高人体免疫力。

免疫力可分为非特异性免疫和特异性免疫。按其获得方式的不同分类：①先天性免疫，是人一生下来就有的。如猪瘟在猪群中传播很快，但和人类无缘，这是因为人类天生就不会得这种病。②获得性免疫，是人出生后在生活过程中自然获得的，或者用人工辅助的方法被动得到。免疫力低下时身体易感染或患癌症；免疫力超常也会产生对身体有害的结果，如引发过敏反应、自身免疫疾病等。

各种原因使免疫系统不能正常发挥保护作用，在此情况下，极易招致细菌、病毒、真菌等感染，因此免疫力低下最直接的表现就是容易生病。因经常患病，加重了机体的消耗，所以一般有体质虚弱、营养不良、精神萎靡、疲乏无力、食欲降低、睡眠障碍等表现，生病、打针吃药便成了家常便饭。每次生病都要很长时间才能恢复，而且常常反复发作。长此以往会导致身体和智力发育不良，还易诱发重大疾病。深层原因是免疫力低下或免疫力不健全。当人体免疫功能失调，或者免疫系统不健全时，就会导致感冒、扁桃体炎、哮喘、支气管炎、肺炎、腹泻等反复发作……所以千万不可小视。

（四）良好的生活习惯可防癌

多和朋友在一起　研究显示，与朋友、家人、同事相处时间越长的人感冒概率越小。同时，拥抱、抚摸等身体接触也能使人体的免疫细胞更加活跃。

听喜欢的音乐　听音乐也能激活人体的免疫系统，但必须是听自己真正喜欢的音乐才行。同一首乐曲，有些人听来是仙乐，对有些人来说可能是噪声。关键是要选择那些能抚慰心灵的音乐。好的音乐和美食一样，都能刺激大脑感觉愉悦的部分，从而提高免疫力。

减少噪声　噪声不仅伤害人们的听力，还会造成肌肉紧张、心跳加速、血管收缩和消化系统不适——这与受到惊吓或感到压力时身体的反应是一样的。人如果长期处于噪声之中会导致血压、胆固醇水平和免疫功能的不良变化。在嘈杂环境下工作的女性比在安静的办公室里上班的女性可释放出更多的肾上腺素，更容易患心脏病。而汽车笛声、犬吠声等让人感觉到无法控制的声响对人体的危害更大。

保持积极的心态　免疫系统会受到思想和感觉的暗示，所以，我们应该保持积极向上的心态。年轻时乐观的人比悲观的人能多活12年。消极、情绪低落、容易感受到压力的人对肝炎病毒的抵抗力比乐观的同龄人弱得多。

放声大笑　生气和悲伤会损害健康，而欢笑则具有良性作用，开怀大笑可以使免疫细胞变得更加活跃。哪怕只是听到一个幽默笑话也会使免疫力提高。此外，欢笑还能促进循环和消化，降低血压，并缓解肌肉紧张。

多用脑　积极的思维活动可以提高免疫力。玩桥牌可以刺激免疫细胞的活动。大脑负责计划、记忆、判断、抽象思维的部分和免疫系统之间存在密切联系。任何思维活动，只要运用到大脑的智力功能，对免疫力就会有好处。

注意卫生　把好口腔关，认真刷牙能够提高免疫力。口腔卫生差会引发牙周炎，从而导致糖尿病或心脏病。在感冒流行的季节，每天要多用肥皂洗手，并采用正确的洗手方法。

学会放松　压力会使人体分泌类固醇激素和肾上腺素，这些激素会使免疫系统反应变慢。这就很好地解释了为什么当人们处于压力状态下，如面临考试、情感出现危机时特别容易感冒。此外，压力造成的焦虑感也会降低人体抵抗力。经常练习一些放松技巧，如有氧运动、全身肌肉渐次放松等，可以抑制压力激素释放，增强免疫功能。

睡眠时关灯　在黑暗中人体才会产生抵御疾病的褪黑激素。睡眠不足或晚上长时间处于灯光下，都会减少褪黑激素的释放量，同时使雌激素的分泌增加，这样就很容易患乳腺癌。

缓解压力　人的情志也能影响免疫功能，所以情绪适当疏导，可以改善免疫力。压力与负面情绪会促使脑细胞分泌一些化学物质，影响人体内分泌，进而损伤免疫系统。

（五）中药调理防癌

人参　能增强机体对各种有害刺激的反应能力，加强机体适应性。作为机体功能的调节剂，人参茎叶皂苷和根皂苷对物理性的（寒冷、过热、剧烈活动、放射线），生物学性的（异体血清、细菌、移植肿瘤），化学性的（毒物、麻醉药、激素、抗癌药等）种种刺激引起的应激反应均有保护作用，能使紊乱的功能恢复正常，有人称其为适应原性物质（一种增强人体非特异性抵抗能力的物质）。

黄芪　具有补气固表、利尿、托毒排脓、敛疮生肌的功效。现代药理研究显示，可增强非特异性免疫功能及增强特异性免疫功能，可显著增加血液中的白细胞总数，促进中性粒细胞及巨噬细胞的吞噬功能和杀菌能力。能显著增强细胞免疫，促进PHA、ConA、PWM引起的淋巴细胞转化，黄芪多糖等成分有显著的增强免疫作用。

灵芝　灵芝可增强人体的免疫力，这是因为灵芝含有具有抗癌效能的多糖体，此外，还含有丰富的锗元素。锗能加速机体新陈代谢，延缓细胞衰老，能通过诱导人体产生干扰素而发挥其抗癌作用。

紫河车　紫河车即胎儿分娩后余下的胎衣，其成分较复杂。胎盘球蛋白制品中含有多种抗体，在临床上长期用于被动免疫．其中含有干扰素（Interferon）以及巨球蛋白（称 β 抑制因子），其提取物给小鼠皮下注射可使其游泳时间延长；给大鼠肌内注射，对利血平性、紧张性、结扎幽门下部等造成的实验性胃溃疡有一定的预防和治疗作用。给大鼠腹腔注射脱脂后胎盘的盐酸水解产物，对四氯化碳及乙硫基丁氨酸引起的肝脂肪沉着，有明显的抑制作用。胎盘粉给小鼠口服，能使其结核病变减轻，而在试管中则反能促进结核杆菌的生长，故认为其作用主要在于增强机体抵抗力。

蟞蠊粉　含有巩膜质和甲壳质，溴、锌、镍、猛、钾、钙、钛、氯、硫、硅、铝、镁等元素；其肌肉含13种氨基酸；此外，身体储存维生素 B_1、B_2，烟酸和抗坏血酸等，淋巴含海藻糖、海藻糖酶、糖蛋白、肌醇、原儿茶酸葡萄苷等；全体含麦角硫因、龙虾肌碱、葫芦巴碱、甘氨酸、甜菜碱、肛碱、三甲胺、腺嘌呤等，有非特异性免疫调节作用，对细胞特异性免疫和体液特异性免疫均有增强作用。

冬虫夏草　其内含虫草菌素，有抗生作用与抑制细胞分裂的作用，虫草的 82.2% 为不饱和脂肪酸，此外，尚含有维生素 B_{12}、麦角脂醇、六碳糖醇、多种生物碱等，具有调节免疫系统功能，提高细胞能量、抗疲劳的功效。

北五味子　北五味子对人体具有益气、滋肾、敛肺、涩精、生津、止渴、益智、安神等功效，含有 17 种氨基酸，其中有 8 种人体必需氨基酸，含有丰富的微量元素，含有多种维生素。此外含有脂肪酸，少量的白藜芦醇、木脂素，是生产健脑安神、调节神经药品及保健品的首选中药材，与人参相似，具有"适应原样"作用，药性温和，能增强人体抗疲劳能力。

枸杞　含有甜菜碱、多糖、粗脂肪、粗蛋白、胡萝卜素、维生素 A、维生素 C、维生素 B_1、维生素 B_2 及钙、磷、铁、锌、锰、亚油酸等营养成分。有增强非特异性免疫、抑制肿瘤、降血糖、降血脂、抗疲劳等作用。

大枣　可补中益气、养血安神，大枣多糖是大枣中重要的活性物质，具有明显的补体活性和促进淋巴细胞增殖作用，可提高机体免疫力。

刺五加　可祛风湿、补肝肾、强筋骨、活血脉，现代研究显示其含多种糖类、氨基酸、脂肪酸、维生素 A、B_1、B_2 及大量的胡萝卜素，另含有芝麻脂素、甾醇、香豆精、黄酮、木栓酮、非芳香性不饱和有机酸及多种微量矿物质等，可预防压力所致疾病及抵抗疲劳和恢复精力，其抗疲劳功效较人参显著。

沙棘　沙棘含有 400 多种营养活性成分，而且奇妙的是其成分配比与人体需求非常协调，含有大量的黄酮、原花青素、亚麻酸、维生素、超氧化物歧化酶（SOD）等，具有清除人体内自由基的作用，从而提高机体的免疫功能，对体液免疫和细胞免疫具有明显的调节作用。

三七　可增强机体免疫功能，抗肿瘤，双向调节中枢神经，提高脑力，增强学习和记忆能力，含有 16 种氨基酸。

第二章

肿瘤患者的心理康复

一、肿瘤的发生发展和心理社会因素的关系

近年来，在肿瘤病因学的探讨中，心理社会因素日益受到学者们的关注，有关心理活动与肿瘤的发生、发展，与预后、转归之间的关系，已成为心理神经免疫学和肿瘤学研究的热点问题。许多研究结果表明，心理社会因素与人体神经、免疫、内分泌系统有关，可直接或间接影响肿瘤的发生和发展，而心理干预能够改变肿瘤患者的免疫和内分泌功能，从而改善其生活质量并延长存活期。

（一）心理社会因素与肿瘤的发生和发展

1. 心理应激与免疫抑制

能够使个体处于紧张状态，进而产生一系列生理和心理反应的精神刺激被称为应激性刺激。自从1957年Marsh和Brill发现应激性刺激可提高小鼠对单纯疱疹病毒的易感性以来，大量的动物实验均已证实，应激性刺激对机体的免疫系统具有调节作用，而免疫失调则是肿瘤发生、发展的重要基础。心理应激活动与机体的淋巴系统之间有着密切的关系，免疫系统受大脑高级神经系统的调节和调控，同时免疫系统对高级神经系统也存在着反馈机制，它们之间的作用是双向的。传统理论认为，下丘脑—垂体—肾上腺轴（HPA轴）是应激引起免疫抑制的机制，而应激引起的血液中糖皮质激素的升高则是其免疫抑制作用的重要调节介质。但是近来人们发现，应激的免疫作用机制极其复杂，除了HPA轴外，还涉及交感神经系统及各种肽类物质和细胞因子的活性。大量实验表明，大脑的高级神经活动与免疫系统之间的联系是通过生化物质完成的。它们使用共同的配体，如肽类激素、肽类神经递质、细胞因子及各种受体，在免疫系统和神经内分泌系统内部及两个系统之间构成了一个复杂的信息网络。应激失调与DNA修复关系的最新研究显示，在面对X线情况下，情绪失调者修复被损坏细胞DNA的能力比健康人低，而抑郁程度重的患者比抑郁程度轻者更低。应激通过改变DNA的修复，对肿瘤基因有直接的作用，同时由于不能及时清除结构较差或发生变异的细胞，对肿瘤基因又起间接的作用。

2. 负性情绪与肿瘤发展

抑郁、焦虑、恐慌等负性情绪与肿瘤发展之间的关系是一个非常复杂的课题。负性情绪的压抑和不表达是肿瘤发展的另一个重要变量，即低水平的焦虑和高水平的防卫。这一变量在肿瘤发展中的作用是明显的，但在肿瘤发生中的作用尚无一致意见。国外学者对严重抑郁症患者、典型和非典型心境恶劣患者循环系统中淋巴细胞的亚型变化进行了分析，结论是抑郁症患者的 NK 细胞水平可能升高。另有研究发现，焦虑可降低人体的细胞免疫功能。

3. 生活环境与肿瘤的发生

生活事件对患者的影响是否对肿瘤的发生发展起作用与社会支持系统有关，能够获得较多社会支持的人群，其肿瘤发生和死亡的比率较低，无症状存活期较长。动物实验研究表明，把小白鼠放入拥挤、震荡、嘈杂的环境之中，明显地增加了肿瘤的易患性。此时对其免疫系统进行检查，结果 NK 细胞功能明显下降。另有研究发现，将兔禁闭于嘈杂的环境之中，不仅加速了疾病的进展，而且还严重地干扰了疾病的康复。

(二)心理社会因素与肿瘤的预后和转归

适当的心理社会干预可以改善个体的应付能力，减少情绪上的烦恼和情感上的孤独，改善患者的心理功能，促进患者的康复。

1. 心理干预与肿瘤病程

在一项为期 6 周的心理干预研究中，既评价了干预后的即时效果，又评定了干预后的长期效应。干预内容包括健康教育、应激处理技术、提高自我护理的能力等。干预对象是临床分期为Ⅰ期和Ⅱ期的黑色瘤患者，全部患者在手术后没有接受过任何治疗。研究结果显示，干预组与对照组比较，心理应激失调明显降低，NK 细胞的数量和活性明显增加。干预后的 6 年中，对照组患者的复发率和病死率明显高于干预组。与对照组比较，干预组的患者可能有较好的健康行为和人际交流，如积极锻炼、科学饮食、戒烟戒酒、坚持治疗、不滥用药物、对疾病的征象保持客观的警惕态度、及时寻求医疗帮助等。

2. 应对风格与肿瘤转归

有观察发现，具有斗争精神和应对风格的患者比那些深感无助和被动接受治疗的患者手术后存活时间更长，但仍有学者对此持保留意见。

二、恶性肿瘤患者的自我心理调适

心理因素可以致病，而疾病又反作用于人的心理状态，肿瘤的发生、发展除了与理化因素有关外，还与心理社会因素(主要是负性情绪)明显相关，心理社会因素不仅在肿瘤发病原因中起作用，在肿瘤的治疗和康复的不同阶段也极大地影响治疗效果。暴怒、悲伤、焦虑等可以引起免疫力的降低，这对于治病是不利的。有一些患者能正确对待疾病，配合医生进行治疗，情绪稳定，与疾病斗争的意志较强，往往比那些被癌症吓得不知所措的患者治疗效果要好得多。如果精神上被摧垮，振作不起来，再好的治疗也难充分显出疗效。情绪可以促使病情加重，也可以促使病情好转。不是所有的患者从一开始就会有一个良好的心态，绝大多数都需要一个逐渐调整的过程。在调整过程中他人的鼓励帮助是一个方面，但重要的是自我心理调节。那么如何才能做好自我心理调节呢？

（一）心理调节的意义

了解有关知识，正确认识肿瘤。患者自己对肿瘤要有正确的认识，需要了解一些肿瘤基础知识，了解目前医学界对肿瘤防治观点、研究动态及发展趋势。近几十年来，人类为征服肿瘤做出了巨大的努力，取得了明显的成效。恶性肿瘤不再是绝症。在当今时代，科学技术日新月异，我们应改变自己原有的习惯看法和陈旧观念。应当承认恶性肿瘤是一大类防治较为困难的疾病，但只是人类疾病的一种而已。肿瘤造成的后果并不比心肌梗死、脑卒中、高血压等更为严重。然而人们对肿瘤的心理压力却远远超过这些疾病。我们什么时候听说过冠心病、高血压、肺气肿等慢性疾病可以治愈呢？治愈后的肿瘤患者可以有正常的工作能力，且能够轻松愉快地生活。

勇于面对现实，树立坚定信念。人的一生谁也免不了会患有这样那样疾病，尽管人类在自身保健预防疾病上做了许多工作，但有些疾病仍然会不期而遇。无论是大病小病，恶性还是良性，我们都应该有唯物主义的态度，坦然面对这一客观现实。尤其是对恶性肿瘤，就如同针对凶恶的敌人一样，要有勇于斗争、敢于胜利的决心，要树立一个强大的精神信念。如果患者在各种挫折下丧失了斗争的信念，精神也被打垮，那么即使是有希望治愈的疾病，最终也会无药可救。更何况在科学技术飞速发展今天，随时都可能有新的抗癌药物或治疗技术被发展并用于临床，在恶性肿瘤的治疗上随时都可能有重大突破，生命每延续一天，都可能会获得新的机遇和希望。

提高心理素质，善于自我调节。即使是一个心理素质很好的人，在开始怀疑是否得了肿瘤到检查确诊之后，以及在进行治疗和后期康复中，都会有一个心理的波动和变化过程。那么就需要患者善于进行自我心理调节，这是每一个肿瘤患者应该重视并且必须重视的问题，应积极努力地去进行调整，保持稳定的心理状态，并进入一个良性循环。多数情况下，患者的心理状态是呈阶段性变化的，往往是复杂而矛盾的，既留恋美好的生活，对未来抱有希望，又不堪忍受疾病的折磨有时随着某种治疗的失败或病情的发展和恶化，再次失去了勇气和信心，这是最不可取的。对患者而言，越是病情严重的时候，越需要顽强的毅力，鼓足精神与病魔抗争。积极的、向上的、乐观的生活态度是每个患者所应持有的有力"武器"。

（二）恶性肿瘤患者主要心理变化分期

1. 诊断阶段

心理情绪 否认或怀疑，紧张，烦躁，悲观，拒绝与人沟通。

处理对策 了解早期癌症通过及时有效的治疗是可以治愈的，即使不是疾病的早期，也可通过先进的治疗手段取得较好的治疗效果。

2. 治疗阶段

心理情绪 对手术、放疗、化疗疗效的怀疑；对毒副反应的恐惧，担心复发。手术：抑郁、焦虑，担心手术能否成功，会不会出现手术意外或并发症，术后能否治愈等。年轻乳腺癌患者担心术后体形不美，舌癌患者担心术后语言障碍，肠癌患者担心肠道改口。化疗：抑郁、焦虑，担心化疗副作用太大，如恶心、呕吐、脱发等。放疗：抑郁、恐惧，担心放疗副作用及并发症。

处理对策 医患共同讨论治疗方案，做好心理准备。任何治疗均有利弊，医生根据疾病类型、范围，权衡疗效与毒副反应及费用的基础上，确保让患者最大的获益和最小的毒副反应和花费，建立积极治疗的信心。

3. 复发阶段

心理情绪 由于症状反复，肿瘤指标上升，新的病灶出现，表现为心神不宁、内心痛苦、脾气暴躁。

处理对策 抗癌如同战争，胜败乃兵家常事，抗癌战线不仅仅包括患者，医生、护士、亲友、家庭、社会的支持也起很大的作用，把爱心转化为体内积极的抗癌因素。不能把一次无效或一时无效看成全线失败，与癌症的战争是持久战。

4. 恢复阶段

心理情绪 进入恢复阶段后，有的担心复发，有的希望尽快回到工作中来。

处理对策 工作压力不能太大，不能太劳累，要加强营养，坚持体育锻炼，定期复查。

（三）恶性肿瘤患者的常见情绪反应

震惊、否认 震惊后最常见的反应是不愿意谈论自己的疾病，也不愿意接触有关癌症的任何信息。患者难与家人朋友谈论自己的病情；另一些人则会渴望与周围的人讨论自己的病情。

愤怒 愤怒可以掩饰恐惧或悲伤的情绪。患者可能把一切不满发泄到亲人、好友甚至照顾的医生或护士身上。患者对疾病感到痛苦是可以理解的，所以不必对愤怒的想法或者不稳定情绪感到内疚。当怒意消退时，在适当的时间，可以向他们解释。如果感到尴尬，可通过文字表达。如果与家人相处困难，也可以向心理医生、辅导员或癌症支持团体求助。

恐惧 许多癌症可以被治愈。现代的疗法通常也可以控制病情多年。对于那些

感到疼痛的人，现代的科技和药物都能够减轻或有效地控制疼痛。不确定的未来会使人产生不安的情绪，但是恐惧常常比现实更可怕。得到有关的疾病信息可以帮助其安心。与家人亲友谈论病情，可以减少因为紧张不安而造成的不必要的忧虑。

埋怨、内疚　有些人将患病的原因归咎于自身或其他的人。连医生也不知道癌症确切的起因，所以患者也无须自责。

怨恨　怨恨和烦躁是可以理解的，在患病及治疗期间，由于不同的理由，这种情绪可能常常涌现。如果能够坦诚地讨论自己的感受，通常对每个人都有帮助，将怨恨的情绪压抑在心底，反而会令人愤怒和内疚。

焦虑　压力情境会使人产生焦虑反应。这个时候，当事人会采取一系列措施来处理压力情境，以减轻不适感，这一处理过程叫应对。采取有效的应对方式，不仅可以减少身心所受的伤害，而且可以使人增长生活经验，使压力产生催人奋进的积极影响。

应对通常有两种方式：着重于问题的应对与着重于情绪的应对。

（四）对恶性肿瘤患者心理调适的十点建议

· 面对现实，积极配合治疗。

· 保持乐观的心态，该做什么就做什么。

· 真实了解自己的病情，降低预期，最坏的也不过如此，这样就不会有太大的情绪波动了，逐渐适应，反而取得一点点进步都会非常高兴。

· 适度工作，在工作中获得快乐，忘记病痛。

· 做以前感兴趣又没时间做的事。

· 有一个好的休养环境，比如海边。

· 照顾好患者的饮食。

· 要相信癌症康复是有可能的，搜集些康复的案例来安慰和鼓舞患者（让患者现身说法）。

· 好的医院，好的医生，这点是至关重要的。

· 亲人的陪伴是非常必要的。

三、恶性肿瘤患者的心理干预

对肿瘤患者的护理，要根据患者的性格特点和不同时期的心理特点，有针对性地开展护理。除创造安静、舒适、良好的修养治疗环境和提高患者同病魔作斗争的积极性外，还应做到以下几点：

1. 及时了解患者心理变化

随时掌握患者的心理变化情况，要了解患者真实的心理状态，就必须体贴关心患者，对患者的职业、文化、家庭、配偶及个人生活境遇等进行必要的了解，同时还应熟悉患者的治疗方案和具体治疗方法。在掌握上述情况的基础上，进行综合分析，根据他们各自不同的职业、心理反应、社会文化背景，同步或超前地测知他们将要或可能出现的心理变化和心理规律，从而制定出切实有效的预防措施和心理护理方案，诸如因病施护、因人施护等，以达到变"事后护理"为"事先控制"的目的。

2. 增强患者战胜病患的信念

有些患者一旦获悉自己患了癌症以后，生的欲望会降低，而死的欲望会增强。这时，护理的主要目的就在于唤起患者的希望和战胜癌症的信念。护理过程中要用坚定的表情、不容置疑的语言取得患者的信赖。再以患者微小的病情改善事实，来帮助患者排除不良的心理状态。当患者萌发希望之后，要进一步鼓励患者承担力所能及的生活事项，鼓励他们敢于驾驭生活。

3. 病情变化时的心理护理

当患者出现全身衰竭、失眠、疼痛、不能进食等多种症状时，护理人员应密切观察病情变化，给予必要的支持疗法，除力求改善全身状况外，更应注意对患者良好的心理支持，用历尽磨难终于战胜病魔的实例，鼓励和激发患者同疾病作斗争。

在患者进行手术、放疗或化疗前，不仅要向患者宣传进行这种治疗的必要性，还要向患者讲清治疗期间可能出现的不良反应，使患者有足够的心理准备，主动克服困难，积极配合治疗。

4. 癌症患者心理护理中语言的作用

正如巴甫洛夫把语言所引起的机体反应称之为"万能的条件反射"一样，语言是促进陪护者与患者相互交流信息与认识的工具，也是护理成功的前提。患者往往根据陪护者的言行来猜测自己的病情，因此，他们的言行，不仅代表个人的素质水平，还直接影响到患者的情绪和信心。患者在愤怒、悲伤等心理阶段，对语言刺激异常敏感，对个人行为控制比较低下，为此，心理护理首先要用语言去温暖他们的心，抚慰他们的心理创伤，调理他们的心态平衡。

5. 心理干预的实施原则

要更新观念，提高对患者心理护理的认识　护士要具备较好的人文学科修养，较强的人际沟通能力，要善于观察和了解患者的心理反应及需求，学会分析患者心理的技能，掌握确定患者的气质类型和性格特征的方法，要随时解答患者所提出的问题。患者入院时，必须热情接待，将患者带到病床前，向其介绍主管医生、主管护士、医院环境、有关规定时，要注意文明用语，使患者一踏入病房就感受到护理人员的关怀。老年妇科肿瘤患者一般都有慢性或老年性疾病，她们对病情估计多数比较悲观，心理上也突出表现为无价值感和孤独感。有的情感变得幼稚起来，甚至和小孩一样，为不顺心的小事而哭泣，为某处照顾不周而生气。同时老年患者一般都有不同程度的健忘、耳聋和眼花，护理人员要勤快、细心、耐心、周到、不怕麻烦。老人的生活方式刻板，有时看问题固执，除治疗上的饮食需求外，要尽量照顾她们的习惯。中年妇科肿瘤患者心理活动尤为沉重和复杂，她们担心家庭经济生活，牵挂着老人的赡养和子女的教育，又惦念着自身事业的发展和个人成就等。对中年患者的心理护理，一是要劝导他们真正接纳疾病并认真对待疾病。要让他们认识到，治疗疾病是当务之急，身体恢复健康是家庭和事业的根本。同时对中年人的心理护理还要动员其家庭和工作单位妥善安排患者所牵挂的人和事，尽量减少患者在养病治病时的后顾之忧。再是利用中年人世界观已经成熟稳定，对现实具有评价和判断的能力，对挫折的承受力比较强等特点，鼓励他们充分发挥主观能动性，配合医护人员尽快地把病治好。

要因人而异，制定个性化护理方案　在心理护理上我们应根据肿瘤患者的文化、认识、素质等不同，采取不同的心理护理。对于文化层次较低、心理承受能力较差的患者采取隐瞒病情真相的护理保护措施，与他们谈话时，要热情、耐心、细致，使她们在精神上减少恐惧心理，帮助患者树立信心，同时尽量减少患者的知情机会，避免患者情绪低落，丧失治疗信心。对一些知识修养高、性格乐观的患者进行试探性交谈。知道其已经对自己的病情略知一二时，我们以必要的医学知识、心理知识与之沟通。着重指出消极情绪可以使机体早已存在的神经内分泌的失调进一步加剧，严重影响下丘脑对机体的神经内分泌调节，促使肿瘤快速生长，导致病情恶化；同时不良心理状态和紧张情绪，可以通过中枢神经系统使机体免疫功能降低，表现为巨噬细胞吞噬能力下降，胸腺功能失调，抑制抗体产生，自身稳定与免疫监视功能进一步障碍，从而使机体的抗肿瘤能力降低，导致肿瘤的迅速发展。在药物治疗的同时，如果同时配合心理疗法，那么治疗效果会更好。通过一系列的心理护理，大部分肿瘤患者在化疗过程中，能够以正确的态度面对现实，并愉快积极地配合治疗，最终取得比较满意的疗效。

要积极沟通，提高家属参与的认识性　家属是患者最亲近、最相信的人，他们的关心、鼓励和支持能使患者的心灵得到很大程度安慰，使他们积极地配合接受治疗。妇科肿瘤患者由于卵巢或子宫的切除，体内内分泌发生变化，患者常会出现莫名其妙的焦躁，情绪波动很大，担心生理功能的变化和夫妻感情的破裂。家属良好的情绪能给患者以支持和安慰，不良的情绪则是对患者一个恶性的刺激。对有孤独心理的患者，要求家属有更多的时间陪伴患者，消除其孤独感，尤其作为配偶，可帮助、督促、观察和安慰患者，配合医生强化心理治疗；同时夫妻间的相互默契，有利于促进患者同家庭其他成员、医护人员的沟通和协调。对于有多疑心理的患者，应禁止在患者面前交头接耳或说暗示性语言。应以冷静的态度给患者以安慰、鼓励，从而使其在住院时能较快地适应患者角色，更好配合治疗。要鼓励家属参与一些护理工作，家属和亲友在探视患者时，不要总将话题围绕在患者的病情上，多谈些院外的事情，满足患者了解、关心社会的需要；要鼓励家属表示对患者的关心和爱护，让其感受到亲情和爱。通过家属的参与，有利于患者疾病的康复。

四、心理干预方法的具体应用

自我开放法，建立心理干预基础　首先向癌症患者及家属用亲切礼貌的语言坦诚自我介绍，再列举病例尽述以往治疗类似患者的体会。交谈中把握分寸，耐心倾听患者的陈述，不要随意打断谈话，让双方在平等基础上进行交流，取得患者及家属的信任，使之积极配合心理干预。

病情告知的心理干预　大部分患者通过检查结果、药物的应用和医护人员及家属的言谈举止，即可猜出真实病情。应如实向患者告知，避免其猜疑加重心理压力。患者得知病情后，初始反应常有震惊、愤怒、否认、不接受患病现实等，情绪稳定后，出现恐惧、无助、悲伤和绝望等。可根据患者的文化程度、职业、生活经历、家庭环境和心理素质等采取不同的告知方式，对心胸不够开朗、心理承受能力差者，可采用循序渐进方法，给患者一个适应的过程，再告知病情，同时给患者心理支持。帮助其度过这段时间的心理危机，使其接受患病的现实。

认知心理干预　多数患者认为癌症为"不治之症"，得了癌症等于判了死刑，产生恐惧、悲观、焦虑、绝望等反应，此时医护人员应了解患者的心理感受，给予高度同情心。可通过定期组织"抗癌俱乐部"讲座，由专家讲解疾病的相关知识、心理卫生知识，如情绪与健康、健全人格的塑造、挫折与困惑的处理、角色转换与适应等。观看专题片、发放健康教育手册。患者之间可以交流、讨论，传递信息及治疗经验等。针对患者及家属错误的认知进行评价、总结，及时向其传递正确认知，并不断强化教育。

社会心理干预　社会的支持有利于缓解患者的压力和消极情绪。社会支持的来源是广泛的。除医护人员给予心理支持外，家属的态度与患者治疗成功与否也密切相关。家属的精神鼓励、经济支持和生活照顾可满足患者爱与归属的需要，同时病友的支持也是必不可少的。

行为干预　进行集体指导放松训练，顺次对各组肌群进行放松训练，最后达到全身放松的目的。行为疗法可与音乐疗法配合，使患者在欣赏、聆听乐曲的同时，放松意向。

疏泄支持干预　鼓励患者表达出他们关心的有关疾病的问题及不良心理。干预者以治疗性语言针对患者的困惑给予解释、安慰和鼓励，让其通过各种方式尽情疏泄内心感受，减少其心理痛苦和躯体症状。

家庭干预　家庭支持是社会支持的主要内容。适当地对患者家属进行心理干预，鼓励其表达和宣泄，及时疏导和纠正他们的负性情绪，指导疾病护理与饮食调整。为患者创造一个温馨、轻松的家庭氛围，保持其乐观的情绪和精神状态。肿瘤患者由于身体状况、社会角色、生理环境的变化，更需要家庭的照顾。家庭形成社会网络，从而改变理解问题的角度，改变态度和行为，积极主动配合治疗和护理。

自杀倾向的心理干预　　癌症患者，特别是晚期患者，经受了手术、放疗、化疗等躯体痛苦，病情治疗无望，给家庭带来巨大的经济负担和心理压力，再加上有缺陷的个性特征，导致患者片面认为治疗最终结果还是死亡。常采取自责、自伤甚至自杀的方式来逃避现实。心理干预包括安排专人 24h 守护，除患者休息时间，尽量与之沟通交流，关心体谅患者，鼓励说出自己的心理需要和愿望。充分发泄负性情绪、缓解心理压力，也可安排与乐观开朗的病友一起交流，来影响和感染患者，唤起他对生活的热爱。对晚期患者要尽量减轻患者躯体的痛苦，提高其生活质量。这就需要掌握其个性特征、心理状态和病情变化，从而发现潜在的问题，以利于采取有效措施。

| 第三章 |

癌症患者的饮食与营养

一、癌症与饮食关系密切

随着现代工业发展造成的环境污染及生活节奏紧张，精神压力过重等多方面因素的影响，肿瘤发病率每年都在急剧增长。特别是南方地区，工农业发展快，化肥、农药、激素类饲料的广泛应用，导致肿瘤的发病率更高。有的人食用变质的食物（含有一种致癌物质——黄曲霉素）或含亚硝酸盐的食品，也是造成肿瘤发病率居高不下的一个重要因素。

1. 食管癌与饮食的关系

经调查研究，已发现以下几个要点：①缺少维生素 A、维生素 C 和维生素 E。缺少某些微量元素，如钼、锌、镁、硒等。②进食腌制和霉变食物。致癌物质亚硝胺可引发多种癌症，其中，二甲基亚硝胺、二乙基亚硝胺及甲基苄基亚硝胺都能在腌制的肉类与鱼类、粗制的鱼露中被发现。此外，在陈萝卜干、陈玉米面、酸菜及某些霉变食品中，甚至香肠、啤酒中也都或多或少地存在。发霉食品中除亚硝胺外还有霉菌毒素，这些毒素本身可以引起癌症，还与亚硝胺有协同致癌作用。③饮酒和吸烟也会使食管癌的发生率显著上升。

2. 胃癌与饮食的关系

据国内外流行病学研究，胃癌的发生可能与下列因素有关

好吃熏烤食品　食品在熏烤过程中会产生大量的多环芳烃化合物，其中含有苯并芘等强致癌物质，它可渗透至整个食品。熏烤过程中，蛋白质在高温下，尤其在烤焦时会分解产生致癌成分。

饮水及粮食中硝酸盐、亚硝酸盐含量偏高　硝酸盐、亚硝酸盐在人胃中可与胺类结合，形成亚硝胺，这是很强的致癌物质。

吃腌制、霉变食物食品　研究发现胃癌高发区的粮食与食品受霉菌污染严重，甚至在胃癌患者的胃液中，也检出霉菌及其毒素。

饮酒　酗酒可损伤胃黏膜，引起慢性胃炎。酒精可促进致癌物质的吸收，损害

和减弱肝的解毒功能。

3. 肝癌与饮食的关系

在我国沿海地区尤其在长江三角洲及珠江三角洲等地发病率最高。肝癌的发生与饮食的关系如下。

食物的黄曲霉菌污染　我国肝癌的地域分布与黄曲霉菌污染分布基本相一致的粮、油、食品受黄曲霉毒素污染严重的地区，肝癌的发病与死亡率也高。

水源的污染　饮水污染的程度与肝癌发病呈正相关，有专家特别指出，提示污染的水中含有致癌促癌物质，例如蓝绿藻毒素、腐殖酸等。

酗酒　酗酒明显损伤肝脏，可导致营养不良、肝硬化，在这基础上可发展成肝癌。

4. 结肠直肠癌与饮食的关系

高脂肪膳食　吃高脂肪膳食的人群，其结肠直肠癌的发生率比吃低脂肪膳食的人群高，这在动物实验中已得到证实。

膳食纤维不足　饮食中植物纤维素多的亚洲和非洲国家，结肠直肠癌的发病率明显低于欧美国家。

其他因素　多吃含丰富维生素A的食物，可降低大肠癌的发生，多喝啤酒或既喝啤酒又喝其他酒的人群，其大肠癌发病率较高。

5. 其他癌症与饮食的关系

许多资料证明，高脂肪、高热量饮食与乳腺癌的发生呈正相关，肺癌患者常缺维生素A和硒。有报告认为高脂肪饮食可能与子宫内膜癌、卵巢癌、前列腺癌和胆囊癌的发生有关。喉癌、口腔癌与吸烟、酗酒有关，甲状腺癌与饮食中缺碘有关，鼻咽癌与饮食中亚硝基化合物(如亚硝胺)污染有关。

我们并不提倡"草木皆兵"的做法，只是提醒大家改变不好的饮食习惯，采取科学的饮食措施。合理的膳食和良好的习惯，可以使我们未雨绸缪，尽量少摄入对人体有害的食物。同时由"量变"到"质变"，贪图一时之醉或暴饮暴食，结果只能伤害我们的身体。

癌症病因研究中，有人估计饮食约占35%，吸烟占30%。如果饮食安排合理，癌症危险可减少55%。50年前，美国胃癌死亡率很高，日本是世界胃癌发病率最高的国家，现在都在明显下降，饮食控制是其中重要的因素。有报道特别指出，上海近30年肉蛋摄入明显上升，脂肪占总热量比例由20.1%上升至28%，肿瘤死因由第7位上升至第1位。

二、癌症的饮食预防

(一) 从饮食上预防癌症要遵循的原则

1. 少吃太咸、腌制的食物

如果减少食盐、盐腌制品，多吃新鲜蔬菜、水果，那么胃癌发病率就会下降。亚硝酸盐是导致肿瘤的第一杀手。不新鲜的蔬菜、腌制的火腿、泡菜都含有这种致癌物。通常条件下膳食中的亚硝酸盐不会对人体健康造成危害，只有过量摄入亚硝酸盐、体内又缺乏维生素 C 的情况下，才会对人体引起危害。如果吃得过咸，会破坏胃黏膜，促使硝酸盐还原成亚硝酸盐。

2. 多吃富含纤维素的食品

现代人吃的粮食过于精细，使得纤维素的摄入量大大降低。纤维素能吸附大量水分，促进肠蠕动，加快粪便的排泄，使致癌物质在肠道内的停留时间缩短，对肠道的不良刺激减少，从而可以预防肠癌发生。粗粮、麦片、芹菜、木耳等都是富含纤维素食品。但过量摄入纤维素会影响诸多营养素的吸收，使体力下降，故每天以 10 ~ 30g 为宜。

3. 控油、远离高温煎炸食物

调查显示，如果油、动物蛋白的摄入量增加，大肠癌、乳腺癌、前列腺癌、胰腺癌的发病率就会上升。高温煎炸食物会产生苯并芘、杂环胺类化合物和丙烯酰胺，这与妇女肺腺癌可能相关，而水煮及微波炉加热则不发生。

4. 少吃食品添加剂

淋巴系统是身体重要的防御系统，它可以帮助身体抵抗各种病原体，像细菌、真菌等，让我们免于疾病的侵害。和这新病原体'作战'的淋巴细胞容易在食品添加剂的不良影响下发生变异，直接或间接影响淋巴瘤的形成。

食品添加剂是人为添加到食品中的天然物质或人工合成的化学物质，在使用标准范围以下，人体的代谢能力可以降解出去，是相对安全的，但是一旦超过标准，过量的添加剂就会沉积在体内损害各个器官，造成病变甚至致癌。专家介绍，如果一日三餐都摄入这些食品的成年人，每天添加剂摄入量约为 10g 左右，种类高达六七十种。要想远离添加剂，最好就是购买新鲜食材，自己加工。

尽管尚未有人类肿瘤的发生和食品添加剂有关的直接证据，但许多动物实验已证实大剂量的食品添加剂能诱使动物发生肿瘤。如亚硝酸钠是食品添加剂亚硝酸盐的一种，国外试验证实，同时服用乙胺丁醇和亚硝酸钠，小鼠淋巴瘤的发生率升高，而单用乙胺丁醇对淋巴瘤发生率则无影响。

此外，有的食品添加剂本身即可致癌，作为牛奶酸化剂的花楸酸、淀粉变性剂的琥珀酐、面包防硬剂的聚氧化乙烯乙醇硬脂酸等，在动物实验中都具有致癌活性；

有的添加剂在使用过程中，可与食品中的某些成分发生作用转化为致癌物质，如能保持肉色鲜嫩的亚硝酸盐，会与蛋白质代谢后产生的胺类物质结合，形成亚硝胺，具有很强的致癌性。其他种类的防腐剂如苯甲酸、苯甲酸钠、山梨酸等，经毒理研究证实，较多剂量的摄入，也会影响人体的正常机能，削弱人的免疫力，这就为人体细胞的变异提供了前提。

（二）如何从饮食上预防癌症

1. 癌症与生活习惯及饮食习惯的关系

因癌症死亡的患者比例从 100 年前的 1∶27 到现在的 1∶3，很多人一直认为原因很复杂，认为癌症属于家族遗传，但并不完全是这样，癌症与环境和饮食习惯有密切关系。美国 USDA 协会发现，发展中国家的人群罹患癌症的比例非常低，而这些国家食物中肉奶含量非常少。

癌症不能在弱碱性的人体中形成，癌症只能在酸性身体中形成，如果患有癌症，说明身体是酸性的，癌症只能在一个酸性的身体扩展，如果身体变为弱碱性，癌症就不能扩展，如果能平衡身体 pH 值，让身体转变成弱碱性，不管你得的是什么癌症都会有转变。因此，预防癌症的秘诀之一，就是常吃碱性食物以防止酸性废物的累积，因为酸化的体液环境，是正常细胞癌变的肥沃土壤，调整体液酸碱平衡，是预防癌症的有效途径。

养成良好的生活习惯，戒烟限酒。世界卫生组织预言，如果人们都不再吸烟，5 年之后，世界上的癌症将减少 1/3；其次不酗酒。烟和酒是极酸的酸性物质，长期吸烟饮酒的人，极易导致酸性体质。

不要过多地吃咸而辣的食物，不吃过热、过冷、过期及变质的食物；年老体弱或有某种疾病的遗传基因者酌情摄入一些防癌食品和含碱量高的碱性食品，可保持良好的精神状态。

有良好的心态应对压力，劳逸结合，不要过度疲劳。中医认为压力导致过劳体虚从而引起免疫功能下降、内分泌失调、体内代谢紊乱，从而导致体内酸性物质的沉积；压力也可导致精神紧张引起气滞血瘀、毒火内陷等。

加强体育锻炼，增强体质，多在阳光下运动，多出汗可将体内酸性物质随汗液排出体外，避免形成酸性体质。生活要规律，生活习惯不规律的人，如彻夜唱卡拉 OK、打麻将、夜不归宿等生活无规律，都会加重体质酸化，容易患癌症。应当养成良好的生活习惯，从而保持弱碱性体质，使各种癌症疾病远离自己。

不要食用被污染的食物，如被污染的水、农作物、家禽鱼蛋、发霉的食品等，要吃一些绿色有机食品，防止病从口入。

2. 食物的酸碱性

酸性体质是人体大量摄入高脂肪、高蛋白、高热量食物的结果。常见食物的酸碱性列举如下。

强酸性 蛋黄、乳酪、白糖、西点、柿子、乌鱼子、柴鱼等。

中酸性 火腿、鸡肉、金枪鱼、猪肉、鳗鱼、牛肉、面包、小麦、奶油、马肉等。

弱酸性 白米、花生、啤酒、油炸豆腐、海苔、文蛤（蚬）、章鱼、泥鳅等。

弱碱性 红豆、萝卜、苹果、甘蓝菜、洋葱、豆腐等。

中碱性 葡萄干、大豆、胡萝卜、番茄、香蕉、橘子、香瓜、草莓、蛋白、梅干、柠檬、菠菜等。

强碱性 葡萄、茶叶、葡萄酒、海带、天然绿藻类。

海带可以说是碱性食物之王，多吃海带能有效调整酸性体质。所以平时感到劳累、疲乏、浑身酸痛的话，不妨多吃海带。此外，人们常说喝茶能解乏，除了茶叶中的兴奋成分外，茶碱能中和体内的酸性物质，也有缓解疲劳的作用。此外，进素食是最好的方法，只要坚持素食一段时间，身体自然就会变成碱性体质。

3. 哪些不良习惯容易形成酸性体质

熬夜 凌晨 1:00 以后不睡觉，人体的代谢会转为内分泌燃烧，用内分泌燃烧产生的毒素会很多，会使体质变酸，通常熬夜的人患慢性疾病的概率会比抽烟或喝酒的人都来得高。所以每天尽量在晚上 12:00 以前睡觉，不要常熬夜，若非要熬夜，最多一周一次。熬夜时不要吃肉，尽量吃碳水化合物，这样隔天才不会很累，可把伤害减至最低。

宵夜 凡是晚上 8:00 以后再进食就可称作宵夜。吃宵夜第二天易疲倦、爬不起床，肝脏也会受损，因为睡觉时，人体各器官活动力降低，处于休息状态，这时让食物留在肠道内会变酸、发酵，易产生毒素、伤害身体。

不吃早餐 一日三餐中，早餐最重要，但许多人不吃早餐，一早上空着肚子，体内没有动力，会动用甲状腺、甲状旁腺、下脑垂体等腺体分泌激素，如此易造成功能亢进、体质变酸，长期以来易导致各种慢性病。

饮食过于精细 少运动且整天坐在办公室的"上班族"最容易犯这种错误，因为吃得少，又刻意选择很精致的食物、少吃粗粮，这类人的肠道老化得特别快，肝功能也会变差，排便呈黑色而且常会便秘。因为精致食物缺乏纤维素，会导致胃肠功能变差，甚至萎缩，所吃的食物变成了毒素，使体质变酸，慢性病也就容易发生。

（三）预防癌症的食物

海参 海参含丰富的海参皂苷、海参黏多糖等 50 多种已知药物成分，并且含丰富的 SOD，胶原蛋白，"生命之花"锌、硒等微量元素，维生素 B_2 和 B_6，具有营养血脉、补肾益精、壮阳疗痿、除劳祛症等多种功效。

灵芝 灵芝可增强人体的免疫力，这是因为灵芝含有具有抗癌效能的多糖体，此外，还含有丰富的锗元素。锗能加速身体新陈代谢，延缓细胞的衰老，能通过诱导人体产生干扰素而发挥其抗癌作用。

人参 人参中主要含有人参皂苷、人参烯醇和人参多糖，其中人参皂苷具有增强免疫力的功效，目前已发现的 40 多种皂苷中，以皂苷 Rh2、Rb1 效果较强。二醇组人参皂苷还具有一定的抗癌功效，糖分子越少，活性越强。

蜂王浆 能提高机体免疫力及内分泌的调节能力，并含具有防癌作用的蜂乳酸。

食用菌 蘑菇、猴头菇、草菇、黑木耳、银耳等都有明显增强免疫力的作用；香菇所含的香菇多糖能增强人体免疫力。

超氧化物歧化酶（SOD） 可清除人体内多余的自由基，是战胜疾病和抗衰老的金钥匙，具有提高免疫力、降脂、降糖、修复人体细胞、抗疲劳等作用。

维生素 维生素可以增强人体免疫力。身体健康的人最好通过进食水果、蔬菜来吸收维生素，维生素因含有丰富的干扰素诱导剂而具有免疫作用。维生素 C 是人体不可缺少的，它可以降低毛细血管通透性，使之成为一个屏障，阻止病毒进入人体组织，保护机体器官。因此，应多吃富含维生素 C 的食品。

胶原蛋白 是一种细胞外蛋白质，它是由 3 条肽链拧成螺旋形的纤维状蛋白质，胶原蛋白是人体内含量最丰富的蛋白质，占全身总蛋白质的 30% 以上。富含人体需要的甘氨酸、脯氨酸、羟脯氨酸等氨基酸。胶原蛋白是细胞外基质中最重要的组成部分。

氨基酸饮料 富含人体所必需的 8 种氨基酸，从蜂王浆中提取，具有纯天然、弱碱性、低热量、营养全面等特点。

鸡汤 能够预防感冒、流感及上呼吸道感染性疾病。鸡肉中含有人体所必需的多种氨基酸，营养丰富，特别是其中所含的半胱氨酸，可以增强机体的免疫力。此外，喝鸡汤也可促进感染后痊愈。

大蒜、洋葱 大蒜和洋葱都是热性食物，对改善体质有良好的作用。大蒜具有杀菌杀毒功能，吃大蒜最好生食，因为生蒜具有抗病毒、提高机体免疫力的作用。大蒜中所含的具有增强免疫力的有效成分大蒜素，在加热的过程中会失去功效。洋葱也是一种天然的杀菌杀毒食物，可有效抵抗病毒和细菌。

含锌食物 锌是人体不可缺少的微量元素，人体中许多种酶必须有锌参与才能发挥作用，锌对免疫功能的调节十分重要。此外，锌还能抗感染。每天摄入 50～100mg 的锌，就可以预防流感。海产品、瘦肉、粗粮和豆类食品都富含锌。锌是人体内许多重要酶的构成成分，对生命活动有催化作用，锌可促进孩子生长发育与机体组织再生，并帮助孩子提高自身免疫力，并参与维生素 A 的代谢。

木瓜汁 木瓜汁中含有一些可以提高免疫力和抗氧化能力的物质。

羊胎素 含免疫调节因子——羊胎盘肽，对 T 细胞的免疫功能有促进作用，对血液中淋巴细胞百分率、血清球蛋白含量、血清中溶菌酶活性均有明显提升作用。

乳免疫蛋白 根据哺乳免疫应答的原理，采用生化超免疫技术，将健康乳牛乳汁中的免疫蛋白等多种活性免疫物质分离提取后，经优化重组、叠加，形成具有高纯度且富含各种抗体因子的生物活性蛋白，这些活性蛋白能够调节机体免疫功能。

乳清蛋白　含有主要免疫球蛋白和生长因子等人体生长发育必需成分。在牛奶中仅有 7∶10000 的比例，非常珍贵。

牛奶和酸奶　牛奶含钙和维生素 D，在肠道内能清除致癌物质，酸奶能抑制肿瘤细胞的生长。

蜂蜜和蜂乳　蜂蜜能促进新陈代谢，增强机体抵抗力，提高造血功能和组织修复作用。近年来发现蜂乳含有特殊的蜂乳酸，对防治恶性肿瘤有效。

茶　茶含儿茶素，能清除体内的放射性物质。放疗患者经常饮茶有益康复。茶还可以预防龋齿。

花粉食品　花粉可提高智力，促进发育，补血，增加耐力，延缓衰老，具有激素样作用，可增强抗病能力。

蔬菜　新鲜蔬菜如胡萝卜、萝卜、瓠果、茄子、甘蓝等，含有干扰素诱导物，能刺激细胞产生干扰素。这种物质可以增强患者对疾病和癌瘤的抵抗力。但它易受加热的影响而被破坏，因此以上。食物以生吃为好。许多研究都证实大蒜具有防癌抗癌能力，大蒜中的脂溶性挥发性油能激活巨噬细胞，提高机体的抗癌能力；还含有一种含硫化合物，也具有杀灭肿瘤细胞的作用。葱头也能抗癌，可能是含有谷胱甘肽及多种维生素的缘故。对淋巴瘤、膀胱癌、肺癌和皮肤癌等均有防御作用。

海产品　可用作恶性肿瘤患者的治疗食品。海藻类有效成分主要是多糖物质和海藻酸钠。海藻酸钠能与放射性锶结合后排出体外。常吃海带、紫菜等食品对身体有益。鲨鱼的软骨能抑制肿瘤生长，鱼翅有抑制肿瘤向周围浸润的能力。鱼类中含有丰富的硒、锌、钙、碘等无机盐类，对癌症患者也是有益的。

果品　杏仁可提高机体的免疫功能，抑制细胞癌变，它对口腔干燥等症状有缓解作用，但对口腔有炎症、溃疡及鼻出血的患者不宜食用；乌梅也有抗癌作用；枣能抑制肿瘤细胞生长；无花果的提取物可治疗胃癌、咽喉癌、宫颈癌、膀胱癌等；苹果中含有大量果胶，可与放射性元素结合，促使其排出；木瓜能阻止癌瘤扩散、发展。

其他　山芋中提取的类固醇物质能抑制乳腺癌的发展；玉米粉能抑制肿瘤生长，减轻抗癌药物的副作用；薏苡仁中的多糖体和薏苡脂能增强机体免疫功能，并具有抑制肿瘤细胞的作用。

三、癌症患者如何管理自己的饮食

1. 癌症患者在放疗期间的饮食注意事项

·放疗一开始，就要注意调整饮食结构。宜清淡可口、易消化、富营养，最大限度地利用食欲，食欲较好时就多吃些，食欲减退或厌食时，味美可口加精神鼓励往往能收到较好的效果。

·过甜、油腻、热烫、辛辣、气味难闻、含纤维素过多、坚硬不易嚼烂的食物，常会加重恶心，力求尽量少吃或最好不吃。纤维素多的麦片粥、麸皮面及过冷过热的食物，易加速肠蠕动引起腹泻，日常生活中的韭菜、竹笋、山芋等也要少食。

·放疗患者常有"津液亏损"及"内热"表现，因而最好不吃羊肉和狗肉等属于热性的食物，蔬菜可以挑选嫩叶，用量不宜过多，煎炸食物容易使人"上火"，也不宜多吃。

·要根据高热量、高蛋白、高维生素的原则安排患者的膳食；要尽量做到饮食多样化，要在食品的花样和菜肴的色、香、味上下功夫。特别是接受头部治疗的患者，常有"口盲"症，舌部丧失味觉，此时应充分利用患者的嗅觉以"香气扑鼻"的食物来刺激他的食欲。饮少量的酒，喝咖啡或茶，对有些患者也有增进食欲的功效。

·要少量多餐，并多喝开水，以利积存于体内的肿瘤代谢毒素尽快排出。进食少的人，可按一天五六顿来安排饮食。进食时疼痛剧烈的患者，餐前可服适量止痛片或漱麻药。有恶心呕吐的患者，适当服用维生素 B_6 片或胃复安（甲氧氯普胺）片等药物；或在烹饪时放入 $3 \sim 5$ 片生姜止呕。

·多进食容易消化的食物，如大米粥、煮挂面、软米饭、蒸蛋羹、豆制品等，以及滋润清凉的枸杞子、百合、绿豆之类，有利生血的花生、红枣、赤豆之类。

·要注意食物的加工。放疗容易使患者出现严重口干、咽干、口腔糜烂，造成咀嚼困难、吞咽疼痛。故最好把食物加工成容易咀嚼和吞咽的状态，如把肉类和蔬菜加工成肉酱和菜泥，并配以味美且营养丰富的汤类，以助患者吞咽。饭菜温度以偏凉为好。有些患者吃蔬菜和水果也感到困难，不妨改饮果汁和蔬菜汁。

·放疗会影响唾液腺的分泌功能，不仅会使唾液分泌减少，而且变得稠厚，从而造成口中干燥。而甜味食物可减少唾液分泌，使口中更为干燥，因此，要少食甜食。一般酸性食物可以增加唾液分泌，可常含吃山楂片；如用中药石斛（鲜者）煎汤代茶饮，则能滋润生津，对缓和口干颇有良效。西洋参煎汤或泡茶饮更佳。

·要观察患者放疗期的体重变化，这是衡量营养摄入是否足够的最简便方法。患者体重下降5%以上时，应报告医生检查原因，以便重新制订营养计划，否则患者将难以坚持抗癌治疗。

2. 肿瘤患者在化疗期间的饮食注意事项

·饮食需多样化，营养需搭配得当，多补充维生素与水果。以"三高一多"为原则，即高热量，高蛋白质，高纤维，多饮水。摄入高热量食物，可保证机体的基本生理需要，将体重维持在正常水平；摄入高蛋白食物可保证皮肤、毛发等在遭受化疗损伤后的修复。营养学家认为，在化疗期间患者所需要的蛋白质应比一般情况下增加50%，所需要的热量增加20%，所需要的水分应增加50%。

·三不宜：①进食时不宜多饮水，最好在进餐前后 1h 饮水。②进食速度不宜过快，要充分咀嚼，以便食物充分消化。③饭后 2h 内不宜立即平躺，最好在椅子上休息一段时间。

· 多饮水：嘱患者多饮水，化疗期间患者饮水量要比平时多些，才能保证肾脏功能正常运转和药物的代谢和排泄。如果每天尿量不足 1500ml，就表明饮水不够，补充水可灵活选择。但不要喝含酒精的饮料，因为酒精可能与某些药物相互作用，使疗效降低或产生严重后果。

3. 出现消化道反应后的饮食注意事项

食欲不振　食欲不振在消化道症状中占第一位。食物摄入量减少，导致负氮平衡，患者免疫力降低，引起或加重感染。经常变换烹调方式，注意色、香、味的调配以增加患者的食欲，以清淡食物为主，避免浓厚的调味品及煎炸、油腻食物。并鼓励患者在进餐前做适当的活动或用少许开胃食物、饮料，如酸梅汤、果汁等，必要时给予促消化的药物，以增加食欲，促进饮食。

恶心、呕吐　恶心、呕吐在消化道反应中占第二位，不仅直接影响患者的生活质量，而且还影响化疗的顺利实施，严重时可导致脱水、电解质失调、体重减轻，甚至衰竭。建议在化疗前2h嘱患者避免进食，而在化疗结束恶心、呕吐减轻后以少量多餐的方式进食，每餐以不引起呕吐为度，多饮水，给予温和无刺激性食物，避免过甜、油腻，或过冷、过热、辛辣刺激食物。限制香蕉、核桃、茄子等食物，并减少含色氨酸蛋白质的摄入量。

口腔溃疡　进食时可引起疼痛加剧，使患者不敢进食，患者应避免食用太热、酸性强、粗糙、生硬、刺激性强的食物与饮料，如咖啡。同时补充 B 族维生素，进食时食物和饮料以室温为宜，食物应在高压锅内蒸熟，以便灭菌，最大限度保持食物的清洁与无菌。进餐后用软毛牙刷刷牙，或用温水、漱口液漱口，除去食物碎屑，以保持口腔清洁。疼痛严重者可在漱口液内加入 2% 利多卡因止痛。

腹泻　对腹泻患者提供纤维含量少的食物，避免过量的油脂、油炸或太甜食物。在应用止泻药的同时，设法排除可能引起腹泻的食物，腹泻严重者，给予进食熬制的小米汤，对胃肠具有较好的补益功能，并注意水分和电解质的补充，多选用含钾高的食物如蔬菜汤、橘子汁、番茄汁等，以补充钾。常见的氟尿嘧啶(5 - Fu)，可造成肠道黏膜损伤，导致腹痛腹泻。每天食用酸奶可补充被 5 - Fu 杀灭的益生菌，减轻症状。

便秘　患者住院接受化疗，卧床时间延长，胃肠蠕动减慢，食欲下降，摄入食物及水分减少，肠内容物不足以刺激正常蠕动；由于化疗缘故，尤其是某些止吐药的应用，使肠蠕动减慢，从而导致便秘。便秘患者易发生肛裂，肿瘤患者化疗后抗感染能力明显下降，一旦出现肛裂易引起肛周感染，严重者细菌可从局部破损处入血导致菌血症，这不但增加了患者的痛苦，还给治疗带来了极大的影响，因此，保持大便通畅对每个接受化疗的肿瘤患者都十分重要。患者应多吃蔬菜和水果。因为膳食纤维是食物中不能直接被吸收的碳水化合物。膳食纤维能够结合胆汁酸好降低其他致癌物质浓度，缓解对肠黏膜的作用，促进肠蠕动，将内容物排泄出去，食用膳食纤维能够缓解患者消化不良、便秘等症状。酸奶能够有效帮助消化，减少因化疗药物引起的消化不良、恶心、呕吐、便秘等症状，酸奶可以刺激胃酸分泌，增加胃肠消化功能，促进新陈代谢。多喝水或果汁，多食萝卜、蒜苗、果酱、生黄瓜等产生食物以增加肠蠕动。适当增加些富含脂肪的食物，如花生、核桃、芝麻及豆油等。还可以鼓励患者适当运动，养成良好的排便习惯。

四、小　结

饮食因素与肿瘤的发生有着密切的关系，在所有的癌症中约有一半与饮食有关。科学家经过实验研究证实，不当饮食已被认为是消化系统、胰腺、肝、卵巢、乳腺、子宫内膜、甲状腺、肺和膀胱等部位癌症的致癌因素。

正确的饮食观念应遵循以下原则：不偏食，养成平衡饮食观念；不反复吃同样的饮食；避免饱餐；避免过量饮酒；减少脂肪摄入，多吃鱼肉、瘦肉、去皮家禽及低脂肪的食品；多吃甘蓝类蔬菜，如花椰菜、菜花等，能预防肺癌、结肠癌和直肠癌；多吃高纤维食物，多吃富含维生素 A 和维生素 C 的食物；限制盐的摄入量，每天不超过 6g；不吃储藏时间过长的食物，不吃含有添加剂的食物，烧烤和熏肉只限于偶尔食之。

第四章

癌症患者的运动疗法

一、适合癌症患者的运动方式

锻炼方法分为有氧运动和无氧运动两类。前者指轻松的运动，肌肉不缺氧，如走步、慢跑、健身操等；后者指剧烈运动达到肌肉缺氧的状态。二者意义不同，后者可以提高肌肉的强度及耐力，有助于提高运动成绩；前者被科学试验证实，确实有助于西方发达国家高发的高血脂、糖尿病、高血压、心脑血管等疾病的康复、逆转，所以这个健康理念一经提出很快风行世界。我国媒体也大力推广有氧运动，尤其推荐的是"走步"，这项简便易行的方法使全国人民受益，清晨、傍晚到处可见走步的人，不知减少了多少"富贵病"的发病。它同样也适合癌症患者，但笔者觉得把它作为癌症患者的主要锻炼方法尚显得单薄，因为抗癌必须要凝聚全部抗争精神于锻炼之中才行，而进行走步这种锻炼方法时，人的精神不是很集中的，难以抵御周围环境的干扰。具体锻炼方式如下。

（一）太极拳

1. 拳种介绍

太极拳是中华民族辩证的理论思维与武术、艺术、引导术、中医等的完美结合，它以中国传统儒、道哲学中的太极、阴阳辩证理念为核心思想，集颐养性情、强身健体等多种功能为一体，是高层次的人体文化。作为一种饱含东方包容理念的运动形式，其习练者针对意、气、形、神的锻炼，非常符合人体生理和心理的要求，对人类个体身心健康及人类群体的和谐共处，有着极为重要的促进作用。

2. 太极拳创始起源

太极拳的创始，目前有两种不同的说法。在抗日战争之前，全国各地的太极拳家无不尊张三丰为祖师。其原因是，张三丰创建了武当派，创始了内家拳。太极拳作为内家拳之首，尊称张三丰为祖师，是一种自然归属。张三丰创立的太极拳、八卦拳、形意拳、五行拳、混元拳、玄武棍等，都是从道教经书中汲取精华，引申而来。张三丰所创立的拳法有一个共同特点，即注重内功和阴阳变化，讲求意、气、力的协调统一，动作沉稳，姿势含蓄，劲力浑厚，神意悠然。这些特征无不与道家的清静柔弱、淡泊无为的主张和道教的"三宝修炼"（炼精化气、炼气化神、炼神还虚）相吻合，内以养生，外以却恶，可以说是留给后世的珍贵历史文化遗产。

另一种说法，太极拳创自陈王廷。此种说法出自顾留馨、唐豪先生对太极拳的考证和《太极拳研究》。他们考陈王廷创太极拳的依据有两点：一是有陈氏后人所撰有祖先的打油诗"闷来时造拳"五字。二是有陈王廷留有一篇《拳经总歌》。据考这篇陈氏《拳经总歌》并非陈氏所独有。山西洪洞通背拳《拳经总论》除几个别字外，其他内容与之完全相同。

3. 太极拳形成

太极拳是极富中国传统民族特色元素的文化形态。太极是中国古代最具特色和代表性的哲学思想之一，太极拳基于太极阴阳理念，用意念统领全身，通过入静放松、以意导气、以气催形的反复习练，以进入"妙手一运一太极，太极一运化乌有"的境界，达到修身养性、陶冶情操、强身健体、益寿延年的目的。

（1）太极拳河洛文化

黄河，是中国第二大河，世界第五大长河。在中国历史上，黄河及沿岸流域给人类文明带来了巨大的影响，是中华民族最主要的发源地之一，被称为"母亲河"。

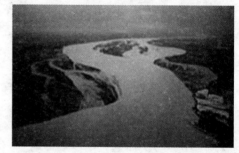

洛河，在中国历史上有着显赫的地位。首先，是"河图洛书"，它与古文字紧密联系在一起，把洪荒蒙昧的社会，推向了文明的阶梯。

河洛汇流，是一种自然现象。洛河水清，黄河水浊，两河交汇，形成了一个巨大的清浊分明、相互交融变化的旋涡。

相传这里是河出图、洛出书和伏羲悟太极、画八卦的地方。《易传·系辞》载："河出图，洛出书，圣人则之。"中华人文始祖伏羲看到河洛交汇现象，依据"河图""洛书"信息，触发灵感，从而创造出了《易经》，产生了太极文化。所以，自古人称"天下太极出河洛"。

自古以来，河洛汇流处无时无刻不流淌着太极文化之血，联系着河洛文化之脉，缔结着中原文化之根，蕴含着中华文化之魂。她是中国的文化丹田！据史载：黄帝、帝尧、夏禹、商汤等帝王登基时，都在此沉璧祭天。

温县，正处于河洛汇流处，是河洛文化的核心区。温县是人类活动最早的聚居地之一，境内遗存仰韶文化遗址和龙山文化遗址数十处。在夏代，温地称温国；商十四代王祖乙迁都温地邢而中兴；周初大司寇苏忿生封苏国，以温为苏封十二邑之首。《盐铁论》记载显示：战国至秦汉之际，温县已是"富冠海内"的"天下名都"。温县地灵人杰。它地理位置优越，南有邙山、黄河为天然屏障，北依太行天堑，是连接晋、冀、鲁、豫的交通要道。焦作黄河公路大桥与连霍高速公路相连，焦温高速南北贯通，其他公路四通八达，国家重点工程西气东输、南水北调穿境而过，距离郑州、洛阳、焦作三市分别在40～60km，南滨黄河，北临沁水，东连武陟县，西接孟州市，西北与沁阳市接壤，属黄、沁河冲积平原。温县是夏禹指定继承人覃伯益的家乡，是春秋时期孔子门下十哲之一卜子夏故里，从这里走出了司马懿、郭熙等许多历史名人。

（2）太极拳武术之乡

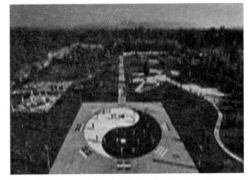

河南省温县陈家沟，位于温县城东6km的清风岭中段。村南隔黄河相望有虎牢关、伏羲台、河洛汇流处等。距陈家沟西北不远处有道教圣地阳落山"二仙庙"，西南100km处有少林寺，道教文化、佛教文化与儒教文化都在这里汇集，形成了推动中华文明发展厚重的中原文化。

明朝初年，陈家沟陈氏始祖陈卜从山西移民到此，便带有家传武术。这里沟壑交错、兵匪出没，经常骚扰百姓，为了保卫桑梓，村里成立了武学社，陈家沟人习武成风。这里特殊的人文地理环境和厚重的中华传统文化对陈王廷创编陈氏太极拳产生了深远影响。

陈王廷（1600—1680），字奏庭，陈家沟陈氏第九代人，出生于明万历二十八年，明武庠生，清文庠生。其祖陈思贵，任陕西狄道县典史；其父陈抚民，曾任征士郎，均好拳习武。

陈王廷所传授下来的有五路拳、五路捶、108式长拳，双人推手和刀、枪、剑、棍、铜、双人粘枪等器械。其中双人推手和双人粘枪，更具有前所未有的独特风格。

步入赵堡镇，就犹如步入了太极文化的圣地。这里有令人敬仰的太极拳历代宗师纪念馆，有享誉国内外的中国太极拳博物馆。

1982年，因为太极拳的影响，国务院确定温县为"甲级对外开放县"；1992年11月，国家体委命名温县为第一批全国"武术之乡"；2006年5月20日，国务院公布太极拳为第一批国家级非物质文化遗产；2007年6月2日，中国民间文艺家协会命名温县为"中国太极拳发源地"，并在温县建立"中国太极拳文化研究基地"；2007年7月31日，中国武术协会命名温县为"中国武术太极拳发源地"；2008年8月20日，中国政府启动太极拳申报联合国人类非物质文化遗产代表作工作；2010年4月，温县被世界华人华侨社团、中华文化促进会、国际休闲经济促进会联合授予"中国十大文化休闲旅游县"荣誉称号；2011年9月，温县与河南登封、河北沧州一起，被评为"最受全球网民关注的中国武术之乡"，且名列榜首。

（3）太极拳流派纷呈

发源于河南省温县陈家沟的太极拳，是东方文化的瑰宝，是中华武苑的古老奇葩。明末清初，由陈王廷潜心研究创编。之后，太极拳先在陈家沟陈氏家族经历了百余年传承，到了陈氏十四世陈长兴（字云亭，1771—1853）和陈有本（字道生，1780—1858）时，二人由博归约，分别创编出太极拳大架一路、二路和太极拳小架一路、二路。陈长兴从理论上对太极拳进行总结，著有《太极拳十大要论》《太极拳用武要言》《太极拳战斗篇》等。

清代中后期至民国，太极拳开始对外繁衍传播。陈长兴首传外姓弟子河北永年人杨露禅（名福魁，1799—1872），杨露禅学成回乡后到北京传拳，逐渐衍变创编出杨式太极拳；陈氏第十五世陈清平（一作青萍，1795—1868）传拳于温县赵堡镇人和兆元（1810—1890）、河北永年人武禹襄（名河清，1825—1893）、温县陈新庄人李景炎（又名李对，1825—1898）、温县南张羌村人李作智（字镜心，1844—1914）和温县北冷村人王赐信（1815—1890），后五人分别创编出和式太极拳、武式太极拳、太极拳忽雷架、太极拳腾挪架、太极拳忽灵架；清末，满族人全佑（字公甫，1834—1902）师从杨家学杨式太极拳后，传子吴鉴泉（从汉姓，1870—1942），创编出吴式太极拳；河北武清（今天津武清区）人李瑞东（名树勋，1851—1917）师从王兰亭（名永泰，约1829—1893）学杨式太极拳后，创编出李式太极拳。

"民国"初期，河北完县（今顺平县）人孙禄堂（名福全，1860—1933），师从郝为真（名和，1849—1920）学武式太极拳后，创编出孙式太极拳；20世纪50年代，陈家沟陈氏十七世陈发科（字福生，1887—1957），在祖传拳械套路的基础上，创编出陈式太极拳新架一路、二路。

自17世纪中叶始，温县陈家沟陈王廷在家传拳法的基础上，吸收众家武术之长，融合易学、中医等思想，创编出一套具有阴阳开合、刚柔相济、内外兼修的新拳法，命名太极拳。太极拳在陈家沟世代传承，自第14世陈长兴起开始向外传播，后逐渐衍生出杨式、武式、吴式、孙式、和式等多家流派。

300多年后，太极拳已由陈氏一家的独得之秘，衍变成广播海内外的陈式、杨式、武式、吴式、孙式、和式等诸多太极拳流派。

太极拳发源地温县流传的有陈式太极拳、和式太极拳、太极拳忽雷架、太极拳腾挪架、太极拳忽灵架，河北省永年县流传的有杨式太极拳、武式太极拳，北京市流传的有吴式太极拳、孙式太极拳，天津市武清区流传有李式太极拳。

太极始于无极，分两仪。由两仪分三才，由三才显四象，演变八卦。依据"易经"阴阳之理、中医经络学、导引、吐纳综合地创造一套有阴阳性质、符合人体结构、大自然运转规律的一种拳术，古人称为"太极"。

太极拳基本内容包括太极养生理论、太极拳拳术套路、太极拳器械套路、太极推手及太极拳辅助训练法。其拳术套路有大架一路、二路、小架一路、二路。器械套路有单刀、双刀、单剑、双剑、单铜、双铜、枪、大杆和青龙偃月刀等。

4. 太极拳特点

太极拳概述 太极拳在技击上别具一格，特点鲜明。它要求以静制动，以柔克刚，避实就虚，借力发力，主张一切从客观出发，随人则活，由己则滞。"彼未动，己先动""后发先至"，将对手引进，使其失重落空，或者分散转移对方力量，乘虚而入，全力还击。太极拳的这种技击原则，体现在推手训练和套路动作要领中，可以训练人的反应能力、力量和速度等身体素质。

太极拳技击法皆遵循阴阳之理，以"引化合发"为主要技击过程。技击中，由听劲感知对方来力大小及方向，"顺其势而改其路"，将来力引化掉，再借力发力。

太极拳的八种劲：掤（用于化解或合力发人），捋（用于借力向后引力），挤（对下盘的外掤劲），按（对上盘的外掤劲，或作反关节拿法），采（顺力合住对方来力，或作拿法），挒（以侧掤之劲破坏对方平衡），肘（以肘尖击人），靠（以肩膀前后寸劲击人）。太极拳是一种技击术。其特点是"以柔克刚，以静待动，以圆化直，以小胜大，以弱胜强"。

太极拳的全面性 太极拳是一项全面的系统工程，是一种具有中华民族传统文化特色的综合性学科，它涉及人与社会、人与自然以及与人体本身有关的问题，包括古典文学、物理学、养生学、医学、武学、生理学、心理学、运动生物力学等，体现东方文学的宇宙观、生命观、道德观、人生观、竞技观。

太极拳的适应性 太极拳动作柔和、速度较慢、拳式并不难学，而且架势的高或低、运动量的大小都可以根据个人的体质而有所不同，能适应不同年龄、体质的需要，并非年老弱者专利。无论是理论研究还是亲身实践，无论是提高技艺功夫，还是益寿养生，无论是个人为了人生完善自我者，都能习练太极拳，并从中获取各自需要。

太极拳的安全性 太极拳松沉柔顺、圆活畅通、用意不用力的运动特点，既可消除练拳者原有的拙力僵劲，又可避免肌肉、关节、韧带等组织器官的损伤。既可改变人的用力习惯和本能，又可避免因用力不当和呼吸不当引起的胸闷紧张、气血受阻的可能性。

太极拳含蓄内敛、连绵不断、以柔克刚、急缓相间、行云流水的拳术风格使习练者的意、气、形、神逐渐趋于圆融一体的至高境界，而其对于武德修养的要求也使得习练者在增强体质的同时提高自身素养，提升人与自然、人与社会的融洽与和谐。同时，太极拳也不排斥对身体素质的训练，讲究刚柔并济，而非只柔无刚的表演、健身操。

太极拳基本内容包括太极阴阳养生理论、太极拳拳术套路、太极拳器械套路、太极推手以及太极拳辅助训练法。其拳术套路有大架一路、二路，小架一路、二路。器械套路有单刀、双刀、单剑、双剑、单铜、双铜、枪、大杆和青龙偃月刀等。

太极拳这一中华武术瑰宝已受到了世界各地人们的普遍推崇。20 世纪 80 年代以来，各级政府及广大民众对太极拳这一古老文化体系的保护意识日益强化，各级政府相继制定保护措施，以太极文化为主的各个地方先后举办了 11 届国际性太极拳交流大会。传承人、民间传承组织也加大了深入推广的力度。2006 年 5 月，太极拳被中国政府公布为第一批国家级非物质文化遗产。

5. 太极拳国际交流

在太极拳逐渐成为联结不同种族、不同民族、不同语言、不同国家的文化纽带，已经成为中国文化对外交流传播的重要载体之一。为进一步传承和弘扬太极拳文化，武当山钟云龙、陈师行等道长相继开办武当武术传统训练班，21 世纪开始，吸引诸多海外人士，来武当山学习武当武术、太极文化。又着手新建太极馆，推广武当太极拳，对来武当山寻求太极文化的人士，提供一个完善的、核心的场所。

时光荏苒，文化流长。目前，武当拳已拥有太极拳、太极剑、养生功等 120 多个拳种，还有遍及全世界的数亿"真粉丝"。这些"粉丝"，不仅是武当拳的爱好者，还是它忠实的习练者。分布在世界各地的人们，通过交流武当拳，已成为东西方文化交流的桥梁和纽带，为人类的和平、进步、健康做出了积极贡献。

6. 太极拳拳术派别

（1）杨式太极拳

杨式太极拳由河北省永年人杨露禅（名福魁，1799—1872）所创。

杨露禅，陈家沟太极拳名家陈长兴著名弟子之一，太极拳第七代传人。杨露禅在北京授拳时，因弟子多为王公贵族，他们生活奢侈而体弱多病，又不耐艰苦。杨露禅考虑到这些人的身体素质和保健需要，将太极拳老架中的一些高难度动作，如跳跃、跌叉、震脚等，改作不跳、不跌、不速、不震，或缩小动作，使姿势较为简单，动作柔和易练，既适合穿长衫、留辫子的人练习，又有益于健身，后被推崇为"杨式太极拳"。在此需注意的是，杨氏太极拳分为养生架子与技击架子，因此在习练时应当注意。

传承脉络：陈王廷—陈汝信—陈大鹏—陈善志—陈秉旺—陈长兴—杨露禅

（2）武式太极拳

武式太极拳由河北省永年人武禹襄（名河清，1825—1893）所创。

武禹襄，赵堡太极拳名家陈清平著名弟子之一，太极拳第八代传人。清道光十三年（1833 年），同乡杨露禅自河南省温县陈家沟学艺返乡，武禹襄见而好之，常与之比较，得以知其概要。约 1850 年，武禹襄从其学赵堡太极拳。1852 年，武禹襄亲赴河南，在赵堡镇从陈清平学习赵堡太极拳小架四十天，尽得其精妙，并获赠《太极拳谱》，读后大悟。里里后，在钻研赵堡太极拳架的基础上，结合《太极拳谱》之精华，通过自身练拳体会，融会贯通。经数年研发，他创编出一套"圈小劲捷、紧凑灵巧、势简技繁、术法分明、古朴典雅、端庄洒脱"的新型拳术，后人称为"武式太极拳"。

传承脉络：陈王廷—陈所乐—陈正如—陈爵—陈公兆—陈有本—陈清平—武

禹襄

（3）吴式太极拳

吴式太极拳由全佑（字公甫，1834—1902）所创。

全佑，杨式太极拳名家杨班侯弟子，习练太极拳以柔化著称，架子斜中寓正、松静自然、大小适中。推手时，守静而不妄动，以善化见长。他根据自己的练拳感悟，在杨式小架太极拳的基础上有所修订。全佑之子鉴泉（1870—1942 年），又名爱绅，从汉姓吴，自幼秉家学。1912 年，吴鉴泉在北京体育研究社教授太极拳，他对家传的太极拳加以充实和修改，去掉重复和跳跃动作，修改定型，自成一家，形成了一个松静自然、架式紧凑、缓慢连绵、不纵不跳、长于柔化、独具风格的新型拳术，人称"吴式太极拳"。

传承脉络：陈王廷—陈汝信—陈大鹏—陈善志—陈秉旺—陈长兴—杨露禅—杨班侯—全佑—吴鉴泉。

（4）孙式太极拳

孙式太极拳由河北省完县（今河北省顺平县）人孙禄堂（名福全，1860—1933）所创。

孙禄堂，清末民初蜚声海内外的著名武学大家，在近代武林中素有"虎头少保""天下第一手"之称。1912 年，孙禄堂在北京遇武式太极拳名家郝为真。郝为真将自己所习太极拳心得传于孙禄堂。1918 年，孙禄堂将太极拳、形意拳、八卦掌三家合冶一炉，融会贯通，革故鼎新，创编了动作小巧轻灵，架高步活，柔缓圆活，转换轻盈，运动方向变化多样，步法进退相随，运转开合相接的太极拳新套路，自成一家，人称"孙式太极拳"。

传承脉络：陈王廷—陈所乐—陈正如—陈爵—陈公兆—陈有本—陈清平—武禹襄—李亦畬—郝为真—孙禄堂

（5）和式太极拳

和式太极拳由温县赵堡镇人和兆元（1810—1890）所创。

和兆元，赵堡太极拳名家陈清平著名弟子之一，太极拳第八代传人。和兆元在原传拳架的基础上，修改架势中的手法、身法、步法与姿势，大大增加技击实用内容，并使架势更顺其自然，完全符合人体生理结构，创编了一套集拳架、推手、散手为一体，三者互为检验印证，寓技击、修身、养身于一道，既保持赵堡镇原传太极拳传统又具有独具特色的新型太极拳理拳法"代理架"，即和式太极拳。

传承脉络：陈王廷—陈所乐—陈正如—陈爵—陈公兆—陈有本—陈清平—和兆元

7. 太极拳现代发展

中华人民共和国成立后，毛泽东曾号召全国人民打太极拳。1978 年以来，中国的改革开放给太极拳的全面发展营造了巨大的空间，太极拳进入推广普及期，邓小平曾亲笔题词"太极拳好"。

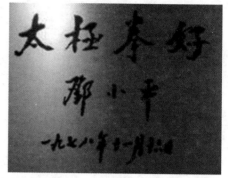

在温县陈家沟，习练太极拳之风甚盛，妇孺老幼皆练，当地流传的谚语说"喝了陈沟水，都会跷跷腿""会不会，金刚大捣碓"，这都形象地反映出当地习练太极拳的情形。这种风气世代沿袭，经久不衰，使得陈家沟历代名家辈出。

温县现有武术馆校 30 余家，其中文武学校有 4 家，习武场所近 30 家，家庭武馆 20 余家，学员 2000 余人，流动学拳人数达 8000 余人。300 余名太极拳师在海内外开办太极武术馆及连锁加盟店 300 余家。

不仅国内演练太极拳之风盛行，太极拳大师们还走出国门，将太极拳这一国之瑰宝传播至海外 150 多个国家和地区。太极拳传播至今，已经成为世界上参与人数最多、最受人们喜爱的武术运动和健身活动项目，全世界的太极拳习练者高达三亿之众。

太极拳成为东方文化的一种符号象征，成为促进东方文化与西方文化交流的重要桥梁和纽带。太极拳的创编，也是继"四大发明"之后中华民族伟大创造力的又一次展示。继承和保护太极拳，对于弘扬中国传统文化、提高人类生活质量、弘扬民族传统美德、增强社会凝聚力、构建和谐社会等都具有十分重要的意义。

8. 太极拳理论思想

陈氏第 9 代传人陈王廷创编太极拳的理论来源有四：

把拳术与易学的阴阳五行之变化相结合　人体是一个不断运动着的有机整体，易学认为，自然界一切事物的运动，无一不是阴阳的对立统一。人的生命运动，其本身就是阴阳对立双方在不断的矛盾运动中取得统一的过程。

易学认为，凡是属于温热的、上升的、明亮的、兴奋的、轻浮的、活动的等方面的事物或现象，统属于阳的范围；凡是属于寒冷的、下降的、晦暗的、抑制的、静止的等方面的事物或现象，统属于阴的范畴。而太极拳就顺从阴阳变化之理，在一招一式动作之中，阴中含阳，阳中具阴，阴阳互变，相辅而生。

把拳术与中医学中的导引、吐纳等理论相结合，将气功运用于拳术之中　中医学中的导引是中国古代医学家们发明的一种养生术。主要是通过呼吸、仰俯、手足屈伸的形体运动，使人体各部血液精气流通无阻，从而促进身体的健康。

导引在太极拳中的应用即把意与形相结合，使心脏生理正常，从而引导血气于周身畅通。中国古代医学家认为，心为神之居，主掌血脉运行，对人体各个脏腑均有重要的调节作用，是人类生命活动的主宰，是人身上最重要的脏器。五脏主藏精气论中以心藏脉、肺藏气、脾藏营、肝藏血、肾藏精为主要内容；五神脏论中以心藏神、肺藏魄、脾藏意、肝藏魂、肾藏志为主要内容。人体全身的血液依赖于心脏的推动作用才可以输送到全身各个部位。因此，陈王廷在创造太极拳时，把始祖陈卜所传授下来的一百单八势长拳等拳术与中医的导引相结合，在周身放松的条件下，使形体的运动符合并且能够促进血液的循环。演练太极拳可使心气旺盛，心血充盈，脉道通利，心主血脉的一切功能正常发挥，血液在脉管内正常运行，起到练拳养生的作用。否则，会使演练者气血不足，引起推动血液运行循环的力量减弱，脉道堵塞，产生病变，不利于演练者的身体健康。

吐纳，也是中国古代医学家们所发明的一种养生术。吐，即从口中吐出，意为呼气；纳，即收入，意为吸气，由鼻孔而入。吐纳术就是呼吸之术，通过口吐浊气，鼻吸清气，吐故纳新，服食养身，使形神相亲，表里俱济。

肺脏主掌呼吸之气，呼吸功能是人体重要的生理功能之一。人体在一生之中，需要不停地进行新陈代谢。在新陈代谢过程中，要消耗掉大量的清新之气（即氧气），产生出大量的浊气（即二氧化碳）。吸进氧气，排出二氧化碳全靠肺的呼吸、吐纳功能。

太极拳把拳术着势的形体运动与吐故纳新相结合，首先，保证形体运动不能妨碍人体的肺脏呼吸运动，以保障肺脏机能正常发挥，新陈代谢自然进行。其次，通过拳术招式的形体运动来促进人体内部宗气的形成。所谓宗气，也叫大气，是相对于先天元气而论的后天之气，是人之生命根本。宗气的功能就是推动肺的呼吸和心血在脉管内的运动。宗气主要由肺脏吸入的自然界之清气与脾胃所化生的水谷精微之气相结合而成，集聚于胸中，称作上气海，是全身之气运动流行的本始。第三，通过拳术招式的形体运动来促进人体宗气的分布，在心脏、肺脏的协同下，将上气海中之宗气通过血脉分别送入全身各个脏腑组织器官，达到全身表里上下，肌肤内脏，发挥其滋润营养之作用。

太极拳把拳术的形体运动与中医学中的导引、吐纳等理论相结合，使形体运动更有益于身体健康和技击功能的发挥。

把拳术与中医学中的经络学说相结合　中国古代中医经络学说主要是论述人体经络系统的生理功能、病理变化，以及经络与脏腑之间的相互关系的学说，是中国古代医学理论体系的重要组成部分。

经络是运行全身气血，联络肺腑肢节，沟通表里、上下、内外，调节体内各部分功能活动的通路，是经脉、络脉及其连属组织的总称，是人体特有的组织结构和联络系统。其中，经脉是人体经络系统的纵行干线；络，有网络之意，是人体脉络的大小分支，纵横交错，网络全身，无处不至。人体的经络系统主要包括十二正经、奇经八脉、十二经别、别络、孙络、浮络、十二经筋、十二皮部等几个部分，起着决死生、处百病、调虚实的重大作用，所以绝不可不通。

经络系统通过有规律的循行和错综复杂的联络交会，把人体的五脏六腑、四肢百骸、五官九窍、皮肉筋脉等组织器官联结成一个统一的有机整体，从而来保证人体生命活动的正常进行。

陈王廷创造太极拳术把拳术与经络学说相结合，主要取决于人体经络系统所具备的四大功能。

其一，把拳术与经络系统的联络作用相结合。人体是一个由五脏六腑、四肢百骸、五官九窍、皮肉筋骨等组成的整体。它维护机体的协调统一，主要就是通过经络系统的联络作用。十二正经及十二经别纵横交错，入里出表，通上达下，循行于脏腑和官窍之间；奇经八脉联系与调节正经；十二经筋与十二皮部联络筋脉皮肉。陈王廷将人体经络学说中的联络作用应用于太极拳术之中，就形成了太极拳技击理论之一的"一静无有不静，一动百骸皆随"。

其二，把拳术与经络系统的运输作用相结合。人体的各组织器官，均需要气血的濡润滋养，以维持正常的生理活动。而气血之所以畅通无阻，通达于周身，营养脏腑组织，抗御外邪，保卫机体，必须得依靠经络系统的传输。陈王廷将经络系统的运输作用应用于太极拳术之中，通过经脉运行血气而营养阴阳，以养丹田刚中柔表之气，溢发于体外，助于技击施展；濡筋骨，使自己体格健壮，表里筋骨坚实，内气充足，以此承受、化解外来之击；利关节，使演练者身体各部位活动轻灵，以己不动化彼之动，后趁势出击，克敌制胜。

其三，把拳术与经络系统的感应传导作用相结合。所谓感应传导，就是经络系统对于外界刺激的感觉，有传递通导作用，即人体的触觉系统。陈王廷将经络系统的感应传导作用应用于太极拳术之中，保证以静制动、后发制人的顺利完成。正如《拳论》云："彼不动，己不动；彼微动，己先动。"

其四，把拳术与经络系统的调节作用相结合。人体的经络系统不仅具有联络作用、运输作用和感应传导作用，同时，它还能够保持人体各部位机能活动的平衡与协调。陈王廷将经络系统的调节作用应用于太极拳术之中，依靠经络的平衡与协调作用对身体各部位进行灵活调节，变幻虚实，以虚诱敌，引实落空，避其实而击其虚，从而克敌制胜。

拳术与经络学说的结合，使太极拳术独创了顺应经络变化的缠绕螺旋运动方式而滋生的缠丝劲，旋转发力，增大出拳发劲的威力，令人难以提防。

综合百家拳术之长，独树一帜　明代嘉靖年间，中国有一名扬海外的武将，姓戚名继光(1528—1587)，字元敬，号南塘，晚号孟诸，系山东省蓬莱人。戚继光练新军，并传以集百家拳术之长编制而成的《三十二势拳经捷要》，拳术变化无穷，神秘莫测。

陈王廷创造太极拳时，从戚继光所编的《三十二势拳经捷要》中吸取精妙，采纳了二十九势，即懒扎衣、金鸡独立、采马拳、七星拳、雀地龙、悬脚虚、伏虎势、兽头势、朝天蹬、朝阳手、指裆势、跨虎势、当头炮等。

由于太极拳既广纳诸家拳术之长，又有自己独特的神奇之处，所以每战必胜，拳理上包容万家，独树一帜，不断发扬光大。

9. 太极拳练习要点

（1）太极拳拳经

①十三势歌　明朝万历年间山右王宗岳所作。

一名长拳，一名十三势。长拳者，如长江大海，滔滔不绝也。十三势者，掤、捋、挤、按、采、挒、肘、靠、进、退、顾、盼、定也。掤、捋、挤、按，即坎、离、震、兑，四正方也。采、挒、肘、靠，即乾、坤、艮、巽，四斜角也。此八卦也。进步、退步、左顾、右盼、中定，即金、木、水、火、土也。此五行也。合而言之，曰十三势。

十三总势莫轻视，命意源头在腰隙，变换虚实需留意，气遍身躯不少滞，
静中触动动尤静，因敌变化示神奇，势势存心揆用意，得来不觉费功夫，
刻刻留心在腰间，腹内松净气腾然，尾闾中正神贯顶，满身轻利顶头悬，
仔细留心向推求，屈伸开合听自由，入门引路需口授，功用无息法自修，
若言体用何为准，意气君来骨肉臣，想推用意终何在，益寿延年不老春，
歌兮歌兮百四十，字字真切义无遗，若不向此推求去，枉费工夫贻叹息。

十三势行功心解　以心行气，务令沉着，乃能收敛入骨。以气运身，务令顺随，乃能便利从心。精神能提得起，则无迟重之虞；所谓头顶悬也。意气须换得灵，乃有圆活之趣；所谓变转虚实也。发劲须沉着松静，专注一方。立身须中正安舒，支撑八面。行气如九曲珠，无微不至（气遍身躯之谓）。运动如百炼钢，何坚不摧。形如搏兔之鹄，神如捕鼠之猫。静如山岳，动如江河。蓄劲如开弓，发劲如放箭。曲中求直，蓄而后发。力由脊发，步随身换。收即放，放即收。断而复连，往复须有折叠，进退须有转换。极柔软，然后极坚刚。能呼吸，然后能粘依。气以直养而无害，劲以曲蓄而有余。心为令，气为旗，腰为纛。先求开展，后求紧凑；乃可臻于缜密矣。

又曰："彼不动，己不动；彼微动，己先动。"劲似松非松，将展未展，劲断意不断。又曰："先在心，后在身。腹松气敛入股。"神舒体静，铭刻在心。切记一动无有不动，一静无有不静。牵动往来气贴背，而敛入脊骨。内固精神，外示安逸。迈步如猫行，运劲如抽丝。全身意在精神，不在气。在气则滞，有气者无力。无气者纯刚。气若车轮。腰如车轴。

②拳经总歌　《拳经总歌》全文：

纵放屈伸人莫知，诸靠缠绕我皆依。
劈打推压得进步，搬撂横采也难敌。
钩棚逼揽人人晓，闪惊取巧有谁知？
佯输诈走谁云败，引诱回冲致胜归。
滚拴搭扫灵微妙，横直劈砍奇更奇。
截进遮拦穿心肘，迎风接步红包捶。
二换扫压挂面脚，左右边簪庄跟腿。
截前压后无缝锁，声东击西要熟识。
上笼下提君须记，进攻退闪莫迟迟。
藏头盖面天下有，攒心剁肋世间稀。

教师不识此中理，难将武艺论高低。

（2）太极拳要求

正 架

·静心用意，呼吸自然，即练拳要求思想安静集中，专心引导动作，呼吸平稳，深匀自然，不可勉强憋气。

·中正安舒，柔和缓慢，即身体保持舒松自然，不偏不倚，动作如行云流水，轻柔匀缓。

·动作弧形，圆活完整，即动作要呈弧形、螺旋形，转换圆活不滞，同时以腰作轴，上下相随，周身组成一个整体。

·连贯协调，虚实分明，即动作要连绵不断，衔接和顺，处处分清虚实，重心保持稳定。

·轻灵沉着，刚柔相济，即每一动作都要轻灵沉着，不浮不僵，外柔内刚，发劲要完整，富有弹性，不可使用拙力。

太极拳对人体各部位姿势的要求

头——保持"虚领顶劲"，有上悬意念，不可歪斜摇摆，眼要自然平视，嘴要轻闭，舌抵上颚。

颈——自然竖直，转动灵活，不可紧张。

肩——平正松沉，不可上耸、前扣或后张。

肘——自然弯曲沉坠，防止僵直或上扬。

腕——下沉"塌腕"，劲力贯注，不可松软。

胸——舒松微含，不可外挺或故意内缩。

背——舒展伸拔，称为"拔背"，不可弓驼。

腰——向下松沉，旋转灵活，不可前弓或后挺。

脊——中正竖直，保持身型端正自然。

臀——向内微敛，不可外突，称为"溜臀""敛臀"。

胯——松正含缩，使劲力贯注下肢，不可歪扭、前挺。

腿——稳健扎实，弯曲合度，转旋轻灵，移动平稳，膝部松活自然，脚掌虚实分清。

（3）太极拳要领

虚领顶劲 头颈似向上提升，并保持正直，要松而不僵可转动，劲正直了，身体的重心就能保持稳定。

含胸拔背、沉肩垂肘 指胸、背、肩、肘的姿势，胸要含不能挺，肩不能耸而要沉，肘不能抬而要下垂，全身要自然放松。

手眼相应，以腰为轴，移步似猫行，虚实分清 指打拳时必须上下呼应，融为一体，要求动作出于意，发于腰，动于手，眼随手转，两下肢弓步和虚步分清而交替，练到腿上有劲，轻移慢放没有声音。

意体相随，用意不用力　切不可片面理解不用力。如果打拳时软绵绵的，打完一套拳身体不发热，不出汗，心率没有什么变化，这就失去打拳的作用。正确理解应该是用意念引出肢体动作来，随意用力，劲虽使得很大，外表却看不出来，即随着意而暗用劲的意思。

意气相合，气沉丹田　就是用意与呼吸相配合，呼吸要用腹式呼吸，一吸一呼正好与动作一开一合相配。

动中求静，动静结合　即肢体动而脑子静，思想要集中于打拳，所谓形动于外，心静于内。

式式均匀，连绵不断　指每一招一式的动作快慢均匀，而各式之间又是连绵不断，全身各部位肌肉舒松协调而紧密衔接。

打太极拳要求松静自然，这使大脑皮层一部分进入保护性抑制状态而得到休息。同时，打拳可以活跃情绪，对大脑起调节作用，而且打得越是熟练，越要"先在心，后在身"，专心于引导动作。这样长期坚持，会使大脑功能得到恢复和改善，消除由神经系统紊乱引起的各种慢性病。太极拳要求"气沉丹田"，有意地运用腹式呼吸，加大呼吸深度，因而有利于改善呼吸机能和血液循环。通过轻松柔和的运动，可以使年老体弱的人经络舒畅，新陈代谢旺盛，体质、机能得到增强。太极拳近百年来之所以在国内外逐渐得到推广，就是因为它具有防病治病的功效，对神经衰弱、心脏病、高血压、肺结核、气管炎、溃疡病等多种慢性病都有一定预防和治疗作用。病情严重的患者，要在医务人员指导下进行锻炼。

灵活协调，动作一致，随心所欲。只有周身轻灵，才能进而掌握行气运动的本领。第二阶段是练内形，也称内劲。先以意识作为指导，练成意、气、拳架三者合一，由外形至内形。身法是组织内形，产生内劲的关键环节。所以，平日行功走架，一举一动必须由内及外，达到内外相合统一。此即"一动无有不动，一静无有不静"的道理。身、手、步法一定要做到相互协调配合，达到以内形支配外形的目的。

武派（郝式）太极拳是用"起、承、开、合"四个要领贯串始终，因此在习练中不可因起、承、开、合节序的关系而产生继续的现象。应以求尾闾正中，将含胸、拔背、裹裆、护臀、提顶、吊裆、松肩、沉肘和虚实分清等法则，一个一个逐渐掌握好。然后再求腰脊敛气，使气注腰间。脊骨之气能注于腰间，一身便有了主宰。一身能有主宰，身、手、步法才能联成一体。能联合一体，全身的肌肉骨骼才能达到灵活协调，进一步掌握行气运动的功夫。掌握了以上这些要领，就能以意送气达于腹部，不使之上浮，就能气沉丹田。

练太极拳必须明确呼吸自然之理，千万不能闭气。练拳从开始就要思想意念集中，精神贯注，周身要空松，劲才能显得正，决不能用呼吸系统的运动来支配太极拳的开合运动。手法要气势腾挪，有预运之势，无散漫之意；神聚于眼，我意欲向何处，则眼神直射何处，周身也直射何处，一转眼则周身全转。视静犹动，视动犹静，总须从神聚而来，手法达于气势腾挪，即可气贯手指。

平时行功走架，既要沉着稳妥，又须轻灵自如。每一拳势必须分"起、承、开、合"四个字，但四字之间不可截然断开，必须做到连贯自如，不能呆板，要开中寓合，合中寓开。走架时要学会知己的本领，一动势必先问问自己有何处不够，或有哪些要求不合度，只有不断纠正，才能不断进步。走架的速度要慢，但要防止呆滞，所谓身法轻灵，必须贯彻于走架之中。走架的目的在于运用，平日行功走架时，就要当作正在与人打手，在打手时又要当作走架，如是相辅相成，拳艺才能不断提高。走架成熟之时，全身似气球，身体犹如悬空，两手高低屈伸皆能灵活自如，两腿不论前进后退、左右旋转、虚实变换，无不随心所欲。太极即周身，周身即太极，日久功深，太极拳的精妙艺术得矣。

10. 太极拳套路解析

为了便于在广大群众中推广太极拳，1956 年，中华人民共和国体育运动委员会在杨式太极拳的基础上，删去繁难和重复的动作，选取 24 式，编成"简化太极拳"。20 多年来，简化太极拳已盛行于国内外，深受人们喜爱。《简化太极拳》的挂图和书籍出版了数百万册(张)。仅北京一地，1980 年就建立了 140 多处太极拳辅导站，举办过 800 多期太极拳训练班，参加活动者达 4 万人次以上，这些辅导站传授的主要是简化太极拳。

为了满足群众练拳的需要，中华人民共和国体育运动委员会在 1979 年又在杨式太极拳基础上，吸取其他各式太极拳之长，编成"42 式简化太极拳"。

(1)42 式太极(表 4 - 1)

表 4 - 1　42 式太极拳各招式名称

1. 起势	2. 右揽雀尾	3. 左单鞭	4. 提手	5. 白鹤亮翅	6. 搂膝拗步
7. 撇身捶	8. 捋挤势	9. 进步搬拦捶	10. 如封似闭	11. 开合手	12. 右单鞭
13. 肘底捶	14. 转身推掌	15. 玉女穿梭	16. 右左蹬脚	17. 掩手肱捶	18. 野马分鬃
19. 云手	20. 独立打虎	21. 右分脚	22. 双峰贯耳	23. 左分脚	24. 转身拍脚
25. 进步栽捶	26. 斜飞势	27. 单鞭下势	28. 金鸡独立	29. 退步穿掌	30. 虚步压掌
31. 独立托掌	32. 马步靠	33. 转身大将	34. 歇步擒打	35. 穿掌下势	36. 上步七星
37. 退步跨虎	38. 转身摆莲	39. 弯弓射虎	40. 左揽雀尾	41. 十字手	42. 收势

（2）24 式太极（表 4-2）

表 4-2　24 式太极拳招式名称

1. 起势	2. 左右野马分鬃	3. 白鹤亮翅	4. 左右搂膝拗步	5. 手挥琵琶	6. 左右倒卷肱
7. 左揽雀尾	8 右揽雀尾	9. 单鞭	10. 云手	11. 单鞭	12. 高探马
13. 右蹬脚	14. 双峰贯耳	15. 转身左蹬脚	16. 左下势独立	17. 右下势独立	18. 左右穿梭
19. 海底针	20. 闪通背	21. 转身搬拦捶	22. 如封似闭	23. 十字手	24. 收势

24 式基本手型：

拳　五指卷曲，自然握拢，拇指压于食指中指第二指节。

掌　五指微屈分开，掌心微含，虎口成弧形。

勾　五指第一指节自然拢捏，屈腕。（二手法掤：臂成弧形前臂由下向前掤架，横于体前，掌心向内，高与肩平，着力点在前臂外侧。捋：两臂稍屈，掌心协相对，两掌随腰的转动，由前向后划弧捋至体侧或体后侧。挤：后手贴近前手的前臂内侧，两臂同时向前挤出，挤出后两臂撑圆，高不过肩，低不过胸，着力点在后手掌指和前手的前臂）

按　两手同时由后向前推按，推出后，两手高不过肩，低不过胸，指尖朝上，臂稍屈，肘部按时与弓腿、松腰协调一致。

冲拳　拳从腰间旋转向前打出；打出后拳眼向上成立拳，高不过肩，低不过裆，臂微屈肘部不可僵直着力点在拳面。

贯拳　拳从测下方向斜上方弧形横打，臂稍屈，拳眼斜向下着力点在拳面。

（3）太极拳养生拳法

养生太极拳是一种身心兼修的练拳健身运动。练拳时注重意气运动，以心行气，疏通经络，平衡阴阳气血，以提高阴阳自和能力，即西医所说的抗病康复能力和免疫力。

练养生太极拳有疗疾健身、修身养性、健美益智、开悟智慧、激发潜能、技击防卫功能，达到维持健康、提升气质、提高生活质量的目的。

养生太极拳内外兼修。内练意气劲力，运太极阴阳；外练拳势招式，显气势神态。通俗说法是"形体力量和精神气质同时锻炼"。

养生太极拳练身、心、意三家，合精、气、神三元的太极修炼功法。符合中西医学科学原理，具有神奇的疗疾健身、修性养生功效。

养生太极拳的功法特点

养生太极拳理精法密，练形、意、松、息、气、劲、神，由浅入深，逐阶进修，层次修炼，真修实证。按层次功阶进修，功夫深浅，各有功效。练一式得一式，练成一阶进一阶。进门学习，学一式练一式，学练结合，以练为主，以迅速显效。

养生太极拳练拳练气和静功练气，动静相修，得气快、显效迅速。功法有聚气养气，练丹田气；意气升降，气通任督；升降开合，行气通经。这是疗疾健身和功夫性锻炼的太极修炼基础功夫。

11. 太极拳的锻炼价值

（1）练　脑

太极拳对脑的功能起着积极的调节和训练作用。太极拳要求精神专一，全神贯注，意动身随，内外三合（内三合指意、气、力相合，即意与气合、气与力合；外三合指手与足合、肘与膝合、肩与胯合）。连绵不断，一气呵成。这些细微、复杂、独特的锻炼方法和要求融合在太极拳练习过程当中，是对大脑很好的锻炼。进而调整身体诸系统的功能，使其趋于正常，诸脏器达到坚强有力，从而起到防病、治病、强身的目的。

太极拳是"以静制动、虽动犹静"，动与静结合的锻炼方法。这有益于对大脑皮层兴奋、抑制的调节。它对大脑皮层过度兴奋引起的神经衰弱、失眠、头晕等有显著疗效。如果长期坚持下去，亦可逐渐消除疾病在大脑皮层引起的病理兴奋，从而达到治疗效果。

太极拳强调在周身放松条件下进行锻炼。它不仅要求躯体放松，而且更要求大脑放松。在大脑支配下，神经、肌肉放松又能反射性地使全身小动脉（高血压主要表现小动脉收缩）得到舒张，同时缓解小动脉管壁的硬化。这样血压随之下降，并趋于正常，对高血压患者更为有利。在脑力、体力劳动后进行全身放松，能使兴奋的神经、疲劳的肌肉恢复得比较快，这就是练拳比静止更能消除疲劳的原因。

（2）练　气

太极拳练气是在大脑皮层统摄神经系统下，使全身处于松静状态，随着深长的呼吸，促使内脏器官和外部肌肉有节律地舒张、收缩，腰、脊、四肢螺旋缠绕将沉蓄于丹田（小腹）之气，运送到全身，此时末梢神经会产生酸、麻、胀、热的感觉，即通常所说的"气感"。有此气血运行感的人皮肤红润，其体温可增高 $1℃$ 左右。

通过气的运行，肌肉每平方毫米约有 200 条毛细血管打开使用（在平时只有 5 条左右有血液流过）。而毛细血管是依照一定周期来开闭的。因此它们的搏动，好像给身体增加了几百万个微小的"心脏"。这些外围小心脏的大量开发，减轻了心脏的负担，对心脏病的防治极为有利。

通过肢体的顺逆缠绕运动，不仅锻炼了肌肉的弹性，而且提高了血液循环的速度，因而可防治因血行受阻而产生的心脑血管疾病。练太极拳可使呼吸逐步加深，因之膈肌下降得较多。通过横膈上下鼓动，牵动胸腹运动加强，对五脏六腑起到"按摩"作用。这是药物所达不到的效果。如此，胸腔、腹腔的器官血流旺盛，吸收功能加强，对诸脏腑产生的疾病如肠胃消化不良、糖尿病、二便失禁等会收到良好的疗效。

演练太极拳中的深长呼吸可使肺脏排出大量浊气，吸入较多的氧气，提高了肺部的换气效率，同时增强了肺组织的弹性。这可使肋软骨骨化率降低，胸廓活动度加强，对肺病的防治有一定的作用。

吸气时吊裆（指轻轻收缩肛门肌肉，就像会阴吊着一样）会阴轻轻用意上提，吸气时放松。这样会阴一提一松，练久了会感到会阴部随着呼吸张弛起伏。这是肛门括约肌的运动，可防治痔瘘病、脱肛、子宫脱垂和某些慢性生殖系统疾病。

（3）练　身

躯体　太极拳要求上身中正，上下一条线，"顶头悬，尾闾收"，即百会穴与会阴穴在一条直线上。这样不但可使气血上下疏通，而且能避免未老先衰、低头猫腰、脊椎萎缩等病态。通过太极拳顺顶贯顶，脚底生根，会产生上下对拉的意念；加之手眼相随，使颈椎左右摆动、前后摇转等，可对颈椎疾病起到有效的预防和治疗作用。

腰　太极拳特别注意腰部活动，要求"以腰带脊"等。通过腰部锻炼，可增强肾功能，同时对脊髓神经及自主神经有良好的功能刺激，再加上腹肌和膈肌运动的配合，对腹内器官瘀血的消除和肠蠕动功能的改善尤有积极影响，对腰背疼痛的防治更有突出作用。

眼神　练太极拳时是否精神贯注，主要表现在眼神上。俗语谓："神聚于眼，眼为心之窗。"练拳时眼神要随着实手的动作向前平视，动作变化时首先要意动，指挥眼神转向欲去的方向，然后身法、手法、步法跟上去，做到意到、眼到、手到、足到，达到"形神合一"。这样的练法，不仅能使眼球部神经得到锻炼，也有助于视力的改善和增强。

关节和韧带　太极拳要求节节贯穿、周身一家。在腰脊、关节的带动下再配合回旋缠绕运动，就能使肩、肘、膝、胯、踝、腕等关节，达到节节贯穿、周身一家的地步。如此则能增强各关节的功能和防止其发生退化现象，并有助于关节韧带、软骨组织的正常功能。

肌肉　肌肉的质量主要看弹性和坚实程度。长期演练太极拳能使肌肉坚实有力，从而防止大腹便便、行路困难。通过肌肉张弛和关节伸屈的运动，一方面可使劲法运用自如；另一方面由此产生的有节律的挤压，对静脉血回流到心脏会起到促进作用。

腿和脚　太极拳着重虚实转换的锻炼。不论上肢、下肢、躯干及内脏各部"处处均有一虚实"。以腿为例，体重在左腿，则左腿为实，右腿为虚，反之亦然。腿部通过虚实锻炼能增加很大的力量。再以脚为例，当脚跟、脚掌、脚趾相继下落抓地为实，脚心（涌泉穴）轻轻上提为虚，叫作实中有虚。经常做脚底板贴地、足弓上提的活动，一紧一松的虚实交换可使足部的肌肉和韧带得到充分的锻炼。长久下去，不但可以矫正平足，同时可使足弓增强弹性，达到健步轻灵。

太极拳能健身治病是确信无疑的，但有一个条件，即必须坚持下去，要把练太极拳当作日常生活中如同吃饭喝水一样不可缺少的一件事情。只要坚持，就能达到百病不侵、精神健旺、身体健壮的锻炼目的。

（4）太极拳意气合力

养生太极拳，练拳、松、息、气合一意，练到意力足，气力自生。气力用于内以运气血，是为阴阳自和之能力（疗疾健身）的功力。气力用于外以运身手，是为拳势招式之劲力（技击应用）的功力。

（二）八段锦

在我国古老的导引术中，八段锦是流传最广，对导引术发展影响最大的一种。中国近代著名书法家于右任每天下午四时，就一直坚持练习八段锦，且取得了很好的健身效果。八段锦有坐八段锦、立八段锦之分，北八段锦与南八段锦，文八段锦与武八段锦，少林八段锦与太极八段锦之别，在我国深受知识分子练习者的喜爱。

1. 坐式八段锦

依据现有文献，八段锦之名最早出现在南宋洪迈撰写的《夷坚乙志》中：政和七年，李似炬为起居郎。有欲为亲事官者，两省员额素窄，不能容，却之使去。其人曰："家自有生业，可活妻子。得为守阙在左右，无在俸为也。"乃许之。早朝晚出，未尝顷刻辄委去，虽休沐日亦然。朝晡饮膳，无人曾窥见其处者，似炬嘉其谨，呼劳之曰："台省亲事官名为取送，每下马归宅，则散示不顾矣。况后省冷落，尔曹所弃，今独如是，何也？"曰："惟不喜游嬉，且已为皂隶，于事当尔。"

似炬素于声色薄，多独止外舍，效方士熊经鸟伸之术，得之甚喜。自是令席于床下，正熟睡时，呼之无不应。尝以夜半时起坐，嘘吸按摩，行所谓八段锦者。此人于屏后笑不止。怪之，诘其故。对曰："愚钝村野，目所未见，不觉耳，非有他也。"后夜复然，似炬谓为玩己。叱曰："我学长生安乐法，汝既不晓，胡为屡笑！"此人但谢过，既而至于三，其笑如初，始疑之，下床正容而问曰："自尔之来，我固知其与众异。今所以笑，必有说，愿明以告我。"对曰："愚人耳，何所解？"固问之，踟蹰良久，乃言曰："吾非逐食庸庸者流。吾之师，嵩山王真人也，愍世俗学道趋真者益少，欲得淳朴端敬之士教诲之，使我至京洛求访，三年于此矣。昨见舍人于马上风仪洒落，似有道骨，可教，故托身为役，验所营为。必观夜中所行，盖速死之道，而以为长生安乐法，岂不大可笑欤？"似炬听其言，面热汗下，具衣冠向之再拜，事以师礼。此人立受不辞。坐定，似炬拱手问道，此人略授以大指，至要妙处，则曰："是事非吾所能及也，当为君归报王先生，以半岁为期，复来矣。"凌晨，不告而去。终身不再见。

此处的八段锦就是坐势八段锦，其具体内容，首见于臞仙《活人心法》，其歌诀及说明如下：

闭目真心坐，握固静思神；叩齿三十六，两手抱昆仑；

左右鸣天鼓，二十四度闻；微摆撼天柱，赤龙搅水浑；

漱津三十六，神水满口匀；一口分三咽，龙行虎自奔；

　　　　闭气搓手热，背摩后精门；尽此一口气，想火烧脐轮；

　　　　左右辘轳转，两脚放舒伸；叉手双虚托，低头攀足频；

　　　　以候逆水上，再漱再吞津；如此三度毕，神水九次吞；

　　　　咽下汩汩响，百脉自调匀；河车搬运讫，发火遍烧身。

　　　　邪魔不敢近，梦寐不能昏；寒暑不能入，灾病不能迍。

　　　　子前午后作，造化合乾坤；循环次第转，八卦是良因。

　　叩齿集神法　叩齿集神三十六，两手抱昆仑，双手击天鼓二十四。右法，先须闭目冥心，盘坐握固，静思。然后叩齿集神，次又两手向项后，数九息，勿令耳闻。乃移手掩两耳，以第二指压中指，弹击脑后，左右各二十四次。

　　撼天柱法　左右手摇天柱，各二十四。右法，先须握固，乃摇头左右顾，肩膊随动，二十四。

　　舌搅漱咽法　左右舌搅上颚三十六，嗽三十六，分作三口，如硬物咽之。然后方得行火。右法，以舌搅口齿并左右颊，待津液生方漱之，至满口方咽之。

　　摩肾堂法　两手摩肾堂三十六，以数多更妙。右法，闭气搓手令热，摩后肾堂如数，毕，收手握固，再闭气，思用心火下烧丹田，觉极热，即止。

　　单关辘轳法　左右单关辘轳各三十六。右法，须俯首，摆撼左肩三十六次，右肩亦三十六次。

　　双关辘轳法　双关辘轳三十六。右法，两肩并摆撼至三十六数。想自丹田透双关，入脑户。鼻引清气，后伸两脚。

　　托天按顶法　两手相搓，当呵五次，呵后叉手，托天按顶各九次。右法，叉手相交向上，拖空三次或九次。

　　钩攀法　以两手向前如钩，攀双脚心十二，再收足端坐。右法，以两手向前，攀脚心十二次，乃收足端坐。候口中津液生，再漱吞，一如前数。摆肩并身二十四，乃再转辘轳二十四次。想丹田火自下而上，遍烧身体。想时，口鼻皆闭气少顷。

　　2. 十六段锦

　　明代嘉靖年间，托名为河滨丈人撰《摄生要义》，以上述坐八段锦为基础，编成《导引约法十六势》。后冷谦在其《修龄要指》中又将其改为"十六段锦"。

　　庄子曰："吹嘘呼吸，吐故纳新，熊经鸟伸，为寿而已矣。此导引之法，养形之秘，彭祖寿考之所由也。"其法，自修养家所谈，无虑数百端。今取其要约切当者十六条参之，诸论大概备矣。

　　凡行导引，常以夜半及平旦将起之时，此时气清腹虚，行之益人。先闭目握固，冥心端坐，叩齿三十六通。即以两手抱项，左右宛转二十四，以去两胁积聚风邪；复以两手相叉，虚空托天，按顶二十四，以除胸膈间邪气；复以两手掩两耳，却以第二指压第三指，弹击脑后二十四，以除风池邪气；复以两手相提，按左膝左捩身，按右膝右捩身二十四，以去肝家风邪；复以两手一向前一向后，如挽五石弓状，以

59

去臂腋积邪；复大坐，展两手扭项，左右反顾，肩膊随转二十四，以去脾家积邪；复两手握固，并拄两肋，摆撼两肩二十四，以去腰肋间风邪；复以两手交捶臂及膊上连腰股各二十四，以去四肢胸臆之邪；复大坐，斜身偏倚，两手齐向上如排天状二十四，以去肺间积邪；复大坐，伸脚，以两手向前低头扳脚十二次，却钩所伸脚，屈在膝上，按摩二十四，以去心胞络邪气；复以两手据地，缩身曲脊向上十三举，以去心肝中积邪；复起立踞床，扳身向背后，视左右二十四，以去肾间风邪；复起立齐行，两手握固，左足前踏，左手摆向前，右手摆向后；右足前踏，右手摆向前，左手摆向后二十四，去两肩之邪；复以手向背上相捉，低身徐徐宛转二十四，以去两胁之邪；复以足相扭而行前数十步，复高坐伸腿，将两足扭向内，复扭向外各二十四，以去两足及两腿间风邪；复端坐，闭目，握固，冥心，以舌抵上腭，搅取津液满口，漱三十六次，作谷谷声咽之，复闭息，想丹田火自下而上，遍烧身体内外，热蒸乃止。能日行一二遍，久久身轻体健，百病皆除，走及奔马不复疲乏矣。

3. 十二段锦

清代徐文弼撰《寿世传真》，对上述功法套路又进行了调整，并将之命名为"十二段锦"。

坐八段锦是一种深受人们喜爱且富有健身功效的养生方法，清末民初的修炼家李青云在《长生不老秘诀》中称之为"八卦行功法"，并详加注释。这种功法仍在社会上有流传。国家体育总局健身气功管理中心曾委托北京体育大学编撰有《健身气功·十二段锦》，与上述功法大同小异，可供参考。

关于坐八段锦的创编者到底是谁，主要有钟离权和瞿仙两说。学者吴志超先生认为："前者显然过早，在唐代至五代的各种养生文献中均未见到八段锦其名；后者与史实不符，在宋代的文献中已提到八段锦，且《夷坚乙志》所述的李似炬'夜半时起坐，嘘吸按摩，行所谓八段锦'，与此法颇似。故上述两种说法均难为人接受。按其歌诀'八卦是良因'及其功法动静互制，此法当是在北宋陈抟、周敦颐、邵雍等人倡导太极图说之后创编的。周敦颐《太极图说》云：'无极而太极，太极动而生阳，动极而静，静而生阴，静极复动。一动一静，互为其根。'此'八段锦导引法'中贯注了这一哲理。故清代李青云老人称此法为'八卦行功法'，今天亦称此法为'动静结合套路'。"此说当是。

4. 立八段锦

立八段锦的内容首见于南宋曾慥《道枢·众妙篇》：仰掌上举以治三焦者也；左肝右肺如射雕焉；东西独托，所以安其脾胃矣；返复而顾，所以理其伤劳矣；大小朝天，所以通其五脏矣；咽津补气，左右挑其手；摆鳝之尾，所以祛心之疾矣；左右手以攀其足，所以治其腰矣。

此时的立八段锦还未定名，亦没有歌诀化。而在南宋陈元靓所编的《事林广记·修真秘旨》中将该养生功法定名为"吕真人安乐法"且其文已歌诀化：昂首仰托顺三焦，左肝右肺如射雕；东脾单托兼西胃；五劳回顾七伤调；鳝鱼摆尾通心气；两手搬脚定于腰；大小朝天安五脏；漱津咽纳指双挑。

明代《道藏·灵剑子引导子午记》中的"导引诀"，其文字与陈元靓大致相同：仰托一度理三焦，左肝右肺如射雕，东肝单托西通肾，五劳回顾七伤调，游鱼摆尾通心脏，手攀双足理于腰，次鸣天鼓三十六，两手掩耳后头敲。

清末《新出保身图说》首次以八段锦命名，并绘有图像，形成了较完整的动作套路，其歌诀为：两手托天理三焦，左右开弓似射雕，调理脾胃须单举，五劳七伤往后瞧，摇头摆尾去心火，背后七颠百病消，攒拳怒目增气力，两手攀足固肾腰。

从此，传统八段锦动作固定下来。今人周稔丰著的《气功导引养生》所收录的立八段锦，其动作名称为：两手托天理三焦，左右开弓似射雕；调理脾胃臂单举，五劳七伤往后瞧；摇头摆尾去心火，两手攀足固肾腰；攒拳怒目增气力，背后七颠百病消。

5. 新编八段锦

国家体育总局健身气功管理中心委托北京体育大学对立八段锦进行了重新研究与整理，将之定名为《健身气功·八段锦》《健身气功·十二段锦》。

（三）五禽戏

五禽戏是中国传统导引养生的一个重要功法，其创编者华佗（145？—208），出生在东汉末沛国谯县（今安徽亳州）。其一生著述颇丰，但均亡佚。今传《中藏经》《华佗神医秘传》等皆托名之作。华佗弟子中著名者有吴普、樊阿、李当之等人。其中，吴普著有《吴普本草》，李当之著有《李当之药录》，而樊阿则擅长针灸及养生，据传他活到100多岁。

1.《养性延命录》中的动作说明

华佗在《庄子》"二禽戏"（"熊经鸟伸"）的基础上创编了"五禽戏"。其名称及功效据《后汉书·方术列传·华佗传》记载："吾有一术，名五禽之戏：一曰虎，二曰鹿，三曰熊，四曰猿，五曰鸟。亦以除疾，兼利蹄足，以当导引。体有不快，起作一禽之戏，怡而汗出，因以着粉，身体轻便而欲食。普施行之，年九十余，耳目聪明，齿牙完坚。"

南北朝时陶弘景在其《养性延命录》中有比较详细的记载："虎戏者，四肢距地，前三掷，却二掷，长引腰，侧脚仰天，即返距行，前、却各七过也。鹿戏者，四肢距地，引项反顾，左三右二，左右伸脚，伸缩亦三亦二也。熊戏者，正仰以两手抱膝下，举头，左擗地七，右亦七，蹲地，以手左右托地。猿戏者，攀物自悬，伸缩身体，上下一七，以脚拘物自悬，左右七，手钩却立，按头各七。鸟戏者，双立手，翘一足，伸两臂，扬眉鼓力，各二七，坐伸脚，手挽足距各七，缩伸二臂各七也。夫五禽戏法，任力为之，以汗出为度，有汗以粉涂身，消谷食，益气力，除百病，能存行之者，必得延年。"陶弘景在该书中，不但对五禽戏的具体操作步骤进行了描绘，而且提出了五禽戏的锻炼原则——"任力为之，以汗出为度"。

2. 亳州五禽戏

五禽戏发展至今，形成了不同的流派、各有不同。在华佗故里安徽亳州现在主要是董文焕和刘时荣所传的五禽戏。

董文焕所传五禽戏　董文焕传承的五禽戏套路共 54 个动作（虎戏 13 式、鹿戏 9 式、熊戏 9 式、猿戏 10 式、鸟戏 13 式）。另外，还有相生练习法、相克练习法、灵猿戏笨熊练习法、鹤戏对练、简体（易）五禽戏（每戏三动，共 15 式。其中虎、鹿、熊、猿四戏第三动为调息式，鸟戏第三式为白鹤飞翔）等套路，其动作较为古朴典雅。

刘时荣所传五禽戏　刘时荣所传"古本新探华佗五禽戏"不但有徒手套路，而且还有器械套路——华佗五禽剑。其中，华佗五禽戏徒手套路 40 个动作（每戏各 8 式）；华佗五禽剑则是刘时荣结合自己练习五禽戏的亲身体会，深入民间挖掘五禽戏的历史资料，广泛搜集技艺精华，通过不断研究、修改，在传统五禽戏的基础上创编的，共 44 式（虎戏 8 式、鹿戏 8 式、熊戏 8 式、猿戏 10 式、鸟戏 10 式）。

刘时荣所传五禽戏强调"五禽戏亦属武术范畴"，其所传套路演练时，动作圆活，有些架式从外形上看似不大圆，但对意与气仍要按照圆的要求运行。

董文焕、刘时荣同学于安徽亳州武术名师谭继林，但传承过程中发生的变化除上述差异外，在一些具体的手法上，两人亦存在不同。如刘时荣所传的鹿戏手势是食指和无名指弯曲，而董文焕所传的五禽戏鹿戏手势则是中指和无名指弯曲等。

3. 新编五禽戏

2001 年，国家体育总局健身气功管理中心成立后，委托上海体育学院迅速展开了对五禽戏的挖掘、整理与研究。并编写出版了《健身气功·五禽戏》，2003 年由人民体育出版社出版发行。"健身气功·五禽戏"其动作编排按照《三国志》的虎、鹿、熊、猿、鸟的顺序，动作数量按照陶弘景《养性延命录》的描述，每戏两动，共十个动作，分别仿效虎之威猛、鹿之安舒、熊之沉稳、猿之灵巧、鸟之轻捷，力求蕴涵"五禽"的神韵。

二、癌症患者的运动注意事项

开始运动可包括运动前准备活动及运动后的恢复整理时间。其中达到运动强度后，应坚持运动 30min。一天中较适宜癌症患者运动的最佳时间，一般在早晨或下午进行，不宜在饱餐后或饥饿时运动，以免出现不适。开始运动量要小，锻炼时间不宜过长，每次 15 ~ 20min，根据病情和体力逐渐增加运动量增至每次 30 ~ 40min。

自然环境是影响锻炼效果的重要因素，宜在公园、林间、草地、田野、水边等空气新鲜和环境清静处进行，癌症患者在林间锻炼为最佳。同时要注意季节变化，过冷或过热季节、刮风下雨突变等天气变化情况下，应适当减少运动量。

三、癌症患者运动的益处

通过体育锻炼可以增强机体的活动，使机体细胞运动加速，生长速度加快从而增强了机体细胞的各项癌症抗病能力。

锻炼也是机体排泄的一种方式，能够达到消除烦恼、疲劳，增进心肌的活力，从而让人心情开朗，更有助于癌症患者的治疗。机体的活力增强加速了机体的新陈代谢，延缓细胞衰老周期增长了机体的寿命，减少了细胞病变的机会。

另外，锻炼还可以加速血液循环，促进机体新陈代谢，同时消耗一定热量，改善消化功能，增进癌症患者的食欲。

第五章

癌症患者的养生保健

一、癌症的先兆

癌症让许多人觉得恐怖，但并非完全不能从它的魔爪下逃离。美国"网络医学博士"网站近日刊出美国癌症协会专家总结出的"男性和女性最容易忽视的癌症症状"，提醒大家要抓住癌症的蛛丝马迹。因为有调查显示，与较晚期患者治疗后的 5 年存活率只有 10%～30% 相比，早期癌症患者正规治疗后的 5 年存活率能高达 70%～95%。

这些先兆中，男性和女性各自应注意的分别有两个，都应该注意的共有 13 个。

1. 男性应注意的问题

睾丸变化　睾丸癌多发年龄段为 20～39 岁。美国癌症协会建议，男性每月应自我检查睾丸情况，包括睾丸大小变化、出现明显的肿大或缩小、阴囊内出现包块、阴囊坠痛感等，有问题应及时就医。特别是感到阴囊坠胀，感觉里面像是放了一个煤球，并持续一周以上，要马上找医生诊断。这是睾丸癌最典型的前兆，需要进行血液检测和阴囊超声检测。

小便问题　随着年龄增加，男性小便问题日渐普遍，尿频、尿急或尿不净较常见。如果症状加重，特别是小便有强烈的紧迫感，应警惕前列腺癌。通常应做直肠指检，医生会告诉你是否前列腺肥大，它是前列腺癌的主要症状。

2. 女性应注意的问题

腹胀　很多女性认为腹胀极为常见，不必大惊小怪。但是，这可能是卵巢癌的症状。天津市肿瘤医院肿瘤预防医学中心主任刘俊田介绍，腹部持续肿胀、有压迫感及疼痛、肠胃不适，出现进食困难或极易有饱腹感，持续数周，可能是卵巢癌的征兆。

不规则的阴道出血　美国肿瘤学家戴利博士表示，月经周期之间的阴道异常出血及大小便出血很容易被女性忽视。它们很可能是妇科常见癌症——子宫内膜癌的一大征兆，有至少 3/4 的女性有此征兆后，被检查出患上子宫内膜癌。而大便出血则可能是结肠癌的征兆。

3. 男性和女性都应注意的问题

乳房硬块 乳腺癌不是女人的专利，男女都应该积极预防。女性如果发现乳房皮肤发红、有肿块，就要分外当心。肿瘤学家汉娜·林登博士说："尤其是乳房出现皮疹，并且持续数周不退，必须去检查。"另外，她指出，非哺乳期女性乳头凹陷，并且常常流出液体，也是不好的信号。对于男性来说，如果乳房皮肤起皱、乳头收缩或不对称、乳头大小和形状改变、乳房红肿、出现硬块等，都是乳头发炎的表现，也可能是乳癌的症状。这种乳房肿块一般不疼，但会逐渐变大。

疼痛 美国癌症协会表示，随着年龄增加，身体疼痛会增多，但是身体某部位莫名出现疼痛并持续一周以上时，应尽快查明原因，因为无缘无故的疼痛可能是癌症征兆。比如，长期腹痛可能是大肠癌的症状，胸部疼痛可能是肺癌引起的，骨头酸痛则可能是癌症转移的症状。胰腺癌会表现在上腹区，如脐周或右上腹出现顽固性钝痛或绞痛，可阵发，也可呈持续性，通常会逐渐加重，向腰背部放射。

淋巴结变化 林登博士表示，不管身体哪个部位，尤其是腋窝或脖颈出现淋巴结肿大，切不可掉以轻心。如果淋巴结持续增大，超过 1 个月，则很可能是乳癌或脑癌的症状。

发热 发热一般由流感、肺炎或其他炎症所导致，然而，不明原因的发热就可能是危险征兆了。美国癌症协会表示，癌症扩散至身体其他器官时，通常会导致发热。淋巴瘤、白血病等血液肿瘤也有发热症状。中国医学科学院肿瘤医院防癌科主任徐志坚补充，淋巴瘤在早中期会表现为持续低热，体温在 38℃ 左右，当合并感染时则可能出现高热。必要检查包括 X 线胸透、CT 扫描、磁共振检查等。

体重莫名降低 不用费劲就能减肥的确令人高兴，但是如果一个月内既没增加运动量，又没减少饮食，体重却莫名其妙下降10%以上，那就应该及时就医。体重急剧下降、厌食、反复腹泻和便秘是肺癌、胃癌、肾癌及大肠癌最常见的症状，对女性而言也可能是甲亢。

持续腹痛且伴抑郁 美国癌症协会菲尔德博士表示，如果腹部持续疼痛且伴有抑郁症状，极可能得了胰腺癌。因为专家发现，抑郁与胰腺癌关系极大。其他症状还包括黄疸或大便呈反常的灰色。

疲劳 一般来说，感觉疲劳，是癌症已有所发展的征兆，但对于白血病、肠癌和胃癌来说，可能发病初期就会感到疲劳。癌症的疲劳和普通疲劳有什么区别呢？美国癌症协会专家表示，普通疲劳休息一下就会消失，而癌症的疲劳不论怎么休息，都会觉得很难改善。

咳嗽不止 美国乔治城大学医学院拉尼特·米歇里博士表示，如果莫名其妙的咳嗽持续不断，超过 3～4 周，就应该及时就诊，有可能是肺癌或喉癌的征兆。

吞咽困难 李奇顿菲尔德博士表示，长期的吞咽困难，可能是喉癌、食管癌和胃癌的征兆，应该尽早接受 X 线胸透或胃镜检查。所谓吞咽困难，一般指进食时出现胸骨后疼痛、食管内有异物感，有人即使不进食，也会感到食管壁像有菜叶、碎片或米粒样物贴附，吞咽下食物后会感到食物下行缓慢，甚至停留在食管内。

皮肤变化　美国费城福克斯蔡斯癌症研究中心肿瘤学家玛丽·戴利博士提醒，皮肤突然出现包块或色素沉着，并且变化明显，都可能是皮肤癌的征兆。观察几周后就应该立即就医。另外，无论年老年轻，一旦皮肤突然出血或者出现异常剥落，也应该就诊。

异常出血　米歇里博士表示，便血除了痔疮外，很可能是肠癌的症状，必要时应该接受结肠镜肠癌筛查。北京同仁医院泌尿外科主任医师陈山也提醒，40 岁以上的中老年人，除女性经期之外，如出现无痛血尿或排尿困难，应警惕膀胱癌或肾癌。肠癌除了便血以外，如果肿瘤生长在靠近肛门处，还可能出现大便变细、次数增多等症状，甚至引起大便困难。

口腔变化　美国癌症协会指出，吸烟者要特别注意口腔及舌头上出现的白色斑块，这可能是口腔癌的前兆——黏膜白斑病。

消化不良　男性（尤其是老年男性）以及女性（孕期除外）长时间不明原因持续消化不良，可能是食管癌、喉癌、胃癌的表现。从癌症防治的临床实践中，笔者了解到养生保健（包括按摩、针灸、刮痧、浴疗、尿疗、食疗等）对癌症患者的康复大有裨益。

二、按摩抗癌

肿瘤，中医认为是邪气留滞不去成为有形肿块，在中医古籍中属于"积聚""癥瘕"等，其发生、发展可以归结为正气内虚、气滞、血瘀、痰结、湿聚、热毒等相互纠结，日久积滞而成有形之肿块。中医认为这一过程多与五脏中肝、脾、肾的功能失调有关，其中肝主疏泄，调畅气机。"百病皆生于气"，气机畅达，气血痰湿毒等邪气就不能凝聚；脾为气血生化之源，为后天之本；肾藏精，为先天之本，脾肾构成了人体抗病能力（即正气）的重要组成部分；"正气存内，邪不可干"，脾肾功能正常，气血痰湿毒等邪气就不能入侵人体。因此，在日常养生过程中重视调理肝、脾、肾的功能，对预防肿瘤的发生、发展有重要的意义。在此，我们介绍几种能调肝健脾益肾，且简单易行的运动按摩方法。

（一）按摩方法

叩齿　具有提神醒脑、生津固齿益肾、健脾和胃等功效。具体方法：清晨起床前，先静心凝神片刻，口轻闭，上下门齿相叩 36 次，再令两侧臼齿相叩 36 次。

摩头　具有畅通任督、调和阴阳、祛风止痛、健脑护发的功效。具体方法：两手五指屈曲，从前额沿头顶至枕部推 40～50 次，如梳发样；用一手指端自前额向颈后部按揉 3～5 遍；两手指屈曲，用指端均匀地轻轻叩击头顶部；两手抓握头发向上提抖 3~5 次；两手拇指置玉枕穴处，做横向按揉 20~30 次，再按揉风池穴 3~5 次；将两手十指交叉，抱枕骨部，两掌心相对用力做一紧一松的运动 10~20 次。

搅海 具有生津固齿益肾、清洁口腔、预防消化不良等功效。具体方法：舌前部上翘抵上齿龈外缘，再依次转向左上臼齿龈、左下臼齿龈、下门齿、右上臼齿龈、右下臼齿龈，如此沿牙龈四周搅动舌头，共操作 5 遍。

吞津 具有助消化、健脾胃、提高消化道免疫功能的功效。具体方法：先搅海令口内津液增多，轻轻闭口咬牙，用两腮和舌做漱口动作，漱 30 余次。漱口时口内津液渐多，待满口时分三口慢慢下咽。

鸣天鼓 ①先以两手掌根使耳廓前后对折，再紧按耳孔，两手食指、中指轮流轻击枕骨下部风池穴处 20~30 次，可以充肾阴、补真元。②掌心掩按耳孔后骤然抬离，如此反复开闭 10~20 次，可以健脑醒神、消除疲劳。③两手食指插入耳孔内转动 3 次，再骤然拔出，如此反复 3~5 次，可以清肝泻火、解郁散结。④两手掌同时摩擦两耳廓 20~30 次，两手食指屈曲以第二指关节摩耳轮 20~30 次，可以疏通经络、调和脏腑，预防四肢疼痛。⑤两手食指指面同时按揉两侧耳廓的耳甲艇 10~20 次，然后再按揉耳甲腔 10~20 次，两手拇指、食指同时向下分别牵拉两侧耳垂 20~30 次，再同时向上提拉耳轮 20~30 次，可以疏通经络、调和气血、补肾健脑。

拍胸 具有畅通气机、安神定惊、宣肺利气、止咳化痰的功效。具体方法：一手成虚掌，五指张开，用掌拍击胸部，左右手交替操作，各拍 10 次。

揉脘腹 具有健脾和胃的功效。具体方法：先以右手除拇指外的四指并拢，按揉中脘部，做圆周方向旋转运动 20~30 次，再以左手按揉 20~30 次。

摩脐轮 具有温阳固脱、益精壮元之功效。方法：用左手掌心贴脐部，右手按左手手背，两手同时做顺时针方向旋转揉动 100~200 次。

疏肝胆 具有疏肝利胆、理气导滞、调和冲任的功效。方法：左手四指并拢，按于左腹股沟处，右手顺时针方向揉腹部 20~30 次。

擦少腹 具有疏肝理气、补肾益精功效。方法：两手小鱼际紧贴肚脐两侧做向腹股沟方向的上下擦动，30~40 次，以发热为度。

摩腹 具有固本培元、健脾和胃、强身健体之功效。方法：右掌心贴住腹部做顺时针方向摩动 30 次，再以左掌心贴住腹部做逆时针方向摩动 30 次，如此反复交替操作 5 次。

腰功 ①先以两手搓热后紧按肾俞穴，稍定片刻后用力向下搓到尾骨部，两手一上一下往返搓 50~100 次，可以调和气血、疏经通络、补肾益精；②两手叉腰，用拇指面紧按腰眼，做旋转按揉（以酸胀为宜），可以温经散寒、调和脏腑；③用右掌心按在命门穴处，做上下搓动 20~30 次，可以补肾培元、强身益寿。

翕周 具有滋阴降火、补肾壮腰的功效。方法：收缩肛门，吸气时收紧肛门，呼气时放松，一收一松为 1 次，连续 50 次。

擦涌泉　具有引火归元、滋阴育阳、安阳宁志、活血通络等功效。方法：左手擦右涌泉，再用右手擦左涌泉，各 100 次；或用拇指按揉涌泉穴 20～30 次。

上述这些方法可以根据每个人的具体情况选择一到两个。另外，由于一些患者活动能力受限，与社会接触较少，常常会出现过度思虑、性情急躁等情绪心理问题，这些身心问题长期积累也会影响脏腑功能，进而导致疾病（包括癌症）的发生。因此在进行前述按摩养生的基础上，还可配合进行养生气功，锻炼自身意念及呼吸，从而调整身心，疏通经络，流畅气血，协调脏腑，达到精气神自我完善的状态。

（二）禁忌证

·月经期和孕期的妇女，不可在下腰部和下腹部进行推拿，以免受到刺激后发生大出血或流产。

·急性软组织损伤且局部肿胀严重的患者，在急性期推拿按摩会加重出血和体液渗出，需局部冷敷数日，待肿胀消退后才能进行推拿按摩。

·骨折患者，无论是开放性骨折还是闭合性骨折。

·骨关节结核、骨髓炎、老年性骨质疏松症患者，推拿按摩容易导致骨折或感染扩散。

·有严重心、脑、肺病的患者，尤其是重度高血压者，有些按摩治疗易引起剧烈疼痛，使血压急剧升高导致中风。

·诊断尚不明确的急性脊柱损伤，尤其伴有脊髓损害表现者，推拿按摩会加重病情发展，甚至导致瘫痪。

按摩具有很好的保健功效，很多朋友也会选择去按摩店做按摩，但是一定要提醒大家，不是任何人都适合按摩的，即使我们去做按摩，也要选择那些正规的医疗机构！

三、针灸抗癌

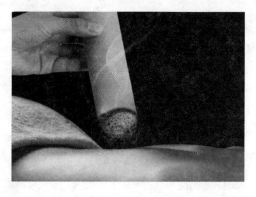

癌症患者使用针灸抗癌目前已经在临床上得到验证的有三个方面：第一，用于改善患者的症状，如用于止痛，退热，解除便秘、腹胀、尿憋、失眠多梦、月经失调等症状。特别是在肿瘤各期的止痛效果极佳，甚至是晚期出现剧烈疼痛时，针灸最有殊功，可有效止痛及减少镇痛药剂量。第二，对肺癌、胃癌、肠癌等患者，用瘢痕灸的方法，可使患者一般状况改善，免疫功能提高。第三，正在进行放疗或化疗的患者，使用针灸可改善血常规指标，减少胃肠道的反应。

除选择适宜的病例外，针灸治疗取得疗效的关键是选穴及手法。选穴原则是循经取穴，远隔当先，以调理为主，选择针与灸的原则是实证多用针刺，虚证多用灸法。

针灸治疗如何应用，应由医生根据不同肿瘤选用，并在医生指导下进行治疗。切勿自己贸然行事。

（一）针灸抗癌的作用机理

针灸治疗在我国有几千年的历史，广泛用于治疗各类疾病，历代医家积累了丰富的临床经验，中华人民共和国成立以来，经过多年的临床实践和实验研究证实，针灸抗癌作用主要体现在：能够提高机体免疫功能，抑制癌瘤生长，缩小瘤体及至消散肿瘤，减轻放、化疗副作用，缓解癌性疼痛，改善临床症状，延长癌症患者的存活期。

针灸治疗癌瘤的作用途径，主要有两个方面，一方面是直接作用于瘤体，杀灭癌瘤细胞，并消散瘤体；另一方面是通过提高人体的免疫功能来抑瘤、抗癌，从而发挥抗肿瘤的作用。

1. 提高人体免疫功能

国内学者的实验研究表明，针灸治疗后，EAFR（即玫瑰花环形成试验）形成率、淋巴细胞转化率均明显升高，T淋巴细胞总数上升，巨噬细胞活力增强，说明针灸对于提高细胞免疫有显著作用，这些对于癌瘤病变的治疗具有重要意义。国内外的临床观察资料也表明，针灸对肿瘤患者低下的免疫水平有较好的提升作用，部分患者几乎达到正常水平，且免疫指标上升与临床症状的缓解具有一致性。而且，针灸治疗还能提高肿瘤患者的免疫监视功能，使具有抗癌能力的免疫活性细胞NK细胞（即自然杀伤细胞）、LAK细胞（即淋巴因子活化的杀伤细胞）活性增强。此外，针灸治疗后血清成分发生变化还可对抗肿瘤、病毒等。

日本学者观察了灸法对肿瘤的免疫作用，结果表明：灸疗对动物移植性肿瘤具有抵抗作用；施灸部位的皮肤组织提取物含有抗癌物质；其抗癌因子是施灸的物理性刺激对机体的一种非特异性反应，它的抗癌作用是非特异性的，可能与机体内的某种因子起协同作用有关。进一步的临床研究显示，用灸法对肋Ehrlich固体癌进行治疗，于施灸后癌肿缩小到1/2与1/4时，分别进行组织学检查，结果认为癌肿缩小不完全是单纯灸法烧灼效果，表明灸法对提高患者机体免疫功能有重要作用。

有学者进行实验观察微波针灸治疗肿瘤的机理研究，取穴双侧足三里、三阴交，对49例肿瘤患者做治疗前后免疫功能测试，发现微波针灸后患者血清溶菌酶与白细胞升高呈正相关关系，T细胞亦有增高趋势，提示微波针灸确实具有增强机体免疫功能的作用。

2. 抑制癌瘤生长

国内学者在艾灸大椎、关元等穴后发现，瘤体重量明显轻于对照组。并且发现使用陈蕲艾灸后瘤体内癌细胞生长不活跃，部分细胞破坏严重，肿瘤与周围组织之间还形成一层包膜包裹。这可能与针灸激活了带瘤机体的免疫系统有关，通过针灸刺激，激活了巨噬细胞的吞噬能力，增强了带瘤机体抗肿瘤免疫反应能力。

临床研究中也观察到，在治疗晚期肝癌、胃癌、直肠癌、肾癌、乳腺癌的过程中，采用浅刺、留针、艾灸等方法，通过外观和 X 线肿瘤影像发现，肿瘤停止生长，且患者一般情况有明显改善，存活期得到延长。

3. 缩小肿瘤，消散肿瘤

研究证实，灸疗（指艾灸）能使瘤体重量减轻；并且观察到，灸后瘤体内除大量癌细胞被破坏外，还有淋巴细胞浸润。说明施灸使正常组织对癌细胞产生了抵抗作用。通过 CT 和病理观察发现，针灸治疗后，一方面大块肿瘤逐渐缩小而消失，另一方面有些大块肿瘤分散为若干个小肿瘤，然后逐渐消失。

近年来的实践表明，针灸治疗还能抑制远端转移病灶瘤体的生长，目前认为这一现象的机理在于，局部治疗能产生抗肿瘤的免疫反应，从而可导致转移灶缩小。

4. 消除放疗、化疗导致的不良反应

大量的临床实践和医学研究表明，针灸具有对抗放疗、化疗毒副反应的作用。针灸能够解除放疗、化疗所导致的骨髓抑制、免疫抑制，可使白细胞在短期内迅速回升，并能明显改善临床症状，且具有见效快、效果显著、无副作用的特点。

针灸疗法也常用于减轻放疗、化疗引起的神经或消化道反应，能够明显缓解恶心、呕吐、乏力、头晕、失眠等症状。临床对症取穴治疗显示，放疗或化疗患者接受针灸治疗后，其胃肠道、神经系统反应明显少于对照组，并为顺利完成放化疗提供了有利的条件。

5. 缓解癌性疼痛

疼痛是中晚期癌症患者最常见、最痛苦的症状之一，因此，癌症疼痛治疗是癌症治疗中一个重要的方面。针灸治疗具有调畅气血、疏通经络的作用，因而能够达到"通则不痛"的良好效果。

目前，现代医学研究基本发现了针灸镇痛的原理，针灸缓解癌痛，与针刺等刺激激活了内源性镇痛系统（EAS）有关。内啡肽、脑啡肽等阿片类物质大量释放，与痛觉敏感神经元的阿片受体相结合，使细胞膜对 Na^+ 的通透性增加，导致 cAMP 水平下降，从而降低了该神经元对损伤刺激的兴奋性，能够调节脊髓上行传导疼痛途径的活动，达到镇痛的目的。

针灸的镇痛作用在缓解癌性疼痛方面显示了巨大的优势。《国外针灸动态》报道，有学者对 50 例癌性疼痛患者使用针刺疗法止痛。研究结果表明，针刺疗法对这种疼痛有短期的缓解作用，有些患者可产生较长期的疗效。而且，针灸镇痛减少了成瘾性药物的使用，避免了副作用。

6. 改善临床症状

临床研究表明，针灸能够解除食管癌、贲门癌等梗阻症状，明显缓解患者吞咽困难等症状；对于肺癌患者，针灸能够改善呼吸困难、胸闷等症状。这一疗效的取得是由于针灸对全身功能活动的调节，使病理的不正常状态向正常的生理状态转化，其中一部分患者可获得满意的恢复效果。

针灸疗法既能够缓解肿瘤隔塞闭结、上下不通的局部症状，又能改善正气虚损的全身症状，特别是对于现代医学尚无肯定疗效的症状如灼痛、酸痛、伴有麻木的疼痛、腹胀、浮肿、倦怠、肢冷等，针灸疗法也具有良好的治疗作用，因此在临床上得到广泛的应用。

（二）抗癌常用穴位及其功效

温补阳气　常用穴：如关元、气海、神阙（灸）、命门、足三里等。此组穴位可温补人体阳气，增强防卫机能，抗御癌瘤。近代研究表明，此组穴位，多可激发并增强机体的免疫功能，激发巨噬细胞的活力，提高淋巴细胞转化率，从而提高细胞免疫功能，增强机体抗癌能力。

补脾益肾　常用穴：如足三里、脾俞、胃俞、中脘、三阴交、内关、公孙、肾俞、命门、气海、关元等。此组穴位滋养先天，补养后天，培元固本，增强机体抗肿瘤的能力，达到阻抑癌瘤发生、发展的治疗目的。近代研究资料表明，以上补脾益肾穴位，可增强机体免疫机制，激活肝、脾单核吞噬细胞系统，促使造血功能活跃、白细胞总数增加及吞噬功能加强，对抗放疗、化疗的毒副反应。

养血升白　常用穴：如大椎、肾俞、关元、命门、胃俞、脾俞、肝俞、血海、足三里、三阴交、太冲、气海、内关、太溪等。此组穴位可健脾养血，补肾生髓，对放疗、化疗所致白细胞减少有一定疗效。近代研究表明，此组穴位能够兴奋骨髓造血系统，促进造血功能的恢复，提升白细胞。

气阴双补　常用穴：如足三里、三阴交、涌泉、太溪、太冲、气海、肾俞、肝俞等。此组穴位可益气养阴，生津润燥。适宜放疗、化疗所致的火毒内攻、阴虚内热和晚期患者阳损及阴、气血虚损等证。

软坚化痰　常用穴：如丰隆、公孙、行间、阴陵泉、鱼际、间使、合谷、外关、脾俞、肺俞等。现代研究表明，此组穴位可疏通淋巴管道，促进淋巴和血液循环，提高巨噬细胞吞噬能力等作用。

活血化瘀　常用穴：如三阴交、足三里、合谷、太冲、阳陵泉、血海、百会、大椎、脾俞、膈俞等。现代研究表明，此组穴位可扩张微血管，增加血流量，促进免疫活性细胞保人瘤体，抑制癌瘤细胞的生长，还能够抑制血小板聚集，促进纤维蛋白溶解，破坏肿瘤周围及癌灶内纤维蛋白凝集，从而阻止癌细胞着床，防止肿瘤生长和转移。

（三）针灸抗癌的辨证施治

气滞血瘀证　宜理气活血，化瘀消积，本证常用的针灸穴位有足三里、阳陵泉、脾俞、太溪、三阴交、内关等。

痰湿凝聚证　宜化痰祛湿，软坚散结，本证常用的针灸穴位有内关、足三里、脾俞、胃俞、中脘、三阴交、合谷、间使等。

热毒内炽证　宜清热解毒，扶正祛邪，本证常用的针灸穴位有合谷、内关、足三里、阳陵泉、三阴交、百会、神阙（灸）等。运用针刺治疗，每天 1 次，每次留针 10min；神阙用艾条灸，分两次服，每次 5min。

气血不足证　宜补养气血，本证常用的针灸穴位有足三里、内关、三阴交、阳陵泉等。运用针刺治疗，每天 1 次，每次留针 10～15min。

脏腑亏虚证　宜温补脾肾，养益气血，本证常用的针灸穴位有足三里、三阴交、脾俞、太溪、内关等。运用针刺治疗，隔日 1 次，每次留针 15～30min，15 次为一个疗程。

（四）针灸治疗的辨病与随症选穴

此外，在应用针灸进行肿瘤康复治疗时，还经常根据不同部位肿瘤病变特点来选择相应穴位，也就是辨病选穴；同时也常根据肿瘤的个体化症状表现特点来选择相应穴位，这就是随症选穴。辨病选穴与随症选穴相结合，可以提高疗效。

1. 辨病选穴

· 食管癌：天鼎、天突、膻中、合谷、玉堂。

· 胃癌：胃俞、膈俞、脾俞、足三里、条口。

· 肺癌：肺俞、列缺、尺泽、曲池。

· 乳腺癌：乳根、肩井、膻中、三阴交。

· 鼻咽癌：风池、下关、上星、合谷。

· 颈癌：肾俞、关元、中极、三阴交。

· 淋巴瘤：天井、间使、关元俞、少海。

· 口腔肿瘤：合谷、足三里、下关、冲阳。

· 喉癌：天鼎、三阴交、肺俞、风池。

· 甲状腺癌：耳后发际穴、冲阳、列缺、少海、照海。

2. 随症选穴

· 甲状腺肿大：合谷、冲阳、耳后发际穴、列缺。

· 乳腺结节：内关、三阴交、肩井、期门、行间、足三里。

· 头痛头晕：列缺、百会、合谷、风池、太冲。

· 失眠多梦：心俞、百会、上星、间使、神门。

· 恶心呕吐：中脘、膈俞、内关、脾俞、胃俞。

- 食欲缺乏：足三里、胃俞、中脘、内关。
- 消化不良：足三里、脾俞、天枢、公孙。
- 胃脘嘈杂：曲池、膈俞、上巨虚、足三里。
- 腹痛腹胀：脾俞、足三里、阳陵泉、中脘、公孙。
- 大便秘结：足三里、天枢、上巨虚。
- 小便减少：关元穴、三阴交、委阳、中极、膀胱俞。
- 月经不调：肾俞、关元、三阴交、肝俞。
- 咳喘：曲池、列缺、鱼际、肺俞。

（五）针灸治疗的注意事项

- 针灸治疗室要求宽敞明亮，光线良好，温度适宜。
- 所用针灸针具必须是经过严格消毒，或者是一次性针灸针具。
- 过度劳累、饥饿、空腹、惧针、精神紧张的患者，不宜立即针灸。
- 身体极度虚弱，大汗、大出血，病情危重（急救除外）的患者不宜针灸。
- 体质虚弱的患儿及老人，刺激不易过强，并尽量采取卧位。
- 皮肤有感染、溃疡、瘢痕处，不宜针刺。
- 应避免针刺到血管以防出血，对有出血倾向或因损伤后出血不止的患者不宜针刺。
- 人体某些部位如眼部、项部、胸背部、胁肋部的穴位，应掌握好方向、角度及深度。
- 小儿囟门未闭合时，头顶部的腧穴不宜针刺，此外因小儿不能合作，针刺时宜采用速刺法，不宜留针。
- 进针、行针时应多与患者交流，细心观察患者的表情变化。掌握不同患者的耐受程度，针灸过程中应加强巡视，以防意外情况的发生并及时处理。
- 女性生理期若非为了调经，一般不宜针灸，孕妇禁止针灸。
- 电针器在使用前须检查性能是否完好，若电流输出时断时续，须注意导线接触是否良好，应检查修理后再用。
- 调节电流时，应逐渐从小到大，不可突然增强，以防止引起肌肉强烈收缩，造成弯针、折针或晕针等，年老体弱及小儿患者尤应注意。
- 电针器最大输出电压在 40V 以上者，最大输出电流应限制在 1mA 以内，防止发生触电事故。
- 心脏病患者应避免电流回路通过心脏，在接近骨髓、脊髓部位使用电针时，电流输出量宜小。切勿通电太强，以免发生意外。
- 毫针的针柄，如经过温针火烧之后，表面氧化不导电不宜使用。输出导线不应挟持在针身部位，而是针柄部位，以防产生电离，损伤针身，造成断针事故。

（六）针灸禁忌人群

不建议对孕妇针刺；器官移植后禁用；脏器衰竭者禁用；血压≥150/95mmHg禁用；心脑血管病急性期禁用或慎用；面神经炎发病7d内不可针刺面部；痉挛瘫、肌肉抽搐及躁动不安者，不宜针刺；脏器部位不可深刺；针刺应避开血管、神经、筋骨；形肉已夺、大汗、大吐、大泄、大出血，以及新产后禁针；过度疲劳、饥饱、喜怒、悲伤，以及惊恐时禁针；惊恐者待其气定方可针刺；针刺前患者应静息片刻，待气血平和后再针刺；年老体弱者针刺应尽量采取卧位，取宜穴少，手法宜轻；小儿宜用快针；婴幼儿囟门部及风府、哑门穴禁针；出血性疾病的患者如白血病或血友病等，不宜针刺；皮肤感染、穴位皮肤破损、溃疡，以及瘢痕和肿瘤部位禁针；腹痛原因未明或肠梗阻患者腹部禁刺；尿潴留患者的小腹部禁刺；糖尿病患者禁针（尤其下肢和足部）；冠状动脉支架植入术后、心脏瓣膜置换术后、冠状动脉搭桥术后、关节置换术后等使用大量抗凝剂者（如华法林、波立维等）禁针；颈项部或胸背部不可深刺。此外，热病脉静，汗已出，脉盛躁；病泄，脉洪大；着痹不移，身热，脉偏绝；热病夺形，身热，色白及下血；寒热夺形，脉坚盛。此谓五逆，禁止针刺。

四、刮痧抗癌

（一）正确的刮痧手法与顺序

刮痧操作之顺序依身体状况而定，先刮后颈部，次刮背部，再刮胸部，末刮四肢，此为一般原则。基本刮痧方向，依经络循行阴升阳降之原则，至于刮痧手法，分别叙述于各部位刮痧内。

1. 后颈与背部之刮痧

其实际操作分述如下：①刮背颈椎，自颈椎刮起，经胸椎第一椎至尾骨，分两段刮完。②刮左、右肩膀筋，先左后右。③刮膀胱经各穴，自大杼至腰部，即距督脉左右各一寸五分处。④以膀胱经为中心，由里向外斜刮，从肩膀筋以下至腰部约刮五至七条斜线，间距以肋骨为准。切勿做地毯式全面刮痧。

2. 前胸部刮痧

①先刮任脉：自天突穴（胸骨体最上端）刮至小腹，由上而下可分三段。第一段为胸骨体，第二段为心窝至肚脐，第三段为肚脐至曲骨。一段一段地刮，切勿一次刮到底，唯肚脐处可轻刮。②以任脉为中心，上自天突穴起，向左、向右两侧做斜线之刮痧，约3~5条，其中乳房不刮。

3. 四肢的刮痧

上下肢的内侧与外侧各有不同。上肢外侧由指尖向肘及肩膀方向进行，上肢内侧由肩向叉与指尖方向刮，下肢外侧及后侧由大腿向膝，向脚刮，下肢内侧由内踝尖向膝，向上刮。

刮痧板与皮肤垂直，呈90°角，自上下左右刮拭保持同一角度；刮痧力道应做单方向用力，刮板回程不刮；刮拭力量要均匀，不可过速、过重、过快，以免患者畏惧不安与疼痛，影响刮痧之效果。

（二）刮痧拔罐整体的操作原则

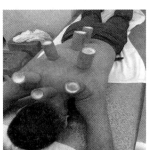

· 视病体刮痧相应经络、穴道与部位。

· 视出痧情况及病理，选择一至三处，以皮肤针轻叩皮肤。

· 在皮肤针轻叩处，即速拔罐。

· 拔罐约 3～5min 后起罐。

· 起罐后，以艾条温灸患处 3～5min。

（三）刮痧拔罐使用之器材

刮痧使用之器材：刮痧板、润滑剂。

润滑剂主要功能为润滑之用。依据古籍记载，最早仅用水为润滑剂，后来加上油，以及各式油类，如麻油等。民间亦有于油料中加红花、川芎等通经活血的药物，以促进气血运行，如某气功学会研制的"刮痧油""刮痧膏"，即油料中加入川芎、独活等十二种中药，有促进气血活络的功能。但基本上来说，不论加入何种药的刮痧油、刮痧膏，均为辅助之用，不是绝对的必需，最主要的功能是润滑作用。因此，像白花油、万金油、驱风油、旁氏面霜、润肤液等都是很好的刮痧润滑剂。

（四）刮痧之注意事项

1. 不宜实施刮痧者（初学者禁忌，医者不限）

· 疔疮、青春痘、恶性肿瘤、皮肤溃烂处、骨折、乳房、肚脐等处禁刮痧。

· 患有糖尿病、心脏病、血友病、肝炎等，尤其是血友病因缺少血小板、血液不易凝固，故禁忌之。

· 患者如是年长者或体虚者，刮痧时宜慎重处理。

· 怀孕妇女轻刮，保健清血效果特佳，过度重刮易致流产，应谨慎为宜。

· 女性白带多未愈、淋病未愈、受孕怀胎、月经来潮期间，勿施行刮痧。

· 倘身体内部钙量不正常，发生骨骼挫伤的时候，不应刮痧治疗。

· 受伤的部位不宜用力刮痧。

· 饭前、饭后半小时内禁止刮痧。

2. 刮痧的注意事项

· 治疗室内保持整洁、安静、空气流通、光线充足、温度适宜、冬暖夏凉，不让人流汗、发冷。

· 医者的指甲要剪平，治疗前后均用温水洗净双手。

· 临诊者定要做出正确诊断，在操作过程中手法要准确，轻重要适宜，以免增加患者的痛苦。

·操作前应在刮痧部位涂抹刮痧膏或乳液等，以减少摩擦阻力，使皮肤光滑。

·室内墙壁可以悬挂刮痧区的详细位置图，以提高患者的兴趣与了解。

·对老年人或儿童之刮痧，切勿太用力。

·颈部、腋下、腰际等处均有淋巴散布，操作手法宜轻揉松放，切勿强力牵拉，以免引起淋巴回流障碍或损伤经脉，造成不良后果。

·严重糖尿病、肾脏病、心脏病患者，每次进行刮痧的时间，应在 15min 之内完成，时间不宜拉长。

·刮痧时操作者肩膀下垂不着力，心情轻松无杂念，手上的对象如手表、手链等都应取下来，背脊伸直，眼睛看着患者脸部，注意其表情变化。

·当患者刮痧部位比刮痧前更加疼痛时，乃因为血液循环障碍已经被排除；此时，请勿放弃刮痧。

·刮痧时，并没有硬性规定要使用左手或右手，因此可随自己的习惯任意调整。

·刮痧结束后，患者会感到干渴，应喝一两杯凉开水，或在开水中加少许食盐饮用。

·患病严重者刮痧时如有血丝、血块出现，这应是一个好现象，可继续刮痧，约 1～2 周，会出现发热的状况，这也是良性反应，提示身体已有抵抗力。

·偶有几次刮痧之后，腿部会出现小红斑点、湿疹或疮口，表示有些毒素已经由这些开口排出体外，其排出部位与内脏病变有互动关系。

·有睡觉的意念、打呵欠、出虚恭、眼垢多、流鼻涕、身体恶臭，以及在想不到的地方会产生酸麻和疼痛感觉，上述现象都是刮痧后产生效果时的必然反应，这是好现象，依据病理反应，持续地刮痧下去，一定会有好的效果。

·每次刮痧的时间，以 30min 之内施行完毕为佳，最长勿超过 50min。

·对于异常部位，在刮痧前诊视时，须仔细观察，看皮肤是外伤、出血、溃疡或是静脉瘤等情形，比较痛的部位在治疗时，应注意轻刮。

·重症患者、精神病患者或接受钴照射治疗的癌症晚期患者，在刮痧时须特别注意处理。

·急性腹部疾病发作时，检查肾俞、膀胱俞、脾俞、胃俞、三焦俞对应刮痧区，比识别各个脏器更容易显出病因，只要以普通的压力刺激，便可能有很敏感的反应出现。

3. 患者需注意的事项

·患者应信任医者，治疗效果会比较迅速。

·如患者是癌症等恶性肿瘤难治的疾病，或是因外伤而造成身体严重破坏时，即使不可能恢复原来的状态，但通过适宜的刮痧疗法，也能使痛苦减轻，缓解身心的紧张。

·患者在刮痧前不要空腹、过度劳累及疲倦、睡眠不足，以及过度紧张。

·患有背痛的人，刮痧三四天后，或者会感觉背痛突然比以前加剧。这是最好的现象，痛过这一天，病就好了一半，因为痛表示血液循环已突破障碍。

·刮三焦俞及淋巴区，会有发热的现象，这也是正常反应，但注意绝不可太用力。

4. 刮痧后调养

·刮拭后应喝一杯温水或洁净生水（切忌冰水、热水，这里的生水指经过像饮水机那种处理过的可生饮的水），以利新陈代谢。

·刮拭部位，两三天内，刮处会出现疼痛，此乃正常反应。

·刮痧完毕应给予一刻钟休息，若出汗者要及时擦拭，切勿当风受凉，忌食酸辣油腻或难消化之食物，宜多饮一些清凉茶（如菊花、荷叶、桑叶等消暑之品或六一散冲蜂蜜）或淡盐开水，以助清热解暑，如能以静坐调息更佳。

·刮痧部位出现疮口，此乃正常现象，可用一般护理方法处理。

·刮痧期间短暂发热，这是身体内部潜伏性病菌与白细胞正在搏斗引起的体温升高，尤其当刮拭淋巴结及三焦俞时，这种现象更明显，患者面对这种现象不必惊慌。患者恢复期间尚须严密观察，防止病情反复。

5. 痧病饮食注意事项

·痧病服药，应凉服或微温服，切忌热服。

·痧病将愈时，患者食欲已恢复，有时甚至食欲旺盛，饱食后仍不觉饱。此时不能再进食，应禁食一两餐，然后再恢复正常食量，否则易复发。

·痧病患者宜食清淡易消化的食物，如玉米粥、小米粥等。

·痧病患者应禁食油腻、热汤、热酒及辛热刺激性食物，以免影响疗效，加重病情。

·痧病患者有厌食、食后腹胀痛、矢气臭及大便恶臭难闻等消化不良的症状时，更要少食，倘能禁食一两餐尤佳。

五、各种浴法抗癌

众所周知，癌细胞"怕热"。各种浴法有升温加热作用，对防癌抗癌均有效果。各浴种的功能分述如下。

（一）酵素浴

酵素浴是一种独特的酵素养生温浴。酵素是生物中带有催化作用的蛋白质，可促进生物体内的有机反应（分解、合成、吸收、排泄、发热等），是身体不可缺少的物质。通过严格工艺自然萃取上百种植物酵素，添加混合在天然柔软的松柏木屑中，与其发酵自然产生热能，温度高达60℃以上。将身体埋入木屑中利用热能提供温浴，被公认为最健康的干式温浴法。

酵素浴源于日本，最开始是日本皇室的养生长寿方法，最后流传日本、韩国民间，在韩国是各大排毒中医院的主打项目，主要用于慢性病调理和子宫排毒等，风靡六七十年，一直很受大众欢迎，目前国内酵素浴刚刚起步，在传统日韩酵素浴的基础上，把米糠酵素浴和香柏木酵素浴结合，开发出米糠酵素浴、香柏木酵素浴、米糠香柏木综合酵素浴，也称为美体美白瘦身酵素浴、大众养生酵素浴和高效营养酵素浴，这样更能适合不同人群的需求。

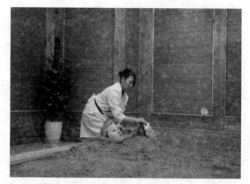

酵素俗称"酶"，是维持身体正常功能、促进新陈代谢、进行组织修复等所必需的生命元素。酵素与人体健康息息相关，所有的身体活动几乎都需要酵素参与，是细胞代谢、新生、分解、消化等必不可少的重要介质，所以酵素又被称为生命之源。

酵素浴中使用的松柏木屑通过热能产生的气体中含有大量负氧离子。大量呼吸负离子空气，可使人体提高自愈能力，改善神经、心血管、血液、呼吸系统功能等。酵素浴又被称为植物酵素温浴。

植物酵素温浴采用内驱外吸的方法。身体被木屑全面铺盖，大约5min，体内大量排汗。通过酵素作用，皮肤呼吸可促进血液循环，将全身的毒素化解排出体外。排汗排毒能力是其他排毒方法的6倍。因为木屑比重较轻对心脏没有负担，同时呼吸松柏木的香气让我们感到神经舒缓、身体轻松、心情舒畅。酵素浴有改善体质、预防疾病、美白护肤、增强免疫力等功效。

酵素浴按基料不同分米糠酵素浴和香柏木酵素浴，二者区别只是酵素浴槽里发酵的基料不同。米糠酵素浴以米糠为基料，米糠营养价值高，米糠内含有水分15.37%、蛋白质11.29%、脂肪16.15%、纤维质7.42%、无氮浸出物19.92%、矿物质29.95%。由此可知，米糠的蛋白质含有量颇高，脂肪也多，消化性也好。此外，米糠风味良好，维生素B含量高。据分析，经脱脂的米糠，粗蛋白质占17.5%，粗脂肪仅占5.4%。酵素浴槽发酵时产生的味道一般人开始不太适应；而香柏木酵素浴最大的优点就是发酵时产生的味道有香味，人们更容易接受。但营养价值、浴后效果不如米糠酵素浴。

酵素浴的原理：高效营养酵素浴主要采用纳豆激酶发酵，专家认为，食用纳豆1~12h后，纳豆激酶可发挥溶解血栓的功能。据统计，这种高效营养酵素浴主要是针对心脑血管方面疾病如脑梗死、心肌梗死等各种血栓病慢性病患者，其效果很明显，患者洗过10~30次这种酵素浴，能很快发挥溶解血栓的功能。

酵素浴要通过微生物发酵产生热量才会起作用的，最常用的发酵剂就是枯草芽

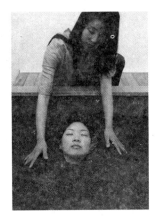

孢杆菌，使用枯草芽孢杆菌的标准就是含菌量的高低，原则上含菌量越高，发酵时间越快。市面上常见的含菌量为$2 \times 10^{10}/g$，选择的时候应问清楚杂菌的含量。发酵方法：按物料使用量的千分之一添加枯草芽孢杆菌，如1000kg物料加1kg枯草芽孢杆菌，把枯草芽孢杆菌、红糖和水按1:1:20的比例浸泡8~24h，称之为活化，活化好后，把这些水与物料搅拌均匀即可（注意：如果20倍的水不够搅拌，可以加入足够的水到活化好的水里再搅拌）。一般情况下，6~24h后会逐渐升温，最高可达70℃左右。温度只要控制在50℃~70℃即可进行酵素浴。此温度一般持续几天，当温度下降时，可往里面加入适当的红糖搅拌均匀即可。枯草芽孢杆菌得到养分补充，会继续作用，但不宜长期添加红糖，否则会产生杂菌，杂菌太多就会影响酵素浴的质量，就要把物料重新换掉发酵。

（二）其他浴种介绍

桑拿浴 桑拿浴是一种特别的洗浴法，也是一种新疗法。目前，已作为疗养院和理疗科的重要治疗手段。桑拿浴还能导致全身性的生理变化。桑拿不仅是为了清洁身体，而且是一种美妙的享受。

火龙浴 火龙浴一词来自韩国语，同时韩国也是"火龙浴"的发祥地。该浴种使用特殊的设备把装有5吨重的BIO矿石车体高温加热，使其释放出大量8~14μm波长远红外线（又称生命之光）能量，直接辐射到人体40mm深处，与人体细胞共振、共鸣、发出热能。通过皮脂腺从里往外大量排出粗汗，排除体内毒素，如钠、酒精、尼古丁、胆固醇，以及致癌重金属离子（镉、铝、汞、镍）和癌症患者放化疗后体内残留的不能代谢的重金属离子等毒素，促进多余的盐、糖、脂肪、蛋白代谢，消除导致衰老、癌症、糖尿病、痴呆、哮喘、过敏性皮炎、动脉硬化、类风湿、白内障、癫痫、脑出血、心肌梗死、妊娠中毒等诸多疾病的因素。增强组织再生能力，促进血液循环，改善微循环，增加血液含氧量，改善血液，使其呈弱碱性（癌症患者及慢性病患者的体液是呈酸性），提高免疫功能，抑制癌肿增殖和癌细胞转移，增进生命活力，它具有祛病健身、延缓衰老、美容减肥的神奇功效。

黄土房 黄土房是引进韩国先进的专利技术，以特殊配制的黄土为主要原料构筑而成的。黄土房内含有大量的有机物和微量元素，经过不同的加热方式，黄土在50℃左右能散发出任何合成材料所无法比拟的来自大自然的泥土芳香。适用于皮肤理疗，无高温灼伤和呼吸压迫，能使人心情舒畅、神经放松，可治疗关节炎、腰腿痛，能够促进血液循环，增进新陈代谢，改善微循环，特别是对于皮肤干燥的美容保健有显著疗效。

火玉房 玉乃国粹之宝，古来为帝王御用之物。传说武则天、慈禧都曾借用玉

石滋补养颜，延年益寿。久用玉石可使人健脑清神、盈气养血、祛邪扶正、强身健体。玉石中所含的矿物质在高温加热后释放出的能量对人体皮肤美容、各种顽固性疾病都具有积极的治疗作用，对体内的细胞组织也具有一定的保护作用。火玉房特别适宜高级宾馆、大型的桑拿洗浴中心、俱乐部、度假村、疗养院、大众浴池等场所。长期使用对皮肤能起到显而易见的功效，使人面颊红润、神清气爽。人到中年后，由于工作上的种种压力，容易引起各种各样的头痛。以往的治疗方法便是吃上一粒止痛片，这虽然能缓解一时的疼痛，但却不能根治，且长期服用止痛片对人体的危害是不言而喻的。针对此，如能每天在玉石房中待上 20min，头痛的症状便会缓解。长期坚持下去，头痛这一顽疾定会消失。

金银房　金片对各种疾病有预防或治疗作用，能提高人体的抵抗能力。具有缓解疲劳、调节便秘、消炎、镇痛、调节血压及美容效果。银片可产生人体有益的阴离子和远红外线，深入皮肤内利用人体内的水分和共鸣、共振，达到扩张毛细血管，促进血液循环，预防疾病和形成细腻的皮肤的作用。而且对疾病的抑制和治疗有相当大的效果。此产品用于浴池内不但可以发挥它们的功能，而且也能使池内的水长时间保持清洁。

玛瑙蒸汽房　玛瑙是玉石类宝石。它蕴藏着丰富的天然之元气，对调节神经、增强记忆力、改善睡眠、增强脑细胞活力、保持旺盛的精力具有卓越的功效。加上药浴在蒸汽桑拿炉高温高湿的情况下，能使浴者大量排汗的同时仍保持皮肤的水分，使浴者迅速排除疲劳、恢复精力，同时在高温高湿的浴室内，放置特制的中药，更能对人身体起到杀菌美容的作用。

木炭房　木炭含有大量的阴离子，它将消除人们在现代生活中因电磁波辐射（如手机、电脑、电视等）产生的疲劳，同时对恢复冷症、神经痛、脚气，预防各种皮肤炎有特别疗效。木炭房还对美容护肤及不眠症也有卓越的效能。

冰雪房　置身于挂满真冰的房间，寒冷的气温使毛细血管收缩。与热水浴交替使用，有与桑拿浴异曲同工之妙。

冲击浴　利用高速水流形成的负压吸入空气后形成的强力水柱，对头、颈、肩及背部进行按摩，达到快速醒脑、减轻偏头痛、消除疲劳、松弛上半身的肌肉、消除肩颈酸痛症状的效果。

水幕拍打浴　利用比较柔性的水质，对头、颈、肩及背部进行按摩，可消除全身紧张感，减轻偏头痛、局部疼痛、烦躁不安症。

动力浮浴　利用水的浮力将身体自然托起，让人在无负担的情形下轻松躺在水上，可轻松地在水中进行伸缩、回转的体能训练，可放松筋骨，并利用有氧活水气泡增强浮力与按摩，达到全身放松，消除失眠症、高血压与情绪不安的症状。

气泡坐浴　利用气泡的震动冲击，按摩身体，对改善人的消化系统和痤、痔等疾病有明显疗效。

（三）水疗浴功效

增强淋巴循环　在经过水的冲击之后，人的身心可得到最大限度的放松，从而增加淋巴系统的分泌和循环速度，提高人体的免疫功能。

增强血液循环　人体在温水或冷水冲击之后，血管扩张、心跳加快、呼吸加快、血液循环加快，各器官的供血量达平时的十倍以上，从而加速人体的新陈代谢，预防心脑血管疾病。

静态瘦身　热水能使人体血管扩张，血液循环加快，汗液蒸发旺盛，可将人体多余的热能带走，从而消除多余的脂肪，有如同剧烈运动后的爽快感和效果，同时通过水流冲击某一部位，刺激某些特定的穴位，能消除人体多余的脂肪，达到瘦身的目的。

辅助治疗及医疗保健作用　在富含氧的洁净水中，通过十几种水流使身心得到空前的放松，在此种状态下，通过水流冲击某些特定的穴位和部位，从而恢复体力，消除紧张情绪，缓解改善治疗头、颈、肩、肘、腕、手、腰、背、胸、腹、胯、膝、足、肠、胃、肝、脾、肾等各种疼痛和疾病，增加心脏、血管的功能，增强人体新陈代谢，提高机体的免疫能力。

六、物理疗法

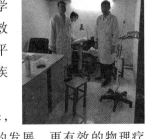

物理疗法是应用自然界或人工的物理因子以及传统医学中的物理方法作用于患病机体，引起体内一系列生物学效应，达到消除病因，消除或减轻疼痛，恢复受破坏的生理平衡，增强机体防卫功能、代偿功能和组织的再生功能，使疾病得到康复。

物理疗法有悠久的历史，特别是 20 世纪 70 年代以来，扩大了理疗的适应证，提高了理疗效果。随着现代物理学的发展，更有效的物理疗法，将不断充实到理疗学科中来。

（一）物理疗法主要分类

人工疗法　如酒精擦浴等。

电疗法　包括静电疗法、直流电疗法、低频电疗法、中频电疗法、高频电疗法、超高频电疗法、特高频电疗法、离子导入疗法、电离空气疗法、电水浴疗法、射频疗法、经颅微电流刺激疗法等。

磁疗法　包括静磁场疗法、脉动磁场疗法、低频磁场疗法、中频电磁场疗法、高频电磁场疗法等。

光疗法　包括红外线疗法、可见光疗法、紫外线疗法、激光疗法等。

自然疗法　包括矿泉疗法、气候疗法、空气疗法、日光疗法、海水疗法等。

此外，还有超声波疗法、水疗法、传导热疗法、冷冻疗法、运动疗法、拔罐疗法、电子生物反馈疗法等。

（二）物理疗法主要作用

共同性作用　如充血、消炎、镇痛等。

特殊性作用　如低频电流引起肌肉收缩；紫外线促进维生素 D 的形成；直流电流的电解、电泳，能将药物离子导入体内；超声波的振荡雾化；高频电可使组织内部产生"内生热"等。

直接作用　如高能量激光治疗疣、胎痣、血管瘤；紫外线刺激皮肤细胞和杀菌；直流电场内的离子移动；超高频电场促使偶极分子振荡及电解拔毛等。

反射作用　是间接作用，是理疗的主要作用机制，是不同于其他疗法的主要特点，是借助机体的反射作用和防御性反应，来保持和恢复生理平衡，从而消除病理过程。

（三）物理疗法临床应用

预防方面　如许多种物理因素应用于健康人，可以增强抵抗力，预防某些疾病。

治疗方面　①消炎作用，理疗都可促进炎症的吸收消散，按炎症的性质，可分别选用各种疗法。②镇痛作用，主要对神经、关节、肌肉疼痛及内脏的痉挛性疼痛发挥效应。③兴奋作用，主要用于神经麻痹、肌肉萎缩、局部感觉障碍等。④缓解痉挛作用。⑤松解粘连、软化瘢痕。此外，还有脱敏、杀菌、治癌、解热及发汗作用等。

康复方面　物理疗法在病后恢复和伤残者功能重建中具有重要的实用价值。在病后，物理因素可增进食欲，促进体力恢复，如紫外线疗法、水疗法、温泉疗法、日光浴疗法等。对伤残者功能恢复，如电疗、光疗、水疗、体育疗法均可广泛应用，能提高劳动能力和降低残废率。

其他应用　①复合疗法：即同时在同一患者或同一部位，进行两种以上的方法。②联合疗法：先后连续应用两种以上的理疗方法。③交替联合疗法：是两种疗法间隔时间较长的联合作用，亦即交替应用。两种以上理疗方法之目的是利用物理因素的协同或相加作用以增强疗效。

在某些理疗过程中，出现症状、体征恶化现象。这种加剧反应一般无须特殊处理，多在理疗进行中自然消退。局部加剧反应如持续 1 周以上，或症状进一步加重，则宜减少剂量，延长时间，或停止理疗。全身加剧反应时应停止数日，从小剂量开始或更换其他理疗方法。

（四）物理疗法的适应证和禁忌证

适应证　应选择适当的理疗方法，针对治疗某种病证，理疗适用范围包括各种炎症、神经系统疾病、心血管系疾病、骨伤科疾病等。

禁忌证　严重的心脏病、动脉硬化、有出血倾向、恶病质及可刺激肿瘤细胞生长的物理因素，均属禁用范围。

第六章

常见抗癌疗法副作用的处理

一、放疗的副作用及处理方法

放射治疗，简称放疗，是治疗癌症的主要手段之一；但放疗产生的一系列副作用，又会给患者身体、精神上带来一定痛苦和负担。接受放疗的癌症患者，如果有针对性地注意以下几个方面，可以帮助减少放疗副作用，促进体质康复。

1. 放疗引起厌食、恶心、呕吐的处理

恶心呕吐是肿瘤放疗时常见的副作用之一，大多数是因为放疗引起的胃肠功能紊乱造成的。防治的办法是：注意卧床休息，多饮水，以利代谢物的排泄；应精心烹调食物，少食多餐，进食易消化的食物，不要吃过甜、辛辣油腻和气味不正的食物，吃咸味的点心和食物；口服维生素 B_6 等药物可减轻恶心；最简便的方法是用手按压或针刺内关穴和足三里穴，会有所帮助；厌食是放疗过程中最早出现的一种不良反应，可服用维生素 B_6 及助消化药和开胃药，也可选择食用开胃食品如山楂等。

2. 放疗引起发热的处理

放疗过程中发热的情况时有发生，原因有多方面：放疗本身造成的组织损伤，尤其是肿瘤组织坏死吸收可引起低热；放疗毒副反应引起的血常规指标下降、免疫功能减退，也易合并病毒或细菌感染而引起发热，使用化疗或其他免疫增强药物等，也可造成发热加重。因此出现发热时，应首先明确原因，以便正确处理；发热后可视程度不同采取相应处理措施；低于38℃的发热，可不用退热药物，多饮温开水，注意休息，促其排汗、排尿，多能耐受并稳定至正常；如体温超过38℃，引起明显头痛或全身不适，应使用退热药物，如布洛芬等，待进一步明确发热原因后再做相应处理；如体温持续升高达38.5℃以上，应暂停放疗，待病情稳定，并采用静脉输液给予支持，必要时应用抗生素、维生素及适量肾上腺皮质激素。

3. 放疗引起血常规异常的处理

造血系统对放射线高度敏感，部分患者在放疗中可出现外周血常规指标下降；其产生的原因是放疗时骨髓内各种造血细胞的分裂繁殖受到抑制，导致向周围血中

释放的成熟细胞减少，包括白细胞、红细胞和血小板。放射线对生成这三种细胞的前体细胞的放射敏感程度是相同的，但由于白细胞和血小板的寿命很短，因此外周血中计数很快下降，而红细胞的生产时间很长，贫血出现较晚；因此放疗期间应每周检查血常规一次，如白细胞低于 $3.0 \times 10^9/L$，应暂停放疗；放疗中应加强饮食营养，促进造血功能，减轻放射线对骨髓的损害；宜摄取高维生素、高蛋白食物；对下降明显者，应选用升高血常规指标的药物；重度白细胞下降可应用粒细胞集落刺激因子；严重者需要输血；白细胞下降明显者其抵抗力明显下降，易合并细菌、病毒感染，应注意预防；有血小板减少者，应注意有无出血向，防止各种损伤，预防出血的发生。

4. 放疗对免疫力的影响

目前临床使用的放射线在杀死肿瘤细胞的同时，不可避免地会影响正常组织，使机体免疫功能减退；有些患者在接受治疗中需做某些区域淋巴系统的照射和对肿瘤邻近的某些免疫器官(如胸腺)进行高剂量照射，有的需要进行全身照射、半身照射或全淋巴系统照射，造成患者的白细胞下降，免疫球蛋白水平下降，从而影响免疫功能。

5. 放疗过程中如何保护放射区皮肤

为了保护好放射区的皮肤，所穿内衣要宽松、柔软，最好是纯棉吸水性强的内衣，以减少对局部皮肤的摩擦、潮湿等刺激；照射区局部皮肤保持清洁干燥，照射野标记要清晰可见，模糊不清时应由医生重新标记，切不可自己涂画；不要在照射野内粘贴胶布、涂抹红汞、碘酒等刺激性药物，不用肥皂等碱性物质清洗局部，不要暴晒等，避免一切理化因素的刺激。

6. 放疗区皮肤瘙痒的处理

放射性皮肤损害是放疗中和放疗后经常遇到的问题，好发于颈部、腋下及腹股沟等皮肤薄嫩和多皱褶的部位；放射性皮损的发生除了与局部皮肤的解剖结构有关外，还与照射总剂量、分割剂量、总疗程时间、射线种类、外界气候条件及患者的自我保护等因素有关。照射部位的皮肤出现红斑、烧灼感或刺痒感时，可用手掌轻轻拍打局部皮肤；涂 0.2% 冰片淀粉或消毒干燥的滑石粉，在此期间患者应将放射野内皮肤暴露、透气并保持干燥，忌用凡士林软膏或湿敷；放射野内皮肤尽量减少涂抹肥皂或用力搓擦；忌用手挠抓，以免加重局部皮肤的损伤。

7. 放疗区皮肤脱皮、糜烂、渗出的处理

在放疗期间医生应定期检查放射野内的皮肤反应，一旦出现皮肤红肿或干性脱皮，可停照 2~3d 以避免皮肤损伤进一步发展而产生湿性脱皮；照射区域的皮肤出现充血、水肿甚至出现渗液和糜烂时，应暂停放疗；要保持患部清洁，严防感染，可用庆大霉素、康复新湿敷后行暴露疗法，可起到抗感染、消除炎症、水肿，加速病损组织修复的作用；也可涂紫草油，禁止使用酒精擦拭；湿润烧伤膏对放疗引起的皮肤损害也有很好的疗效；当感染较重时，可使用抗炎药物；总之照射区皮肤的破溃流水为正常的放疗反应，合理治疗是可以痊愈的。

8. 头颈部肿瘤患者放疗时注意的问题

放疗前，应请口腔科医生全面检查，必要时治疗口腔内病灶，拔除残留牙齿断根和修补龋齿等；若行拔牙等口腔手术者，至少在术后 2 周后方可考虑放疗；放疗中和放疗后，因放射线可导致唾液腺功能降低，唾液分泌减少，牙齿自我保护功能下降，患者除有口干不适外，口腔内易发生感染，出现放射性龋齿。因此，患者应多注意口腔卫生，饭后要漱口和刷牙，牙膏可选用些含氟牙膏；放疗后 2 年内应尽量避免拔牙等，以避免手术创伤所致放射性骨坏死的发生。

9. 头颈部放疗患者洁齿的意义

头颈部放疗患者由于受照射部位和照射范围影响产生的口腔反应是一种常见的不良反应。人们在进食时，一些食物残渣和细菌不可避免地残留在牙缝中。当放疗到一定量时口腔唾液腺、牙床血管及牙髓受到损伤，使局部抵抗力降低而引发感染，表现口干、牙痛、牙髓炎、口腔黏膜水肿、口腔溃疡等；因此放疗时保持口腔和牙齿清洁，保证放疗的顺利进行是非常重要的。

10. 鼻咽癌患者放疗应注意的问题

鼻咽癌患者放疗后，鼻咽黏膜抗感染能力下降，局部易产生黏膜炎，分泌物增加有时伴有异味，每天鼻咽冲洗可以解除症状。张口受限为鼻咽癌患者远期放疗反应，无特殊治疗措施，重在预防。患者应在放疗中及放疗后经常做张口运动，防止咀嚼肌及周围组织的纤维化。一旦发生张口受限，应指导患者进行功能锻炼，并注意口腔卫生。因此，放疗疗程结束后，患者平时可做些张口和闭口的功能训练。

11. 鼻咽癌患者放疗中口腔、咽喉疼痛的处理

口腔、咽喉疼痛是鼻咽癌患者放疗时最常见的不良反应，常在放疗 2 周左右开始发生；患者早期口腔黏膜充血、水肿，出现点片状白膜，患者表现为咽干、咽痛、吞咽困难；为减轻反应可多饮水，保持口腔湿润；若出现严重的黏膜反应，如口腔溃疡、糜烂且影响进食时可暂停放疗，并给予口咽部喷药，用药为康复新 20ml、庆大霉素 24 万单位、利多卡因 100mg，每天 3 次于饭前半小时喷雾；必要时静脉给予抗生素治疗，并注意口腔卫生。

12. 鼻咽癌患者放疗时鼻咽冲洗

鼻咽冲洗可清除分泌物及脱落的坏死组织，预防局部感染，防止黏膜损伤，并可增强放射线的穿透力；一般每天冲洗两次，冲洗液为生理盐水，2.5% ~ 3.0% 硼酸钠溶液或 2% 双氧水（过氧化氢溶液）；每次放疗前冲洗 1 次，局部炎症严重者可适当加用抗生素冲洗。

13. 鼻咽癌患者如何冲洗鼻腔

患者取半坐位，头稍向前倾，前面放一弯盘，将装有溶液的鼻咽冲洗器的前端，轻轻插入一侧鼻孔，患者张口呼吸，用手轻轻挤压鼻咽冲洗器，使冲洗液缓慢流入鼻咽，由另一侧鼻孔流出，两侧交替进行。冲洗过程中应注意：鼻咽冲洗每天 1~2 次；冲洗时压力不可过大，以免导致并发症；冲洗时嘱患者勿说话，以免引起呛咳；冲洗完毕嘱患者勿用力擤鼻涕，以免用力过大引起鼻咽腔出血。

14. 头颈部肿瘤患者放疗后口干的防治

正常人的唾液由腮腺、颌下腺、舌下腺及腮腺分泌，以保持口腔湿润，帮助食物消化，头颈部恶性肿瘤患者在接受放射治疗时，上述腺体大都在放射野内；在接受了高剂量的放疗后，正常腺体细胞不能分泌足够的唾液，唾液变得少而黏稠，故患者会觉得口干。这种情况在放疗时便开始出现并可能伴随终生，虽然目前还没有很好的办法可以使唾液分泌功能恢复正常，但以下办法可使症状减轻：①在制订放疗计划时，医生应尽量避免照射这些腺体或使其受量过高。②患者在治疗过程中应少量多次饮水，多吃一些富含维生素的食物和水果，如蔬菜、梨、西瓜、草莓等。③少吃辛辣食品及"补药"（如人参等），忌烟酒。④注意口腔卫生、多漱口。⑤配合生津、去火的中药治疗，如胖大海、麦冬、菊花、绿茶冲泡服用。

15. 头颈部放疗时口腔黏膜出现白膜、破溃的处理

患有头颈部肿瘤的患者，因不仅肿瘤区域接受治疗，还包括其相应的预防治疗范围，一般口腔、咽喉都在放疗野内，所以涵盖的正常组织范围较大，相应的放疗反应也较大，当放疗剂量至 20~30Gy 时，由于口咽黏膜急性充血、水肿，患者会觉得口干、咽痛，尤其咽东西时加重，有相当多的患者连咽唾液都很困难；随着放疗剂量的增加，有的黏膜破溃形成溃疡，一些坏死物质沉积于此，形成一层白色的膜，我们称之为"白膜"，当医生检查时会发现口咽部充血、糜烂、溃疡并有白膜，一般多见于软腭、颊黏膜等部位；这时患者的反应很重，有的患者甚至滴水不入，这时，对于患者来说应该多含漱，保持口腔清洁，多吃清淡的食物，像牛奶、蛋羹、米粥、梨水、西瓜汁等，忌辛辣食物和烟酒；对于医生来说，可以给患者口服大剂量维生素 B 族、维生素 C 和维生素 E 等，也可在饭前半小时口服丁卡因糖块，减轻下咽疼痛，以利进食，同时还可配合中草药如胖大海、菊花、麦冬等治疗。大多数患者在经过上述处理后，随放疗野的缩小，症状会逐渐减轻并可以坚持治疗，只有少数患者因种种原因反应严重以至于暂停放疗。这些患者可能会有发热、局部化脓等表现，可予输液、抗炎等处理；严重反应一般多见于营养差、体质弱的患者，放疗单次剂量高、放疗速度快或合并化疗者。

16. 头颈部放疗时患者为何会脱发

放疗使用的高能射线穿透能力很强，而人的头颅大小有限，所以射线完全可以穿透；只要头颈部照射野内有头发或射线通过的路径上有头发，那么射线对头发毛囊的生长都会有影响，达到一定剂量后就会引起脱发。放疗引起脱发后，头发还会再长出来，只不过每个人头发长出来的时间不同。

17. 胸部照射患者进食时下咽疼痛的处理

胸部接受放疗的患者，当放疗至 20Gy 以后，患者会出现下咽痛或胸骨后不适的感觉，尤其是在进食馒头、米饭时，这是因为在放射野内食管接受了放疗，出现黏膜充血、水肿，一般多为暂时现象，通过进食软的、清淡的食物，再者放疗野的改变，上述症状会减轻或适应。如果症状加重出现放射性食管炎，患者不能进食，可通过输液，口服局麻药物，甚至暂停放疗等来缓解症状。

18. 放疗期间患者全身反应的处理

在放疗期间常见的全身反应有恶心、呕吐、食欲不振、疲乏等，一般都不十分严重，多是因放疗后导致的胃肠功能紊乱表现，也有的是因为脑干受到照射或放疗野太大，加上患者精神紧张、忧虑、疼痛等都会加重这些反应；可以服用一些健胃消食的药物，如维生素 B_6、甲氧氯普胺、多潘立酮、胃蛋白酶等，以促进胃肠蠕动和消化。另外，应确立战胜疾病的信心，增强与病魔做斗争的勇气，把吃好饭当作首要的治疗，饮食上要做到色、香、味俱佳，种类多样，易消化，无特殊气味，饭后适当做些运动；如果反应十分严重，可采用配合静滴止吐药物，甚至暂时中止放疗的办法来解决；另外，白细胞和血小板水平下降，也是全身反应之一，可予补血食物如猪肝、猪蹄、升血药物及中药配合治疗，必要时可输成分血并暂停放疗。

19. 白细胞和血小板降至什么程度应停止放疗

患者接受放疗时，尤其是照射较大范围的扁骨、骨髓、脾及大面积放疗，如全肺放疗、全骨盆放疗、全腹放疗时，造血系统受影响导致全血细胞水平下降，如白细胞和血小板水平下降；白细胞和血小板下降到一定程度就会对人体产生影响并有一定的危害，如患者自觉全身乏力，易导致严重感染甚至败血症，有出血倾向，导致内脏、颅内出血致死亡；所以当白细胞 $< 3 \times 10^9/L$，血小板 $< 70 \times 10^9/L$ 时应暂停放疗，改为升白细胞、对症治疗，血常规指标恢复后再开始治疗。不过，当放射野较小，如垂体瘤的放疗，或放射野未包括造血系统时，如颈部、四肢软组织的放疗，如果白细胞 $< 3 \times 10^9/L$，但 $> 2 \times 10^9/L$，血小板 $< 70 \times 10^9/L$，但 $> 50 \times 10^9/L$ 时，仍可继续放疗，但应严密监测血细胞的变化，如果呈逐渐下降的趋势，则应立刻停止放疗，加强升血治疗。

二、化疗副作用的处理

化疗指的是运用药物治疗疾病的方法；手术和放疗杀伤特定部位的癌细胞。而化疗对人体全身起作用；化疗可以消灭已扩散到全身各部位的癌细胞。目前，大约有 90 多种化疗药物被用于癌症治疗，这些化疗药物在化学成分、使用方法、治疗某种癌症的疗效和副作用上都各不相同。

化学治疗的目的主要分为三层：第一层是治愈癌症，意思就是使肿瘤或癌灶消失，不会重新长出来；如果达不到这个目标，第二层目的就是控制疾病(抑制癌瘤生长和扩散)，为癌症患者提供最好的生活质量；第三层的目的是缓解，有时癌症到中晚期后，治愈和控制已不可能，治疗的目的只能是缓解；缓解的意思就是指使用化疗药物减轻癌症引起的症状，提高患者的生活质量(即使这不能延长他们的生命)。

虽然单用一种药物也可治疗癌症，但通常为了增强疗效，都是联合使用几种药物。合用具有不同作用的几种药物，可以杀死更多的癌细胞，并降低人体对某种特定药物产生耐药性的可能。

(一)化疗方式

化疗药物的摄入有很多种方式：它们可以口服、外敷、静脉注射、肌内注射、皮下注射、动脉注射(进入动脉)、鞘内注射(通过脑脊髓流动进入中枢神经系统)、胸膜注射(进入胸腔)、腹膜注射(进入腹腔)、膀胱注射(进入膀胱)、阻断注射(进入肿瘤)。

(二)化疗药物的选择

医生会决定最适合患者的药物种类、剂量和操作方式，以及治疗周期。医生的这些决定取决于癌症的类型、部位、癌变程度、对人体正常功能的影响程度及患者的健康情况。

化疗方案可以单用一种药物，也可以合用几种药物。对大多数癌症患者而言，医生都会合用几种药物。几种药物合用，可以以几种方式攻击癌细胞，从而比单用一种药物更有疗效。不同的药物可能导致不同的副作用，使用几种适度剂量的药物导致的副作用还是可以忍受的，不像只使用一种剂量很高的药物，导致的副作用非常严重，甚至对某种重要器官造成永久损害。医生给患者的药物量既要能治疗癌症，又要使副作用降到最小；医生会避免使用具有类似副作用的药物。

为了更好地合用几种化疗药物，医生必须考虑化疗药物之间以及化疗药物与别的药物(包括维生素和非处方药)之间可能存在的相互作用。某些情况下，这些相互作用会加重副作用，或妨碍化疗的效果。因此，患者在服用维生素和非处方药时，应告诉医生。

(三)医生对癌症患者化疗的建议

化疗时，如果医生没有为了某种原因开处维生素，患者就最好不要自行服用；化疗结束后，可询问医生何时可以服用维生素，或者摄入平衡饮食，可获得足够的维生素。

(四)化疗药物的种类

依据化疗药物的作用机制，将其分为以下几大类。

烷化剂　烷化剂直接作用于DNA，防止癌细胞再生。此类药物对慢性白血病、恶性淋巴瘤、霍奇金淋巴瘤、多发性骨髓瘤、肺癌、乳腺癌和卵巢癌具有疗效。烷化剂主要有白消安、顺铂、环磷酰胺、达卡巴嗪、异环磷酰胺、二氯甲二乙胺(盐酸氮芥)和美法仑。

抗代谢药　抗代谢药可干扰 DNA 和 RNA 的合成,用于治疗慢性白血病、乳腺癌、卵巢癌、胃癌和结直肠癌;抗代谢药主要有 5 - Fu、氨甲蝶呤、阿糖胞苷和安西他滨。

抗肿瘤抗生素　抗肿瘤抗生素通过抑制酶的作用和有丝分裂或改变细胞膜来干扰 DNA 合成。抗肿瘤抗生素为细胞周期非特异性药物,广泛用于对癌症的治疗;抗肿瘤抗生素主要有博来霉素、放线菌素 D 及阿霉素。

植物类抗癌药　植物类抗癌药都是植物碱和天然产品,它们可以抑制有丝分裂或酶的作用,从而防止细胞再生必需的蛋白质合成;植物类抗癌药常与其他抗癌药合用于多种癌瘤的治疗;植物类抗癌药主要有长春碱、长春新碱、三尖杉碱、依泊托苷和威蒙。

杂类　另外一些化疗药物具有不同的作用机制,不属于上面几类;其中包括门冬酰胺酶和维 A 酸。

激素类　糖皮质激素用于治疗淋巴瘤、白血病和多发性骨髓瘤等;当糖皮质激素用于杀死癌细胞或减缓癌细胞生长时,可以把它们看成化疗药物;糖皮质激素有泼尼松和地塞米松;性激素用于减缓乳腺癌、前列腺癌和子宫内膜癌的生长,它包括雌激素、抗雌激素、黄体酮和男性激素,性激素的作用方式不同于细胞毒素药物,属于特殊的化疗范畴。

免疫制剂　免疫制剂可以刺激癌症患者的免疫系统,更有效地识别和攻击癌细胞,它们属于特殊的化疗范畴。

(五)化疗的副作用

1. 就医的时机

一些化疗的副作用影响很小,另一些可能很严重,患者自身无法判断。如果出现以下情况,需马上就医:38℃或以上的高热;流血或皮下淤血;皮疹或过敏,如肿胀、严重发痒或呼吸困难;身体强烈感到发冷;化疗注射点或输液点疼痛;不常见的疼痛,包括剧烈头痛;呼吸急促;经常性腹泻或呕吐;大小便带血。

2. 化疗的副作用

化疗药物本用于杀死生长很快的癌细胞,但由于药效遍及全身,它们也会侵袭正常健康的细胞;损害健康组织是引起副作用的原因;虽然副作用并不总是如想象的那样有害健康,但是化疗的名声使它成为一种令人担忧的治疗方法。

最易受到侵袭的是骨髓中的血细胞和口腔、消化道、生殖系统及毛囊里的正常细胞;某些化疗药物会损害心脏、肾脏、膀胱、肺和神经系统的细胞;细胞保护药物可用来保护人体的正常细胞。

化疗最常见的副作用包括恶心、呕吐、脱发和疲劳,其他常见副作用包括增大瘀伤、出血和感染的可能。大多数副作用在化疗停止后随之消失，因为健康细胞恢复得很快。消除副作用、重获活力的时间因人而异并取决于很多因素，包括患者的整个健康情况和所服用的特殊药物；许多副作用消除得非常快，但是有些副作用会数月或数年后才会消失；甚至有时当化疗对心、肺、肾脏或生殖器官造成永久性损害时，副作用就会持续一生；有时，某些化疗会引起滞后的不良反应，如很多年后显出来的第二种癌症。

固然化疗有诸多不良反应，但患者仍应谨记，多数人不会因化疗引起长期问题，虽然副作用令人不快，但这种治疗方法具有破坏癌细胞的能力使之仍有存在的必要。

患者经常会因为化疗持续时间长或出现的副作用而感到气馁；如果你也有同感，请咨询医生；你可以选择化疗药物或治疗程序，医生也会提出意见来减轻你的痛苦和不适。以下是一些对付常见化疗副作用的建议。

（1）恶心、呕吐

恶心和呕吐是化疗副作用中最常见和最可怕的两种，其发生频率和严重性因不同的药物和不同的人而有所不同。恶心和呕吐通常发生在化疗后几小时，持续时间不长，持续几天的严重恶心和呕吐并不常见。患者异常恶心、呕吐超过一天，或者恶心得连流质也无法下咽时，一定要告知医生或护士。改变饮食习惯和服用止吐药能减轻这两种症状，不同的止吐药对不同的人有效，因此，在症状减轻前试用几种药是必然的，不要轻易放弃，应继续同医生一起找出最有效的药物。

大约有一半的化疗患者在化疗前就感到情绪不稳，这叫治疗前恶心；对付治疗前恶心的最好办法是借助于放松技巧。

你也可试试以下方法：不要吃得太多，这样你的胃就不会感到太饱，一天中多餐少食；吃喝要慢慢进行；不要吃甜的、油炸的或高脂肪食物；宜进食常温下的食物，这样就不会对气味难受；慢慢咀嚼食物以助于消化；如果早上感到恶心，那么起床前就吃一些干食品，如麦片、烤面包或饼干（如果口腔、咽喉疼痛或干燥，就不要吃这些东西）；喝冷的、干净的饮料，如苹果汁、茶或放掉气的姜汁啤酒；吮食冰块、薄荷糖或酸糖果（如果口腔或咽喉疼痛，就不要吃东西）；避免接触使你恶心的气味，如油烟、香烟和香水；饭后坐在椅子上休息，但至少饭后两个小时才能躺下；穿宽松的衣服；感到恶心时，可慢慢地深呼吸；可通过与朋友或家人聊天、听音乐、看电影或电视来分散注意力；采用办法放松一下；如果化疗时常常感到恶心，那么至少化疗前几小时不宜吃东西。

（2）脱　发

脱发（秃头症）会破坏人的心情；不是所有的化疗药物都会导致脱发，一些人的头发也只是变得稀疏一点；医生会告诉你脱发是否由化疗所引起；化疗引起的脱发，在化疗结束后大都会重新长出来；然而，头发的颜色或发质可能会有所不同；毛发脱落发生在身体的各个部位，不仅仅在头部；脸上的毛发、手臂和大腿上的毛、腋毛和阴毛都会受到影响，但是通常不会马上脱落；一般来说，化疗进行一阵以后，毛发才开始脱落；那时，毛发逐渐或成块脱落，残存的毛发也变得干枯无光泽。

化疗时，需要特别注意护理头发和头皮，请按以下建议试试：使用温和的洗发液；使用软的梳子；如果必须用吹风机，请用低温档；不要做卷发、染发或定型；留短发，短发会使头发看上去浓密一些，即使脱发也易处理；使用防晒油，戴帽子、围巾或假发来保护头发避免受太阳照射；用绸缎枕套。

如果需要戴假发，应在毛发大量脱落前就去选购假发，这样可以按照自己原来头发的颜色、发质和样式进行挑选，也可以去专门针对癌症患者的假发店购买。

（3）疲　劳

疲劳是化疗最常见的副作用之一，轻则精神不振，重则筋疲力尽。疲劳在化疗开始阶段和结束阶段，表现最为严重。像大多数其他副作用一样，化疗一结束，疲劳也会随之消除。

在接受化疗期间，以下建议有助于缓解疲劳：多休息；与医生一起制订一个锻炼计划；食物营养要平衡，并喝大量饮料；限制活动量；只做那些很重要的事情；需要帮助时，不要羞于提出；可请求家人、朋友和邻居帮做一些事情，例如照顾小孩、购物、做家务或开车；邻居去超市购物时，可请他们帮忙买一些东西；坐久或躺久以后，要慢慢起来，以免头昏眼花。

（4）贫血、感染及出血

骨髓生成三种重要的血液成分，即给人体细胞输送氧的红细胞、抵抗感染的白细胞及帮助血液凝结和止血的血小板。化疗会破坏骨髓细胞，从而使其产生的血细胞减少。每种血细胞数量的减少，会引起特定的副作用。医生在化疗期间会检查患者的血细胞数量，并给患者服用生长素，帮助骨髓生成新的血细胞。

贫血　当红细胞太少时，机体组织得不到足够的氧，从而不能正常工作，这种现象称为贫血，表现为疲劳、头昏眼花、脸色苍白、身体发冷，甚至呼吸急促，运用上文对付疲劳的办法来解决贫血的症状，同时，把症状告诉医生也很重要，医生在治疗时会经常检查患者的红细胞数量，如果红细胞数降得很低，就需要输血或用生长素来促进红细胞的生长。

感染　白细胞数量很低的现象称为白细胞减少症，这会降低机体抵抗感染的能力，一种中性粒细胞（白细胞的亚类）对抵抗感染特别重要，中性粒细胞缺乏时感染可能发生在身体的任何部位，但通常是口腔、皮肤、肺、尿道、直肠和生殖器官，如果白细胞数量下降很多，医生会推迟治疗、降低化疗药物的剂量或采用生长素来提高骨髓生成白细胞的数量。

采取以下措施来预防感染：勤于洗手，特别是饭前以及如厕前后；远离患有感冒、流感、麻疹或水痘等传染病的人；避免去人多的地方；远离刚接受脊髓灰质炎、麻疹、腮腺炎和风疹等疫苗接种的小孩；每次大便后，完全清洁直肠区；如果上火或生痔疮，要咨询医生后才能用灌肠剂或栓剂；不要扯破指甲的表皮；使用剪刀、针或刀时，注意不要划伤；使用电动剃须刀，不要用刮胡刀，以免划伤皮肤；使用柔软的牙刷，以免损伤牙龈；不要挤压或抓搔疙瘩；每天洗一次温水澡（不要太烫），轻轻擦干皮肤，不要很用力，如果皮肤干裂，可使用洗液或油脂；用温水、肥皂和杀菌剂清洁伤口；给动物或小孩洗澡时，要戴上手套；在医生确认前，不要进行免疫注射。

当白细胞水平很低时，即使非常小心身体也难免被感染，对有可能已被感染的迹象和症状要非常注意，并且定期检查身体，对眼、鼻、口、生殖器和直肠部位要特别注意，受感染的表现包括38℃以上的发热，发冷，出汗，肠松弛，小便时有烧灼感，严重的咳嗽或咽喉痛，异常的阴道流出物或阴道发痒，伤口、痛处、疙瘩、静脉、导尿口或动脉通路口周围发红、肿胀或敏感，腹痛。此时应立即把感染的所有迹象都告诉医生，在未经医生许可前，即使发烧，也不要用阿司匹林、退热净或其他药物来退热。

出血或凝块问题　化疗药物会影响骨髓生成血小板的能力（血小板通过填塞受损的血管和辅助血液凝结来止血），如果血液中没有足够的血小板，即使受了小伤，也会比平常更易出血或淤血。如果注意到皮肤上有小红点、尿液淡红、大便发黑或有血，应立即告诉医生，另外也应把牙龈和鼻出血、剧烈头痛、头昏眼花、虚弱加剧或关节肌肉疼痛这些情况告诉医生，医生在治疗期间会经常检查患者血小板水平，如果太低，就需输入血小板。

如果血小板记数很低，为了避免发生问题，可遵循以下建议：在未经医生许可前，不要服用任何药物，包括阿司匹林和其他非处方抗炎止痛药，因为其中的某些药物会破坏血小板，加重出血问题；在未经医生许可前，不要喝任何含酒精的饮料；使用特别柔软的牙刷清洁牙齿；使用柔软的棉纸轻轻清洁鼻孔；使用剪刀、针、刀子或其他工具时要小心，不要划伤自己；熨衣服或做饭时要小心，不要烫伤自己，伸手进烤箱时，要戴隔热手套；不要从事运动和其他容易受伤的活动；使用电动剃须刀，而不应使用刮胡刀。

（4）化疗对口腔的副作用

良好的口腔护理在癌症治疗过程中很重要，化疗药物会引起口腔咽喉疼痛、干燥上火或出血，口腔疼痛不仅痛苦，而且口腔里的细菌会引发感染，感染在化疗时很难对付，会引起严重问题。因此，采取一切措施来预防口腔感染就显得很重要，以下是一些保持口腔、牙龈和咽喉健康的建议：化疗前去看牙医，把牙齿清洁一下，并解决龋齿、咽喉肿、牙龈问题和假牙不合适等问题；请医生指导化疗时最好的刷牙方式；找一种日用的含氟牙膏来预防牙齿腐蚀，因为化疗很容易生龋齿；每次饭后，用特别柔软的牙刷轻轻刷牙齿和牙龈，牙刷太硬会损伤柔软的口腔组织；如果牙龈非常敏感，请医生推荐一种特别的牙刷（绒毛或丝带）和牙膏；每次刷牙后，仔细清洗牙刷，并置于干燥的地方；避免使用市面上的漱口药，因为它们很多都含有大量的盐和酒精，最好请医生推荐温和的漱口药或加入抗生素的漱口药用来预防口腔感染；如果口腔的疼痛加重（口腔炎），你可能需找医生进行治疗。

如果疼痛使你无法进食，可以试试以下办法：向医生询问解决疼痛的方法，服用药物来缓解疼痛；吃冷的食物，热的食物会刺激口腔和咽喉；选用软的、爽口的食物，例如冰激凌、婴儿食品、软水果(香蕉和苹果酱)、土豆泥、麦片、五成熟的煮鸡蛋或炒鸡蛋、奶酪、通心粉、奶油蛋糕、布丁和果冻。也可以把煮好的食物加入汤，放在搅拌器里搅拌，使它们滑口，容易进食；避免刺激性的酸性食物，如西红柿、柑橘类水果和水果汁(柑橘、柚子和柠檬)，辛辣或太咸的食物，粗糙或干的食物，如生蔬菜和烤面包。

如果口干难于进食，可试试以下办法：询问医生能否使用人造唾液产品来润湿口腔；多喝水；吮吸冰块、冰棒或无糖糖果；咬无糖口香糖；用黄油、人造黄油、肉汁、调味品或肉汤润湿干的食物；用水泡脆的干食物；吃软的汤煮食物；嘴唇太干，可用唇膏。

(5)腹　泻

当化疗影响肠道内表层细胞时，可能导致腹泻，如果腹泻持续超过24h，或伴随疼痛和抽筋，就应该看医生了，情况严重，医生会开止泻药，但不要在未经医生许可的情况下服用非处方药。

可以尝试以下办法来控制腹泻：少吃多餐；不吃易引起腹泻和腹痛的纤维素含量多的食物，纤维素含量多的食物包括粗面包和麦片、蔬菜、豆类、干果、瓜果、爆米花、新鲜的和变干的水果，相反，吃纤维素含量少的食物，如精面包、精米、面条、奶油麦片、去皮的水果罐头、酸奶、鸡蛋、去皮的土豆泥或土豆片、蔬菜汤、去皮鸡肉和鱼肉；避免用咖啡、茶、酒和甜食；避免吃油炸、油腻和辛辣的食物；如果牛奶和牛奶制品使腹泻加剧，就不要食用；除非医生反对，否则应多吃含钾丰富的食物，如香蕉、橙子、土豆、桃子和杏仁；多喝饮料，补充腹泻损失的水分，最好喝牛奶、苹果汁、水、淡茶、肉汤和姜汁啤酒，把它们冷至室温后慢慢喝，喝汽水时先放掉气。

如果腹泻严重(每天七八次)，应征询医生意见，是否进食流质食品使肠胃得到休息，感觉好一点后，逐步进食上面所列的纤维素含量低的食物，由于流质食物的营养满足不了机体需要，因此进食不要超过三四天，如果腹泻不见好转，就需要输液来补充损失的水和营养。

(6)便　秘

某些人出现便秘是由于化疗，另一些人出现便秘是因为他们相比平常活动量或营养量减少，或者服用了某种止痛药，如果两天以上没解大便，要告知医生，也许需要用泻药或灌肠剂，在未与医生商量之前，特别当白细胞或血小板水平很低时，不要使用这些办法。

可以尝试以下办法来解决便秘：多饮用水来松弛肠道，温水和热水特别容易见效；多吃纤维素含量多的食物，这些食物有糙米、麦片、蔬菜、新鲜或晒干的水果、干果和爆米花；锻炼、出门散步和做操对解决便秘都有帮助，增加活动量之前，应与医生商量。

（7）神经和肌肉的副作用

某些化疗药物会产生外周神经病变，一种引起麻刺感、烧灼感或手脚发麻无力的表现，其他与神经相关的表现包括身体丧失平衡感、笨拙、拿东西和扣纽扣困难、行走困难、下颚痛、听力丧失、胃痛和便秘。除了影响神经系统，某些化疗药物也会影响肌肉，使肌肉疲软无力和疼痛，神经和肌肉的功能会受到阻碍，但大多数情况下并不严重，它们通常都很短暂，随着时间进展也会好转，患者有必要临时停止化疗，马上把神经和肌肉症状告诉医生，一定要把由外周神经病变导致的疼痛告诉医生。小心谨慎和生活常识有助于解决神经和肌肉问题，例如，手指麻木时使用尖锐、高温或其他危险物品时就要非常小心，如果平衡感受到影响，行走时就应小心翼翼，并且上下楼梯时使用扶手，浴室里放上垫子，

三、免疫治疗的副作用及处理

随着免疫检查点阻滞治疗在肿瘤治疗领域取得的成功，伴随而来的是许多不同以往癌症治疗的副作用，如何处理副作用，尤其是严重威胁生命的副作用，成为临床实践中一个急需解决的问题。

抗 CTLA－4 和抗 PD－1 免疫检查点抑制剂（ICB）单抗正在成为肿瘤治疗重要组成，ICB 治疗产生的免疫相关不良反应（irAE）也逐渐引起临床重视，该毒性特征不同于传统药物，10% 患者可出现严重免疫异常毒性，法国 Champiat 教授在 Annals of Oncology 杂志上发布了古斯塔夫－鲁西肿瘤中心的 ICB 治疗指南，具体如下。

（一）了解免疫毒性

抗 CTLA－4 和抗 PD－1/PD－L1 治疗的不良反应几乎可累及所有组织器官，包括肠炎、胃炎、胰腺炎、乳糜泻、肺炎、胸腔积液和结节病，皮肤斑状丘疹、白癜风、银屑病和中毒性表皮坏死松解综合征，甲状腺功能异常、垂体炎、肾上腺功能不全和糖尿病，主要应关注结肠炎或肺炎。

此外还可引起外周神经病、无菌性脑膜炎、吉兰－巴雷综合征、脑病、脊髓炎和肌无力，肝炎，肉芽肿性间质性肾炎和狼疮样肾小球肾炎，溶血性贫血、血小板减少、中性粒细胞减少和全血细胞减少，关节炎和肌病，心包炎和心肌病，葡萄膜炎、结膜炎、眼睑炎、视网膜炎、脉络膜炎和眶周肌炎。

（二）明确免疫异常的风险因素

ICB 治疗前，必须明确能够引起 irAE 的风险因素。

免疫系统疾病个人和家族史：询问患者个人和家族中自身免疫性疾病的家族史以及受影响的组织器官，既往免疫治疗中是否发生过免疫异常毒性，后续治疗中要格外关注，甚至可能无法继续治疗，还要注意有无药物以外导致免疫异常的原因，如肿瘤浸润、机会性病原体感染、合并用药及职业毒物暴露史。

肿瘤浸润　ICB 引起的免疫浸润增加肿瘤周围炎症，产生毒性反应，毒性类型

与肿瘤位置有关，如果患者存在肺淋巴管炎或癌性脑脊髓膜炎，治疗有效时却可出现有症状的呼吸困难或头痛，这种治疗有效、病情却出现恶化的现象称作局部免疫重建炎症综合征，应与肿瘤进展鉴别。

机会性病原体感染　慢性感染通过免疫检查点如 PD－1 的表达诱导 T 细胞耗竭，ICB 治疗可重新活化抗病原体免疫反应，因此出现间质性肺浸润可能是肺孢子虫肺炎，急性腹泻可能是急性结肠炎，肉芽肿可能是结核感染，肝酶升高可能是慢性病毒性肝炎。

合并用药和职业暴露史　一些药物与自身免疫疾病有关，如抗心律失常药物、抗高血压药物、抗生素、抗惊厥药和精神类药物，ICB 可能会使其加重，故应特别关注合并用药，某些职业暴露也与自身免疫疾病相关，如化学产品或矿物粉尘，上述因素不应影响 ICB 治疗启动，但应记录在案。

（三）患者与医生应知晓 ICB 毒性的风险

患者与医生应知道 ICB 毒性与传统肿瘤治疗的毒性不一样，出现新症状或症状加重应立即报告，还应知晓免疫治疗毒副反应可以随时发生，甚至是治疗结束后，早期发现治疗免疫异常副作用能降低 irAE 的严重性和持续时间。

患者要充分了解需尽早诊治的症状和体征：腹泻、便中带血或有黏液、严重腹痛、疲劳、体重下降、恶心、呕吐、口渴或食欲增加、多尿，明显的皮疹、严重瘙痒、呼吸困难、咳嗽、头痛、思维混乱、肌力减弱、反应迟钝、关节疼痛或肿胀、肌痛、难以解释的发热、出血综合征和视力明显下降。

推荐患者使用"免疫治疗卡"，记录相关信息，帮助患者能够得到快速及时的治疗，任何新出现的症状或已有症状的恶化都应密切监视，与初次体检、实验室和影像学检查比较，排除免疫异常原因，以免继续免疫治疗加重症状。

根据不良事件的严重程度，决定免疫治疗是暂停还是使用糖皮质激素，威胁生命或复发的严重不良反应需永久停用糖皮质激素治疗，如果需延长糖皮质激素治疗，患者应接受抗生素预防机会性感染，糖皮质激素停用时应逐渐减量，至少要持续 1 个月，快速减量可导致不良反应复发或加重，糖皮质激素减量应根据不同的不良反应类型确定，推荐监视随访至少在停止治疗后持续 1 年。

（四）特殊患者的情况

老年和肝功能不全　老年人和轻度肝功能不全［总胆红素 < 1.5 倍最高上限（ULN）］时不推荐剂量调整。

妊娠和哺乳　怀孕期间不应使用 ICB，具有生育功能的女性应使用有效的避孕措施，并持续至治疗结束后 6 个月。

自身免疫病患者　患自身免疫疾病可能会因 ICB 治疗致疾病加重，但白癜风和内分泌缺陷时，疾病经替代治疗得到控制时，可以使用 ICB，免疫治疗期间患者应接受免疫专科医生的监视随访。

慢性感染患者　抗 CTLA－4 或抗 PD－1 治疗 HBV 或 HCV 患者肝细胞癌时似乎

安全性很好，但暂时的肝酶升高发生更频繁。

药物相互作用　目前认为糖皮质激素可能会产生干扰，因此避免推荐在基线水平使用，但全身糖皮质激素或其他免疫抑制剂可用于治疗免疫异常毒性，需特别评估患者接受可致自身免疫性疾病药物治疗时，免疫异常反应是否发生得更频繁，如抗组胺药、非甾体抗炎药（NSAID）、抗生素、抗疟药、抗心律失常药、抗高血压药、他汀类药物、抗惊厥药或精神类药物。

（五）评　估

1. 免疫治疗前

癌症患者常常会因既往治疗而留有毒性后遗症状，应进行基线体检、实验室和影像学检查，以便治疗中出现异常表现时对比，表 6 - 1 为免疫治疗基线检查列表。

表 6 - 1　免疫治疗基线检查列表

体格检查
一般状态
体重、身高、体重指数
心率和血压
一般症状如乏力、食欲等应进行评估，因其常常受影响
特别关注已有症状，如肠道功能、呼吸困难、咳嗽、皮疹、恶心、头痛、感觉和运动神经病变、关节痛
发热病史或近期感染史
基线心电图
正在进行的治疗
实验室检查
全血细胞计数
电解质，包括钠、钾、碳酸氢根、钙、磷、尿酸、肌酐、尿素氮、肾小球滤过率
血糖
总胆红素、AST、ALT、GGT 及碱性磷酸酶
血蛋白、C 反应蛋白
TSH、T4
早 8 点的皮质醇和 ACTH
LH、FSH、雌二醇、睾酮
蛋白尿：晨尿、空腹
尿沉渣
根据有无暴露史决定是否进行结核检查
HIV、HCV 和 HBV
ANA、TPO 抗体、甲状腺球蛋白抗体
推荐免疫治疗前留取血样，以备出现毒性反应时进行相关生物标志检查
影像学检查

2. 免疫治疗期间

治疗期间出现新症状或以往症状加重时要进一步评估，并与基线指标比较，TSH 和晨起尿蛋白每 2 个月评估一次，除常规肿瘤评估外，缺乏毒性症状时只需影像学常规评估即可。

3. 免疫治疗结束后

治疗结束第一年每 3 个月评估一次，以后每 6 个月评估一次，应关注任何可能与免疫异常毒性相关的症状发生或加重，无症状时不推荐常规影像学检查。

4. 药物过量

伊匹利姆玛、纳武单抗和帕姆布罗珠单抗的Ⅰ期临床研究显示，未达到最大可耐受剂量，如果发生药物过量，必须密切监控免疫异常毒性的症状和体征。

5. 检 查

ICB 治疗中出现不良反应，应考虑如下三种情况：疾病进展、意外事件或治疗相关免疫异常毒性。irAE 表现多样且多数发生率较低，可能导致误诊及治疗不充分，发生不良后果，但也不要过度关注 irAE，忽视偶然事件，实际上最频繁发生的不良反应多与疾病进展相关，任何新症状出现既要注意肿瘤有无进展，也要考虑免疫异常毒性。

免疫异常毒性可在任何时间发生，纳武单抗大部分免疫异常毒性发生在治疗最初的 4 个月内，irAE 可能引起生化指标缓慢变化，因此要对多个时间点指标进行研究。

（六）治 疗

1. 免疫相关不良反应治疗的关键

出现 irAE 时如下关键点要掌握，即密切监视随访、住院/院外观察治疗、治疗后症状、免疫治疗暂停或永久终止、糖皮质激素治疗等相关措施、其他免疫抑制药物、告知患者如何自我评估。irAE 标准治疗见表 6-2。

表 6-2 irAE 的标准治疗

CTCAE 分级	院内/外治疗	糖皮质激素	其他免疫抑制	免疫治疗
1	院外	不推荐	不推荐	继续
2	院外	局部或口服糖皮质激素0.5~1mg/(kg·d)	不推荐	暂停
3	住院	口服或静脉给予激素1~2mg/(kg·d)×3d,然后1mg/(kg·d)	激素治疗3~5d无缓解，考虑专科诊疗	暂停，根据风险获益比与患者讨论是否重新开始治疗
4	ICU	静脉甲泼尼松龙1~2mg/(kg·d)×3d,然后1mg/(kg·d)	激素治疗3~5d无缓解，考虑专科诊疗	永久停止治疗

2. 糖皮质激素治疗

糖皮质激素或其他免疫抑制剂治疗前，应排除感染可能，长期使用免疫抑制剂，应予抗生素预防机会性感染，终止糖皮质激素治疗时应逐渐减量，充足糖皮质激素治疗下 irAE 症状加重或改善不明显，应与专科医生商讨其他免疫抑制治疗，毒性严重需要另一种免疫抑制药物，患者应接受结核评估。

3. 重新开始还是终止免疫治疗

ICB 剂量、持续时间和有效性没有明确相关性，肿瘤治疗反应多可持续，甚至终止治疗时仍持续存在，当怀疑免疫异常毒性时，应延迟免疫治疗，评估症状是否进展，不要担心影响疗效，如果免疫异常毒性得到证实，根据 irAE 的严重性决定是暂时停药还是永久停药。

4. 免疫治疗永久停用

除个别例外，如下情况应永久停用免疫治疗：威胁生命(4 级)、严重(3 级)复发的、中度(2 级)但正确治疗下 3 个月内不缓解，内分泌病可给予激素替代治疗，即便是 4 级也无须停用免疫治疗。

5. 暂时停用

暂停免疫治疗后，只有如下情况才考虑重新开始免疫治疗：副作用≤1 级且稳定，抑或返回基线且泼尼松剂量≤10mg/d，未使用其他免疫抑制药物，不推荐已批准的 3 种 ICB 减量使用。

6. 转诊专科治疗的时机

免疫异常毒性的治疗经验较少，一旦诊疗出现困难时，就应寻求专科专家小组帮助，除无症状的甲状腺功能降低或 1～2 级皮疹外，多数毒性的监控随访需要专科专家的协助。

7. 监视随访

免疫异常毒性的缓解动力学　多数免疫异常毒性，即便是严重毒性，也会因暂时或永久停用免疫治疗、接受免疫抑制治疗而缓解，irAE 缓解的时间变异很大，内分泌功能低下后遗症很常见，需长期激素替代治疗。

免疫抑制治疗对反应率的影响　由于免疫抑制作用，糖皮质激素可能会降低免疫治疗的效果，前瞻性研究尚未得出明确结论(有最新研究显示似乎糖皮质激素对免疫治疗疗效影响有限)。

免疫抑制药物的并发症　难治或严重的免疫异常毒性经常需要延长糖皮质激素治疗时间，有时还要加用其他免疫抑制剂，发生严重机会性感染的风险增加，推荐糖皮质激素≥1mg/kg 时使用抗生素预防，复方磺胺甲噁唑 400mg/d，糖皮质激素 <10mg/d 时停用，如果毒性严重需要其他免疫抑制药物时，应行结核菌素检查，阳性

应给予抗结核预防治疗。

（七）总　结

虽然免疫治疗正在快速发展，但治疗 ICB 免疫异常毒性的经验仅限于临床研究，对于经常发生的轻度毒性如甲状腺功能异常或皮疹，在不久的将来即可实现标准化，但其他毒性则需要专科专家小组协助来治疗这些新型的毒副反应。

四、中药抗肿瘤的副作用及处理

抗肿瘤药物的毒副作用，可分为近期和远期两大类，在近期表现为恶心、呕吐、发热等，能引起过敏反应、流感样综合征、膀胱炎等，还可引起骨髓抑制，并见有口腔炎、腹泻、脱发、周围神经炎、腱反射消失等表现；远期的毒副作用，则可造成脑病，肠麻痹和坏死，骨坏死，再生障碍性贫血，内分泌障碍，生殖机能低下，肺纤维化，肝、胆肾和心血管等损害，所以，在临床治疗时必须考虑到抗肿瘤药物大都具有较大毒性，治疗剂量与中毒剂量十分接近，安全系数的掌握有较大难度，这是进行化疗最大也是很难克服的缺点，因此进行化疗时应当慎重选择用药，严密观察，避免其毒副作用。

人们抗肿瘤西药的毒副作用一般都有明确的认识，但对具有抗肿瘤作用中药的毒副作用却有不少模糊认识。许多人认为，中药是天然植物，服用安全，更有各种令人眩目的药品广告词为之推波助澜，以至形成这样一种观点：中药不同于西药，吃了没有害处，用量大点没关系，甚至还有"多多益善"的说法，这种看法是十分有害的。

抗肿瘤药物对未分化的细胞或正在分化的细胞和分化成熟的正常细胞之间，仅是敏感程度上的区别，没有特殊的选择性，所以它在杀伤和阻滞肿瘤细胞的同时，对机体增殖旺盛的细胞也具有一定的影响和损害，如骨髓造血系统、黏膜上皮细胞和中枢神经系统等，有些药物还对重要脏器如肝肾功能、心肌等具有损害作用，少数药物对皮肤、性器官、内分泌系统也具有影响，抗肿瘤药物绝大多数属于免疫抑制剂，有较强的毒副作用，可使免疫功能降低、抵抗力减弱、易感性增强，容易引起各种并发症。

从中国古代文献记载来看，古人把治病的药统称之为"毒药"，如《周礼·天官冢宰》中"所谓医师掌医之政令，聚毒药以供医事"，以及《素问·汤液醪醴论》之"齐毒药攻其中"等即是，这种将毒药作为药物代称的看法，直到明清时期还有医家沿用。

传统观点认为中药的毒副作用小，但近年来有关中药引起的药品不良反应/药物不良事件和药源性疾病逐渐增多，引起了人们的重视，并提出了一系列防治策略，而在恶性肿瘤综合治疗中，中医药是其重要组成部分，既有传统汤剂，也有口服、注射中药制剂，通常认为中药可减轻放化疗的毒副反应，但对其本身可能的不良反应却没有足够重视，因此有必要加强并广泛提倡科学合理地使用抗肿瘤中药，使其更加安全有效地为患者服务，现就抗肿瘤中药的不良反应及对策进行分析。

(一)不良反应

1. 传统汤剂

一些抗肿瘤中药本身具有毒性,如砒霜、雄黄、斑蝥、马钱子等,服用不当后可造成中枢神经、周围神经中毒或其他过敏反应,表现为全身中毒性休克、昏迷、药疹、发热、皮下出血性紫癜,或者恶心、呕吐等胃肠反应等。其次,过量使用某些药物会造成心、肝、肾等脏器中毒,表现为相应脏器出现不同程度的功能损害、衰竭现象,这些中药主要有关木通、木防己、雷公藤、黄药子、青木香、蜈蚣、全蝎、商陆、蟾酥、斑蝥、麻黄、细辛、柴胡等中药。辨证及用药不当也多致不良反应的发生,使用中药,离开了辨证论治无异于盲人骑马,极易出事故,消化道反应多因方证不符,如虚寒体质者服用寒凉药物引起的恶心、呕吐、腹泻或胃肠不适,而实热体质的人则无此症状,若实热体质者服用了热性抗肿瘤药,会出现口腔溃疡、咽干口燥、尿黄便秘,甚至发热、出血等,一些因感染发热或癌性发热的患者仍大量应用人参、黄芪等温热之品,可引起发热持续不退。

2. 中药制剂

目前临床报道的中药不良反应多集中在注射剂,多数抗肿瘤中药注射剂具有血管刺激性,某些含动物斑蝥成分的药物极易引发药物过敏反应,如艾迪注射液。报道中榄香烯乳剂的主要不良包括静脉炎、发热、疼痛、出血、过敏反应和药液外渗(漏)致局部组织坏死等,其他少见的不良反应有肝功能异常、溶血。康莱特注射液常见的不良反应有静脉炎和静脉血管硬化等,严重的不良反应有休克和心肌梗死等。林子超等考查了肿瘤科常用中药注射剂的药物不良反应,11个品种的药物不良反应达109例次,其中艾迪注射液发生比例最大,其次是香菇多糖和参芪扶正注射液,但同时认为与临床应用的广泛性有关;不良反应呈现多样性,常会影响机体多个器官系统,其中以皮肤及其附件的损害最为常见,严重者会引起过敏性休克、喉头水肿、呼吸困难,主要由变态反应所致,其次为发热(即药物热)反应,其潜伏期限不易确定,一般在10d以内,短者仅1d,长者可达25d。

与注射剂相比,中药口服制剂也存在一些不良反应,但其症状较轻微,临床报道较少,如参一胶囊偶有口干舌燥,复方斑蝥胶囊易引发药物过敏反应,表现为面红、皮疹、喉头水肿等。

(二)原因分析

1. 传统汤剂

药物因素 药物本身因素如炮制得当可以增强疗效,减除毒性,若炮制不当或以生品入药则易引起中毒;其次部分中药品质不纯,含有害物质,或自然环境的污染导致中药污染等均可使中药产生不良反应;另外,中药成分复杂,缺乏严格的质量标准,即使同一种中药,因产地、生产年限、采收季节等不同,质量差异亦较大,不良反应亦不同。

由于中药管理力度不够，中药在产供销各环节的错收错发，检验把关不严致伪劣品进入流通使用领域，不法之徒以牟利为目的以伪充真等现象，导致临床中各种不良反应的发生。

医疗因素　中医强调辨证论治，不同证候用不同药物，配伍讲究君、臣、佐、使，若在临床用药过程中，药证不符，配伍不当，难免出现毒副作用。某些医生对中药的毒性认识不足，盲目追求疗效而任意加大用量或不适当地选用峻烈中药，在使用过程中就会发生严重后果。

患者因素　肿瘤患者多已接受了手术治疗或放化疗，心、肝、肾等脏器功能已受损害，或病已属期晚，体质虚弱，对中药的不良反应尤为敏感；部分患者为追求根治，私自超量、超期用药，甚至迷信单方、偏方而误用有毒中药，导致中毒甚至死亡。

2. 中药制剂

制剂问题　制剂是造成不良反应的因素之一，包括配伍不当、制备工艺不合理或药物炮制不得法，使药物入药后毒力不减或出现"相反""相畏"，出现或扩大了毒性作用；或因剂型不同、给药途径不同，加速药物吸收而出现了不良反应；或因制剂的质量问题如杂质、残留农药、热原物质、大分子、色素等；或炮制不当、贮藏时发生变质等，都可引起不良反应。

审批标准方面　中药注射剂作用迅速，便于临床应用，目前我国已有批准文号的中药注射剂达100多种，其中主要适应证为恶性肿瘤的中药注射剂所占比例高达20%，由于药品标准颁布的时间不同，导致中药注射剂的质量标准参差不齐。

宣传推广方面　中药制剂有抑制肿瘤生长、促使肿瘤细胞凋亡、提高机体免疫力、保护骨髓功能等多种功效，但个别厂家包罗一切、安全无毒的宣传推广语，使部分肿瘤患者将治疗的希望完全寄托于中药治疗，加之社会经济等方面因素，使中药制剂超范围、超期、超量应用，加重了不良反应发生。

临床应用方面　中成药发生药物不良反应较多的原因是临床应用不合理，突出表现在"中药西用"，"中药西用"即按病名或其他与治疗无关的因素选药；或罗列成分、作用相似的药物，完全摒弃了中医药理论的精髓——辨证施治，结果不仅难以发挥中药注射剂的治疗作用，而且往往成为不良反应产生的原因之一。

中药注射剂的不合理用药还包括不对症、超剂量、随意联用、不按说明书规定的液体或用量稀释、滴速过快等，均可致药物不良反应的发生。

（三）对策探讨

笔者认为，要降低抗肿瘤中药的不良反应，应从以下几方面着手：

提高重视　许多临床医务工作者认为中草药等属于自然疗法，不存在副作用，尤其在恶性肿瘤综合治疗中，常认为中药可减轻放化疗的毒副反应，而对其安全性重视不够。但事实证明，抗肿瘤中药的安全性问题是广泛存在的，其不良反应具有客观可测量性，不仅注射剂，口服中药包括传统剂型汤剂中药，都存在不同程度上的药物不良反应。

明确中医药治疗肿瘤的地位与优势　大多数中晚期肿瘤都需要综合治疗，中医药是综合治疗的重要组成部分，事实也证实了中西医两法优于单一方法，其优势在于控制肿瘤进展、防治肿瘤复发转移方面，其通过对患者机体阴阳气血寒热虚实的纠偏归正、现代治疗手段不良反应的消减、肿瘤并发症的防治等，调动机体自身抗肿瘤潜能，提高患者生活质量。

用中医理论指导遣方用药　医生在开具中药处方时应坚持辨证论治原则，熟悉中药"四气""五味""升、降、浮、沉"的药性，了解药物配伍的"君、臣、佐、使"和"七情和合"理论，用有毒之品要遵循"大毒治病，十去其六"的宗旨，"中病即止"，药物的选择上要用道地药材。目前普遍存在肿瘤科西医应用中药抗癌，故应加强对西医的中医药理论和用药知识培训，规范中成药特别是中药注射剂的临床应用，减少医疗资源浪费，保障用药安全。

制定严格的中药质量标准　建议中药管理部门统一组织整理中药品种，确定正品，解决假冒伪劣药品问题，对中成药要加强审批及监管力度，尤其是中药注射剂，因其有别于传统的口服中药，直接进入血液循环，其药品不良反应的概率已远高于其他剂型，国家食品药品监督管理总局（SFDA）已于2008年颁布了《中药、天然药物注射剂基本技术要求》，开展了针对已上市中药注射剂的安全性再评价，国家机构应加强监管，实行优胜劣汰，提高行业集中度，为中药注射剂的健康发展提供保障。

注意中成药的使用方法　使用前留意询问患者药物过敏史，口服中药时尽量减少与糖同用，供静脉注射的中药制剂不与其他中西药物同瓶输注，尽量单独应用以避免药物相互作用，减少药液外渗，使用留置静脉导管针，降低药液浓度或降低滴注速度以缓解血管刺激性，用药剂量和疗程方面应仔细斟酌。

完善药物使用说明书内容　抗癌中成药的毒副反应在说明书上介绍的比西药偏少，远不及进口药及化疗药详细，故应完善其内容，主要成分含量标准、中医适应证、禁忌证、使用人群、稀释方法、配伍禁忌、不良反应及处理均应在说明书中详细描述，因详尽的使用说明书可指导临床规范使用，避免因使用不当导致的不良反应。

熟悉和掌握治疗中药毒副作用的方法　情况紧急时应用现代医学及时解毒，但同时应熟悉中医药某些特殊的解毒方法，如甘草、金银花、豆腐解马钱子之毒，甘草、绿豆解附子、川乌、草乌之毒，淡豆豉、鸡蛋清解砒霜之毒，蝉蜕、蛇蜕抗过敏。

完善药物不良反应报告机制　应提高医务人员及患者对中药药物不良反应及药物不良反应报告机制的全面深刻认识，提高药学服务质量，开展全方位的监测工作，同时，提高药物不良反应的报告质量，为发布药品安全性预警提供基础，更好地为患者服务。

| 第七章 |

癌痛的控制

一、癌性疼痛的现代医学治疗

癌性疼痛一般以药物治疗为主，手术治疗往往需要结合患者的总体身体状况及存活期考虑。明确患者的疼痛原因并在给予治疗后，必须对镇痛效果及疼痛缓解程度予以评价，以便制订今后治疗方案及用药剂量。

（一）内科治疗

癌性疼痛的药物治疗原则：

·尽量口服给药，便于长期用药，可以减少依赖性和成瘾性。应选择口服给药途径，尽可能避免创伤性给药途径，这样便于患者长期用药。尤其是对于强阿片类药物（如吗啡片及糖尿病患者等），适当口服用药极少产生精神依赖性（成瘾性）或生理依赖性（<1%）。这是因为癌症患者所要求的是镇痛效果，而不是精神上的享受。同时，口服吗啡不符合吸毒者的需要和效果。

·有规律按时给药，而不是出现疼痛时再给药。止痛药应当有规律地"按时"给药（3~6h给药一次）而不是"按需"给药——只在疼痛时给药。

·按阶梯给药，根据WHO推荐的癌性疼痛"三阶梯疗法"。第一阶梯——非阿片类镇痛药±辅助药物：用于轻度癌性疼痛患者，主要药物有阿司匹林、对乙酰氨基酚（扑热息痛）等，可酌情应用辅助药物。第二阶梯——弱阿片类镇痛药±非阿片类镇痛药±辅助药物：用于当非阿片类镇痛药不能满意止痛时或中度癌性疼痛患者，主要药物有可待因，一般建议与第一阶梯药物合用，因为两类药物作用机制不同，第一阶梯药物主要作用于外周神经系统，第二阶梯药物主要作用于中枢神经系统，二者合用可增强镇痛效果。根据需要也可以使用辅助药。第三阶梯——强阿片类镇痛药±辅助药物：用于治疗中度或重度癌性疼痛，当第一阶梯和第二阶梯药物疗效差时使用，主要药物为吗啡，也可酌情应用辅助药物。

·用药应该个体化，即应注意具体患者的实际疗效。止痛药剂量应当根据患者的需要由小到大直至患者疼痛消失为止。而不应对药量限制过严，导致用药不足。

·注意使用抗焦虑、抗抑郁和激素等辅助药物，可提高镇痛治疗效果。

（二）外科治疗

1. 脊髓后正中后索点状切开术（PMM）

动物实验和尸体神经解剖均证实：内脏痛觉的上行传导通路很大部分是经由脊髓背柱上行的，特别是对于盆腔和下腹部的内脏痛觉传导，脊髓背柱的作用甚至要超过脊髓丘脑束。PMM 正是选择性切断了脊髓背柱中间部传导内脏痛觉的神经纤维。1997年，美国 Nauta 等最先报道了 1 例胸 8 PMM 手术，治疗子宫颈癌晚期出现的顽固性盆腔和下腹部内脏痛，疗效确切。1999 年，德国 Becker 等也报道了 1 例肺癌术后出现的上腹部和中腹部疼痛，胸 4 PMM 可明显缓解疼痛。2000 年，韩国 KimYS 等报道成功施行胸 1～2 节段 PMM 8 例，均为胃癌引起的腹部内脏痛，止痛效果肯定。

2. 脊髓止痛手术

根据癌性内脏痛的不同部位和特点，考虑行脊神经后根切断术、脊髓前外侧束切断术和脊髓前联合切断术。由于手术损毁脊髓结构，易引起其他并发症，如运动或感觉障碍，因此，要结合患者的总体机能状况，慎重选择。

3. 神经阻滞

在神经干、丛、节的周围注射局麻药，阻滞其冲动传导，使所支配的区域产生麻醉作用，称神经阻滞。神经阻滞只需注射一处，即可获得较大的麻醉区域，但有引起严重并发症的可能，故操作时必须熟悉局部解剖，了解穿刺针所要经过的组织，以及附近的血管、脏器和体腔等。常用神经阻滞有肋间、眶下、坐骨、指（趾）神经干阻滞、颈丛、臂神经丛阻滞，以及诊疗用的星状神经节和腰交感神经节阻滞等，多应用于淋巴结压迫脊后神经所致的疼痛。

无论哪种治疗方式，都应进行持续的治疗并不断评价诊断和治疗方案，以使患者和家庭的痛苦达到最佳的缓解。

（三）常用的用于治疗癌性疼痛的药物及不良反应的处理

根据三阶梯原则推荐的几种镇痛剂：

1. 用于轻度癌痛的药物

代表药物　阿司匹林 100～250mg 口服，每 4～6h 一次，主要不良反应为胃肠功能紊乱、大便出血，若每天 >4g 会增加副作用。

主要药物　对乙酰氨基酚（扑热息痛）500～1000mg 口服，每 4～6h 一次，主要不良反应为肝脏毒性损害。索米痛片 1～2 片口服，每 4～6h 一次。

可选择药物　布洛芬、高乌甲素、吲哚美辛栓（肛内）。

2. 用于中度癌痛的药物

（1）代表药物

可待因 30～60mg 口服，每 4～6h 一次，主要不良反应为便秘。盐酸羟考酮控释片 10～30mg 口服，每 12h 一次，主要不良反应为便秘。

（2）主要药物

氨酚待因（可待因 8.4mg 和对乙酰氨基酚 500mg 制成的片剂）1～2 片口服，每 4～6h 一次，主要不良反应为便秘、肝脏毒性损害。氨酚待因Ⅱ号（可待因 15mg 和对乙酰氨基酚 300mg 制成的片剂）1～2 片口服，每 4～6h 一次，主要不良反应为头昏、恶心、呕吐。布桂嗪（强痛定）30～90mg 口服，每 4～6h 一次；肌注为 100mg，每 6～8h 一次。曲马多 50～100mg 口服，每 4～6h 一次，主要不良反应为头昏、纳差、恶心、呕吐、多汗。

（3）可选择药物

高乌甲素注射液、丙氧氨酚片（萘磺酸右丙氧芬和对乙酰氨基酚的复方制剂口服，每 4～6h 一次）。

3. 用于重度癌痛药物

（1）代表药物

吗啡口服片/吗啡缓释片。推荐剂量：首次给药 5～30mg，个体差异很大，应调整找出合适剂量以完全控制疼痛为准。口服、皮下或肌注每 4～6h 一次。主要不良反应为便秘、恶心、呕吐、头昏、呼吸抑制。

（2）次级给药

哌替啶（杜冷丁）　首次给药 50～100mg 口服，必要时也可肌注，每 3h 一次。主要不良反应为恶心，呕吐，呼吸抑制，中枢神经中毒症状（如震颤、烦躁、抽搐）。

二氢埃托啡　首次给药 20～40μg 舌下，每 2～3h 一次。主要不良反应为恶心、呕吐、头昏、纳差。

芬太尼透皮贴剂　此为一种阿片类止痛剂，主要与 μ-阿片受体相互作用。它的主要治疗作用为止痛和镇静。对于首次使用阿片制剂的患者，芬太尼的最小止痛血清浓度范围为 0.3～1.5ng/ml；在血清浓度高于 2ng/ml 以上时副作用的发生率增加。最小有效浓度和产生毒性的浓度均随耐受性的提高而增加，耐受性的发展速度存在极大的个体差异。芬太尼透皮贴剂的剂量应根据患者的个体情况而决定，并应在给药后定期进行剂量评估，多以芬太尼透皮贴剂的最低剂量 25μg/h 为起始剂量。主要不良反应为便秘、恶心、呕吐、头昏、呼吸抑制、过敏等。

（3）可选择药物

丁丙诺啡、美沙酮（美散痛）、阿法罗定（安依痛）、左啡诺（Levophanol，即羟甲左吗喃）、氢吗啡酮（Hydromorphone）。

4. 阿片类药物不良反应及其处理

阿片类药物的不良反应，主要有头晕、嗜睡、恶心、呕吐、便秘、皮肤瘙痒和排尿困难等，其中消化道不良反应最为常见。如何预防和处理消化道不良反应，尤其是便秘，是阿片类药物镇痛治疗过程中至关重要的部分，是成功控制癌痛的关键步骤之一。

便秘 便秘不是一种疾病，而是一种症状。其主要表现为大便次数减少，间隔时间延长；或次数正常，但粪质干燥，排出困难；或粪质不干，但排出不畅。可伴有腹胀、腹痛、食欲减退、嗳气、反胃等。采用强阿片类药物治疗癌痛时，便秘是最常见的不良反应，其原因除了与患者饮食习惯改变、活动减少之外，还包括阿片类药物直接兴奋胃肠平滑肌的阿片受体从而抑制肠蠕动。在采用阿片类药物控制癌痛时，应加强便秘高危因素评估：详细评估治疗前患者肠道功能；了解联合用药情况；评估饮食习惯和全身活动状况。应加强针对患者和家属的宣教，积极预防并干预处理便秘，可轮替使用不同种类通便药物，必要时联合应用不同作用的导泻药物。对于预防无效的便秘治疗，一般主张加强刺激性泻药用药量，或联合软化剂、渗透性泻剂；对于严重便秘可考虑灌肠。值得重视的是便秘不仅出现在用药初期，而且持续于整个治疗过程。因此，便秘治疗也应贯穿于整个疼痛治疗过程，可采用持续治疗、间断冲击治疗相结合的模式。

恶心、呕吐 发生率分别为10%～40%和30%～40%，一般发生于用药初期，症状大多在4～7d内缓解。既往化疗等治疗出现恶心、呕吐反应严重者，初用阿片类药物很容易出现恶心、呕吐。患者出现恶心、呕吐时，应排除其他原因（如便秘、脑转移、化疗、放疗或高钙血症等）所致的恶心和呕吐。患者对此不良反应易产生耐受性，因此，如果患者既往没有此不良反应，就没有必要常规预防性使用止吐药。初用阿片类药物的第1周内，最好同时给予甲氧氯普安等止吐药预防，如果恶心症状持续，轻度选用甲氧氯普胺、氯丙嗪或氟哌啶醇，重度按时给予上述药，必要时用5－羟色胺拮抗剂（如格雷司琼、恩丹西酮等），由于可引起便秘，务必谨慎使用。症状持续1周以上者需减少阿片类用量，或换用药物，或改变用药途径。详见表7－1。

表7－1 阿片诱导恶心、呕吐的作用机制及处理

作用机制	临床表现	止吐药物
延髓化学受体感受区受到刺激	阿片给药后即刻出现恶心和（或）呕吐反应	甲氧氯普胺、丙氯拉嗪、氯丙嗪、氟哌啶醇、皮质类固醇或劳拉西泮
前庭敏感性提高	患者出现明显的与运动相关的恶心、呕吐或眩晕	东莨胆碱、美克洛嗪或劳拉西泮
胃窦部收缩节律增强	餐后饱腹、厌油腻或呕吐	甲氧氯普胺

呼吸抑制——短期耐受 呼吸抑制是阿片类药物最严重的不良反应，也是吗啡的一个最令人担心、最容易使人误解的副作用。但如果逐渐增加阿片药物剂量，呼吸抑制并不常见。临床上，镇静嗜睡或意识模糊的患者可发生严重的呼吸抑制。患者出现呼吸频率下降并非呼吸抑制的准确指标。阿片类药物过量和中毒临床表现为针尖样瞳孔，伴有呼吸抑制［次数减少＜8/min和（或）潮气量减少、潮式呼吸、发

绀]，嗜睡状至昏迷、骨骼肌松弛，皮肤湿冷，有时可出现心动过缓和低血压。

总的处理原则：考虑到患者可出现撤药综合征或疼痛反复发作，故只有在患者出现症状性呼吸抑制时才使用纳洛酮解救。对于疼痛门诊来说，常规备用纳洛酮是必要的。如果阿片药物血浆浓度达到峰值且患者处于清醒状态时，应立即停药并监视患者直至呼吸状态改善。若患者处于不清醒状态及呼吸抑制时，解救治疗如下：建立通畅呼吸道，辅助或控制通气，呼吸复苏，使用阿片拮抗剂：纳洛酮 0.2 ~ 0.4mg 加入 10 ~ 20ml 生理盐水中静脉缓慢推注，或多次小剂量注射纳洛酮(10ml 生理盐水含 0.1mg 纳洛酮)，必要时每 2min 增加 0.1mg。输注速度根据病情决定，严密监测，直到患者恢复自主呼吸。解救治疗应考虑到阿片类控释片可在体内持续释放的问题，口服用药中毒者，必要时洗胃。

尿潴留——短期耐受　与镇痛治疗有关的尿潴留是由于吗啡类药物增加了平滑肌张力，使膀胱括约肌张力增加、膀胱痉挛而导致尿潴留。尿潴留发生率低于 5%。某些因素可能增加尿潴留发生的风险，例如：老年患者且同时使用镇静剂、腰麻术后、合并前列腺增生症等。在腰椎麻醉术后，使用阿片类药物发生尿潴留的风险率可能增加至 30%。在同时使用镇静剂的患者中，尿潴留发生率可能高达 20%。预防：避免同时使用镇静剂；避免膀胱过度充盈，给患者良好的排尿时间和空间。治疗：诱导自行排尿可采取流水诱导法，或热水冲洗会阴部和(或)膀胱区按摩。诱导排尿失败时考虑导尿。对于持续尿潴留难缓解的患者可考虑换用止痛药。

瘙痒——短期耐受　评估瘙痒的其他原因(例如使用其他药物)。考虑使用抗组胺药物如苯海拉明或异丙嗪等。如果症状无法控制，则考虑更换为另一种阿片类药物。考虑持续滴注纳洛酮 0.25mcg/(kg·h)，最大可调整至 1mcg/(kg·d)，以减轻瘙痒且不减弱镇痛效果为要。

镇静作用——短期耐受　镇痛剂量的阿片类药物可产生不同程度的镇静作用。处理办法：排除脑转移或是否合并使用镇静药、高钙血症、脱水、缺氧等。重度昏睡提示血药浓度高应予警惕。使用咖啡因、右苯丙胺等中枢兴奋药。

心血管系统——中度耐受　使用芬太尼，心动过缓发生率较高；使用吗啡，组胺释放，可出现直立性低血压；使用哌替啶，可出现直立性低血压、心肌抑制、心率增快。

5. 常用的辅助药物使用

辅助药物的使用原则包括：治疗特殊类型疼痛；改善癌症患者通常发生的其他症状；增加主要药物的镇痛效果或减轻副作用；辅助药物不能常规给予，应根据患者的需要而定。

正确、适当地应用辅助药物可使患者的疼痛迅速得到完全而长期的缓解。有明显焦虑的患者如同时给予奋乃静、氟哌啶醇、地西泮(安定)等，不但疼痛减轻，而且患者伴有的失眠、烦躁等症状均可得到缓解。对神经受压或损伤及颅内压增高引起的疼痛，如果同时给予糖皮质激素，镇痛效果可以明显增强。

（四）癌性疼痛治疗中注意的问题

·传统的癌症止痛是要等到终末期才给予镇痛药物。实际上患者在终末期前已出现较强烈的疼痛。疼痛可使患者一般状况迅速恶化，免疫功能降低，对治疗十分不利。因此，需要医护人员及患者家属改变观念，采取措施解决患者癌痛。

·较轻的疼痛可采取非药物手段或应用解热镇痛药。随着癌症发展，进入只有使用麻醉镇痛药才能有效控制的阶段，应果断升级采用可待因、吗啡等药物，吗啡的常用剂量为每次 10mg，可从此剂量开始，对缓解疼痛的效果做出评价，并可调整剂量。多数专家认为吗啡用量为 60～3000mg/d（口服分次给予或通过小型药泵连续输注），目前未规定最大限制剂量。

·给药途径以口服为主，对于晚期不能口服者可采用颊–舌下含服方法，上述方法不能应用者可考虑直肠给药。必须注射给药者可采用皮下或静脉连续输注。

·耐受性的防止与处理：尽可能综合治疗，应用辅助药以加强镇痛效果，交替应用不同药物及时调整剂量。做好宣传和解释工作。

（五）癌性疼痛治疗中常见的认识误区

1. 不到万不得已不用止痛药

疼痛长期得不到有效缓解，会影响患者的睡眠、食欲，减轻患者的抵抗力，从而使肿瘤或病情有进一步发展的机会。及时、按时服用止痛药更安全有效，疼痛大都可通过口服药物得到很好的控制。

2. 长期服用麻醉性止痛药会"成瘾"，增加剂量意味着成瘾

"成瘾性"的特征是持续不择手段地渴求使用阿片类药物，其目的不是镇痛，而是为了达到欣快感。在医生的指导下合理使用吗啡是安全有效的。大量临床试验证明，在使用吗啡治疗重度癌痛的患者中，很少发生精神依赖。国外报道 10 000 例使用吗啡治疗癌痛的患者中，没有一例产生依赖。服用阿片药物一段时间后，患者可能需要增加药物的剂量，这是由于疼痛强度增加了，或是产生了药物耐受，并不是"成瘾"的信号。

3. 一旦使用阿片类药物，就可能终身需要药物

吗啡日用剂量在 30～60mg 时，突然停药不会发生意外；长期大剂量用药者，突然停药可能会出现戒断综合征，应逐渐减量至停药。随着疾病的缓解，疼痛减轻，吗啡药物剂量是可以逐渐减少的。

4. 吗啡剂量越大，说明病情越重

疼痛是一种个人"主观"感受，具有显著的差异性，相同的疼痛强度所需要的止痛药剂量不一定是相同的。有些患者需要大剂量的吗啡才能达到控制疼痛的目的，因此，吗啡的剂量大小，不能反映病情的严重程度，更不能由此估计存活期的长短。

5. 疼痛时用，不疼痛不用

有许多人认为，止痛药要在出现疼痛时才用。正确的方法是止痛药应当按照三阶梯止痛原则，按规定时间用药，而不是当疼痛再次出现时给药。止痛药的剂量应当根据患者的需要由小到大直至患者不痛为止。为此，一些癌症患者，因其他原因需在家进行疼痛治疗时，常选择口服吗啡，但一定要在医生的正确指导下服用，特别要注意：口服吗啡是中枢性镇痛，每个人的耐受力不一样，因此个体差异大。患者在自己用药之前，医生会对其进行一次疼痛评估，以帮助患者调整好用药量。另外，一旦发现疼痛程度不好把握，不知如何用药，应及时咨询医生。如果自行加大剂量，容易出现呼吸抑制。

二、癌性疼痛的中医治疗

中医药在癌性疼痛的临床运用分中医内治、中医外治、针刺等疗法。

（一）内治法

1. 中医治疗癌痛的方法

中医内治一般采用辨证施治、经典方剂及验方治疗。痛证的临证施治，重在辨证。"实者祛其有余、虚者补其不足，为治痛之大法。据此法能使风者疏，寒者散，热者清，湿者除，塞者通，积者化，瘀者消，滞者行，陷者升，浮者潜，枯者荣，经络疏通，气机调畅，阴平阳秘，脏腑调和，诸痛自除。"

散寒止痛法　依据中医"寒者热之"的理论，治以温阳散寒、通络止痛。

清热止痛法　依据中医"治热以寒""热者寒之"的理论，治宜清热解毒、泻火止痛；方选黄连解毒汤、五味消毒饮、清瘟败毒饮、当归芦荟丸等加减。

行气止痛法　治遵"郁而达之"的原则，拟疏肝理气、解郁止痛为大法。

活血止痛法　治遵"血实者宜决之""结者散之，留者攻之"的原则，拟活血化瘀、通络止痛为大法。

化痰止痛法　治宜化痰通络，散结止痛。

祛湿止痛法　治当祛湿通阳止痛。因于外湿者，常选羌活、独活、防己、苍术、土茯苓、桂枝、藿香、佩兰、蚕沙、木瓜、秦艽、菝葜、海桐皮等辛温升散之品；因于内湿者，则用白术、苍术、薏苡仁、砂仁、白蔻仁、茯苓、厚朴、陈皮、半夏、大腹皮、白扁豆等淡渗芳化之品。

补虚止痛法　依据中医"损者益之""虚则补之"的原则，针对在气、在血、在阴、在阳、在脏、在腑的不同，分别施以不同的补法。

固涩止痛法　通过固涩法可固涩正气，使之不轻易耗散。

解郁止痛法　治疗原则当以调肝为主，兼调他脏。

2. 中医药治疗癌痛的效果

中医认为：正气不足所致热毒内蕴，痰火凝结，气滞血瘀，痰瘀阻塞脏腑及经络形成癌毒肿块，产生顽固性疼痛。痛则不通，不通则痛，需标本兼治，是邪毒之散，瘤者攻之，坚者消之，虚则补之，扶正抗癌治痛法，是瘤除毒清，气和则痛自消。

注解：癌细胞分泌的毒素对器官破坏、刺激神经引起的疼痛，再加上肿瘤对器官周围神经的压迫所引起的疼痛，用三七、血竭、蟾酥、麝香、全蝎、蜈蚣、延胡索等中药，具有清热解毒、活血化瘀、软坚散结、消瘤止痛、杀灭癌细胞功效，有强烈的镇痛效果；还可软化缩小肿瘤，减轻对神经的压迫，使癌痛从根本上得到缓解，对正在放化疗或放化疗后的患者可达到增效减毒的治疗效果，对术后的患者可达到预防复发扩散再转移。此类抗癌中药能杀伤癌细胞。可诱导癌细胞凋亡，扼制癌细胞扩散转移，使患者症状和体征明显缓解，康复后不易复发，延长生命，提高患者生活质量。

癌症患者在早、中、晚不同时期有着不同的病理变化，必然有着不同的症状表现，因此中医药在对癌症不同时期的治疗原则上审证求因，一人一方，处方用药就有很大的讲究。

早期癌症患者正气尚旺，病邪初犯，因此临床一般不可能有明显表现，甚至无任何明显症状，患者大都是通过体检发现的。此类患者的中医治疗以祛邪为主，遵循抗癌不伤正、祛邪不留寇的原则，选用清热解毒、攻邪抗癌排毒等作用的中药，首选白花蛇舌草、半枝莲、全蝎、蜈蚣、独角莲等为主药，佐以其他中药组方，治疗最终达到抑制或杀伤癌细胞，阻止癌细胞对人体器官的破坏。使癌细胞凋亡，癌毒素排出体外，增加食欲，气血充盈，改善骨髓造血功能，增强人体抗癌能力，控制癌症的发展。

中期癌症患者是体内正邪力量激烈相争的阶段，肿瘤快速增大，因此临床表现也比较重而典型。不同癌症种类有其独特的症状，但该阶段癌症的共同症状有：消瘦、乏力、纳差、发热、疼痛等，中医治疗原则为扶正祛邪兼顾，扶正就是健脾胃，补气血，补肾固本，提高机体的免疫力，增强抗癌能力，将人体的抗病因素调动起来，从而有效地抗癌排毒，使癌症患者康复。扶正抗癌排毒的中药，如人参、冬虫夏草、黄芪、黄精等药物，能调理脾胃，补肾固本。祛邪的药物根据辨证类型针对性选用，如清热解毒、活血化瘀、软坚散结、消瘤止痛等，药物用山慈菇、重楼、壁虎、麝香、穿山甲、三七、牡蛎、延胡索、益母草等，达到通利血脉，改善机体的血液循环，破血逐瘀，软化消除癌瘤肿块。该类药物临床研究表明，能提高淋巴细胞增殖，或网状内皮细胞系统的活力，增强对癌细胞的吞噬功能，抑制或杀灭癌细胞，保护和改善骨髓造血功能，提高白细胞、红细胞、血红蛋白的计数，提高人体的抗癌能力，同时对正在放化疗期间或放化疗后的癌症患者具有减轻毒副作用，达到增效减毒的治疗效果，控制癌细胞扩散转移及复发，使瘤体缩小，甚至消失。使患者食欲增加，气血充沛，延长患者生命。

晚期癌症的患者病理特点：邪毒极度嚣张，正气极度衰竭，肿瘤多扩散、转移，术后复发或术后扩散转移，或年老高龄患者，无法手术已经不能接受放、化疗了，表现极度衰弱，呈恶病质，大部分患者进食困难，腹胀消瘦，乏力贫血，疼痛是本期的主要症状。遵循虚则补之、损则益之、痛则活之的治疗原则，选用党参、黄芪、当归、茯苓、沙参、西洋参、山药、杜仲、马钱子、野三七等。此类药物，补气血，补肾固本，改善人体的血液循环，调节人体的阴阳平衡，中医学认为气为血之帅，血为气之母，晚期癌症患者的癌痛是气虚血亏，气滞癌痛，所以以扶正补虚为主，努力改善脏腑的功能，提高人体的免疫功能，增强抗癌能力，最终达到缓解症状，减轻或消除疼痛，增加食欲，延长患者的生命。

注解：根据以上药物，晚期的癌症以扶正抗癌为主，结合祛邪排毒治疗原则，正气的存亡、抗癌能力的强弱直接决定着癌症患者的存活时间。临床研究表明，扶正抗癌排毒的药物具有抑制或杀灭癌细胞诱导癌细胞凋亡、控制癌细胞扩散转移、增强癌细胞对淋巴细胞的吞噬功能，调节人体免疫因子的生成，提高人体免疫力，增强抗癌能力，对正在放化疗或放化疗后的患者可达到增效减毒的治疗效果。对术后的患者可达到预防复发扩散再转移。对年老体弱无法手术放化疗的患者最终达到缓解症状、增加食欲、消除疼痛、延长患者生命之目的。

（二）外治法

中药外敷是祖国医学的重要组成部分，主要利用药物透过皮肤、黏膜、腧穴、孔窍等部位直接吸收，通过经络传导，进而激发经脉之气，疏通经络，调和气血，促进脏腑气血的正常运行，从而协调人体各脏腑之间的功能，发挥整体和局部镇痛作用，近年来在癌痛止痛领域广泛应用并显示出了较好的效果且具有用药量少、疗效明确、患者易接受的优点。《医学源流论》云："使药性从毛孔入腠理，通经贯络，较之服药尤有力，此至妙之法也。"

外治法同内治法相比，具有许多优点：如外治法是将药物施治于患部或经络、穴位，使药物的作用力能直接、集中、持久地发挥作用等。常用药物可选桃仁、红花、川芎、当归、赤芍、丹参、三七、乳香、没药、全蝎、柴胡、郁金、川楝子、白芍、香附、枳壳、青皮、金钱草、海金沙、鸡内金、透骨草、骨碎补、补骨脂等。

（三）针刺疗法

针刺是中医治疗癌痛的又一特色，其应用方便，能够疏通经络，调和气血，达到改善机体因气滞血瘀、经络不通所致的疼痛。研究发现，针刺治疗通过促进 IL－2 的分泌和 IL－2 受体的 mRNA 表达，对癌痛患者淋巴细胞免疫功能低下有改善作用，从而达到直接或间接治疗癌痛的目的。

（四）展　望

中医药的应用极大地丰富了三阶梯癌痛治疗的内容。首先，中药有升高痛阈，减轻机体对不良刺激反应程度的作用。其次，可以改变精神内环境来延缓或减轻疼痛的发生。中医药治疗癌性疼痛有肯定的临床疗效，在众多的中晚期癌症患者中，中药止痛发挥了巨大的作用。最后，中药止痛作用缓慢而持久，与麻醉性止痛剂配合可减少西药的用量，并具有无成瘾性、耐药性及毒副作用少等优点，尤其对患者有一定的心理镇静作用。

中药虽然在癌性疼痛中具有良好的疗效，但仍存在着很多不足和一些有待解决的问题。

·统一中医辨证分型标准和疗效评价标准，建立系统化的中医药治疗癌痛疗效标准是今后亟须解决的问题。

·规范临床研究设计来克服没有随机性、缺乏对照及样本量太小等问题，只有采用科学严谨的临床研究设计，提供客观可靠的临床证据，方可在临床中推广应用。

·应积极结合现代肿瘤学、免疫学、分子生物学理论和技术开展癌痛实验研究及作用机制的探讨，对临床疗效的提高具有重要意义。

·借鉴现代药剂学方法和技术，将其融于中药制剂研究中，积极开发注射剂和中药透皮给药等新剂型，则能更好地在癌痛"三阶梯药物止痛法"中推广应用。

总之，中医药在治疗癌性疼痛的临床实践中，其现有的优势和今后开发应用的前景意义深远。

| 第八章 |

癌症所致恶病质的防治

一、癌性恶病质诊断标准的研究现状

癌性恶病质是恶性肿瘤患者普遍存在的涉及全身多器官系统的综合征，会影响治疗方案的实施，降低化疗敏感性，增加治疗的难度和治疗相关并发症的发生，严重影响癌症患者的生活质量，缩短存活期，是导致癌症患者死亡的主要原因。截至目前，尽管对癌性恶病质发生机制的认识逐步加深，但临床上针对癌性恶病质的治疗方法仍十分有限。对癌性恶病质的诊断和分期标准的界定将有助于规范恶病质的诊断，提高对恶性肿瘤不同阶段恶病质程度的认识，更好地指导临床治疗。而对恶病质的合理治疗将进一步提高肿瘤患者的生活质量，并延长患者的存活时间。

在过去十年里人们对恶病质的认识逐步加深，但无论是在临床试验还是在临床实践中仍然缺少对其准确的定义及诊断和分级标准。癌性恶病质是一种多因素作用的综合征，而不是简单的体重降低。明确癌性恶病质的诊断和分期标准将有利于癌性恶病质的早期治疗，进而改善恶性肿瘤合并恶病质患者的预后。最近在 *Lancet Oncol* 上发表了八国专家联合推出的关于癌性恶病质诊断和分期标准的国际共识。癌性恶病质被定义为一种多因素综合征，其临床特征为不能被常规的营养支持治疗而完全逆转，对营养支持部分敏感或不敏感，并伴有进行性发展的骨骼肌量减少（包括或不包括脂肪量减少），进而出现功能性障碍，其病理生理特点为因食物摄入减少和异常高代谢导致的负氮平衡及负能量平衡。大会提议，把体重下降5%或体重指数（BMI）< 20kg/m^{2}或已经出现骨骼肌量减少者体重下降2%界定为癌性恶病质的诊断标准，并提出癌性恶病质的分级标准和临床治疗应包含厌食或摄食量减少、分解代谢加强、肌肉量减少进而导致的功能障碍和社会心理、精神障碍几方面。此次八国专家联合推出国际共识，将恶病质分为恶病质前期、恶病质期和难治性恶病质期3期。

具体分期标准如下：

· 体重下降 <5%，伴有厌食症或代谢改变者为进入恶病质前期。

· 6 个月内体重下降 >5% 或 BMI <20kg/m^{2}者出现体重下降2%以上，或四肢骨

骨骼肌指数与少肌症相符（男性 $<7.26\mathrm{kg/m^2}$，女性 $<5.45\mathrm{kg/m^2}$）者出现体重下降 2% 以上，为进入恶病质期。

·晚期癌症患者出现分解代谢活跃，对抗癌治疗无反应，世界卫生组织（WHO）体能状态评分（表 8-1）低（3 或 4 分），存活期不足 3 个月者为进入难治性恶病质期。

表 8-1　WHO 体能状态评分

0	完全有能力，不受限制地从事疾病前的工作
1	不能进行重体力工作，但可以行走，能从事轻体力工作或坐着工作
2	可以行走和生活自理，但不能从事任何工作，至少有 50% 的清醒时间
3	只能有限度地自理，50% 的清醒时间，活动范围限于床或椅子上
4	完全没有活动能力，生活不能自理，生活完全局限于床或椅子上

参照此国际共识，将推进癌症所致恶病质的实验研究及临床诊断和治疗的发展。

此次推出的癌性恶病质定义把体重下降作为其突出的临床特征，约半数癌症患者存在不同程度的体重下降，约 86% 癌症患者在生命的最后 2 周内出现体重下降。每个月体重下降 $>2.75\%$ 已被作为判断癌症患者预后的重要指标，并提出荷瘤状态下的体重减轻完全不同于慢性饥饿、普通厌食症所引起的体重下降。癌症、AIDS、手术、严重创伤、营养不良和脓毒血症等均可出现恶病质。癌性恶病质与饥饿的体重下降不同，饥饿早期大脑和红细胞即耗竭肝糖原、肌糖原，加快糖异生并很快转为利用脂肪、游离脂肪酸转变为酮体被外周组织甚至为脑组织利用，使肌肉得以保存。神经性厌食症患者体重下降的 3/4 是由脂肪丢失所致，仅小部分是肌肉丢失所致，但癌性恶病质的体重下降则是以骨骼肌量减少为主，伴或不伴有脂肪量减少。因此，当体重下降相同时，癌性恶病质丢失的肌肉大于神经性厌食症患者。虽然癌性恶病质患者常伴有食欲不振（15% ~ 40%），但这并不是癌性恶病质的主要原因。营养不良的癌症患者摄食减少的程度与营养不良的程度不符，甚至肌肉和脂肪丢失出现在进食下降之前。额外提供热量不能逆转癌性恶病质机体构成成分的变化，也不能逆转癌性恶病质的发生。胃肠外营养可暂时维持脂肪储备，但不能保持机体无脂体重，不能延长癌性恶病质平均存活时间及远期存活时间。因此，癌性恶病质的发生机制比单纯的饥饿更复杂。

二、癌性恶病质的发病机制概述

恶病质，尤其是癌性恶病质，是指恶性肿瘤患者处于食欲减退、极度消瘦、贫血、乏力和衰竭等综合表现下的一种状态。其中以消瘦和厌食为主要表现，是恶性肿瘤患者的直接死因之一。超过 80% 的晚期肿瘤患者均存在此综合征，且以消化系统肿瘤发生率最高，尤其是胃癌和胰腺癌。往往这些患者并不是死于肿瘤疾病的本身，而是死于这种严重的体能消耗。癌性恶病质的发生除了大大增加肿瘤患者的死亡风险，而且在积极提倡恶性肿瘤带瘤生存的今天，恶病质对患者的生活质量的影响也无法忽视。

虽然经过多年的临床及试验研究，人类对癌性恶病质的发病机制尚不十分了解，但已普遍认为其发病的主要原因包括三个方面：一是机体内糖、脂肪、蛋白质的代谢异常；二是肿瘤释放的某些因子的作用；三是机体本身对肿瘤的免疫和炎性反应。在治疗上，目前尚没有有效的治疗方法可以逆转这种状态，就像 Barber 所说的最好的治疗癌性恶病质的方法就是治愈肿瘤，但对于成人晚期实体肿瘤的治疗中这种理念尚无法实现。对于绝大多数患者而言，治疗的目的仍是以改善患者的生活质量、延长患者的存活期为主要目标。

（一）现代医学对癌性恶病质发病机制的研究

1. 机体代谢异常

研究发现癌症恶病质患者。体内糖、蛋白质及脂类的代谢可发生异常。能量代谢出现改变。糖代谢异常主要表现在胰岛素抗性改变、葡萄糖合成、糖异生和葡萄糖乳酸循环活性增加，葡萄糖耐量和周转下降。蛋白质异常则包括蛋白质周转、肌肉分解代谢以及肝脏和肿瘤的蛋白质合成增加，同时肌肉蛋白合成却下降。

脂代谢异常表现为脂质动员增加，脂肪生成和脂蛋白脂酶活性降低，甘油三酯水平升高，高密度脂蛋白水平降低，静脉甘油水平升高同时血浆甘油清除率下降。

2. 肿瘤分子机制

肿瘤坏死因子 α（TNF - α） 是第一个被定为恶病质介导因素的细胞因子。研究表明，TNF - α 是一种分子量为 25kDa 的膜蛋白，来自单核巨噬细胞、脂肪组织和肿瘤细胞，可通过抑制包括脂蛋白脂肪酸在内几种脂肪酶的活性，抑制脂肪合成，并能通过激活细胞核因子 κB 蛋白（NF - κB），抑制肌细胞中肌肉转录调节因子（MYOD）蛋白质转录，及氧化应激使肌酸磷酸激酶活性下降，通过这两种已知途径达到消耗肌肉的目的。从而引起实验动物厌食、脂肪消耗、无脂体重降低及癌性恶病质。将人类 TNF - α 基因转移实验大鼠体内后，大鼠血中 TNF - α 呈升高表现，随之出现进行性消瘦、厌食等类癌性恶病质综合征，并在短期内很快死亡。将兔源抗 TNF - α 血清注入甲基胆蒽诱发的荷肉瘤小鼠腹腔，能明显改善荷瘤小鼠的食欲减退。Bossola 等研究认为，癌症患者血浆 TNF - α 浓度随着体重下降程度的增加而显著上升。

白细胞介素 -1（IL - 1） 也是一种恶病质因子，在癌性恶病质中，IL - 1 可直接作用于下丘脑饱食中枢和外周部位。给小鼠注射重组 IL - 1 后，可出现厌食、体重下降、低蛋白血症和淀粉样物质升高。实验还发现中枢神经系统内 IL - 1 浓度与动物进食呈负相关，因此认为 IL - 1 作用于下丘脑外侧核腹部而引起厌食。同时发现在大鼠下丘脑腹侧注射 IL - 1 受体拮抗剂，动物厌食现象明显改善。

白细胞介素 -6（IL - 6） 是另一个与癌性恶病质相关的细胞因子。其生物学效

应呈多样性，一方面可增强免疫、促进造血、参与炎症反应及生理预防，但另一方面多种疾病的病理过程中都存在其身影。当血中有高水平 IL－6 的恶病质大鼠切除肿瘤后，体重恢复，IL－6 水平则下降。实验显示给荷瘤小鼠注射抗 IL－6 抗体能减轻小鼠体重下降和脂肪消耗。与 IL－1 和 TNF－α 不同，IL－6 能从荷瘤动物血中测出，其浓度与肿瘤负荷相关。事实上，IL－1 可产生 IL－6。浸润的炎性细胞作用于肿瘤边缘使之产生 IL－1，后者再刺激肿瘤细胞产生 IL－6，IL－6 反过来作用于下丘脑而影响进食。当然 IL－6 也可直接或通过下丘脑、垂体、肾上腺促进脂肪分解。另外，IL－6 可介导 TNF－α 抑制肌蛋白的合成和减少瘦肌群的增殖。所以三者同时存在，可互为影响。

3. 免疫和炎症反应

肿瘤本身产生的循环因子或宿主免疫系统如淋巴细胞和（或）单核细胞、巨噬细胞在应答肿瘤过程中释放的细胞因子可能是癌性恶病质的病因之一。如上所述的 IL－1、IL－6、TNF－α 等诸多致炎细胞因子均与癌性恶病质发的病机制有关。IL－1 和 TNF－α 是宿主对炎症应答的介质。研究证明，将人 IL－1 和 TNF－α 给予健康动物会明显降低它们的食欲。癌症患者和实验动物血清中的 TNF－α、IL－2 水平非常高。在动物模型中，IL－6 水平与肿瘤进展有明显的正相关关系，在癌性恶病质的进展中也起了恶病质因子的作用。

研究发现，在恶病质炎症及急性期反应中，这些细胞因子似乎起着重要作用。所以在一定程度上需要认识到，癌症患者单个或多个细胞因子血清水平长期升高必然会影响其癌性恶病质不同临床症状的呈现。

（二）传统中医学对癌性恶病质的认识

1. 中医对癌性恶病质的临床分型

随着中医药对肿瘤研究的深入，越来越多的人都认同肿瘤的恶病质应归属于中医"虚劳"的范畴这一观点。脏腑功能的衰败、纳差、消瘦等症状均可归因于肿瘤患者的久病不愈，气血阴阳不足，脏腑失其濡养，其中以脾肾尤甚，并可见肌肤失养。《素问·玉机真藏论》有"大骨枯槁，大肉陷下，胸中气滞，喘息不便，其气动形，期六月死……"的记载，就与肿瘤恶病质后期的呼吸衰竭临床表现极其相似。但由于中医对肿瘤恶病质的治疗研究仅仅是起步阶段，且对肿瘤恶病质的辨证分型、诊断标准都还没有形成统一的规范。以肺癌为例，崔慧娟等曾尝试将肺癌恶病质进行中医辨证分型，将其分成气虚痰湿、阴虚内热、气阴两虚、气滞血瘀、热毒炽盛五型，列举如下。

气虚痰湿证　以消瘦、咳嗽痰多、胸闷气短为主症，并见咳声重浊无力，痰多色白而黏，痰出则咳嗽较缓，甚则喘息抬肩，不能平卧，伴有纳呆食少，乏力懒言，面色萎黄，舌质淡胖苔白腻，脉濡缓或濡滑。

阴虚内热证　形体消瘦，咳嗽，痰少难咳，咽干舌燥，五心烦热，并伴见痰黄难咳，或痰中带血，可为阵发性呛咳，或呈高音调的阻塞性咳嗽，胸闷气短，渴喜冷饮，或午后低热，心烦失眠，舌质红，舌苔花剥或光绛无苔，脉细数。

气阴两虚证　可见形削骨瘦，咳声低微，气短懒言，口燥咽干；并见咳声低微，甚至失声，痰中带血，气促难眠，不能平卧，乏力懒言，语声低微，恶风，自汗，或盗汗，口干不多饮，渴喜冷饮，大便溏结不调，舌质或胖大有齿痕，舌红苔或白厚腻或苔厚而燥，脉细弱。

气滞血瘀证　日渐消瘦，胸背疼痛，舌质紫暗；并见咳痰带血，气促，痛有定处，难以入眠，面色晦暗黧黑，大便干结，舌质紫暗苔薄白，脉弦或涩。

肺气衰绝症　以呼吸微弱、脉微无力为主。临床表现为呼吸微弱，气不得续，甚至呼吸停止，大汗出，怯寒畏冷，四末不温，面色㿠白或紫暗，舌淡或紫暗，脉浮散。

2. 癌性恶病质的中医药研究进展

由于癌性恶病质西医疗效的局限性，愈来愈多的患者接受中医药治疗，疗效也有所提高。杨宇飞等观察发现癌性恶病质患者的存活期与静滴扶正中药和中医食疗的治疗影响呈正相关，甲羟孕酮和静脉高营养的干预并未使患者的存活期显著延长。王守峰等通过辨证运用健脾理气疏肝等治法结合小剂量化疗治疗肝癌恶病质患者，结果显示具有改善食欲、增加体重的效果。孙彤等以复方守宫散治疗癌性恶病质患者，发现有增加食欲、稳定体重及提高血清蛋白、血红蛋白的作用，疗效达66%。蔡红兵等用补中益气汤治疗癌症食欲不振恶病质综合征患者，其疗效与甲地孕酮相当。张静等以益气养血、健脾和胃等扶正培本中药改善食欲，升高外周血常规指标及提高活动能力的疗效明显优于甲地孕酮。随着近年来中药剂型的改进，渐渐出现了治疗癌性恶病质的中药注射液，崔惠娟等以参附注射液治疗癌性恶病质患者两周，在一定程度上可以下调恶病质细胞因子，改善恶病质患者厌食、乏力等症状。周毅等以康莱特注射液配合胃肠外营养治疗癌症晚期恶病质，发现其能改善癌症晚期恶病质患者的精神状况，增加食欲及体重，缓解癌痛，提高机体的免疫功能。姜军等则观察康莱特注射液单独治疗癌症晚期恶病质，75.7%患者的卡氏体能状态(KPS)评分提高，64.9%患者进食量增加，54.1%患者体重增加，免疫功能得到提高，治疗前后有显著性差异。

3. 中医药防治癌症恶病质需解决的问题

截至目前，中医学对于癌性恶病质的研究尚未形成系统的理论框架，专题研究不够深入，尤其是诸如病因病机、辨证分型及诊断要点等基础性研究还只能够建立在临床经验总结的基础上。这就造成了由于诊断人的不同经验认识所形成的不可消除的诊断及治疗差异，成为制约癌性恶病质研究外延及深入的主要障碍之一。证型的区分认识差异会直接影响到癌性恶病质患者的证型定性及治疗方案的确定，从而使癌性恶病质治疗有效率的评判不能形成统一的标准，在一定程度上会影响到治疗方案及用药的推广。

然而，中医药防治癌性恶病质的独特优势不可忽视。大量的临床及实验研究表明，各种途径的中医药理念的介入在改善癌性恶病质患者的体重、摄食量及消化道症状等方面均起着重要的作用。

（三）讨　论

癌性恶病质是发生在肿瘤患者身上一个渐进的疾病过程。中医认为，肺气衰绝是其最终的发展方向。在已进入恶病质，但尚未处于肺气衰绝期患者的用药应该有所区分，以突出其辨证论治的针对性，才能更好地体现传统医学辨证论治的特色思维，并可适时引入中医"治未病"的理念，以期用"已病防变"的理念指导疾病趋向良性转归，干预其恶性变证，以延缓癌性恶病质患者进入肺气衰绝期的进程。即延长患者的存活期，并提高患者的生活质量。

中医药学癌性恶病质领域的相关研究文献尚较少，故不能为中医药的深入研究奠定坚实的基础。在后期开展的研究中，多中心大样本的随机临床研究较少，现有的研究深度和精确度不够，前瞻性不突出，使中医癌性恶病质的研究较为困难。在恶病质的界定方面，即个体评估方面亦有较大的缺陷。通常在临床上判断恶病质程度会采用卡氏评分标准，但是卡氏体能评分只能简单地评价体能，不能全面评估患者的心理精神状态及其对患者生理病理状态的影响。故建议采用国际上通用的EORCT、QLQ－C30、FACT、FLIC等生活质量评估工具，以期用统一的标准进行评估，积累更为翔实的临床参考资料。

三、癌性恶病质的西医治疗

（一）传统治疗方法

营养支持治疗可以改善癌性恶病质患者的代谢状态，提高机体免疫力，提高患者生活质量，还可以有效地恢复和维护机体各脏器的生理机能，有利于化疗等药物生物利用度的提高。目前，含有精氨酸、谷氨酰胺及各种支链氨基酸等特殊底物的免疫营养制剂已经投入到临床应用中，用于治疗晚期癌症及癌性恶病质患者。但研究表明单纯的营养支持治疗无法逆转恶病质状态，而厌食是恶病质一个主要出现，传统治疗多在恶病质晚期进行营养支持的同时采取如下治疗方法。

食欲刺激药协助进食　甲地孕酮是合成的孕激素衍生物，可通过直接和间接途径影响代谢并能够通过产生具有异化作用的细胞因子来提高患者的食欲，增加热量摄入。虽然应用甲地孕酮后患者的食欲和体重增加，但骨骼和内脏蛋白的标志分子并没有明显升高。其主要不良反应包括大剂量时的血栓栓塞、头痛、一过性肾上腺皮质功能不全、贫血、昏迷、失眠等。另外，孕激素还会使肌肉比例下降而脂肪比例升高，这些不良反应影响了甲地孕酮作为恶病质常规治疗的应用。

抗抑郁药缓解焦虑情绪　米氮平是一种四环类抗抑郁药，主要用于治疗抑郁症，通过改善患者情绪来增进患者食欲和维持体重，但同其他增进食欲的药物一样，虽然能使患者的厌食好转及体重升高，但骨骼肌和内脏的标志蛋白分子并不升高，对恶病质并没有明显作用。

止吐药防止呕吐　屈大麻酚是一种来自印度大麻的止吐药，能够提高食欲和情绪。虽然其在艾滋病相关体重下降患者中增进食欲的作用是肯定的，但其药代动力学尚未深入研究。另外，在剂量控制及幻觉、抑郁等不良反应方面控制的不足，限制了其在癌性恶病质方面的应用，比较适宜在姑息护理的患者中作为一种辅助治疗。

（二）新治疗方法

二十碳五烯酸　二十碳五烯酸（EPA）是 $n-3$ 脂肪酸，不能在哺乳动物体内合成，只能通过饮食获得。这些多不饱和脂肪存在于鳕鱼肝脏、沙丁鱼和鲑鱼的鱼油中。EPA 可抑制 IL-6 基因启动子，减少 IL-6 的产生，在胰腺癌患者中可抑制 IL-6 的产生及减少肝细胞产生急性反应蛋白，稳定体重。实验室和临床研究表明，EPA 具有抗肿瘤和恶病质的作用。利用动物模型的初步研究表明，核因子-κB（NF-κB）在恶病质患者蛋白水解增加和肌管凋亡的同时上调。而 EPA 可通过抑制 NF-κB 在细胞核的积聚从而阻止蛋白质的分解。$n-3$ 脂肪酸和 EPA 胶囊的应用已被证明对维持晚期胰腺癌患者体重和提高体重降低者的生活质量方面有重要作用。研究表明 $n-3$ 脂肪酸通过下调 NF-κB 及调节炎症反应来阻止成纤维细胞蛋白的破坏，从而使血清蛋白升高及瘦体数量增加，功能好转。

生长素释放肽　生长素释放肽是生长素天然的配体，主要由胃产生，是唯一能够促进食欲的循环激素，一方面它是一种合成代谢激素，在消耗脂肪的情况下能够把蛋白质储存起来。生长素释放肽能够促进生长激素的分泌，在相同环境下，作用比促生长素释放素要强好几倍，而生长素能够促进脂质分解、脂肪合成、成肌细胞分化和肌肉生长。美国食品和药物管理局已经批准重组生长素用于消耗性艾滋病、依靠肠外营养的短肠综合征患者、儿科慢性肾病和生长素缺乏症患者，不良反应有关节痛、腕隧道症候群、胰岛素抵抗、钠潴留和外周水肿等。而通过生长素释放肽刺激生长素的分泌很少引起这些不良反应。另一方面生长素释放肽能够抑制厌食促炎症因子的产生。在体内和体外均能抑制 IL-1β、IL-6、TNF-α 等促炎细胞因子的产生。在临床试验中，应用生长素释放肽能明显降低呼吸系统疾病患者促炎症因子及痰中中性粒细胞水平，相反，它能够诱导抗炎因子 IL-10 的产生。在恶病质患者中 NF-κB 通过基因、蛋白酶体途径引起蛋白质的降解，其活化可能调节骨骼肌蛋白酶体的表达和蛋白质的降解，使两个肌肉特异的基因连接酶泛素连接酶 MAFbx 和肌肉环指蛋白 1（MuRF1）在分解代谢过程中上调，而生长素释放肽能够抑制 NF-κB 的活化。另外，生长素释放肽能够促进胰岛素样生长因子（IGF）-1 的合成，而 IGF-1 可以通过激活磷磷脂酰肌醇 3 激酶-蛋白激酶 B 通路而抑制叉头框转录因子 0，从而阻止 MuRF1 和 MAFbx 的表达。因此生长素释放肽通过 NF-κB 和 IGF-1 对减轻恶病质患者的炎症反应是非常有效的。

几项研究评估了生长素释放肽在治疗多种疾病引起的恶病质方面的作用，包括充血性心力衰竭、慢性阻塞性肺疾病、癌症、晚期肾病。这些研究将有利于引导生长素释放肽在临床方面新的应用。在大鼠和人应用生长素释放肽的实验中，重复应用生长素释放肽可使大鼠和慢性阻塞性肺疾病的患者体重明显增加，大鼠中出现肥胖的比率增加，而人出现肥胖的比率降低，这种差异可能与应用生长素释放肽的剂量和频率有关，每周两次长期注射低剂量的生长素释放肽可使成年大鼠脂肪含量明显降低。

阿拉莫林　阿拉莫林是一种生长素释放肽受体激动剂，应用后出现 IGF－1 升高，比单纯应用生长素释放肽的效果要好得多，应用 12 周阿拉莫林后进食量明显增加，治疗后试验组和对照组 IGF－1 分别为 36.5ng/ml 和 5.95ng/ml，对健康志愿者进行 6d 治疗后，实验组 IGF－1 达到 60ng/ml，而对照组为 0。IGF－1 是维持机体能量平衡的主要因子。

（三）结　语

传统的治疗方法（包括营养支持、刺激食欲、抗炎等治疗）往往在恶病质晚期才开始对患者进行治疗，而且以患者体重变化作为治疗效果的标准，这样往往不能改善患者体内细胞因子的变化，因此也不能真正缓解患者的恶病质状态。随着对分子水平的深入研究，人们发现通过 EPA 及生长素释放肽等药物与传统治疗方法在恶病质早期的联合应用，并通过检测体内 NF－κB 等分子的变化，可以真正使患者的恶病质得到明显缓解，从而提高患者的生活质量及存活率。

四、癌性恶病质的诊疗

（一）恶病质的定义

癌症恶病质是指癌症患者出现食欲不振、极度消瘦、全身代谢改变等表现的综合征，一般出现在晚期癌症患者中。在 80% 以上的晚期肿瘤患者中都存在恶病质，而以胰腺癌与胃癌患者的发生率最高，其主要症状有厌食、早饱、肌力软弱、消瘦等，体重下降是其最明显也是最重要的结果，往往这些患者并非死于肿瘤本身，而是死于严重的体重下降。除了直接导致患者死亡外，它最主要的危害在于极大影响患者的生活质量。恶病质以肌肉及脂肪组织的丢失为特点。肿瘤患者的体重降低不同于单纯性饥饿引起的体重降低，在饥饿状态的初期，肌糖原和肝内增加的葡萄糖以及由肌肉组织来源的糖原性氨基酸被机体利用。在长期饥饿状态下，脂肪被利用作为燃料，在非肿瘤性厌食症患者中，3/4 的体重丢失是由于脂肪减少，而仅有一小部分来自肌肉组织。而在肿瘤恶病质患者中，脂肪和肌肉组织的减少是相等的。肿瘤患者中常有厌食症，而且体内结构的改变与单纯性饥饿并不相同，肌肉和脂肪的丢失在食物摄入量降低之前就发生了。与单纯性饥饿相比较，摄入过量的热量并不能恢复癌性恶病质患者的体内结构。癌症患者体重下降的发生率常与肿瘤类别有关，胰腺癌和胃癌最为严重；而体表肿瘤患者的体重下降程度较轻，如果肿瘤已到只能姑息治疗阶段，几乎所有患者均有明显的体重下降。

恶病质诸多症状表现属中医"虚劳"范畴。据载，虚劳多由积渐成，大抵病久体羸叫"虚"，久虚不复叫"损"，损极不复谓"劳"。恶病质是由于患者久病不愈，气血阴阳不足，脏腑功能衰竭，脾失运化，肌肤失于濡养所致。《素问·玉机真藏论》有"大骨枯槁，大肉陷下，胸中气满，喘息不便，其气动形，期六月死"的记载，就与恶病质的症状极其相似。主症为消瘦、食欲下降、神疲乏力。同时由于发病部位不同、癌症种类不同、患者体质不同，还可出现疼痛、梗阻、出血、发热、腹胀、泄泻、便秘等不同的症状。癌症一旦发展到恶病质，手术、放疗、化疗都难以施行。中医认为邪毒鸱张，正气亏损，攻之不得，补之不受。

（二）恶病质的发生机制

恶病质大多发生在肿瘤进展期，但也可见于肿瘤早期。许多研究发现，恶病质与肿瘤负荷、疾病进程、细胞类型之间无恒定关系。恶病质的发生机制很复杂，没有一个单一理论可以满意地解释恶病质状态。事实上，有许多因素可能同时或相继作用，从而引起恶病质。一般认为与肿瘤能量消耗增加、摄入不足、中间代谢紊乱、谷氨酰胺、细胞因子等有关。

1. 消耗增加

肿瘤细胞过度增生需要大量的原料和能量；肿瘤细胞又以糖酵解为主要供氧形式而导致乳酸增加，肝脏需将乳酸转化成糖以便肿瘤利用，如此恶性循环，造成大量的能量消耗和糖的低效利用；另外，恶病质的癌症患者代谢异常，脂肪、蛋白质分解增加。

2. 摄入不足

由于肿瘤性厌食、治疗性厌食的影响，机体对营养摄取不足。因肿瘤本身的局部作用、味觉改变、食欲降低、下丘脑功能不良、饱感调节机制异常及条件反射而引起厌食；许多化疗药物引起恶心、呕吐、黏膜炎症及胃肠功能不良；放疗可产生类似的急性期副作用，还可造成肠道狭窄；手术后可出现肠梗阻、败血症所致的高代谢症候群，还有因住院患者经常被限制进食足够的营养物质（医源性营养不良）。

3. 代谢紊乱

肿瘤恶病质常出现葡萄糖、脂肪、蛋白质三大物质的代谢异常。国外有研究者证实消化道肿瘤患者肝脏糖异生增加的程度与肿瘤负荷呈正相关，因为对胰岛素的敏感性下降，瘤体较大的患者即使在给予葡萄糖输注的同时，其内源性的葡萄糖生成也并不受限制；研究发现，胰岛素 B 细胞受体对葡萄糖负荷的敏感性下降，表明荷瘤机体处于类似于糖尿病的状态。由于胰岛素对组织的合成代谢非常重要，所以这种改变对组织的消耗起着很大的作用。

4. 谷氨酰胺

谷氨酰胺是许多肿瘤赖以生长的主要原料，为肿瘤线粒体极好的氧化底物，肿瘤对循环中谷氨酰胺的摄取率比相应正常器官高50%。因为瘤体必须与宿主竞争氨基酸，而瘤体内血管较少，故它们必须建立高效的机制以摄取营养，特别是在较血浆营养水平低的环境中（如瘤体内）。研究表明，来源于不同细胞株的实体瘤细胞，无论其组织来源如何，Na依赖的谷氨酰胺转运几乎均靠一个高效、高亲和力载体来完成，每种类型细胞的谷氨酰胺载体都有一系列动力学参数，但是氨基酸受抑制的机制几乎相同，这与外周系统的丙氨酸－丝氨酸－半胱氨酸（ASC）载体系列对氨基酸的摄取有关。

5. 细胞因子

细胞因子是机体对生长中的肿瘤反应的重要调节因子，是生长着的肿瘤诱发宿主机体细胞产生的多肽信号，它介导着肿瘤宿主体内多种营养和代谢紊乱的过程。包括促恶病质因子如 TNF－α、IL－1、IL－6、INF－γ 等，抗恶病质因子如可溶性肿瘤坏死因子受体（sTNFR）、IL－1 受体拮抗物（IL－Ira）、IL－4、IL－10 等，肿瘤恶病质的发生与此两类细胞因子的综合作用有关。促恶病质因子有刺激基础代谢率、葡萄糖吸收，动员储存中的蛋白质和脂肪的利用，减弱脂肪细胞脂蛋白脂酶的活性，增加肌肉氨基酸的释放，激发肝脏氨基酸转运活性等作用。

（三）恶病质的诊断标准

·3 个月来渐进性消瘦，体重比原始体重（诊断时）下降≥7.5%；或 BMI 指标 <80%［注：BM = 实际体重/理想体重 ×100%；理想体重（kg）= 身高（cm）－105］。

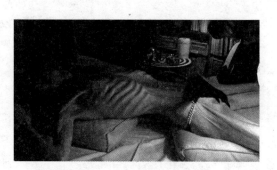

·伴有食欲不振（食欲差，食量比健康时减少1/3）、乏力者。

·总蛋白 < 55g/L，白蛋白 <35g/L，前白蛋白 <250mg/L。

符合上述三项中的两项标准即可诊断为恶病质。

（四）恶病质的现代医学治疗

癌性恶病质是晚期肿瘤患者常见的一种综合征，由于目前尚无法完全阻止恶病质的进展，所以治疗目的主要是改善患者的生活质量，以及延长患者的存活期。主要采用包括药物、营养支持等方法。

1. 药物治疗

促进食欲、抗分解代谢（抗细胞因子）和同化激素类药物为主，以改善患者生活质量和延长存活期。这类药物除了孕激素和皮质醇激素之外，还包括细胞因子拮抗剂、沙利度胺、己酮可可碱、鱼油、褪黑激素、支链氨基酸、中药等。

（1）促进食欲剂

孕激素 醋酸甲地孕酮（MA）和醋酸甲羟孕酮（MPA）是人工合成的口服孕激素药物，它们目前被认为是治疗癌症厌食－恶病质综合征的最有效和最安全的药物。MA 可以诱导下丘脑产生神经肽（NPY）而刺激食欲，调节下丘脑腹内侧核（VMH）——饱食中枢，能够减少下丘脑腹内侧核神经元发放冲动并抑制促炎症细胞因子如 IL-1、IL-6 和 TNF-α 的活性。

高剂量合成孕激素对食欲和体重的作用是明显的，但药物的剂量、持续时间、开始治疗的最佳时间以及对整个生活质量的影响仍然是不确定的。有学者等研究了421 例癌症恶病质患者得出结论：单独补充脂肪酸（EPA）或者同时补充鱼油不饱和脂肪酸和甲地孕酮，并不比单独使用甲地孕酮对食欲和体重改善作用明显。MA 和 MPA 两者都能够诱发血栓形成、子宫出血、外周水肿、高血糖、高血压、肾上腺抑制和肾上腺功能减退（如果突然停药的话）等副作用，因此应用于那些伴有血栓性疾病、心脏病及其他有风险的疾病的癌性恶病质患者时应特别小心。

糖皮质激素 糖皮质激素广泛用于与癌性恶病质相关的治疗。作用机制主要是抑制前列腺素活性及 IL-1 和 TNF-α 的产生。大多数研究显示糖皮质激素的有效作用最多持续 4 周，这些作用包括促进食欲、改善体力状态和控制疼痛等，但是这些研究显示并不能增加患者体重。延长糖皮质激素治疗时间可以导致患者虚弱、精神错乱、骨质疏松症和抑制免疫反应等，所以糖皮质激素主要用于晚期癌症患者。泼尼松的推荐剂量为 1mg/（kg·d）。

（2）细胞因子拮抗剂

在过去的岁月中，肿瘤恶病质被认为是肿瘤进程中不可避免的结果，人们的注意力均集中在最后的病理过程中，采取各种治疗措施，进行标准的营养支持，提供肿瘤患者适当的营养物质和热能。然而，由于代谢异常未能得到纠正，所做的努力收效甚微。随着肿瘤恶病质机制不断地被揭示，肿瘤生长和免疫系统作用导致细胞因子产生，然后细胞因子在不同靶器官的特殊受体上发挥协同作用。细胞因子可能通过自身分泌或旁分泌机制，影响宿主代谢，最终形成恶病质。基于该理论基础，提出一系列新的防治措施，有目的、选择性地抑制细胞因子的合成和作用，或者纠正细胞因子所造成的代谢异常。

TNF-α 抑制剂 TNF-α 是由巨噬细胞分泌的蛋白分子，也可由肿瘤细胞产生，是最早被证实与肿瘤恶病质有关的因子。TNF-α 可通过抑制脂蛋白脂酶（LPL）而参与癌性恶病质的诱导，LPL 可促使脂肪细胞从血浆脂蛋白中摄取脂肪酸，并转变为脂肪。给实验动物注射 TNF-α 可诱导厌食、体重减轻和恶病质的发生，伴随恶病质的肿瘤生长，TNF-α 也随之升高；将 TNF-α 抑制剂注入瘤体，肿瘤生长不受限制，但恶病质症状得到改善。TNF - α抗体可抑制实验动物恶病质的发生，明显提高LPL的活性，但这种作用随肿瘤生长而消失。

IL - 6免疫单抗　由巨噬细胞和成纤维细胞产生，亦可由肿瘤细胞自身分泌。它是一种多功能细胞因子，在各种肿瘤中主要调节细胞生长和凋亡。IL - 6可降低LPL的活性，刺激巨噬细胞产生IL - 1，后者可使IL - 6的浓度增加。IL - 6免疫单抗可抑制恶病质的发展。血清IL - 6水平在肺癌患者中升高，与患者急性阶段反应、营养失调和较短的存活时间相关。

沙利度胺　是TNF - α的抑制剂，在获得性免疫缺陷综合征（AIDS）相关的恶病质患者中，给予沙利度胺300mg/d，可以改善一般状况，增加体重。Hsu等认为用低剂量的沙利度胺是安全的，并且能在少数实体瘤如晚期肝癌患者中诱导明确的肿瘤抑制反应。此外，在晚期肿瘤患者中，它可以改善失眠、抑制恶心、增加食欲。实验表明，它具有抑制血管生成和免疫调节的特点，从而具有抗肿瘤作用。FDA在1995年批准了沙利度胺用来治疗AIDS相关的厌食症，并随后准予其用于癌性厌食 - 恶病质。但也存在相反的报道，Teo等报道高剂量沙利度胺在比格犬的研究中并没有引起体重、食物消耗、神经系统、内分泌系统功能等改变。

（3）同化激素类药物

这些药物包括生长激素、胰岛素样生长因子（IGF - 1）、睾酮、二氢睾酮和睾酮类似物，它们都能够促进蛋白质合成或抑制蛋白质分解。生长激素对糖代谢具有胰岛素样和抗胰岛素样两种作用，通常情况下，表现为抗胰岛素样作用，使血糖升高。生长激素具有提高营养物质的转换率、促进蛋白质的合成、纠正负氮平衡的作用，临床表现为体重增加、上臂肌肉周径增加和肌力下降减少等。近年来研究表明IGF - 1在基础状态和应激条件下在调节肌肉蛋白合成与分解中具有重要作用。

（4）其他药物

EPA是一种重要的ω - 3多不饱和脂肪酸，在鱼油中含量丰富。它可以通过抑制NF - κB而抑制IL - 6基因启动子，从而减少IL - 6的产生。在胰腺癌患者中，发现其可以抑制IL - 6的产生及减少肝细胞产生急性相蛋白，而且可以稳定体重。动物实验还发现其有抗肿瘤的作用。目前，虽然仍缺少相关的大型临床对照试验，但EPA作为抗恶病质药物的应用前景被广泛看好。

（五）恶病质的中医治疗

肿瘤恶病质的病机是久病不愈，气血阴阳不足，脏腑功能衰竭，脾失运化，肌肤失于濡养。

1. 辨证分型治疗

（1）气虚痰湿证

证候：消瘦，咳嗽痰多，胸闷气短；神疲乏力，懒言少语。

舌脉：舌质淡胖有齿痕，舌苔白腻，脉濡缓或濡滑。

方药：香砂六君子汤加减。党参 12g，白术 12g，茯苓 12g，炒薏苡仁 15g，炒山药 12g，鸡内金 6g，红枣 15g，陈皮 6g，半夏 12g，神曲 9g。

（2）阴虚内热证

主症：形体消瘦，咳嗽无痰，咽干舌燥，五心烦热。

次证：五心烦热，或午后低热，心烦失眠。

舌脉：舌质红，舌苔花剥，或光绛无苔，脉细数。

方药：六味地黄丸加减。山药 12g，泽泻 15g，茯苓 15g，牡丹皮 15g，熟地黄 12g，山茱萸 15g，神曲 9g，鸡内金 6g。

（3）气阴两虚证

主症：形削骨瘦，咳声低微，气短懒言，口燥咽干。

次证：气短懒言，五心烦热。

舌脉：舌质或胖大有齿痕，或红，苔或白厚腻，或苔厚而燥，脉细弱。

方药：生脉饮。党参 15g，麦冬 15g，五味子 15g，南沙参 12g，北沙参 12g，陈皮 9g，神曲 9g，鸡内金 6g。

（4）气滞血瘀证

主症：日渐消瘦，胸背疼痛，舌质紫暗。

次证：胸胁或肩背疼痛，痛有定处。

舌脉：舌质有瘀斑或紫暗，舌苔薄白，脉弦或涩。

方药：丹栀逍遥散加减。牡丹皮 9g，栀子 12g，当归 9g，芍药 12g，柴胡 9g，茯苓 12g，白术 15g，甘草 9g，生姜 6g，薄荷 6g，谷芽 12g，麦芽 12g。

2. 中成药

静脉制剂中成药：①康莱特注射液，每次 200ml，加入 5% 葡萄糖注射液 500ml 中，每天 1 次，静滴，连用 21d。②艾迪注射液，每次 80～100ml，加入 5% 葡萄糖注射液 500ml 中，每天 1 次，静滴，连用 21d。③参麦注射液等，每次 30～60ml，加入 5% 葡萄糖注射液 500ml 中，每天 1 次，静滴，连用 14d。

（六）恶病质的营养治疗

胃肠外营养（PN）在肿瘤患者中应用广泛，但效果不理想，并发症较多。并且 PN 是否可能促进肿瘤生长还存在争议。但在某些特定情况下使用 PN 是有效的。当患者营养状况极差而无法耐受抗肿瘤治疗时，给予一定的 PN 是适当的。如在严重营养不良的胃肠道肿瘤患者术前给予 PN，可以减少并发症及病死率。而术后可以维持或改善营养状况，促进伤口愈合，降低感染率。对于某些无法根治的癌性肠梗阻患者，PN 往往是维持生命的唯一方法。据报道，其平均存活期从 17d 到 3.7 个月不等。

目前，含有特殊底物如精氨酸、谷氨酰胺、ω－3 脂肪酸和支链氨基酸的免疫营养制剂已投入临床，但其对于癌性恶病质的疗效，仍有待大型临床试验证实。尽管有针对癌性恶病质的各种治疗方法，但总体的治疗效果不佳，均不能逆转其进展。随着对癌性恶病质发病机制的深入了解，在肿瘤持续存在的基础上，阻断癌性恶病质的发展是有可能实现的。

（七）治疗策略选择

癌性恶病质是晚期肿瘤患者常见的一种综合征，由于目前尚无法完全阻止恶病质的进展。针对癌性恶病质的治疗是多方面的，包括药物治疗、手术治疗、营养支持、物理治疗、社会心理治疗等，但最为常用的还是药物和营养支持治疗。因无法治愈，所以治疗目的主要是改善患者的生活质量，以及延长患者的存活期。

1. 药物治疗的选择

当前针对肿瘤恶病质较为成熟的药物治疗主要是食欲刺激剂和一些控制症状的药物，而许多代谢调节剂正在研究中或已初步应用于临床。药物主要包括食欲刺激剂和代谢调节剂。食欲刺激剂通过增加患者的食欲以增加进食量，是维持其营养状况的有效方法，同时也能明显提高其生活质量。目前，广泛使用而且疗效确切的食欲刺激剂主要是糖皮质激素和醋酸甲地孕酮。癌性恶病质患者代谢改变是最为重要的病因之一，所以逆转这些代谢改变的药物已成为研究的热点。这些药物主要的作用机制包括下调转录因子、阻断细胞因子、促进合成代谢等。

2. 营养支持治疗的选择

目前认为，肿瘤患者营养支持的目的，在于维持患者的营养和功能状况，耐受各种抗肿瘤治疗的打击，预防或延缓癌性恶病质的发生；而对于胃肠道功能严重受损的患者，它将是维持生命的唯一方法。如果肠道功能存在，则肠内营养支持的效果最好，尤其对于那些无法吞咽的头、颈或食管癌患者，它可以维护肠黏膜屏障和免疫功能。

3. 中药应用要点

恶病质是癌症晚期大多数患者表现出的机体功能衰退、营养代谢紊乱的一系列症候群，病情复杂，治疗时应注意辨证与辨病相结合、扶正与祛邪相结合、局部与整体相结合三要点，从复杂的病情中找准不平衡点，在注重调理后天脾胃的基础上，调节阴阳、寒热、虚实。中药治疗像一把钥匙，透过错综复杂的黑幛，拨动晚期癌症患者之枢纽，平衡协调内环境，提高机体的免疫功能，从而控制或杀灭癌细胞。

局部与整体相结合　由于恶病质患者正气虚弱，食欲减退，消瘦乏力，气血、阴阳、脏腑等多方面不平衡，所以即使采用调治，也必须非常谨慎。用温则伤阴，用凉则亡阳，补则碍胃，泻则伤正。对于恶病质的患者，必须从整体调节，创造一个良好的内环境，增强免疫功能，达到延长生命、提高生活质量的目的。

辨证与辨病相结合　中医的辨证与西医的辨病相结合，可以取长补短。西医辨病，可以了解肿瘤生长的部位、细胞良恶性程度、癌症的发展及预后、找出产生恶病质的原因，为中医辨证提供一定的依据。中医认为肿块是痰、血瘀、热毒相结合而成，但到恶病质时，由于体质不能耐受，攻痰、化瘀、清热解毒有时难以下手。根据辨证施治的原则，不应急图攻癌，而应调和气血，扶正固本，特别是健运中州，建立一个良好的内环境。

扶正与祛邪相结合 "邪之所凑，其气必虚。"患癌后，邪气亢盛，正气虚损。虚损的结果是免疫功能下降，加速癌症扩散，形成恶性循环。恶病质的患者为正不胜邪，故扶正固本、保护机体免疫功能至关重要。在这一点上，无论中医还是西医，都已形成共识。

(八) 疗效评价

1. 临床症状分级(表 8 - 2)

表 8 - 2 症状分级表

症状	0 度	Ⅰ 度	Ⅱ 度	Ⅲ 度	Ⅳ 度
咳嗽	无	偶咳	间断咳嗽	咳嗽频作	咳嗽剧烈
咯血	无	晨起痰中偶有血丝痰	咯血中有血丝	痰中带血，量少	咯血量多
胸痛	无	偶有胸痛，无须服药	胸痛轻微，服用Ⅰ级止痛药	胸痛明显，服用Ⅱ级止痛药	胸痛剧烈，服用Ⅲ级止痛药
发热	无	<37.5℃	<38.5℃	<39.5℃	≥39.5℃
气短	无	稍感气短	活动后气短	动则气促	卧床也气促
乏力	正常活动后乏力	活动后乏力	活动后乏力，且不易恢复	休息时感乏力	需卧床
胃纳	正常	饭量稍少	饭量为原来的2/3	饭量为原来的1/3	完全没有食欲
口干	无	轻微口干欲饮	口干喜饮	口干喜饮，饮后难解	

注：本研究采用肺癌症状分级法，每项症状的得分合计后乘以 1/8 即折算为百分制得分。显效：治疗后比治疗前提高 70%。有效：治疗后比治疗前提高 30～70%。无效：治疗后比治疗前提高 30% 以下

2. 体能状态评分（表 8 - 3）

表 8 - 3　Karnofsky 功能状态评分表

体能状态	评分
正常，无症状和体征	100
能进行正常活动，有轻微症状和体征	90
勉强可进行正常活动，有一些症状或体征	80
生活可自理，但不能维持正常生活工作	70
生活能大部分自理，但偶尔需要别人帮助	60
常需要他人照料	50
生活不能自理，需要特别照顾和帮助	40
生活严重不能自理	30
病重，需要住院和积极的支持治疗	20
重危，濒临死亡	10
死亡	0

显效：治疗后比治疗前提高 20 分以上（100 分）。有效：治疗后比治疗前提高 10 分以上（50 分）。稳定：治疗后比治疗前提高不足 10 分或没有变化（25 分）。无效：治疗后比治疗前下降（0 分）。

| 第九章 |

癌症患者感染的防治

一、感染因素与癌症发病的相关性

癌症本身并不具有传染性，截至目前，国际上还没有任何科研证据能直接证明癌症可通过亲吻、接触、性、共用餐具等日常的生活方式传播。对于健康人群，即便接触到一定数量的癌细胞也不会有事，健康人体的免疫系统非常精密，它能识别机体自身的细胞，并攻击、清除外来入侵的病毒、细菌，但是引起或加重癌症进展的病毒或细菌是有传染性的。引发癌症的原因主要有两大类：一是外部环境的致癌因素，如物理性致癌因素（灼热、机械性刺激、创伤、紫外线、放射线等），化学性致癌因素（黄曲霉毒素、苯并芘等）；二是人体自身内环境失衡所致的致癌因素，如免疫功能低下、内分泌紊乱、遗传因素和精神因素等。除了外部环境，还有一类更重要的致癌因素是感染，主要病原是细菌和病毒。

2012 年，世界卫生组织下属国际癌症研究中心的一项报告指出，世界上约 1/6 癌症的罪魁祸首是细菌和病毒。该报告指出，在导致人体癌变的感染中，最主要的有 4 种细菌和病毒，它们分别是乙肝和丙肝病毒、人类乳头瘤病毒、EB 病毒及幽门螺杆菌，主要引起肝癌、宫颈癌、鼻咽癌及胃癌等。统计表明，仅这 4 种病原体就导致当年全球近 200 万人患上了癌症。美国梅奥诊所的一个研究团队在无菌培养的乳腺组织中还发现，女性乳腺癌组织与正常乳腺组织中的细菌也存在着显著差异，证明癌症和细菌及病毒感染中还存在一些人们至今尚不知晓的秘密。

1. 诱发癌症的病毒、细菌及其他病原体

肝炎病毒　大量的研究表明，乙肝病毒和丙肝病毒感染是原发性肝癌最重要的致病因素。从世界范围来看，乙肝病毒感染率较高的国家和地区，其肝癌发病率也较高，呈显著正相关性，中国是乙肝病毒感染率较高的国家之一。据统计，在全球 3.5 亿乙肝病毒携带者中，中国人占据了 1/3，因此中国的肝癌发病率一直居高不下。原发性肝癌很多是经历了乙肝病毒感染、慢性乙型肝炎、肝硬化的演变过程，而肝癌患者大多同时合并有慢性乙型肝炎。这些都表明乙肝病毒感染是肝癌发病最

重要的因素。

EB 病毒　该病毒与多种癌症的发病有密切关系，早在 1997 年，EB 病毒就被国际癌症研究机构归为 I 类致癌物质，其中与之相关最明确的是鼻咽癌、人 Burkitt 淋巴瘤、甲状腺癌。有研究表明，全世界的鼻咽癌患者血清中 EB 病毒核壳抗原的抗体（VCA/IgA）阳性率高达 90% 以上，而正常人的阳性率仅为 5% 左右。EB 病毒早期抗原的抗体（EA/IgA）在鼻咽癌患者中的阳性率为 73%，可见鼻咽癌与 EB 病毒感染之密切。同时，EB 病毒还与胃腺癌、大肠癌、乳腺癌、肺癌等有一定关系。

人乳头状瘤病毒（HPV）　该病毒与宫颈癌及口咽癌有肯定密切的关系，HPV 感染会显著增加患宫颈癌的风险，其中，最主要的是高危险亚型 HPV16、HPV18。流行病学资料显示，在癌前病变患者中，HPV 阳性率为 60% ~ 87%，在宫颈癌患者中，阳性率为 85% ~ 99%，可见宫颈癌与 HPV 感染之密切。

幽门螺杆菌（Hp）　Hp 感染能诱发胃癌及胃淋巴瘤。2002 年一项对 1900 万例的流行病学调查发现，全世界恶性肿瘤的 17.8% 可归因于感染性疾病，其中 Hp 感染占到了 5.5%；全世界约 50% ~ 60% 的人胃中可检测出 Hp，这就使其成为肿瘤发展中最重要的感染因素，其在恶性肿瘤的各项诱发因素中，仅次于吸烟。世界卫生组织在 1994 年已将其定为胃癌第一致癌因子。

泌尿系及呼吸系统细菌感染　流行病学调查证实，泌尿道的慢性和复发感染增加了膀胱肿瘤发生率。膀胱细菌感染，或是暴露在致癌物环境的病史，导致了膀胱肿瘤的发生；另外，肾和输尿管结石也增加了肾盂、输尿管和膀胱肿瘤的发生率。慢性细菌呼吸系统感染增加了通过化学致癌物诱导的实验性肺癌发生率。

寄生虫　慢性寄生物感染在恶性肿瘤发展过程中起重要作用。例如，在埃及大约有一半的患者膀胱肿瘤是恶性的，这通常与血吸虫病造成的慢性感染和膀胱上皮细胞的"遗传损害"增加有关。在泰国，慢性麝后睾吸虫感染与胆管癌发生有关。究竟是麝后睾吸虫导致的慢性上皮损伤和炎症起主要作用，还是其排泄的代谢产物是致癌物和激变剂，目前仍在进一步研究之中。

2. 感染导致癌症发生的原因

如果不能够及时有效地控制癌症相关的病毒和细菌，则可能导致感染患者发生癌症，甚至可能在一定时间和一定区域出现癌症大面积暴发。那么，感染导致癌症发生的机制是什么呢？研究认为，当人体正常的免疫系统检测到病原体或细胞损伤时，它会刺激巨噬细胞和中性粒细胞涌入机体的感染区域。这些免疫细胞能够吞噬细菌、死亡的细胞及其释放的蛋白质、核苷酸或其他分子碎片等。在这一过程中，免疫细胞合成高活性的化学物质以降解被吞噬的细菌。吞噬和杀灭了大量病原体的巨噬细胞和中性粒细胞最终也会死亡裂解，其所释放的化学物质也由此弥散到组织中，这就是感染所致炎症的原因。这一过程如果持续时间短，范围有限，则不至于造成机体的显著损伤，但如果长时间持续炎症则会导致机体细胞及组织的广泛损伤，并进一步启动损伤修复系统。如果损伤修复失败，就会导致基因不稳定性增加，甚至出现 DNA 断裂，从而最终导致癌症。

鉴于大量的流行病学研究证实，乙型肝炎病毒和丙型肝炎病毒与肝细胞癌密切相关，国际癌症研究理事会将这两种病毒命名为人 I 类致癌物。肝细胞中慢性病毒复制可导致细胞的接连死亡，伴随着损伤的实质细胞的代偿性修复再生，对病毒蛋白的免疫反应可导致慢性炎症。对肝细胞表达大量的乙肝病毒包裹蛋白的转基因鼠的研究，支持这种炎症途径导致肝细胞癌的发生。这些鼠的慢性肝炎同人的乙肝病毒诱导的疾患相同，最终都发展为肝细胞癌。可能是氧化损害导致了这种炎症的发生。

体外研究发现，EB 病毒免疫人 B 细胞。在体内，EB 病毒导致多克隆 B 细胞增殖，同时 T 细胞免疫对抗 EB 病毒抗原"治疗"急性感染。初期急性感染后，病毒往往在宿主中潜伏下来，这些潜伏的细胞只表达溶细胞性 T 淋巴细胞的次要靶目标 LMP - 2a 和 EBNA - 1。表达 EB 病毒完整序列的淋巴瘤与 EB 病毒密切相关，并在抑制的 T 细胞免疫中常常发生。而当在无抑制 T 细胞免疫时，淋巴瘤则被排斥。EB 病毒也与地方性人 Burkitt 淋巴瘤密切相关，由于人 Burkitt 淋巴瘤发生于热带非洲患有疟疾的儿童，有理由认为是疟疾的感染使得感染的 B 淋巴细胞有丝分裂突变，但这一关联的机制并不清楚。

HPV 的某些特定株群显现为重要的病因学因素，从而导致女性宫颈癌。这些因素从初期感染到癌前期病变，再到癌发生的机制还不清楚。然而，在体外促炎细胞因子，如 IL - 2 和 TNF - α 等可刺激 HPV 附着的细胞和宫颈癌细胞。这些细胞因子诱导表皮生长因子的配体调节蛋白的表达。调节蛋白的释放导致自分泌刺激 HPV 转染细胞的生长。上皮瘤和侵蚀性肿瘤通常与炎性白细胞浸润相关联，这些白细胞可释放促炎细胞因子，如 IL - 1 和 TNF - α，充当旁分泌因子来诱导调节蛋白的自分泌生长因子的释放；其他机制还有局部炎症加速宫颈癌的发生。

3. 如何预防病原体导致的癌症

接种疫苗　接种疫苗是预防病原体感染最经济和最有效的途径，乙肝疫苗能有效控制乙肝病毒感染发生率。我国于 20 世纪末开始给婴儿常规接种乙肝疫苗，这一有效措施使我国的乙肝病毒携带者数量迅速降低，从而进一步大大减少了接种人群中原发性肝癌的发生率。从优生优育的角度出发，建议备孕前常规检查乙型肝炎病毒，男女任何一方患有乙肝，都应进行治疗，待 HBV - DNA 降为阴性且肝功能正常后方可怀孕。如果孕前女性乙肝抗体阴性，则建议全程接种乙肝疫苗，并复查 HBsAb 至 400 单位以上时，方为怀孕安全时期。患有乙肝的孕妇在怀孕期间应定期检测肝功能及肝脏超声，如果出现肝功能不良等肝炎发作表现，则需立即进行护肝及抗病毒治疗，必要时终止妊娠。

HBV - DNA 阳性母亲的孩子出生后，应立即注射乙肝免疫球蛋白和乙肝疫苗，并及时检查抗体是否产生；DNA 阴性母亲的孩子可以只注射乙肝疫苗，但有些 HBV－DNA 阴性的乙肝表面抗原携带者母亲，可能会出现病毒复发，为安全起见，也建议婴儿出生后注射乙肝免疫球蛋白。父亲为 HBV－DNA 阳性者，婴儿出生后也需要及时注射乙肝免疫球蛋白，避免出生后的密切接触导致乙肝病毒感染。

Hp 及胃镜检测　Hp 阳性和萎缩性胃炎与胃癌有高度相关性，因此普通人群从 40 岁就应开始行胃癌筛查，包括血清胃蛋白酶原（PG）、胃泌素 17（G－17）、Hp 检测等，若 Hp（－）和萎缩性胃炎（－），应每 5 年复查一次；若 Hp（＋）但不伴有萎缩性胃炎，则行 Hp 根治治疗，每 3 年行内镜检测一次，若 Hp（＋）且伴萎缩性胃炎，则应每 2 年内镜检查一次；若 Hp（－）和萎缩性胃炎（＋），则每年内镜检查一次。

EB 病毒检查　鼻咽癌患者临床检出前 3 年以上就会出现 EB 病毒的抗体升高，因此检测 EB 病毒的血清抗体可作为鼻咽癌的筛查指标，能检出处于临床前期的早期鼻咽癌。因此，每年常规体检中，均应包括 EB 病毒相关检查。

定期进行宫颈癌筛查　近年来，宫颈癌有年轻化趋势，有条件的女性，可定期接受宫颈癌筛查。女性宫颈癌筛查的年龄应从 21 岁开始，处于 21～29 岁年龄段的女性，建议每 3 年接受一次细胞学筛查，处于 30～65 岁年龄段的女性，建议每 3 年接受一次细胞学筛查或每 5 年接受一次 HPV 检测联合细胞学筛查。若 HPV 阳性者，随访 12 个月联合筛查或进一步行 HPV－16 或 HPV－18 分型检测，如 HPV－16 或 HPV－18 阳性，建议行阴道镜检查。

重视饮食卫生　尽可能实施分餐制，不吃卫生条件差的生肉及生鱼，避免消化道病毒及细菌感染。

二、癌症的感染并发症

恶性肿瘤患者由于长期慢性消耗、营养不良及放化疗等因素影响，导致机体免疫力低下，极易发生各种并发症，医院感染是其中最常见的并发症之一，发生率为 23.2%～33.21%，对患者预后及生活质量造成不利影响。

美国国立综合癌症网络（NCCN）2017 年发布的最新《癌症相关感染预防和治疗指南》指出：数十年来中性粒细胞缺乏症已被确认为癌症患者化疗时出现感染的重要危险因素。有效预测、预防及治疗伴中性粒细胞缺乏症的癌症患者中性粒细胞缺乏症阶段的感染性并发症可显著降低感染相关死亡率。近年来，随着抗感染治疗的进展，急性白血病（AL）或造血干细胞移植（HSCT）患者在粒细胞缺乏症时死于感染的概率已显著降低。

HSCT 受体造血恢复后需要持久而强烈的免疫抑制剂以防止移植物抗宿主反应（GVHD），因此非中性粒细胞缺乏症患者也易发常见的细菌、病毒及机会性感染，此时感染性疾病的种类与中性粒细胞缺乏症时显著不同。

1. 癌症患者医院感染发生的原因

年龄　肿瘤患者随着年龄增加，机体重要组织器官发生退行性变化，机体防御功能降低、组织修复能力减弱，医院感染发生概率增加。有国内学者对 1000 例恶性肿瘤患者的回顾性研究显示，年龄是医院感染发生的独立危险因素。另有一项对 540 例放疗和局部晚期直肠癌术后并发深部感染患者的多因素分析显示，年龄是发生深部感染的重要危险因素之一。有临床统计数据表明，≥50 岁恶性肿瘤患者医院感染率明显高于 <50 岁者。提示老龄患者是医院感染的高危人群，年龄是医院感染发生的危险因素。

合并慢性病 有临床统计发现，合并其他疾病(高血压、糖尿病、脑血管意外、慢阻肺等)的肿瘤患者感染率显著高于无合并症患者。国内学者对 685 例化疗肿瘤患者的分析显示，合并高血压、糖尿病是发生医院感染的危险因素。由此认为，恶性肿瘤患者合并糖尿病、高血压等慢性病可能进一步削弱免疫功能，使机体抵抗力下降，利于病原菌侵入，易致医院感染发生。

脾切除术后及功能性无脾症 脾切除或脾脏放疗导致功能性无脾症，使患者易发生肺炎球菌败血症，功能性无脾症也是重度 GVHD 晚期的并发症。患者主要的风险是荚膜细菌引起的重症败血症，最常见的病原体是肺炎球菌、流感嗜血杆菌和脑膜炎奈瑟菌。

糖皮质激素 大剂量糖皮质激素应用对中性粒细胞、单核细胞和淋巴细胞的分布和功能均有显著影响，感染的危险性与皮质激素的剂量和持续时间、是否合并存在免疫功能缺陷(如粒细胞缺乏症或应用其他免疫抑制剂等)及肿瘤状况等有关。氟达拉滨与糖皮质激素合用比二者单用具有更强的免疫抑制作用，氟达拉滨联合泼尼松导致的 $CD4^+$ 细胞明显抑制在治疗结束后仍可持续数月。

营养不良 晚期癌症患者由于长期消耗出现恶病质，营养不良可使免疫器官萎缩、淋巴细胞及抗体生成减少，导致机体免疫力下降，直接引起或诱发医院感染。有学者对胃肠道肿瘤患者术后医院感染危险因素的研究显示，重度贫血患者感染率较非重度贫血者高。一项对 960 例恶性肿瘤放疗患者的回顾性分析显示，营养状况良好的患者医院感染率低于营养状况不良者，认为营养状况不良的患者，生理机能、机体免疫力随之退化，加之放疗后长期卧床，为细菌繁衍和生长提供了有利条件，是患者放疗后发生医院感染的影响因素。亦有研究提示血清蛋白 <35g/L 是肿瘤患者化疗白细胞减少并发感染的独立危险因素。可见，营养不良的肿瘤患者医院感染率较高。

侵入性操作 有国内研究报道，恶性肿瘤患者行侵入性操作较未行侵入性操作者医院感染率高，且操作时间越长感染机会越大；手术时间 >2h 的肿瘤患者医院感染发生率为 8.5%，而 <2h 者仅为 2.5%。另有一项调查报道显示，白血病患者经外周静脉置入中心静脉导管相关感染的发生与穿刺次数有关，穿刺 ≤2 次者感染率明显低于 ≥3 次者。国外学者对直肠腺癌术后伤口感染的研究显示，进行皮瓣重建时间越长，切口感染发生率越高。提示肿瘤患者行侵入性操作可能破坏了皮肤黏膜

屏障，致使医院感染发生风险升高。

放疗损伤　放疗是肿瘤患者的主要治疗方法之一，但放疗在杀死局部肿瘤细胞的同时，也会造成机体防御与免疫功能进一步降低。研究显示，行放疗的肿瘤患者较未行放疗者的医院感染率大幅提升，故可认为放疗是医院感染发生的独立危险因素。另有一项观察960例肿瘤放疗患者发生医院感染的调查报告显示，共有62例发生医院感染，感染率为6.46%，其中骨髓抑制54例，占医院感染病例的87.1%，其中Ⅳ度骨髓抑制者感染率高达29.03%。由此可见放疗损伤对医院感染发生的影响不容忽视。

化疗的毒副作用　抗肿瘤药物是细胞毒类药物，作用于分裂迅速的细胞，包括肿瘤细胞和正常细胞，可直接损害和破坏免疫系统和其他脏器功能，导致各种毒副反应发生，其中骨髓抑制较常见，严重粒细胞缺乏成为恶性肿瘤患者死亡的主要原因之一。有学者报道，随着化疗时间增加，肿瘤患者医院感染发生率逐渐增加，提示化疗作为肿瘤的一种治疗手段，其产生的毒副作用是医院感染发生的危险因素。另有一项回顾性分析对295例院内感染的恶性肿瘤化疗患者进行了研究，发现白细胞减少的患者感染率高于白细胞正常者，因此认为院内感染与白细胞减少有关。

抗菌药物过度应用　恶性肿瘤患者常用广谱抗菌药物预防感染，导致细菌耐药率增加，引起多重耐药菌感染发生。国外学者报道，2004—2007年美国爱荷华大学医院共发生念珠菌血症108例，感染率为1.5%，其中白色念珠菌占47%、光滑念珠菌占29%、近平滑念珠菌占12%、热带假丝酵母菌占5%。另有国外的一项多中心念珠菌血症流行病学和回顾性调查发现，念珠菌血症与高死亡率相关。国内学者调查2011—2014年安阳市肿瘤医院抗菌药物的使用情况，结果显示，临床抗菌药物的总用药频度(DDD)与细菌耐药率有一定相关性。对肿瘤科细菌耐药性变化趋势的观察显示，抗菌药物用量前10位药物中左氧氟沙星、头孢美唑、美洛西林联合舒巴坦居前3位，致使大肠埃希菌产超广谱β内酰胺酶的阳性检出率明显增加。

2. 癌症患者医院感染分布的特点

感染部位　肿瘤患者医院感染可发生在呼吸道、泌尿道、手术部位、血液、皮肤软组织、胃肠道等全身各部位，其中下呼吸道感染率最高，约占24.0% ~ 40.65%，且随着肿瘤发病率升高，下呼吸道感染率呈逐年增高趋势。国内学者的一项调查发现，2012—2014年肿瘤住院患者下呼吸道医院感染现患率分别为37.8%、43.5%和46.8%，说明恶性肿瘤患者医院感染部位主要以下呼吸道为主。这是由于晚期肿瘤患者广泛使用化疗药物及免疫抑制剂等，造成呼吸道纤毛黏液系统、IgA及纤维素等细菌清除系统均出现一定程度破坏，再者病原体易通过飞沫空气传播，控制空气传播途径比其他传播途径更为困难，并且住院时间越长，接触病原菌机会越多，医院感染发生率越高。

医院感染率　一项对309例死亡肿瘤患者的回顾性调查显示，医院感染率由高到低的恶性肿瘤依次为白血病（66.7%）、恶性淋巴瘤（58.3%）、骨肿瘤（50.0%）、肺癌（25.0%）、食管癌（22.2%）等，呈现出淋巴造血系统相关肿瘤医院感染率升高的趋势。而Ⅰ～Ⅳ期肿瘤患者医院感染率分别为 3.25%、4.08%、5.00% 及 10.18%，提示肿瘤分期越晚医院感染发生率越高。

病原菌分布　肿瘤患者易受病原菌侵袭造成感染，一项针对 2212 例恶性肿瘤患者中发生医院感染的 761 例共 997 例次的回顾性分析显示，致病菌按分离率高低依次为铜绿假单胞菌、大肠埃希菌、肺炎克雷伯菌、真菌、金黄色葡萄球菌、变形杆菌、沙雷杆菌、费劳地枸橼酸杆菌等。国内多家肿瘤专科医院的研究显示，感染主要集中在革兰阴性菌，并以大肠埃希菌、肺炎克雷伯菌、铜绿假单胞菌为主；革兰阳性菌主要为金黄色葡萄球菌和肠球菌；真菌以白色假丝酵母菌多见，且多家医院白色假丝酵母菌位居医院感染致病菌首位。也有医院报道其恶性肿瘤患者医院感染的病原菌均为多重耐药菌。提示肿瘤患者病原菌耐药性日趋严峻，病原菌以多药耐药的革兰阴性菌为主。

3. 癌症患者院内感染的预防

近年来，我国医院感染监测报道一般医院感染在 10% 左右，而大量临床统计发现，医院癌症感染率普遍在 13%～18%，较平均感染率显著增高。医院感染是晚期肿瘤患者死亡的主要原因之一。晚期肿瘤患者作为一个特殊人群，必须严格重点进行监控和采取有效的预防措施，降低医院感染率。

加强对易感患者的保护。对于白细胞低于 $1.0 \times 10^9/L$ 患者应进行隔离保护。隔离患者有两种方法，包括无菌隔离室（或称层流室）和"生活岛"隔离方法，即在病房内实行隔离，或用塑料薄膜帐隔离。调查中发现患者皮肤感染以金黄色葡萄球菌为主，传染源主要来自患者和带菌者，一般人群中约 15%，正常人鼻咽部带菌，医护人员带菌约 30%。为了防止交叉感染，应限制探护人数及频次，医护人员进行治疗应有计划，减少不必要的人为走动，检查每一名患者时都要对手部用肥皂水清洗，也可用 0.1% 过氧乙酸浸泡 1～2min，如病房无水源条件，亦可用甘油酒精配制成无水消毒液反复多次擦抹手部。

晚期肿瘤患者的医院感染以呼吸道发生率最高，而呼吸道以链球菌为主，在自然界中分布广泛，水、空气、正常人的皮肤、肠道和呼吸道等均可存在，特别是在潮湿环境生存较强。因此病房应经常通风换气，保持空气清新，冬季也要定时换气，气候条件允许必须开窗通风，每天至少 4 次，每次 10min，包括空调房间，室温一般保持 18℃～22℃左右，相对湿度 50%～60%，每天紫外线照射一次，定期用过氧乙酸或中药苍术熏蒸，可减少空气中细菌含量，墙、地板（瓷面）可用热肥皂水擦抹。

晚期肿瘤患者口腔黏膜感染较高，因此，必须加强口腔的护理，嘱患者早、晚、饮食后漱口，也可以用淡盐水、口炎康等含漱。

对患有感染性疾病的患者，必须合理使用抗生素，避免长期使用广谱抗生素；严格控制陪护人员数量，对他们带入病房的物品特别是食品要严格检查；定期对病房环境，患者鼻咽部、肛门、大小便及血液进行细菌学检测，以查找感染来源，切除感染传播途径，尽量缩短探视时间以减少感染机会；对各种侵入性操作必须执行严格的无菌规范。

4. 癌症患者合并感染的治疗

晚期癌症患者由于长期接受手术、放疗及化疗等有损机体免疫力的治疗，导致其体液免疫和细胞免疫功能出现缺陷，表现为粒细胞减少和趋化、吞噬功能降低，皮肤黏膜屏障破坏，加上医院病房内空气交换、环境净化程度有限，多人病房的互相接触等，故感染部位以呼吸道感染最多，其次是胃肠道、口腔黏膜、皮肤及腹腔等，不明原因感染亦占有较大比例。癌症并发感染往往出现临床表现不典型和炎症反应不完全，并且部分患者以发热为感染的唯一表现，因此诊断困难；血液、体液等标本培养病原菌的阳性率较低；感染的病原菌以革兰阴性杆菌常见，但真菌和病毒感染的发病率较正常人高，混合感染亦多见；多重耐药菌（MDRO）感染较常见；感染病情严重、易扩散、脓毒症的发生率及死亡率高。

因此对癌症合并感染的患者应尽早开始治疗，但由于开始时无法明确病原菌以及药敏结果，而开始治疗时应用不恰当的抗菌药物会降低患者的存活机会，不合理使用抗菌药物则是造成细菌耐药的根源。研究发现，只有少数患者有病原学诊断结果，约50%的患者接受了不适当的起始治疗，使病情早期迅速进展导致死亡或感染持续存在，病情好转后又恶化或出现了耐药菌的双重感染或局部并发症，使死亡率高达60%以上。如果一般情况差、感染严重，且既往曾反复多次使用多种抗菌药物，则应避免采取逐步升级的常规用药方案，而采取一开始就用目前最强的抗菌药物单一药物疗法，此时，采用抗感染降阶梯治疗是最合适的选择。

降阶梯治疗即开始就使用广谱抗菌药物以最大限度覆盖可能的致病菌，并使用足够的剂量，切断或减少感染迅速进展的可能，随后根据微生物学检查结果调整抗菌药物的使用，使之更有针对性。降阶梯治疗法不会增加细菌耐药性的发生，并可减少或避免反复盲目调换抗菌药物及联合用药的毒副作用，特别适宜严重感染、抵抗力明显低下或感染无病原学及药敏结果的患者，保障了最佳疗效的可能性，缩短了疗程，节约了费用。

也有研究表明，在判断病原菌较正确的情况下，一开始直接选用针对性强的抗菌药物也能达到广谱抗菌药物治疗的效果，

在美国国家综合癌症网络（NCCN）的《癌症感染的防治指南》中，就口腔和食管、鼻窦或鼻部、腹部、直肠和肝脏感染、导管感染、皮肤与软组织感染、中枢神经系统感染及艰难梭菌结肠炎、中性粒细胞缺乏症性肠炎等的诊断与治疗提出了指导性意见，由于在临床工作肺部感染最为常见，因此控制肺部感染是重点讨论的内容。

无中性粒细胞缺乏症及免疫抑制治疗时的社区获得性肺炎　社区获得性肺炎在治疗开始前应尽可能获取痰和血培养标本。无中性粒细胞缺乏症、未接受免疫抑制治疗且无须住院的患者，治疗可选择：①适用呼吸道感染的氟喹诺酮类（左氧氟沙星750mg/d 或莫西沙星或吉米沙星）；②β-内酰胺类（如大剂量阿莫西林或阿莫西林/克拉维酸钾）联合大环内酯类（如阿奇霉素）。这些方案可用于治疗大多数常见社区获得性致病菌，包括不典型肺炎（衣原体、支原体、军团菌）。需住院患者建议单用呼吸道氟喹诺酮类或应用大环内酯类联合头孢曲松、头孢噻肟、厄他培南。厄他培南对怀疑吸入性和阻塞性肺炎的革兰阳性和革兰阴性（不包括铜绿假单胞菌、不动杆菌）以及厌氧菌有效。重症社区获得性肺炎（需入住 ICU 者），建议使用广谱抗生素覆盖抗假单胞菌、β-内酰胺联合氟喹诺酮类或阿奇霉素。以往有耐甲氧西林金黄色葡萄球菌（MRSA）感染或已知有 MRSA 定植的需住院治疗的肺炎患者，应考虑加用万古霉素或利奈唑胺。

院内感染的肺炎　入院前期获得性肺炎（出现于住院的前 4d）可能由抗生素敏感的细菌引起，预后较好。但癌症患者有感染抗生素耐药细菌的风险。多药耐药细菌群（特别是 MRSA 和抗生素耐药的革兰阴性致病菌）在不同的医院和地区分布各异，因此选择医院获得性肺炎的初始治疗需了解当地抗生素的敏感性。如在有些中心产超广谱 β-内酰胺酶的革兰阴性细菌感染率很高，使碳青霉烯类成为肺炎初始治疗的首选。在住院后期获得性肺炎患者或有感染多药耐药致病菌危险因素者，推荐广谱抗生素方案。抗假单胞菌 β-内酰胺酶类（如头孢他啶、头孢吡肟、亚胺培南/西司他汀、美罗培南、多尼培南、帕拉西林/他唑巴坦）联合抗假单胞菌的氟喹诺酮类（如环丙沙星、左氧氟沙星）或氨基糖苷类，联合利奈唑胺或万古霉素（以覆盖 MRSA）是合理的初治方案（万古霉素的目标谷浓度为 15~20mcg/ml）。

中性粒细胞症缺乏患者伴肺部渗出性病变　中性粒细胞缺乏症持续小于 1 周的患者肺部感染常由肠杆菌（如大肠杆菌、克雷伯菌属），铜绿假单胞菌，金黄色葡萄球菌以及见于非免疫缺陷患者的致病菌引起。因为中性粒细胞缺乏症可以没有痰和炎症反应，应行血培养、胸片、留痰标本作革兰染色和培养。怀疑急性细菌性肺炎时应立即给予适当的经验性抗生素治疗并住院密切监测疗效。开始治疗 48~72h 后，如临床病情改善，则不必要行进一步的诊断性检查，抗生素治疗应持续至中性粒细胞缺乏恢复，至少使用 10~14d。一旦粒细胞缺乏恢复可在余下的疗程中使用适当的口服抗生素治疗方案。

在难治性肺炎中应考虑细菌性感染对初始抗生素治疗方案耐药以及非细菌性病原体，特别是丝状真菌。胸部 CT 扫描有助于确定病灶部位和形状并可指导诊断性措施。持续发热的粒细胞缺乏症患者出现"晕征"高度提示侵袭性曲霉菌病，但包括其他丝状真菌和铜绿假单胞菌的血管侵袭性感染也可产生类似的征象。持续时间很长（大于 10d）的粒细胞缺乏症患者在接受广谱抗菌药物治疗过程中出现新的渗出性病灶或原病灶进展提示侵袭性曲霉菌病或其他霉菌感染。在等待诊断性检查结果的同时应加用伏立康唑或脂质体两性霉素 B。

细胞免疫受损患者伴肺部渗出性病变　细胞免疫受损的患者感染常见细菌，机会性感染包括真菌(曲霉菌和其他丝状真菌、新型隐球菌二相性真菌)，军团菌，卡氏肺孢子虫病，结核，非结核分枝杆菌，诺卡菌和病毒的风险增高。临床和放射影像学提示急性细菌性肺炎的患者，诊断和处理与中性粒细胞缺乏症患者相似。一种抗假单胞菌 β - 内酰胺酶类抗生素联合呼吸道氟喹诺酮类或阿奇霉素是需住院肺炎患者的合理初始治疗方案。在异基因 HSCT 受体伴 GVHD 而未预防性使用对霉菌有效的药物时，应考虑加用对霉菌有效的药物(如伏立康唑)。

侵袭性真菌感染的诊治　念珠菌血症的死亡率在 23% ~ 50%。血液中分离到的念珠菌中最常见的是白色念珠菌，非白色念珠菌约占血中分离到的念珠菌的 50%。克柔念珠菌对氟康唑耐药，光滑念珠菌的最低抑菌浓度(MIC)差异很大，近平滑念珠菌最常见于血管导管和应用脂类配方作全静脉营养者。

对大多数非粒细胞缺乏症的念珠菌病患者，美国感染性疾病学会推荐给予氟康唑[负荷剂量 800mg(12mg/kg)，然后 400mg(6mg/kg)]或棘白菌素类(卡泊芬净负荷剂量 70mg，然后 50mg/d；米卡芬净 100mg/d；阿尼芬净负荷剂量 200mg，随后 100mg/d)作初始治疗。危重患者更倾向选用棘白菌素。光滑念珠菌株对唑类药的敏感性各异，因此棘白菌素是更好的治疗；对近平滑念珠菌则推荐使用氟康唑。

侵袭性曲霉菌病推荐的初始治疗药物是伏立康唑，NCCN 专家组和美国癌症研究学会(IDSA)推荐伏立康唑做为侵袭性曲霉菌病的一线治疗。对标准的抗真菌治疗无效或不耐受的侵袭性曲霉菌病患者，可试用泊沙康唑。侵袭性真菌病的病原体逐渐增多，胸部 CT 扫描有助于早期发现曲霉菌病和其他丝状真菌。专家组建议对粒细胞缺缺乏患者持续 10 ~ 14d 持续或反复不明原因发热并对经验性抗菌药物无效的患者行胸部 CT 扫描。

5. 癌症合并感染的预防性治疗原则

(1)抗菌治疗

粒细胞缺乏症期间预防性抗菌治疗　NCCN 和 IDSA 均推荐以口服氟喹诺酮类为基础的治疗方案，作为符合低危并发症标准的成人粒细胞缺乏症伴发热患者的门诊经验性治疗。预防性使用氟喹诺酮类将使该药无法用于同一患者此后出现的粒细胞缺乏症伴发热的经验性治疗。专家组建议考虑在预计粒细胞缺乏症(中性粒细胞绝对数 $<1.0 \times 10^9/L$)持续时间 $>7d$ 的患者预防性使用氟喹诺酮类(最好是左氧氟沙星)。对如儿童急性淋巴细胞白血病(ALL)那样的感染卡氏肺孢子虫病高危患者应使用复方新诺明(TMP/SMX)。而对粒细胞缺乏症持续 $<7d$ 且没有接受免疫抑制治疗者(如全身应用皮质激素)不予预防性使用抗生素。

肺炎球菌感染的预防性抗菌治疗　对于行脾脏切除术后或功能性无脾症患者及

异基因 HSCT 受体者，NCCN 专家组建议给予肺炎球菌感染的预防治疗。在 HSCT 后 3 个月开始预防性使用青霉素，持续到至少移植后 1 年。慢性 GVHD 患者需要继续预防性用药直至停止免疫抑制治疗。每天使用 TMP/SMX 预防卡氏肺孢子虫肺炎（PCP）有可能也预防了肺炎球菌性疾病。也强烈推荐在 HSCT 受体停止免疫抑制治疗后 1 年时或在择期脾脏切除术前接种肺炎球菌多糖疫苗，并在 5 年后再次接种。

预防性抗真菌治疗　预防性抗真菌治疗的目的是在特定的高危人群中防止真菌感染的发生，特别是那些粒细胞缺乏症持续时间长或异基因 HSCT 后发生 GVHD 患者。NCCN 专家组建议在粒细胞缺乏症的异基因 HSCT 受体中预防性使用氟康唑（1 类推荐）。棘白菌素类药物米卡芬净已被批准作为粒细胞缺乏症的 HSCT 受体的预防用药（1 类）；泊沙康唑作为急性髓系白血病（AMI）或骨髓增生异常综合征（MDS）接受诱导或再诱导化疗后的粒细胞缺乏症患者预防用药的首选（1 类）。推荐（1 类）泊沙康唑作为 GVHD 接受强烈免疫抑制治疗时的预防用药。专家组建议在既往有慢性播散性念珠菌病或侵袭性丝状真菌感染者，在随后的化疗疗程中或 HSCT 时使用适当的抗真菌药物预防再发。

（2）抗病毒预防用药与抢先抗病毒治疗

单纯疱疹病毒　单纯疱疹病毒（HSV）血清学呈阳性的急性白血病患者（AL）接受化疗时或所有的异基因 HSCT 受体和有些中性粒细胞缺乏症期间发生黏膜炎为高危的自体 HSCT 受体，使用针对 HSV 的抗病毒预防用药（阿昔洛韦、万乃洛韦、泛昔洛韦）。在异基因 HSCT 受体伴 GVHD 或移植前 HSV 频繁再激活的患者应考虑延长预防用药时间。

带状疱疹病毒　异基因 HSCT 患者移植前带状疱疹病毒（VZV）血清学呈阳性者自移植后第 1 个月至第 12 个月使用阿昔洛韦预防 VZV，对需持续接受全身免疫抑制治疗的患者应考虑延长预防治疗的疗程。自体 HSCT 受体、接受清除 T 细胞的药物（如阿伦单抗、氟达拉滨、钙调磷酸酶抑制剂）以及蛋白酶体抑制剂硼替佐米者，VZV 再激活风险增高。应考虑预防性使用阿昔洛韦、万乃洛韦、泛昔洛韦预防再激活。

巨细胞病毒　早期诊断巨细胞病毒（CMV）高度敏感的方法包括从外周血白细胞检测 CMV pp65 抗原以及 PCR 检测 CMV – DNA。抢先抗病毒治疗的指征是单次 CMV 抗原血症或连续两次 PCR 结果阳性。在异基因 HSCT 后至少 6 个月需监测 CMV。在慢性 GVHD 需要免疫抑制治疗期间强烈建议考虑额外的监测直至 CD4$^+$ 细胞计数 > 10.1 × 10^9/L。

乙型肝炎病毒　免疫功能明显受抑时可出现潜伏期乙肝病毒再激活。乙肝病毒携带者化疗后有较高的病毒再激活风险，少数病例可出现肝功能衰竭和死亡。因此，在患者接受强烈的免疫抑制治疗前应检测乙肝标志物。活动性乙肝病毒感染者进行 HSCT 时或其他强烈免疫抑制治疗时，应给予抗病毒治疗。

（3）卡氏肺孢子虫病预防

TMP/SMX 预防卡氏肺孢子虫病非常有效，它也可预防其他在严重 T 细胞缺陷患者多见的感染性并发症（如普通细菌感染、李氏杆菌病、诺卡菌病和弓形虫病）。在异基因移植的受体、使用阿伦单抗者、ALL 患者中，患者应进行 PCP 预防，联合使用替莫唑胺和放疗的患者也建议预防 PCP 直至淋巴细胞减少症恢复。

下列患者也可进行 PCP 预防：使用氟达拉滨和其他清除 T 细胞药物（如克拉曲滨）的患者；自体 HSCT 受体；需接受大剂量糖皮质激素治疗的肿瘤患者。

（4）疫苗接种

因为保护性免疫的形成需要有淋巴细胞增殖反应，故不推荐在细胞毒化疗的当天接种，最好在接受细胞毒或免疫抑制治疗至少 2 周前接种，在细胞毒化疗疗程间接种可能比在化疗时接种效果更好。应在择期脾脏切除术前至少 2 周接种肺炎球菌、脑膜炎球菌、B 型流感嗜血杆菌（Hib）疫苗，流感感染在癌症患者中可引起显著的致病率和致死率。因此推荐所有因免疫缺陷性疾病而导致流感感染呈高危的患者，需每年接种灭活流感病毒疫苗。

6. 癌症患者合并多重耐药感染的诊治

近年来，随着抗菌药物和免疫抑制剂的广泛使用，以及创伤性诊疗方法的增多，细菌耐药菌株不断出现和增多。人体菌群失调，免疫力下降，增加了发生医院感染的机会，同时引起暴发流行的报道也不断增多。因此，MDRO 已成为医院感染的主要病原菌。

尤其在大型综合性医院的肿瘤病房和肿瘤专科医院内，其存在着病原菌感染的许多易感因素，使得恶性肿瘤患者一旦感染 MDRO，感染控制难度较大，严重影响患者疾病的预后及生活质量。这是由于癌症患者尤其是老年晚期恶性肿瘤患者免疫力低下、基础疾病较多、生理功能减退、反复使用抗菌药物等，使患者更容易发生 MDRO 感染。有学者调查发现，晚期肿瘤的 MDRO 检出以革兰阴性菌为主，占 76.51%，革兰阴性菌中以产超广谱 β - 内酰胺酶（ESBL）- 大肠埃希菌（ECO）检出率最高，革兰阳性菌中以 MRSA 检出最多。产 ESBL - ECO 仍是 MDRO 医院感染的主要致病菌。

ECO 易产生 ESBL，ESBL 是由质粒介导的酶，由普通 β - 内酰胺酶突变而来，可水解第三代头孢菌素类抗生素，同时其携带氨基糖苷类、氟喹诺酮类等耐药基因，使产 ESBL 的 ECO 对这些药物产生较高的耐药性；此外，肺炎克雷伯菌（KPN）对氨苄西林天然耐药，亦容易产生 ESBL 而对第三代头孢菌素、单酰胺类等抗生素耐药。因此，为减少产 ESBL 菌株的产生，应严格管理第三代头孢菌素类等抗生素的使用，同时还应加强消毒、隔离等工作，防止 MDRO 的传播流行。鲍曼不动杆菌对第一、二代头孢菌素和第一代氟喹诺酮类抗生素天然耐药，其对 β - 内酰胺类抗生素的耐药机制复杂，可能与靶位蛋白的改变、灭活酶的产生及外膜蛋白通透性降低有关。

铜绿假单胞菌具有多药耐药的特性，对多种抗菌药物表现出天然和获得性耐药。其耐药机制复杂，常通过 C 类酶并偶尔通过溢出/不渗透机制对青霉素及头孢菌素耐药，而对亚胺培南敏感，但在亚胺培南的选择压力下，可通过丢失膜孔蛋白即 D2 微孔蛋白对亚胺培南耐药。

MDRO 医院感染部位以下呼吸道为主，可能与 MDRO 交叉感染多以呼吸道为主要传播途径有关，口咽部细菌可沿气管插管或切开导管的管壁向下蔓延至肺部而引起肺部感染；其次，手术部位、泌尿道及血液系统也是 MDRO 的易感部位，提醒感染管理专职人员应做好重点部位的感染控制，加强医务人员培训，提高感染控制意识，有效预防和控制 MDRO 医院感染的发生。监测发现，MDRO 检出科室中居前 3 位的为心胸外科、结直肠肛门外科及普外科，均为手术科室，主要是由于该院均为恶性肿瘤患者，患者免疫功能低下，成为潜在的感染源，加之实施手术且术后长时间使用抗菌药物等多种因素，致使耐药菌株不断出现和增多。而手术科室中，心胸外科、结直肠肛门外科及普外科较之其他外科手术创伤大、时间长、置管多。

病原微生物所致的各种感染仍是影响患者病情发展及预后的重要因素，也是许多疾病最主要和最常见的并发症；特别是 MDRO 菌株的不断增多及菌种的不断出现，其引起的各种感染也呈逐年上升的趋势，成为医院感染的重要病原菌，且呈现复杂性、难治性等特点。主要感染类型包括泌尿道感染、外科手术部位感染、医院获得性肺炎、导管相关血流感染等。

细菌耐药状况日趋严重，且耐药菌株的传播可通过多种途径和方式，例如定植或感染的患者、医院外环境、医务人员手、医疗器械和药品等。有研究报道，细菌长期在消毒剂环境内亦可通过质粒介导获得对消毒剂的耐受性，因而带有耐消毒剂基因的细菌可能不会被常规消毒剂杀灭。为了加强 MDRO 的医院感染管理，有效预防和控制 MDRO 在医院内传播，保障患者安全，保障医疗质量和医疗安全，应严格按照卫生部（现卫健委）发布的《多重耐药菌医院感染预防与控制技术指南（试行）》进行 MDRO 的预防控制措施，加强环节质量控制，实行感染管理科、检验科微生物室、药学部等多科室联动，临床科室积极参与，有效控制 MDRO 医院内传播，保障患者和医务人员安全。

| 第十章 |

癌症的微创治疗

一、癌症微创治疗概述

在肿瘤的临床治疗中，手术、化疗、放疗、分子靶向药物、生物治疗及中西医综合治疗等传统治疗方法各有特点和优势，但也都有其局限性与缺陷。

手术对于早期肿瘤可取得根治性效果，但中晚期肿瘤患者往往失去了最佳手术时机，由于目前70%以上的恶性肿瘤患者确诊时已至晚期，并不适合手术，而且传统手术创伤较大，患者恢复慢。

放疗在许多肿瘤治疗中作用明显，如头颈部肿瘤、直肠癌、乳腺癌、脑瘤等，但因其严重的不良反应，如放射性肺损伤、骨髓抑制等，严重影响生活质量，反而降低了临床受益率。

化疗是把双刃剑——在杀伤了肿瘤细胞的同时，对人的正常组织和免疫系统地造成一定的损害。同时对晚期患者来说可出现局部肿瘤负荷大和肿瘤细胞耐药现象，疗效并不理想。

所以，微创治疗作为一种既能有效杀灭癌细胞，又能尽量保护正常器官组织的方法，越来越受到临床医生的重视和患者的欢迎。目前，影像学导引的微创治疗在国际上已被并列为肿瘤治疗的第四大手段，成为非常有前景的领域。

1. 微创治疗的概念

肿瘤微创治疗是近年来涌现的肿瘤治疗新模式，是一种在先进的医学影像设备支持下，将药物、生物和基因等高新技术融为一体的现代肿瘤治疗方法。其基本操作程序：在B超、DSA、CT或内镜等影像设备引导下，用穿刺针对肿瘤血管或实体进行穿刺，然后再采用放射、物理或化学方法，直接杀灭实体肿瘤或控制其生长。

微创治疗的适应证是不适应手术、放疗和化疗的患者，或手术后复发、残留，或放、化疗复发或不敏感的实体肿瘤患者。尤其对不能或不愿手术而又不能接受放疗或化疗的老年肿瘤患者，更能发挥其治疗优势。具有不开刀、创伤小、并发症少、定位精确、治疗安全的显著特点。

2. 微创治疗的分类

微创外科　一般指在直视下进行微创治疗，除了微创手术之外，也可通过胸腔镜、腹腔镜、胆管镜进行微创治疗，目的是在尽量减少手术创伤的前提下切除肿瘤；还包括通过直视下对肿瘤实施射频、微波治疗或冷冻等治疗。

微创介入　借助于影像的引导进行的微创治疗，使用 B 超、X 线透视、CT、磁共振等，将特制的导管、导丝、穿刺工具等精密器械，直接引入人体，对病变进行诊断、取活检或进行局部治疗。由于使用各种导丝、穿刺针，导丝可以弯曲，切口很小，穿刺针很细，所以介入治疗就有不开刀、创伤小、恢复快、效果好的特点，特别是在肿瘤治疗方面，微创治疗发挥着越来越大的作用。按照治疗的途径，介入治疗分为血管内治疗和非血管治疗。非血管治疗进一步分实质内介入和腔道内介入。因此介入治疗可以分为血管内介入治疗、实质内介入治疗及腔道内介入治疗。

目前，肿瘤微创治疗的方法也在不断增加，除常规的射频及微波消融、介入治疗，大量新的治疗方法不断涌现，如放射性粒子和化学粒子组织间置入、多种药物消融、微波刀、氩氦刀、超声刀、"多弹头"射频、骨水泥、激光、腔镜、内镜等。

3. 微创治疗的优势

·创伤小，只需在体表开很小切口或不需切口，恢复快。

·局部疗效确切。

·定位准确，选择性好，能最大限度保护正常组织器官功能。

·对传统治疗的有效补充，对早期肿瘤可起到根治作用，晚期可达到减瘤等姑息治疗目的。

微创治疗是一种局部治疗手段，与传统手术相比，创伤很小，与传统化疗和放疗相比，在控制和消除局部病灶方面有绝对优势，但它并不是万能的。在实际工作中我们不能片面追求微创化。只有严格掌握其适应证，合理选择适当手段，并结合其他有效方法，才能充分体现微创治疗的优势，提高治疗效果。

二、常见癌症的微创治疗

(一)胃癌的微创治疗

胃癌的治疗原则是最大限度根治、抑制肿瘤和降低复发率，以及改善患者的生活质量。临床上多采取综合治疗的方法。根据肿瘤细胞在胃壁不同浸润程度及分化程度，把胃癌分为早期胃癌和进展期胃癌。如果癌变组织只出现在黏膜或黏膜下层，不论淋巴结是否转移，都认为患者处于早期胃癌的阶段。在肉眼下大体类型分为隆起型（Ⅰ型）、浅表型（Ⅱ型）、凹陷型（Ⅲ型）和混合型。进展期胃癌是指侵犯胃固有肌层以上的胃癌。由于早期胃癌症状轻微，故诊断率较低，我国大部分患者在诊断胃癌时已为进展期，以前对早期胃癌的治疗主要采用外科手术切除病变组织，这种根治性治疗方法具有复发率低的优点，但造成的创伤大，患者恢复慢。近年来，由于内镜技术的飞速发展，利用内镜治疗胃癌迅速普及，具有创伤小、恢复快、费用低等优点。而进展期胃癌的治疗已经不单纯是手术切除可以完成的，需要多学科的综合性治疗，以手术治疗为核心，辅以围手术期的综合治疗。

1. 内镜治疗

主要包括内镜下黏膜切除术（EMR）和内镜下黏膜剥离术（ESD），治疗前需要完善各种内镜检查，同时还需进行多种物质的黏膜下注射，如注射后抬举征阴性，则一般选用手术切除。由于内镜治疗前的病理活检需要钳取胃黏膜组织，其所造成的溃疡及纤维瘢痕可能导致抬举试验阴性，从而造成对癌灶浸润深度过深的误判，从而减少了内镜治疗的适应证。EMR 和 ESD 常见的并发症包括大出血、穿孔、感染等，术后需密切监测生命体征及腹部体征，警惕并发症的发生。内镜下治疗的潜在风险是可能存在淋巴结转移，故术前需全面评估。除了常规的 EMR 和 ESD，此外还有一些二线治疗方法，一般用于无 EMR、ESD 适应证和不能进行外科手术的患者，包括内镜下微波治疗、激光治疗，电凝治疗、光动力疗法等。

EMR 最早由日本学者多田正弘首次将该技术应用于胃的癌前病变及早期胃癌的治疗。1994 年被正式命名为内镜下黏膜切除术，具有创伤小、安全、恢复迅速的优点，目前已成为早期胃癌的重要治疗方法。EMR 的绝对适应证包括：浸润深度限于黏膜层；病理类型为分化型腺癌；病变局部不合并溃疡；病灶直径 <2cm。需要注意的是，这 4 个条件必须全部具备。具体操作方法主要包括剥脱活检法、息肉切除法、透明帽法、分片切除法、套扎器法等。EMR 的不足是对于面积较大的肿瘤需要分部切除，不如手术切除彻底，且复发率较高。EMR 时如果发现病变侵及黏膜下层、有淋巴管或血管侵及、不能完全切除的低分化型腺癌，应及早再次手术彻底清除病灶。

ESD 是在内镜下使用高频电刀与专用器械对大面积胃肠道早期肿瘤进行切割与黏膜下剥离的技术，2010 年，美国国家癌灶综合网颁布的胃癌诊疗指南中，首次将 ESD 作为早期胃癌的标准治疗方法之一。ESD 主要是用于癌灶较大、EMR 不能整块切除的早期胃癌，是目前国际上最常用的大面积癌变组织切除方法。与 EMR 相比较，ESD 不但能够完整切除肿瘤组织，降低复发率，同时由于能获得较完整的病理标本，显著提高了病理组织的诊断阳性率；对于 EMR 治疗后复发的早期胃癌，ESD 仍可安全有效地切除病灶。ESD 如果操作不当，发生大出血的发生率较高，术中出血时，除了少部分出血量较大的患者需立即转外科手术；如果范围较小、出血量不大，可通过镜下冰生理盐水冲洗或 2% 冰去甲肾上腺素溶液冲洗、电凝、套扎、钳夹等方法止血。ESD 过程中的穿孔一般可通过镜下修补，少部分需转外科手术。

2. 腹腔镜治疗

内镜下治疗早期胃癌具有安全、快速和创伤小的优点，但也存在无法行淋巴结清扫的劣势，故而复发率较手术高，而腹腔镜治疗早期胃癌则弥补了这一缺陷。1994 年，国外学者首次使用腹腔镜辅助远端胃切除术治疗早期胃癌，经过 20 年的发展，随着腹腔镜技术的迅速发展，腹腔镜下早期胃癌根治术日趋完善，在肿瘤和淋巴结清扫范围与开腹手术无明显区别，甚至还能进行消化道重建。腹腔镜早期胃癌根治术主要以腹腔镜辅助远端胃切除术为主，但全胃切除及近端胃切除术也在逐年增加。2009 年，美国国家癌灶综合网将该技术列入胃癌治疗指南，作为早期胃癌标准治疗方式之一。

达·芬奇机器人手术是一项基于腹腔镜技术发展的新技术，于 2007 年 7 月获得美国食品和药物管理局（FDA）批准应用于临床外科治疗，该系统采用 3D 摄像、动作缩减、震颤过滤和人体工程学多自由度操作器械等技术，保证手术操作的稳定性、精确性和安全性。但由于手术设备昂贵，该技术一直进展缓慢，在国内外仅有少数单位开展这项技术。其在手术适应证、手术原则及消化道重建等方面均参照腹腔镜胃癌手术。

3. 血管介入治疗

选择性动脉插管化疗 + 栓塞术已广泛用于全身各部位肿瘤的治疗，且疗效显著。动脉插管化疗与全身静脉化疗相比其优点在于，无静脉化疗药物在接触肿瘤细胞前即部分被排泄以及部分被血浆蛋白结合而失活的缺点，药物剂量小，全身毒副反应轻，肿瘤部位药物浓度远高于全身化疗。

临床上一般采用 Seldinger 技术经皮股动脉穿刺，置入 6F Cobra 导管或盘曲导管，选择性插入胃左动脉或胃左动脉食管支。插管成功后，经导管注入化疗药物。注药后在超选择的前提下经导管注入碘油乳剂及明胶海绵小条进行栓塞。

在插管治疗中寻找肿瘤营养血管进行化疗栓塞药物可大大提高疗效，因为混有抗癌药物的碘油乳剂可长期黏附于肿瘤周围，向肿瘤组织内缓慢释放抗癌药物，并阻塞末端细小肿瘤血管，使抗癌药物与癌细胞接触时间延长，面积加大。明胶海绵小条栓塞胃左动脉，暂时阻断了肿瘤的血供，从而进一步提高疗效。动脉插管化疗加栓塞术中和术后可出现上腹胀痛、恶心、呕吐、轻度上消化道出血、低热、白细胞总数减低等并发症，经对症处理一般 3 ~ 7d 即可消失。因此，经动脉导管介入治疗在胃癌的综合治疗中，具有操作相对简便、疗效好，患者痛苦少、反应轻微、无严重后遗症等优点，值得推广。

（二）食管癌的微创治疗

手术是食管癌治疗的重要方式之一，从 20 世纪 90 年代第一次报道微创食管癌手术的近 30 年来，微创食管癌手术因其良好的胸腔内空间和方便的操作，且具有创伤小、恢复快、疼痛轻和美观等优点，发展迅猛。

1. 微创外科切除

经胸腔镜手术　这是 20 世纪 90 年代初发展起来的一种新的外科技术手段，应用于胸外科大多数领域。目前开展的微创胸腔镜食管癌切除术，包括单纯胸腔镜下食管切除、手辅助胸腔镜食管切除、小切口辅助胸腔镜下食管切除，胃的微创游离通过腹腔镜或手辅助腹腔镜完成。与常规开胸食管癌切除术比较，胸腔镜治疗减少了术后早期和长期胸痛；减少了术后呼吸道并发症；并且手术创伤较剖胸手术小，术后恢复快。国内学者报道用手辅助胸腔镜食管切除及淋巴结清扫，同时完成胃－食管胸内吻合术。他们认为手辅助胸腔镜下能更加准确完全地清扫上纵隔淋巴结，结合镜像放大可以改善操作视野，使得手术操作更精细，能够在准确实施淋巴结清除术时不至于损伤神经。胸腔镜的禁忌证包括胸腔广泛粘连、有肺叶切除手术史、肿瘤巨大、肿瘤局部浸润（尤其是肿瘤侵犯气道）。患者还必须具备足够的心肺功能以满足单肺通气。

经纵隔镜食管癌切除　可在图像监视下游离食管，能清楚地观察到纵隔内器官和食管旁肿大的淋巴结，通过器械进行分离和清除，避免了传统食管拔脱的盲目性，有效降低出血、喉返神经和胸导管的损伤。主要方式为经食管裂孔或经胸廓上窝行胸段食管游离，避免开胸以及术中单肺通气的要求，减少术后肺部并发症，但是不能很好地清扫纵隔区淋巴结。国内学者报道纵隔镜辅助食管癌切除与传统开胸食管癌根治手术比较，分析认为两者在术后吻合口瘘发生率、肺部感染发生率、呼吸功能不全发生率、胸腔感染发生率、再次开胸比例、胃排空延迟发生率、术后住 ICU 时间及围手术期死亡率等方面无统计学差异。

纵隔镜食管切除术中无须肺萎陷，更适宜肺功能极度不良的患者，因此，肺功能不能耐受开胸手术，即适合食管内翻拔脱术的患者是纵隔镜食管切除术的绝对适应证，无外侵的上段食管癌，特别是颈－胸交界处食管癌，颈部切口纵隔镜手术优于开胸食管癌切除，亦为纵隔镜食管切除适应证。

经腹腔镜手术　主要用于术中腹部胃的游离，一般联合开胸或是电视胸腔镜切除食管。只要无腹部手术史，即使食管癌有外侵，需开胸切除食管癌者腹腔镜也能达到减少创伤、缓解疼痛、降低术后肺部并发症的作用。腹腔镜的禁忌证包括既往有腹部手术史或有胃大部分切除史的患者。单独用于食管癌的治疗主要是游离胃同时经膈肌裂孔行纵隔内"直视"食管癌切除，这类临床报道较少，但也有学者指出腹腔镜经膈肌裂孔食管切除术不仅创伤小，出血少，而且能达到开放手术同样的根治效果，是食管癌治疗安全而有效的方法。

2. 经内镜微创治疗

经内镜激光消融治疗　适宜食管腔内外生性肿瘤，约见于 2/3 的患者。支气管、食管瘘和食管穿孔是激光治疗的禁忌证。国外学者报道 85% ~96% 的患者在平均两次治疗后可使食管腔再通而达到吞咽困难缓解。但由于肿瘤的再生长，平均无吞咽困难的间期维持在 4 周、16 周。约 50% 的患者在疾病期内由初次激光治疗获得姑息性缓解。肿瘤再生长可由再次激光治疗而获得再通，激光的成功率大于扩张或电凝。

在激光治疗缓解吞咽困难的患者，辅助性外放疗或近距离放疗能显著延长疗效。激光还能治疗支架术后出现的肿瘤过度生长。

经内镜光动力学疗法（PDT）　对于梗阻性食管癌，PDT能有效消除癌性梗阻，改善吞咽难症状，国外学者观察了125人次，发现4周后90.88%的病例平均吞咽困难指数（指数1~5表示无梗阻至完全梗阻）从治疗前的3.2（$s=0.7$）改善为1.9（$s=0.8$）（$P<0.05$）。另有临床报道65例不能手术切除的食管癌患者接受PDT治疗的结果。所有病例吞咽困难均缓解，对颈段和环状软骨后食管癌尤其有效。随访58例的平均和中位存活期，分别为7.7个月和6个月。PDT的不良反应是可能引起食管狭窄。如果食管肿瘤侵犯气管或支气管，不宜做PDT，因为治疗后可能并发食管-气管瘘或食管-支气管瘘。PDT对控制肿瘤向支架内生长也有一定作用。

经内镜食管扩张　单纯扩张用于存活期很短和不能吞咽唾液的患者，或作为短期缓解吞咽困难的措施以计划进一步的治疗。国外学者临床观察发现，可通过导丝的患者70%能达到吞咽困难的改善。并发症（包括出血和穿孔）的发生率为2.5%~10%。

经内镜食管支架植入术　适宜经各种检查（如超声内镜）确认为不能手术的食管癌及贲门癌所致的狭窄、食管瘘。食管支架植入是距离环咽部2cm以上的硬性狭窄性肿瘤，希望一期缓解吞咽困难患者的治疗选择，是单次治疗能缓解吞咽困难的有效方法。覆盖式可扩张性金属支架和带袖套的塑料管是食管癌气管、食管瘘和扩张恶性狭窄时出现食管穿孔患者的治疗选择。使用塑料支架和金属支架的患者90%以上可经一次操作缓解吞咽困难。仅小部分使用塑料支架的患者可进食固体食物，其余患者只可进食流食和（或）半固体食物。但国外的4项前瞻性随机研究中有3项显示，塑料支架和金属支架组的吞咽困难评分无显著差异。自膨胀式金属支架的晚期可发生肿瘤通过支架网向内生长、肿瘤在支架末端过度生长、支架移位、食团阻塞、出血、不完全扩张和持续疼痛。支架末端肿瘤过度生长见于10%患者，尤其是放置非覆盖自膨胀式金属支架的患者。再通可由激光治疗、电热法或支架重置完成。

放射性[103]钯粒或[125]碘粒食管支架（放射性支架）植入内照射治疗　是将[103]钯粒或[125]碘粒用特殊方法，镀覆或粘贴于食管支架膜上，再将支架植入狭窄的食管处。放射性粒子能放射出短程射线，从而引起癌细胞坏死或凋亡。既可扩张狭窄的食管腔，又可对腔内肿瘤进行内照射而进行有效的治疗，达到标本兼治，是一种积极的治疗方式。放射性支架上的[103]钯粒或[125]碘粒在组织中的射程保证了对整个肿瘤细胞的辐射剂量，达到了治疗目的，因其射线的短程特点，对周围组织几乎无损伤，不会对人体健康和环境造成危害。

经内镜注射治疗　肿瘤内注射无水乙醇对外生性肿瘤和邻近环咽部而不能安放支架的肿瘤有价值。注射治疗的适应证：不适宜做内镜支架治疗的离心性或软的外生性肿瘤；距离环咽部很近，不能进行内镜支架治疗的肿瘤；治疗食管支架末端的肿瘤过度生长。

经内镜微波消融　是在食管内镜的引导下，用微波加热的方法，使突出于食管腔内的癌肿坏死、脱落，使食管腔通畅。另外，微波治疗后的坏死癌组织可释放出变性肿瘤蛋白，刺激机体免疫系统，对残留癌细胞、转移癌细胞起抑制作用。主要用于年老体弱不能耐受手术或已不能手术患者的治疗。

血管介入治疗　适宜食管癌的血管介入方法是选择性动脉化疗，通过将化疗药物直接注入肿瘤供血动脉，使得肿瘤血管内药物浓度远高于静脉化疗时的药物浓度。与静脉化疗相比，具有明显的优势。多数抗癌药在一定范围内对癌细胞的杀伤作用呈浓度依赖性；动脉直接给药减少了抗癌药与血浆蛋白的结合，增加了有效的游离药物浓度；动脉局部给药减少了肝脏对抗癌药的分解清除作用。因此，选择性动脉化疗治疗效果好，副作用小，患者易于耐受。能改善晚期食管癌的生活质量，延长存活期。

（三）肝癌的微创治疗

1. 局部消融治疗

局部消融治疗是原发性肝癌（HCC）综合治疗体系中不可或缺的组成部分。常用的消融治疗方法包括经皮无水乙醇注射（PEI）、射频消融（RFA）、微波消融（MWA）治疗等。

PEI治疗　具有操作简单、方便、花费小等优点，PEI对小肝癌具有良好的治疗效果，对于肿瘤直径<3cm的HCC的效果明显优于直径>5cm的HCC，因肿瘤组织成分单一、结缔组织少，乙醇弥散完全，施行PEI的疗效可能较好，部分病例可获得根治。根据相关报道，直径<3cm的HCC患者的完全应答率达到70%～80%，5年存活率达40%。影响PEI对HCC治疗效果的因素包括肿瘤大小、Child-Pugh分级、巴塞罗那分期及血清甲胎蛋白（AFP）水平。邻近主要胆管、胆囊、横膈膜及直径<1.5cm的HCC强烈推荐行PEI治疗。主要缺点是肿瘤边缘的复发率高。

RFA治疗　RFA在最大限度保留正常肝组织的同时，可最大限度消灭肿瘤，尤其是小肝癌的局部消融治疗，已成为继肝移植、手术切除后第3种根治性治疗手段，可获得与手术切除相近的远期存活效果，特别是对于直径<2cm的小肝癌，不良反应发生率更低。与单独经皮RFA相比，联合经动脉化疗栓塞（TACE）治疗具有明显的优越性，是一种可供选择的有效治疗方法。RFA术后肿瘤复发的独立危险因素包括：①肿瘤直径>3cm；②邻近肝内血管；③包膜下肿瘤；④凝血酶原时间延长超过3s，在临床中降低以上危险因素就可能提高RFA疗效。RFA治疗中晚期HCC主要存在几大难题，如较大肿瘤不易整体灭活；邻近心膈面、胃肠、胆囊和肝门等外周区域的肿瘤难于确定安全范围，术后易发生并发症；侵犯邻近大血管或因肿瘤血供丰富，致热量损失，造成肿瘤易残留和复发。

MWA治疗　MWA作为一种相对新的肝癌治疗方法，能有效地诱导肿瘤组织凝固性坏死。MWA 与 RFA 在局部疗效、并发症发生率和远期存活等方面都差异不大。但不利 RFA 的位置或直径 >3cm 且排除有局部复发风险的肿瘤更适合 MWA 治疗。

冷冻治疗 目前普遍应用于人体各种实体及软性脂肪肿瘤的治疗，主要采用氩氦冷冻肿瘤，适应证同于 PEI 和 RFA。原理：高压氩气在计算机调控下瞬间（60s 内）将肿瘤周围组织降温达到 −140℃ 左右，冰晶迅速在细胞内形成，使细胞变性、坏死；然后又可借高压氦气在局部急速膨胀，快速将冰球解冻及急速升温，将冰球解冻至 0℃，并随后可将温度升达 45℃；当温度由 −40℃ 回升到 −20℃ 时，细胞内的冰晶会膨胀爆裂，使细胞变成碎片，这一过程如同氩气冷冻过程一样对肿瘤细胞具有高度摧毁性。临床实际应用时，当加热至一定温度时，又可再进行快速冷冻。再次冷冻及升温化冻，这种"冷热逆转疗法"，对病变组织的摧毁尤为彻底，会使细胞坏死更加完善。坏死的细胞碎片一般情况下会在 3 周左右被吸收。吸收后的灭活肿瘤组织，具有调控肿瘤抗原，激活肿瘤免疫反应的作用。

2. 肝动脉栓塞术治疗

肝脏具有门静脉和肝动脉双血管供血的独特脉管系统。门静脉提供正常组织 80% 的血液供应，而与此恰恰相反的是，HCC 癌组织 99% 血液供应来自肝动脉。因此，采取阻断肝动脉治疗 HCC 的方法是适宜的。一般采用肝动脉内注射碘化油，利用碘化油可选择性沉积于肝肿瘤病灶内的特征，达到良好的动脉栓塞效果。目前国际上关于肝脏血管介入治疗（如 TACE）的发展方向有以下几个方面。

新型栓塞剂的使用 这是 TACE 的发展方向之一，常用的栓塞剂为碘化油、明胶海绵、无水酒精、不锈钢圈、聚乙烯醇（PVA）、Y-90 微球、Embosphere 等。欧美国家多使用药物洗脱微球（DEB）。DEB 是一种可加载阿霉素的预制柔软可变形微球，由来源于 PVA 的大分子单体组成。与传统的碘油相比，DEB 具有在靶器官区域封存并缓释药物的作用，以达到增加靶器官药物浓度同时减少全身毒副作用的目的。有临床研究显示，TACE-DEB 组的肝脏毒性和药物相关副作用明显低于传统 TACE 组。

放射栓塞 放射栓塞是指通过血管介入途径将含有放射性物质的微小颗粒输送入靶器官或肿瘤以实现局部放疗的一种新的治疗方式。目前通过此途径治疗 HCC 的放射性粒子主要包括[131]碘和[90]钇（90Y）。研究显示放射栓塞的术后并发症明显低于 TACE 组。在欧美国家，目前放射栓塞治疗最常选用的放射材料是 90Y。与传统 TA-CE 治疗不同的是，由于 90Y 微球粒子的栓塞作用很小，因此可安全用于 HCC 合并门静脉癌栓患者的治疗。相关队列研究结果显示接受 90Y 放射栓塞治疗的中期肝癌患者中位存活期可达 17.2 个月，对合并门静脉癌栓的患者也可高达 13 个月。

3. 经腹腔镜微创手术

近年来，以腹腔镜胆囊切除术为代表的微创外科蓬勃发展，一些外科医生开始探索微创手术治疗肝癌并取得了一定的成果。目前已有腹腔镜肝脏切除术应用于临床，具有手术创伤小、术后恢复快等诸多优点，治疗效果不亚于开腹手术，具有很大的发展潜力。同时，还可通过腹腔镜行 RFA、MWA 及氩氦气冷冻治疗等。此外，还有超声刀和高压水刀等可供选择的方法。

超声刀　利用高频超声振荡使肝组织崩裂破碎而将较致密的结缔组织如血管、胆管等保留下来，并同步进行冲洗和吸引，使肝内管道暴露出来，然后用电凝、钛夹夹闭或离断。这种方法切断肝硬化肝脏时速度十分缓慢，且价格昂贵。

高压水刀断肝法　利用高压的生理盐水通过小喷头（直径为 $20 \sim 70\mu m$）时产生的强大冲击力来粉碎、分离肝组织，可保留细小管道，便于分别处理。同超声刀的缺陷一样，这种方法对硬化的肝组织分离困难，并且高压水喷产生的碎屑会影响视野。

（四）胰腺癌的微创治疗

1. 腹腔镜治疗

腹腔镜胰腺癌切除术　腹腔镜下胰腺体尾部切除国内外均有成功的报道，效果是肯定的。腹腔镜下胰十二指肠切除术是否达到微创的目的尚无定论。腹腔镜检查符合以下一项以上即可认为无法切除：肝、腹膜及网膜有转移灶；肿瘤胰外浸润；腹腔动脉或高位门静脉受侵，超出根治范围的门静脉或腹腔淋巴结受侵和腹腔动脉、肝动脉或肠系膜上动脉受侵或被包裹。腹腔镜胰体尾切除术适宜胰体尾的良恶性肿瘤，操作虽较烦琐，但临床疗效较好。

腹腔镜胰腺癌姑息性手术　晚期胰腺癌患者常合并严重梗阻性黄疸或消化道梗阻等并发症。开放性姑息性手术常使患者的病情更加严重，腹腔镜胆道空肠吻合和（或）腹腔镜胃空肠吻合的实施使患者在术后并发症的发生率和病死率、平均住院时间等方面均得到明显改善。内镜下放置胆道内支架治疗恶性梗阻性黄疸创伤小、早期并发症少，但胆管炎、引流管阻塞所致黄疸复发、十二指肠梗阻等是内镜治疗的远期并发症。外科旁路手术则能减少远期并发症，但手术创伤大，早期并发症多。理想的治疗是用腹腔镜完成外科旁路手术，内镜下放置内支架治疗恶性梗阻性黄疸的原则。对不能切除的胰腺癌，常规行胃空肠吻合术是值得提倡的，因为手术本身并不增加手术风险，还有望延长存活期。腹腔镜胃空肠吻合方法同胆肠吻合术，既可以采用内镜线性吻合器，也可以采用小切口提至切口外吻合。

2. 局部消融治疗

RFA 及 MWA 治疗　RFA 是借助射频电流使人体内的组织产生热量并迅速形成一个高温场，治疗区域中央温度达 80℃以上，可使肿瘤发生凝固性死。MWA 的原理与 RFA 类似，是利用探头将微波能量集中在一个区域，使组织细胞内的带电粒子高速振荡产生热量。MWA 治疗胰腺癌的临床报道较少，其安全性仍有待商榷。

冷冻消融　冷冻消融是利用对局部组织的冷冻，可控性地破坏靶组织的治疗方法。冷冻治疗胰腺癌的安全性相对较高。治疗胰腺癌适应性较强，大多数病例可采用冷冻治疗，与射频及微波消融术比较，冷冻治疗的影像学引导更加清晰便利；探针很细，对穿刺路径损伤较小，适合胰腺体积较小、解剖结构复杂等特点；不损伤大血管，只需要局部麻醉，不会发生严重疼痛，胃肠道及大血管等部位的不良反应较小。

高强度聚焦超声（HIFU） 又称做海扶刀，是无创治疗技术的一种，作用机制是通过探头发射聚焦的超声波，在中心位置被组织吸收后会转化为热能，使该点温度瞬时升高，可达65℃以上，引起局部点状凝固性坏死，而焦点外能量较低，对病灶周围组织并无损伤，从而实现无创治疗。海扶刀主要治疗胰腺癌的适应证：①无法行手术切除的晚期胰腺癌；②没有远处转移或即使有远处转移，但转移灶尚不危及生命者；③术后有残留或复发的胰腺癌；④一般情况差，不能耐受手术者。应用海扶刀治疗晚期胰腺癌有较高的临床收益率，可延长平均存活期。

光动力疗法（PDT） PDT一般用于治疗管腔内肿瘤，如食管癌、气管支气管癌、口腔内癌等。在CT或超声引导下向肿瘤组织内插入光导纤维，以引发靶组织坏死。目前已有治疗包括胰腺癌在内的实体癌肿的临床报道，但由于激光照射深度不足，照射强度不均匀，引起的细胞坏死也不一致，因此PDT治疗胰腺癌中仍在试验阶段。

不可逆电穿孔（IRE） 自从2012年被美国FDA批准用于软组织肿瘤消融以后，IRE被认为是最有希望成为优于现行任何消融技术的治疗手段。其原理是使用微秒级长的电脉冲引起细胞膜通透性增加，形成纳米级缺损。当电脉冲能量超过某一电场阈值时，细胞膜穿孔就变成不可逆性，进而引起细胞凋亡。IRE技术是新兴发展起来的一种消融方法，从目前的IRE消融对胰腺癌治疗的实验研究和临床研究看，与其他消融方法相比，其主要优点是不损伤血管、胆管、胰管和神经以及无热沉降效应。

3. 血管介入治疗

胰腺癌由于缺乏动脉血液供应，并且有纤维包膜包裹肿瘤表面，导致常规血管介入给药途径无法达到有效浓度，治疗效果不如人意。近年来随着介入导管治疗技术的发展，可以直接经供血动脉导管注射化疗药物，从而有效提高了肿瘤局部的药物浓度，既保证了药物治疗的有效性，又明显降低了化疗药物对全身组织器官的损害。

（五）大肠癌的微创治疗

目前以手术切除为主的综合治疗是治疗大肠癌的最佳方法。近年来，微创手术凭借其创伤小、愈合快、术后生活质量高等特点逐渐得到越来越多的应用。

1. 微创手术切除

大肠癌微创手术分为结肠镜下大肠癌切除术和腹腔镜下大肠癌切除术两种。由于避免了传统开腹手术使腹壁神经和肌肉离断，没有腹壁切口相关的合并症；手术范围针对性强，对非手术脏器不挤压及牵拉；电刀等高尖器械使出血更少，对脏器干扰小，术后脏器功能恢复快；创口微小，外观美观，加之疼痛轻微，能及早离床活动，患者心理及生理负担轻。但也存在如下一些缺陷：图像放大及色彩有不同程度的失真；丧失手指触觉；依赖设备和器械；价格昂贵，患者经济负担较重。

结肠镜下大肠癌的微创手术　结肠镜技术的进展已使之能够广泛应用于切除各类结直肠增生性病变，也促进了早期大肠癌的治疗。结肠镜下大肠癌微创手术的适应证：①黏膜癌；②轻度黏膜下浸润的高分化腺癌；③排除导致淋巴结转移的危险因素。手术方法为高频电灼除术，根据应用的器械及操作方式可分为高频电圈套切除法、热活检钳凝除法及电凝烧灼法。局限于黏膜层的原位癌经内镜切除后无局部复发，淋巴结转移也极少见，可达到根治目的，对分化良好或中度分化的黏膜下浸润癌无淋巴结转移者也可内镜治疗。但当浸润癌深达黏膜下层时应采取手术治疗。

腹腔镜下大肠癌微创手术　与腹腔镜胆囊切除术相比，腹腔镜大肠癌手术的发展较迟缓，最大的争议是腹腔镜大肠癌手术能否达到根治和手术复发问题。根治是否彻底，与病灶切除范围和淋巴组织清除密切相关。国外有学者观察比较了腹腔镜切除大肠癌与开放手术，认为大肠癌腹腔镜切除是安全可行的，长期存活率令人满意。由于腹腔镜具有微观性，对病灶、深部及远距离的间隙、腹膜反折区均有良好的可视性，增加了操作的准确性，只要病例选择与操作适当，腹腔镜下大肠癌根治性切除是可行的。

达·芬奇机器人手术　主要由控制台和操作臂两部分组成，可远距离操作，具有视野宽广、精细度高等优点，通过操作臂的可旋内腕，能够灵活地变换角度，同时其特有的三维立体成像系统能够使手术视野放大 10 倍以上，大大提高了手术的安全性和精确度，近年来在国内外大型医院已有开展。

2. 血管介入治疗

高危大肠癌手术时多有临床或亚临床转移灶，病期较晚或肿瘤组织生物学行为恶劣，单纯手术治疗效果较差，术后复发率高，5 年存活率较低。随着对肿瘤认识的深入及肿瘤治疗手段的完善，提高高危大肠癌患者近期及远期的治疗效果已成为可能。血管介入疗效优于全身化疗，且毒副反应小，局部药物浓度高，可阻塞肿瘤局部血管。近来有报道在大肠癌术中门静脉留置插管连续滴入 5 - Fu 可有效控制大肠癌肝转移，提高远期疗效。

介入治疗方法：手术前或手术后视具体情况行选择性肠系膜上动脉、肠系膜下动脉、髂内动脉、腹壁下动脉及肝动脉插管化疗，药物可选择 5 - Fu、丝裂霉素（MMC）、阿霉素（ADM）等。

（六）胆囊癌的微创治疗

胆囊癌早期缺乏特异性症状，诊断率较低，大部分患者就诊时已为晚期。胆囊癌除了直接于淋巴转移外，血管与神经周围间隙均是转移的主要途径。未行手术治疗的晚期胆囊癌患者的中位存活期约为 4~6 个月，而实施根治性切除术后患者则能明显获得存活方面的益处。近年来随着腹腔镜手术器械的不断更新和技术的不断成熟，腹腔镜手术逐渐被应用于胆囊癌根治术中，并取得了良好疗效。

1. 腹腔镜胆囊癌根治术（LRC）

标准的胆囊癌根治术包括行完整的全胆囊切除，适当地切除胆囊床肝组织（距肿瘤 2cm 以上，或肝Ⅳb、Ⅴ段切除），以及清扫胆囊三角区、肝十二指肠韧带淋巴结、肝总动脉旁十二指肠周围、胰头后方淋巴结及肠系膜上动脉周围淋巴结。目前认为，0、Ⅰ和Ⅱ期胆囊癌为 LRC 的适应证。0 期和Ⅰ期中 T1aN0M0 胆囊癌行单纯胆囊切除术。Ⅰ期中 T1bN0M0 和Ⅱ期胆囊癌行胆囊癌根治术，即胆囊切除术、肝十二指肠韧带淋巴结清扫术加上部分肝切除术。对于早期胆囊癌，单纯胆囊切除即可达到胆囊癌根治的目的。目前对于 T1b 期的手术范围仍存在争议，有研究认为扩大手术范围并不能改善胆囊癌预后，但也有研究提出在单纯切除胆囊的基础上扩大手术范围。对于Ⅱ期胆囊癌的外科治疗目前已基本达成共识，行 LRC 能明显提高患者 5 年存活率。

LRC 术后切口种植和腹腔转移率：LRC 术后 Trocar 口转移发生率为 3%~14%，在胆囊破裂和胆囊壁完整情况下切口种植的发生率分别为 40% 和 9%。由此可见，LRC 术后会发生一定数量的切口种植转移，且胆囊破裂会增加肿瘤在切口种植的发生率。术中通过精细的手术操作能减少术中直接接触肿瘤，避免术中胆囊破裂，防止肿瘤在腹腔种植转移，彻底冲洗、切除标本，装袋后取出均应遵循无瘤原则，防止肿瘤在穿刺孔种植。

2. 血管介入治疗

采用 Seldingers 法经股动脉进行栓塞治疗。经过股动脉穿刺插管到肝固有动脉内造影检查，明确肿瘤区血管染色后，运用超微导管插入至肿瘤供血动脉内，按照患者体表面积分别灌注化疗药物，可选择吉西他滨 $1000mg/m^2$ 与草酸铂 $100mg/m^2$，或联合应用斑蝥酸钠维生素 B_6 50ml 灌注，然后运用超液化碘油透视下栓塞，观察沉积状况，决定栓塞剂量。

介入栓塞可以有效预防肝内复发及转移。由于胆囊癌的血液供应来自肝固有动脉，经过肿瘤供血动脉注入碘化油，颗粒进入肿瘤的毛细血管床内，起到了局部化疗与暂时性阻断其扩散途径的作用。

（七）原发性肺癌的微创治疗

临床治疗肺癌的方法是：根据 TNM 分期原则对实体瘤采用手术、放射疗法以及介入疗法进行综合性治疗，对手术后或不能手术患者进行长期有效、间歇性全身化学药物治疗，旨在控制癌细胞的增殖和转移，提高患者存活率，延长患者存活时间，提高生活质量。

1. 局部消融治疗

RFA 治疗 RFA 通过将电极针植入肿瘤组织，由高能电流转换成热能使组织凝固，在肿瘤内部温度可以达到 60℃，通过蛋白质变性和凝固性坏死导致肿瘤细胞死亡。RFA 的主要优势是患者可在门诊局部麻醉情况下进行治疗，肺肿瘤患者是 RFA 治疗的理想对象，由于空气能起到隔热、散热作用，使靶区周围组织热能迅速下降，能很好地保护正常组织。RFA 的主要局限是不能够对 >3mm 血管附近的靶区进行治疗，主要因为血液快速流动使热量传送到循环系统，导致靶区热能迅速降低；另外，肿瘤位于食管、气管、大血管和主支气管 1cm 以内也是禁忌。RFA 的主要并发症有气胸、咯血、支气管胸膜瘘和肋骨骨折。

MWA 治疗 MWA 通过探针使周围水分子被电磁波激发和震荡，导致肿瘤细胞死亡。与 RFA 相比，MWA 能够提高肿瘤细胞的热凝固效应，提高肺脏中能量沉积，在更短时间内升高肿瘤细胞内的温度，并且能消融更大区域，因此 MWA 对于脉管周围有更小的热库效应，因此可治疗中心型病灶。与 RFA 相同，MWA 一般用于直径 <3cm 的肿瘤，较大肿瘤从几何角度和布针方面来说都比较困难，会导致局部控制率下降。MWA 的常见并发症也与 RFA 相似，包括气胸、治疗后的疼痛以及咯血。

经皮冷冻消融治疗（PCT） PCT 与 RFA、MWA 原理相似，但是用冷代替热来消融肿瘤，将探针植入到患者体内能使直径 2~3cm 的区域冷冻凝固，冷冻通常使用氩气，从流体变成气体过程中能使温度迅速下降到 -20℃ 以下。冷冻周期后是解冻周期，通常使用氦气，能使周围温度升高到 40℃ 左右，冷冻和解冻周期交替进行，在细胞内和细胞周围形成冰晶，破坏细胞膜和细胞复制周期，直接损伤肿瘤细胞，还可以通过临近脉管系统收缩和闭塞间接导致乏氧细胞死亡，PCT 由于可以形成胶质样结构类似于相对电阻起到防护作用，因此，可以安全地用于中心型肿瘤。类似于 RFA 和 MWA，PCT 最主要的并发症有气胸、出血、支气管痉挛和支气管瘘。

光动力治疗（PDT） PDT 是体内注入可吸收特定波长的光敏剂，被一定波长的光照射后激发介质，使介质光敏化，产生氧自由基和单态氧，具有高度活性的氧直接损伤细胞，导致细胞凋亡和细胞坏死，还可通过损伤肿瘤血管和局部抗肿瘤细胞因子的炎性反应间接杀伤肿瘤细胞。由于注入光敏剂药物及受紫外线照射，PDT 的并发症主要有咯血、肺损伤和皮肤灼伤。PDT 的主要适应证为治疗中心型、直径 <1cm 的早期肺癌和非侵袭性肿瘤。作为一项新技术，PDT 的应用逐渐得到推广。

立体定向消融放射治疗（SABR） SABR 是一种直接针对靶区肿瘤的精细放射治疗，其特点有局部高剂量、肿瘤生物有效剂量（BED）一般 ≥100Gy、高度适形、靶区外剂量迅速跌落。但在实施过程中要求较高，通常需要影像引导、精确固定，并且需要控制呼吸幅度的策略。SABR 主要不良反应有肺炎，胸壁或皮肤损伤，肋骨骨折，胸腔积液，臂丛神经损伤，支气管狭窄，支气管坏死，食管狭窄、穿孔、瘘形成，以及大出血甚至死亡。

2. 血管介入治疗

肺癌的介入治疗是通过支气管动脉的灌注化学治疗方法。原发性肺癌，尤其是生长在中央部位的肺癌，其血液供应来源于支气管动脉，经支气管动脉注入抗癌药物，可使肿瘤区域药物浓度增加，从而提高疗效，减轻药物的不良反应。肺癌的介入治疗属姑息性治疗，其优点是缓解临床症状，减轻患者痛苦，延长生命，而且操作较简单、创伤小、重复性强，除了经典的支气管动脉栓塞灌注，还包括后来的经肺动脉灌注、气管支气管、上腔静脉阻塞的支架治疗等。

支气管动脉栓塞治疗咯血　当肺癌患者大咯血危及生命、药物治疗通常难以奏效时，需进行支气管动脉造影，找到出血部位进行栓塞，止血效果迅速。方法是从大腿根部穿刺股动脉插入导管，在 X 线透视引导下，将导管插入支气管动脉，注入造影剂后显示出血部位，再注入栓塞剂如明胶海绵颗粒，阻断出血部位血流。

上腔静脉压迫综合征及气管支气管狭窄的内支架治疗　中晚期肺癌患者出现上腔静脉压迫综合征的比例较高，由于肺癌或纵隔淋巴结转移，导致上腔静脉压迫及血液回流障碍，出现一系列症状，如头面部浮肿、气促、心悸等；如果肺癌及气管支气管周围淋巴结肿大，侵犯或压迫气管支气管，患者将出现呼吸困难，严重时会导致患者休克或窒息。在 X 线引导下，将金属支架分别置入上腔静脉和气管、支气管狭窄部位，保持管腔的长期开通，使狭窄的管腔重新恢复正常，患者的一系列症状便可消失。

经支气管动脉灌注化疗　由于肺癌主要由支气管动脉供血，因此通过支气管动脉灌注化疗药物，可增加局部化疗药物浓度，增强对肿瘤的杀伤作用，比全身性化疗的副作用要小得多。

肺癌非常容易发生脑转移、骨转移，且一旦发生此类转移，预后极差，脑转移后患者的自然存活期仅为 1～3 个月。因此，积极的介入治疗对于患者的意义非常大。

（八）肾癌的微创治疗

目前以手术切除为主的综合治疗是治疗肾癌的最佳方法。近年来，微创手术凭借其创伤小、愈合快、术后生活质量高等特点逐渐得到较多的应用。

1. 腹腔镜手术治疗

近年来由于腹腔镜微创技术的开展及广泛应用，腹腔镜肾癌手术已成为标准术式之一。腹腔镜手术在肾癌切除的适应证主要包括 T1～3N0M0。与传统开放性肾癌手术相比较，腹腔镜肾癌手术对年龄较大、肾功能损害严重、腹腔镜可采用硬膜外麻醉、肿瘤最大径 <4cm 且位于肾周边的肾癌患者获益较大，可降低患者手术病死率、缩短住院时间、减少术后镇痛药物使用等。

按手术入路途径分类可分为经腹膜腔入路、经腹膜后入路，女性还包括经阴道联合脐入路等。经腹膜腔入路的优点主要是利于操作、解剖标识清楚，但易受腹腔脏器干扰、手术时易污染腹腔和术后腹腔脏器易发生粘连。经腹膜后入路不易受腹腔内脏器影响，不良反应发生率低，但手术操作空间较小，对术者技术要求较高。经阴道联合脐入路对患者选择有一定限制，操作要求较高。

按手术操作方式分类可分为手助式腹腔镜技术、传统腹腔镜技术及机器人辅助下腹腔镜技术。传统腹腔镜技术包括多孔腹腔镜和单孔腹腔镜技术，前者通常建立 3~5 孔，目前国内多数医疗机构集中于此项技术的开展和研究；单孔腹腔镜从脐部建立特制通道，相对于多孔腹腔镜技术来说，创伤更小，减少患者术后恢复时间和减少镇痛用药，从疗效观察上似乎并无差别，但费用较高、技术操作较复杂；机器人辅助下腹腔镜技术是依靠机器人手臂来操作的腹腔镜技术，优点在于操作灵活、精细。

腹腔镜肾癌根治术（LRN）　2013 年欧洲大学协会（EUA）发布的肾癌诊治指南再次指出，LRN 是不能行保留肾单位手术的局限性肾癌的首选术式。

腹腔镜保留肾单位手术　保留肾单位手术（NSS）是通过部分切除肾脏或剜除肾肿瘤细胞，尽可能挽救患肾残存的肾单位，在保证患者无瘤存活的前提下，降低肾衰竭等中晚期并发症发生的风险。国外学者 Crepel 等曾于 2010 年对 5141 例肾癌患者资料进行分析后表明，保留肾单位手术与根治手术在 5 年肿瘤特异性死亡率方面相似。

传统腹腔镜的二维视野缺乏深度感与空间定向，需经长期的训练才能适应。1999 年，偏光式 3D 显示技术问世，腹腔镜下通过两个独立的摄像头分别捕获图形信号，由两条数字光学通路传输到一个三维数字处理单元进行处理，并最终反馈到高分辨率 3D 显示屏上。这种将左右眼的视觉图像同时显示在一个显示屏上，术者通过佩戴较轻的偏振 3D 眼镜，利用双眼视差的原理将捕获的图形信息在大脑融合成三维立体图像的技术，既恢复术者对深度的感知，又减少眼睛疲劳，大大提高了3D 腹腔镜的临床实用性。近年来还开发出不需要佩戴 3D 眼镜的腹腔镜系统，这是一种基于实时立体视图 - 组合投影视图转化技术和现代多视图立体高清显示器的 3D腹腔镜系统。应用 3D 腹腔镜系统在缩短手术时间、提高手术精确性、降低手术并发症和减少术者的认知负荷等方面更具优势。自 2012 年 12 月，3D 腹腔镜系统获国家食品药品监督管理总局（CFDA）批准进入我国后，已在临床有较广泛应用，特别是在泌尿外科领域，3D 腹腔镜系统已成功应用于各种手术，成为微创手术发展的新方向。进入 21 世纪以来，腹腔镜机器人手术系统已经在欧美国家较广泛地应用于临床，该手术系统的主要优势在于三维立体视野和可多方向运动的机械手臂，但由于设备价格昂贵、耗材成本高等缺点，限制了其应用和推广。

2. 微创消融术

肾癌微创手术运用的优势在于能够维持良好的肾功能，降低患者的并发症，控制了疾病的复发率；但同时也存在肿瘤没有完全被破坏的现象。

RFA 治疗　应用于不能手术或不能耐受手术或拒绝手术的肾癌患者。RFA 治疗肾细胞癌的适应证：合并其他疾病不能耐受外科手术，年长者，孤立肾，多发肾细胞癌和 von Hipple – Lindau 综合征等。RFA 治疗肾细胞癌的禁忌证：未纠正或难以纠正的凝血功能障碍，合并急症如感染等。RFA 的疗效与肿瘤大小及位置密切相关，位于外侧及后侧的肾细胞癌比位于内侧及前侧者更易于治疗。肿瘤 <3cm 者一次治疗的成功率为 89%；>3cm 者降低至 70%。

冷冻治疗　冷冻消融术是最早在临床应用的温度治疗方法，应用较广泛。采用液氮或氩气使局部温度迅速降至 −20℃ 以下，肿瘤细胞经历冷冻和热融的过程后，出现变性、崩解和死亡。冷冻消融带来的痛苦较射频消融要小，但是需要严格把握适应证。

高能聚焦超声(HIFU)消融术　HIFU 基本上无创伤性，能发挥出高温消融的效果。目前 HIFU 在肺癌的治疗中处于起步阶段，还有待于进一步研究完善。

3. 介入治疗

主要是肾动脉化疗栓塞术，方法：股动脉穿刺后，引入导管先行腹主动脉及患侧肾动脉造影，明确肿瘤供血动脉和血供情况，然后将导管超选择性插入供瘤动脉开口处，应用碘化油、聚乙烯微球、无水乙醇等栓塞物质(可混合少量化疗药物)，X 线引导下缓慢注入，待病灶基本填满、血流停滞为止。

动脉化疗栓塞术适应证广泛，不受肿瘤大小及位置的限制，可用于各期肾细胞癌。对于无法手术切除的肾细胞癌，可进行经动脉永久性化疗栓塞术，可以延长患者的寿命。对可切除的巨大肾细胞癌，还可进行术前动脉栓塞，有利于减少术中出血。动脉栓塞后一般并发症可发生包括腹痛、发热、恶心和呕吐等不良反应，称之为栓塞后综合征，此为由栓塞物质引起的异物反应、肿瘤缺血和变性坏死等原因所致。

(九)前列腺癌的微创治疗

与传统外科手术比较，微创外科技术以其术后痛苦小、创伤轻微、恢复快等优点备受重视，尤其具有术后恢复快的特点，能够使患者早日投入正常的社会生活和工作，使更多患者选择了微创外科治疗。

目前广泛应用的前列腺癌微创治疗方法有腹腔镜前列腺根治性切除术和前列腺癌近距离照射治疗，以及新出现的单孔腹腔镜前列腺根治性切除术和机器人辅助腹腔镜前列腺根治性切除术。除以上的方法外，还包括前列腺癌的冷冻治疗、高能聚焦超声和组织内肿瘤射频消融等试验性局部治疗。

1. 腹腔镜手术治疗

腹腔镜前列腺癌根治术(LRP)　是近 20 年发展起来的新术式，具有视野清晰、创伤小、操作精细等优点。与传统开放手术相比，腹腔镜操作有术中出血量少、术后有更好的控尿功能及勃起功能、住院时间短、总体花费低等诸多优势。基本取代传统开放术式而成为前列腺癌根治的标准术式。LRP 又分经腹入路（TLRP）和经腹膜外入路（ELRP）两种术式。因 ELRP 仅位于腹膜外间隙内操作，不经过腹腔内，术中对胃肠道功能影响较小，如果术中发生漏尿则可以避免尿液漏入腹腔；同时具有术后恢复快、膀胱及输尿管损伤率低等优势。TLRP 则操作空间相对较大，解剖标志清晰。二者术后切缘阳性率相似，在围手术期主要临床指标上两种术式之间也无明显差异。如患者合并较严重的肥胖、腹部手术史、需要处理的腹股沟疝等情况时，可以优先选用腹膜外途径。但对于高危前列腺癌患者，通常腹膜外途径影响淋巴结清扫范围，可优先选用经腹腔途径，以便行淋巴结清扫。腹腔镜前列腺癌根治术中常见的问题包括控制阴茎背深静脉复合体出血、预防术后尿失禁、保留性神经功能等。处理好前列腺尖部阴茎背深静脉复合体是手术预防大出血的关键。

机器人辅助腹腔镜前列腺根治性切除术（RALP） 与传统的 LRP 相比，最大优点是能消除手术医师不同程度存在的操作时手的颤抖，从而使手术解剖更精细和平稳。这对于高精度以及复杂的前列腺切除手术尤其重要。RALP 智能化器械比常规腹腔镜器械的关节灵活，可以提供几乎可与人手相媲美的旋转、弯曲等动作，这在重要脏器和血管、神经的分离和处理时，提供了精确性的保证。RALP 缺点是缺乏触觉反馈，这就意味着术者可能意识不到对周围组织结构的损伤。同时机器人操作系统价格昂贵，国内开展较少。

2. 局部消融治疗

冷冻治疗 冷冻治疗可用于初次治疗时全前列腺治疗及局部重点治疗、补救性全前列腺治疗及局部重点治疗以及根治性治疗后局部复发的患者。冷冻治疗包括冷冻和复温两个过程。冷冻消融使用氩-氦系统将肿瘤迅速冷冻至 -20℃ 以下，组织细胞形成冰晶造成机械损伤、缺血引起细胞生化损伤及渗透压、内环境变化导致的细胞凋亡等共同导致了肿瘤细胞坏死。由于在治疗过程中应用了实时超声可视化监测系统及温度传感器，可更好地控制"冰晶"的大小及范围，从而避免对周围正常组织如尿道括约肌、直肠壁等的损害。根据手术路径可分为经尿道冷冻术、经腹冷冻术和经会阴穿刺冷冻术。最常用的是经会阴穿刺冷冻术。冷冻消融可以实时监测冷冻温度，控制冷冻冰球大小，控制坏死区域；根据个体情况可单根或多根探针同时使用，可重复治疗。冷冻消融的缺陷是可能发生的勃起障碍，术中不能烧灼探针经过的孔道，增加了出血、肿瘤播散的风险。

RFA 治疗 RFA 不但能够有效并安全地用于治疗原发及继发性肝脏肿瘤，对于其他部位的肿瘤也有类似的疗效。RFA 的目标是取代侵袭性手术破坏肿瘤组织，同时因其可以缓解肿瘤引起的顽固性疼痛也可用于癌症患者的姑息性治疗。主要适宜局限性前列腺癌患者、存在手术禁忌证，以及无法耐受手术的患者、内分泌治疗或放疗失败的患者等。

MWA 治疗　前列腺 MWA 的治疗原则是加热前列腺肿瘤组织到50℃~70℃，同时保护前列腺周围主要的组织，如直肠、膀胱、尿道。可用于放疗失败的前列腺癌患者、对放疗或根治性切除术有禁忌的前列腺癌患者、不愿接受传统治疗方式而选择随访观察的患者、局限性前列腺癌患者。

HIFU 治疗　HIFU 是通过体外发射高能超声波，在体内将超声波能量聚焦在选定的脏器组织区域内，温度高于65℃使肿瘤组织发生凝固性坏死。由于实施该治疗方法的相关设备的技术进步，使得超声能量束在治疗过程中能精确地破坏预先选择的组织区域，而不损害周围的组织。HIFU 具有微创、安全、痛苦小、可重复进行、恢复快及并发症发生率低等优点，能使原发灶肿瘤坏死，对低危及中危局限性前列腺癌患者可以达到治愈；对已有转移的晚期肿瘤，也可起到局部减瘤的作用，还可联合化疗、放疗进行综合性治疗，且在前列腺癌复发的患者中也同样有效。

不可逆电穿孔(IRE)　IRE 又称纳米刀，是通过电极探针释放微秒级的高压直流电（高达3kV），在消融组织内细胞的细胞膜上形成不可逆的纳米级微穿孔，造成肿瘤细胞凋亡瓦解，凋亡后的肿瘤所在区域逐渐被正常组织取代，从而恢复正常功能。纳米刀已经率先在美国得到 FDA 批准应用于临床，并取得了良好效果，欧洲也已开始使用。

3. 前列腺癌近距离照射治疗

前列腺癌近距离照射治疗适宜不能耐受前列腺癌根治术的高龄前列腺癌患者。具有疗效肯定、创伤小的优点，是继前列腺癌根治术及外放疗外的又一种有望根治局限性前列腺癌的方法。前列腺癌近距离照射治疗包括短暂插植治疗和永久粒子种植治疗。后者更为常用，通过三维系统的准确定位后，将放射源密封后直接放入前列腺内种植治疗。优点是可提高前列腺的局部剂量、减少直肠和膀胱的放射剂量。前列腺癌近距离照射治疗可单独应用，也可联合外放疗使用。

(十)膀胱癌的微创治疗

按照膀胱癌的临床分期，膀胱癌的治疗分为非肌层浸润性膀胱癌(NMIBC)和肌层浸润性膀胱癌(MIBC)治疗两部分，其中 NMIBC 或表浅性膀胱癌占全部膀胱癌的80%左右。经尿道膀胱肿瘤电切术(TURBT)是 NMIBC 的主要治疗手段。

1. 腹腔镜手术治疗

NMIBC 的治疗　①TURBT：TURBT 一是可切除肉眼可见的肿瘤；二是可对肿瘤进行病理分级和分期。因此，TURBT 既可作为膀胱肿瘤的重要诊断方法，同时又是 NMIBC 主要的治疗手段。传统的 TURBT 采用的是单极电切法，使用非电解质溶液作为灌洗液。该方法的缺陷是容易出现闭孔神经反射而引起穿孔等并发症。近年来，以生理盐水作为介质的等离子双极电切法已不断普及，该方法是通过电极激发盐水形成动态的等离子体对组织进行切割和凝固作用，电流在局部形成回路。其优点是很少引起闭孔神经反射，有望取代传统单极的电切方法。②经尿道膀胱肿瘤激光切除术：通过各种激光的切割、汽化、凝固等作用，对肿瘤和邻近组织进行切除。其优点是术中易准确辨认黏膜和肌层组织、止血效果好、不会发生因闭孔神经反射导致的穿孔、对肿瘤的切除较彻底。常用的激光有钬激光、绿激光、铥激光和钕激光。③经尿道光动力学治疗：光动力学治疗是将膀胱镜与光敏剂相结合的治疗方法，肿瘤细胞摄取光敏剂后，在激光作用下产生单态氧，后者使肿瘤细胞变性坏死，对微小病灶、不典型增生和难以发现的原位癌的治疗方面有独特疗效。早期使用的光敏剂为血卟啉衍生物类物质，存在较大的不良反应，近几年来，有人用氨基 γ 戊酸作为光敏物质进行膀胱灌注，克服了血卟啉衍生物类物质的缺点。

MIBC 的治疗　根治性膀胱切除术（RC）加盆腔淋巴结清扫术是治疗 MIBC 标准的治疗方法。目前治疗 MIBC 的微创手术主要有两种：腹腔镜膀胱根治性切除术（LRC）和机器人辅助膀胱根治性切除术（RARC）。与开放手术相比，腹腔镜手术能够有效减少出血和降低输血率，缩短住院时间，但手术的时间增加。对进行过广泛的腹腔或盆腔手术、外放射放疗，以及块状淋巴结转移、未纠正的凝血功能障碍、病态肥胖的患者在选择腹腔镜手术时也需要谨慎。①LRC：LRC 通过二维摄像系统在狭小的骨盆内进行操作，缺乏触觉反馈且移动受限，操作比较困难，在一定程度上限制了该手术在临床上的应用。②RARC：达·芬奇系统的三维成像、10 倍放大及 360°的腕部活动能力，可有效减少疲劳、避免颤抖，独特的灵活性使分离和缝合更为精准，学习曲线也较短。在全球范围内，机器人辅助的根治性前列腺切除术得到了广泛的应用，但缺点是费用高昂，目前在国内尚未普及。

腹腔镜盆腔淋巴结清扫术　盆腔淋巴结清扫对于明确肿瘤分期、预测手术的预后、阻止肿瘤的播散、提高手术的存活率具有重要的意义。一般认为需要清扫出 10～14 个淋巴结。有数据显示，淋巴结阳性的患者，当清扫范围扩大到主动脉分叉处时，5 年的存活率可达 36%。

腹腔镜尿流改道术　随着腹腔镜手术经验的积累，全腹腔镜下完成的尿流改道术已成为可能，其在减少切口疼痛、肠管暴露、肠梗阻的风险等方面的优势受到越来越多的关注。无论选择是哪一种尿流改道术，全腹腔镜下进行的尿流改道，均会由于操作复杂性而使手术时间延长。腹腔镜下完成的新膀胱尿道吻合，由于操作较容易，降低了术后漏尿的风险，进一步提高了控尿能力。

2. 介入治疗

随着介入技术的成熟和发展，经导管动脉内灌注化疗药物及栓塞已成为治疗恶性肿瘤的重要方法，膀胱癌行栓塞术的机制是膀胱癌的供血动脉主要来自双侧髂内动脉的前支，分为膀胱上动脉、膀胱下动脉及其他动脉分支。肿瘤已侵犯膀胱外组织者，可见闭孔动脉和阴部内动脉等供血动脉，造影可清楚地显示肿瘤血管，并可见明显染色征。由于膀胱接受双侧膀胱动脉供血，需行双侧插管治疗，由于髂内动脉有丰富的侧支循环，因此行栓塞术不会引起膀胱坏死。行栓塞治疗时，应尽可能超选择至膀胱动脉，如不能超选择或肿瘤供血动脉广泛，可避开臀上动脉后行髂内动脉栓塞化疗术。手术及放化疗后行栓塞术有以下好处：栓塞治疗后，局部血流减慢，可以增加化疗药物与肿瘤组织的接触时间，从而提高化疗药物的疗效，可使肿瘤组织缺血坏死，有效地控制和预防出血。灌注用药一般选择阿霉素 60mg、顺铂 60mg、丝裂霉素 10mg，最后注入适量直径为 710～1000μm 大小明胶海绵颗粒栓塞双侧供血动脉。

（十一）卵巢癌的微创治疗

1. 腹腔镜手术治疗

腹腔镜技术具有患者创伤小、出血少、康复快、住院时间短等优点。目前腹腔镜手术在卵巢癌中的应用仍处于探索阶段，且有一定局限性。

腹腔镜手术治疗早期卵巢癌　如初次手术只切除肿瘤或附件，未确定分期，再次施行全面探查分期的手术称为再分期手术。两种手术的内容基本相同，包括全面探查、腹水或腹盆腔冲洗液细胞学检查、大网膜切除、全子宫及双附件切除、盆腔和腹主动脉旁淋巴结清扫、腹膜活检。

腹腔镜在晚期卵巢癌中的应用　主要是诊断性腹腔探查及评价肿瘤细胞减灭术的时机、预测是否可施行满意的肿瘤细胞减灭术。避免了不能做减灭术的患者行不必要的开腹手术，为患者尽早开始化疗提供依据，显著提高了患者对治疗的依从性。

腹腔镜在卵巢癌二次探查术中的应用　国外学者对卵巢癌患者腹腔镜二次探查术后立即行开腹探查术，比较发现腹腔镜探查阳性率有限。

腹腔镜在卵巢复发癌中的应用　国外学者曾报道用腹腔镜电刀环切及氩气凝固治疗复发性卵巢癌，经过两年随访，74% 的患者病情缓解，平均无瘤存活 1.1 年。

2. 血管介入治疗

手术方法：经皮穿刺股动脉插管，先作腹主动脉－髂动脉造影，再做双侧髂内动脉造影。将吡柔比星 50mg 溶于 5% 葡萄糖注射液 60ml 中，顺铂 60mg、环磷酰胺 400mg 分别溶于 0.9% 氯化钠溶液 60ml 中稀释，将 2/3 的药量经导管髂内动脉进行介入化疗。若需做双侧髂内动脉化疗，可将上述药物分成两份后做双侧注射。灌注完毕后，再将余下的药物（1/3 量）以明胶海绵颗粒吸附后栓塞双侧髂内动脉前干或子宫动脉，经造影剂证实双侧髂内动脉前干或子宫动脉闭塞，拔除导管，腹股沟穿刺部位局部加压包扎 24h。

晚期卵巢癌因肿瘤细胞对周围器官的浸润，导致无法手术或手术困难，常规的静脉化疗由于癌组织局部抗癌药物浓度低，无法有效地杀灭癌细胞，而介入化疗因将导管直接插到肿瘤供血动脉，大大提高了局部癌组织的药物浓度，可有效杀灭肿瘤细胞，同时应用明胶海绵碎片，既阻塞了肿瘤区域血流，又将抗癌药物带入肿瘤组织。这样使部分病例临床分期得到逆转，从而获得手术机会，为进一步治疗创造了条件。另外，介入化疗虽然使盆腔肿瘤组织药物浓度高于静脉及腹腔给药，但全身药物浓度明显低于后两者，故其全身化疗毒副作用也低于后两者用药。因此术后恶心、呕吐症状明显小于全身给药。

（十二）乳腺癌的微创治疗

1. 乳腔镜手术治疗

由于常规乳房切除手术后会引起较大的手术瘢痕、形体缺陷、上肢活动受限、患肢水肿等，这些难题并不是常规手术方法所能解决的，因此发展一门新外科技术。最具代表性的技术就是腔镜技术。乳腺腔镜手术是在外科微创理论和腔镜手术方法成熟的基础上发展形成的新的手术技术。它彻底改变了传统外科手术的操作方法；克服了部分传统手术的缺点和不足，改善了乳腺疾病治疗效果，解决了部分常规手术无法解决的难题；使乳腺癌患者在手术治疗时兼顾了形体美观，并能同期恢复或重建乳房，具有显著的美容效果。

乳腔镜技术是腔镜技术在乳腺外科的延伸，可做腔镜下腋窝淋巴结清扫术、腔镜下保留乳房的乳腺癌局部扩大切除术、腔镜辅助小切口乳腺癌改良根治术、前哨淋巴结及内乳区淋巴结活检术等。乳腺癌腔镜切除有两种手术径路，即经腋窝途径和经肿瘤表面切除部分皮肤途径，其建立操作空间的方法为充气法和悬吊法。经腔镜辅助小切口乳腺癌切除手术可以达到与传统手术相同的肿瘤切除和淋巴结清扫范围，通过皮肤悬吊或气腔做到非接触手术，避免常规手术对肿瘤的挤压。腔镜下内乳区淋巴结清扫术和常规开放手术比较，不仅可以达到传统开放式手术清扫的范围和疗效，还可以简化手术过程、有利于保留肋间臂神经及重要淋巴管，降低常规手术引起的并发症，目前国内外研究结果显示，清扫的淋巴结数量与传统手术结果相似，切口较小，外表美观。

2. 局部消融治疗

RFA 治疗　RFA 最初在肝癌的治疗上取得了显著疗效，后逐步推广到颅内肿瘤、乳腺癌等实体瘤治疗。对不愿手术切除乳腺肿瘤的患者，RFA 可替代传统的保乳术。在临床上，RFA 适宜肿瘤直径 <2cm、在影像学上表现为边界清楚的局限乳腺癌和在组织学上通过穿刺活检证实的乳腺癌患者。此外，RFA 前必须进行前哨淋巴结活检，以评价是否需要常规腋窝淋巴结清扫。RFA 需要在超声引导下进行，当肿瘤内温度上升至95℃并且维持15min左右即可完全消融病灶，随后拔针，同时行针道消融即可。RFA 后几周内，患者进行穿刺活检以评估局部肿瘤控制情况。肿瘤细胞的活性是通过 HE 染色和 NADH 染色进行组织学评价。活检阴性的患者，根据肿瘤的特性和患者的状况将接受辅助化疗或激素治疗。

HIFU 治疗　在超声或磁共振引导下，利用超声波能穿透软组织的特性，将声能转化为热能而使肿瘤局部温度高达 90℃，导致肿瘤组织细胞发生不可逆性损伤。由于这种治疗方法非创伤性的特点，近年来得到一定程度的推广。

3. 血管介入治疗

适应证　①局部晚期乳腺癌，主要指Ⅲa和Ⅲb期的乳腺癌，患者通常肿瘤原发灶较大(T3)，并可伴有皮肤和胸壁组织的侵犯(T4)或区域淋巴结广泛转移，常无法直接手术切除，需先给予术前降期治疗。②乳腺癌手术切除后数年内同侧乳腺或胸壁局部复发的肿瘤。③全身静脉化学治疗不良反应重、不能耐受的患者。

禁忌证　术前检查发现有明确远处转移灶的播散性乳腺癌；凝血机制障碍严重的患者；心、肺功能障碍严重及多脏器衰竭者。

方法　①经股动脉穿刺法：患者取平卧位，局部麻醉后 Seldinger 法穿刺一侧股动脉，将导管送入患侧锁骨下动脉，注入造影剂后造影观察乳腺肿瘤供血动脉的分布，明确肿瘤主要供血动脉后超选择性插管，用止血带结扎患侧上臂阻断肱动脉血流后注入化疗药或栓塞剂。②经尺动脉穿刺法：于患侧前臂穿刺尺动脉，并插入导管，将导管尖端送入锁骨下动脉，造影观察乳腺肿瘤供血动脉的分布，明确肿瘤主要供血动脉后超选择性插管，固定导管，用止血带结扎阻断肱动脉血流后注入化疗药或栓塞剂。

介入化疗方案　目前普遍认为乳腺癌的化疗应将细胞周期特异性与非特异性药物联合使用。一般来说，含蒽环类药物化学治疗方案的疗效较高，介入化学治疗应用较多的是含蒽环类药物的联合化学治疗方案：如 CEF 方案(环磷酰胺、表柔比星、氟尿嘧啶)，IE 方案(紫杉醇、表柔比星)等。采用表柔比星联合紫杉醇方案经动脉灌注治疗乳腺癌，效果良好。介入化学治疗药物用量主要参考全身化学治疗用量，一般相当于单个疗程全身化学治疗给药量的 70% ~80%。

栓塞剂的使用　行乳腺癌介入化学治疗的同时，在确保不会发生异位栓塞的情况下可给予动脉栓塞治疗。常用的栓塞剂有碘化油、明胶海绵、微球、微囊等。碘化油可携带抗癌药物，并且可充填于毛细血管前的细小动脉，起到末梢性栓塞作用，达到化学治疗和栓塞的双重作用。药物微球或微囊同样具有持续化学治疗和肿瘤供血动脉末梢栓塞的作用，但栓塞作用较碘化油显著。

乳腺癌介入化疗栓塞在保证靶器官具有足够血药浓度的情况下，同时药物经血液循环可作用于全身潜在的转移灶。配合栓塞治疗可以减少肿瘤的血供，使肿瘤进一步缺血坏死。其较全身化学治疗具有用药总量少、不良反应轻、疗效显著等优点。

（十三）子宫颈癌的微创治疗

1. 腹腔镜手术治疗

腹腔镜手术指征包括：Ⅰa ~ Ⅱb 期宫颈癌患者进行广泛性子宫切除和盆腔淋巴

结切除术；年轻需要保留生育功能的Ⅰb期宫颈癌患者进行腹腔镜盆腔淋巴结切除术结合宫颈广泛切除术；晚期宫颈癌患者可以在初次放、化疗前进行分期手术，获得准确的肿瘤扩散信息，指导个体化治疗。腹腔镜手术方式包括以下几种。

子宫颈癌的广泛性子宫切除术　1992年，法国医学家首次报道了腹腔镜辅助的经阴道广泛性子宫切除术。随后美国医学家又报道了首例利用腹腔镜进行的广泛子宫切除术。随着医学的不断发展，此技术逐渐被应用于临床，并取得了较好的效果。主要是在镜下切除盆腔和（或）腹主动脉旁淋巴结，而阴道上段切除、输尿管游离、子宫骶韧带的分离和阴道残段缝合等仍然通过阴道手术完成。发展到目前可在腹腔镜下完成打开膀胱（直肠）反折腹膜，分离子宫直肠窝和直肠侧窝，切断骶韧带的矢状部，甚至膀胱宫颈间隙和输尿管隧道，而阴道上段、阴道旁、主韧带、骶韧带的降部切除则从阴道完成，大大简化了阴道根治性子宫切除的难度，同时又能切除足够的阴道和韧带。

腹腔镜子宫颈癌病理分期手术　在探查淋巴结时，由于MRI、CT及超声波的特异性和灵敏度较低，病理学检查成了唯一可行的方法。1998年，有学者就提出了宫颈癌手术分期概念，这一概念在后来的发展中应用于临床实践，逐步得到专家学者的认可。依靠腹腔镜这一先进设备对子宫颈癌进行病理分期手术，可以扩大盆腔及腹腔的观察范围，发现微小的病灶，通过腹腔镜手术可以清除盆腔内部的淋巴结，提高医生检查的准确率，避免出现二次开腹手术的情况出现。

子宫颈残端癌的腹腔镜手术　子宫颈残端癌可行腹腔镜广泛子宫颈及子宫颈旁组织切除术，由于解剖结构变化、不同程度的粘连，手术较困难，处理不当易致周围或邻近器官损伤，因此要完成此手术必须具有丰富的腹腔镜广泛子宫切除术经验。特别注意阴道残端或子宫颈残端周围结构的辨认、膀胱和阴道残端的间隙分离，以防损伤输尿管和膀胱。难以分辨膀胱底和宫颈残端时，可充盈膀胱，但这会使膀胱壁变薄，增加术中膀胱穿孔的风险。术前未发现的浸润性肿瘤行单纯性子宫切除后，或次全子宫切除术后发现宫颈残端癌的患者，应用腹腔镜广泛性子宫旁切除联合盆腔和（或）主动脉周围淋巴结切除是安全有效的。

子宫颈癌的早期广泛性子宫颈切除手术（RVT）　主要适应于FIGOⅠa～Ⅰb期需保留生育功能的宫颈癌患者，并要求病灶直径≤2cm、无区域淋巴结转移、宫颈管上部及宫体无肿瘤浸润。RVT术后总的复发率约为3.3%，与根治性子宫切除术无明显差异。RVT可以分为完全腹腔镜下广泛性子宫颈切除手术和腹腔镜辅助手术。完成腹腔镜淋巴结切除后，先于子宫颈外口约2cm处切开阴道穹隆部，分离阴道壁和子宫颈之间的结缔组织，推开阴道穹隆部，将子宫颈充分游离，直至子宫颈内口水平，在子宫峡部以下完整切除子宫颈阴道部。用7号子宫颈扩张器扩张子宫颈管，于黏膜下子宫颈内口水平用1号尼龙线环行缝扎子宫颈阴道上部，重建子宫颈内口。再行阴道子宫颈黏膜缝合术，重建子宫颈外口。此术式在子宫峡部以下切除子宫颈，保留了子宫动脉的上行支，子宫体的血供不受影响，保留子宫体而得以保留生育功能。

机器人广泛子宫切除　近几年来，计算机技术和自动化技术得到广泛的发展，各种妇科手术才得以采用机器人辅助腹腔镜手术，使得外科医生的术野更加广阔和清晰，同时机器人的内腕细小，便于在手术中进行灵活操作。然而机器人手术也有其弊端，那就是在手术切除过程中缺乏力度的把握，再者就是昂贵的设备造成手术费用较高，普通患者难以接受。

腹腔镜卵巢移位术　放疗前将卵巢移到放射野之外是预防放射性卵巢去势的重要方法，需游离卵巢血管确保不损伤卵巢动静脉，将卵巢移至尽可能远离放射野的位置，如结肠旁沟等。腹腔镜卵巢移位术创伤小，术后恢复快，不会耽误后续放疗，术中还可以全面了解盆腹腔有无肿瘤转移，必要时可对卵巢进行活检。

2. RFA 治疗

RFA 在临床上已广泛应用于肝癌、胰腺癌、肺癌、子宫肌瘤等治疗。对于子宫颈癌的治疗，国内外也有不少研究报道。有学者采用射频治疗了 80 例巨块型宫颈癌（直径≥4cm），发现疗效良好。整个治疗过程是在超声监视和肉眼观察下进行的，安全可靠。具体操作过程如下：患者膀胱充盈后取膀胱截石位，超声定位、摄片，记录瘤体位置、大小，外阴、阴道消毒，铺无菌巾，窥器暴露子宫颈瘤体并重新消毒，在超声严密监视下，瘤体直径为 4~5cm 者选用中号刀插植透热治疗 1~2 次；瘤体直径≥5cm 者选用大号刀，插植透热治疗 2~3 次，每次 10~20min，至肿瘤完全凝固气化为止。治疗结束后再次行超声摄片记录。术后每天阴道冲洗 1 次，约 1 周凝固坏死组织脱落，暴露子宫颈原形。所有患者均经一次治疗，1 周后肿瘤完全脱落，暴露子宫颈原形，术中无大出血和意外损伤。以往在根治性放疗或术前放疗中对巨块型子宫颈癌采用增加局部放射剂量或称为"消菜花量"的方法，这样不可避免地增加膀胱直肠的放射剂量，从而增加了放射性膀胱炎和直肠炎的发生率。由于局部消瘤量的放射治疗必须分次间隔进行，因而相对延长了住院时间，增加了医疗费用。用自凝刀 1 次消除子宫颈突出肿瘤，随后放疗的治疗方法，使总疗程比对照组缩短 1~2 周，在保证存活率不变的情况下，腔内放疗剂量减少 12~18Gy，与非巨块型相似。直肠膀胱放射剂量随之降低，从而使放射性直肠炎、膀胱炎的发生率明显降低。

3. 血管介入治疗

子宫颈癌多为鳞状细胞癌，对于放射线较为敏感，因此子宫颈癌术后或失去手术机会及不愿手术的患者，应当首选放射治疗。对于无放疗设备的医院，介入治疗也不失为一种好的方法。

方法　常规 Seldinger 技术，穿刺左/右侧股动脉，置入 5F COBRA 导管，成形导管后牵引至 L4~L5 水平，将导管插入左/右侧髂总动脉，再经导丝引导导管插入左/右侧髂内动脉，造影确认血管无误后，行灌注化疗，化疗药物一般选择 5 – Fu 1~1.25g、顺铂 50mg、丝裂霉素 20mg、卡铂 200mg、表柔比星 80mg，选其中 2~3 种配伍，分别溶于 50ml 生理盐水中经导管在 15~30min 内注入。注药完毕即可进行栓塞治疗，栓塞材料为碘化油乳剂或明胶海绵。左侧栓塞完毕后，应用导管成襻技术，对右侧子宫动脉进行栓塞。

动脉内药物灌注，可使靶器官内局部血液药物浓度（游离状态）显著提高，增强了药物的杀伤力达几十倍，同时，碘化油乳剂滞留、接触时间延长，更增加了疗效。栓塞后肿瘤缺血坏死、萎缩，为中晚期患者提供了手术机会。不良反应较多见的是局部疼痛、呕吐、发热，一般经对症处理均能缓解，较少有组织坏死、功能障碍等严重并发症发生的报道。

（十四）子宫内膜癌的微创治疗

1. 腹腔镜手术治疗

1993 年 Childers 等报道将腹腔镜下盆腔及腹主动脉旁淋巴结切除术用于子宫内膜癌分期术以来，随着腹腔镜设备的改进及操作技术的不断熟练，以腹腔镜为主的各种微创技术包括传统腹腔镜、单孔腹腔镜、机器人单孔腹腔镜等逐渐应用于子宫内膜癌的治疗。

传统腹腔镜手术　腹腔镜手术主要包括腹腔镜下次广泛子宫切除术或全子宫切除、盆腔淋巴结以及腹主动脉旁淋巴结切除。与开腹手术相比，腹腔镜手术具有创伤小、痛苦少、术中出血量少、留置尿管时间短、恢复时间快、术后并发症少、住院时间短、切口美观等优点。

机器人手术　2005 年 4 月，FDA 批准了可用于外科手术的达·芬奇机器人系统用于妇科腹腔镜手术，在随后的几年里，机器人辅助外科手术迅速被外科医生接受，用于子宫内膜癌患者子宫切除术及淋巴结分期。相比传统的腹腔镜手术，机器人手术治疗子宫内膜癌有显著的技术优势：通过软件滤除了人手颤抖，减少粗糙操作造成的损伤；避免了情感因素对手术的影响；机器人手术系统能够模仿人的手和手腕的运动，完全改善了人体工程学，具有很好的灵活性，使得手术更加精细。其优秀的 3D 高清可视化和机器人控制台记录可用于描绘步骤的分布和规范复杂的外科手术，确保手术的可重复性，保证不同医生之间的对比。由于术者坐在控制平台上进行操作，能较好地节省体力，进行远程遥控，学习曲线比腹腔镜手术短。因此机器人手术系统扩展了腹腔镜手术的适应证，在一些发达国家已应用于各类妇科恶性肿瘤的手术。

但机器人手术系统价格昂贵严重限制了其应用，而且机器人手术系统缺乏触觉反馈系统，术者只能看到专用器械钳住了组织，却无法感觉钳夹的力量；在进行缝合或打结时，不能感知打结力量，如果打结过紧，容易导致组织缺血坏死。

单孔腹腔镜手术（LESS）　1969 年，Wheeless 报道了首例经脐腹腔镜下输卵管结扎术，之后由于手术器械不断改良，使得 LESS 在妇科领域得到了开展，即在脐部切一个 15~30mm 的小切口，将多通道套管置入其中，3 个腔镜仪器通过这个套管进入腹腔进行手术操作。该技术利用肚脐天然形成的皮肤皱褶来隐藏术后手术切口，从而达到令人满意的美容效果和无瘢痕手术的目的。

但由于 LESS 操作受到孔道数量的限制，手术部位局限，对邻近脏器的牵引也有一定困难，同时因器械置入部位相对集中，手术器械及光学系统的相互干扰，所有器械均由一个切口进入腹腔，形成所谓"筷子效应"，同轴操纵使操作精准度下降，镜头与手术器械相互干扰，画面立体感、稳定性差，从而增加了手术难度。

微型腹腔镜手术　微型腹腔镜手术是指通过直径 3mm 以下的腹腔镜及器械完成的手术，该手术具有切口更小、术后疼痛轻、切口易愈合、美容效果更好等优点。早在 1999 年中国就有微型腹腔镜治疗妇科疾病的文献报道，但其主要用于妇科急腹症的诊断和处理，不孕症的检查和输卵管绝育术等妇科良性疾病的治疗。

与传统腹腔镜相比手术时间相同，术后结局相似。由于其创伤更小，甚至比传统腹腔镜的住院时间更短。但是，由于微型腹腔镜在临床上并没有普及使用，因此尚无大样本多中心的研究证明其是否安全可靠。

2. 血管介入治疗

适应证　总的原则是对具有高危因素的子宫内膜癌在允许的情况下使用。高危因素包括中晚期的子宫内膜癌、不具备手术条件或周边有微小转移灶、细胞分化不良的子宫内膜癌、患者年轻未生育强烈要求保留生育功能。

方法　以 Seldinger 法进行穿刺，一侧股动脉穿刺完毕后将 4F Cobra 导管植入，于 DSA 引导下在两侧髂内动脉中选择性插管，造影剂可见子宫动脉与肿瘤的血供，然后超选择插管至子宫螺旋动脉后实施栓塞化疗，联合用药主要以卡铂（CBP）为主。可选择 300~400mg 卡铂 + 10mg 丝裂霉素（MMC）+ 30~50mg 表柔比星（EADM）或 30~50mg 吡柔比星（THP）。将前述药物和 2~8ml 超液化碘油混合后分等量从两侧子宫动脉注入，然后根据肿瘤血供合理加用明胶海绵颗粒强化栓塞。同样间隔 4~5 周进行第二个疗程，治疗两个疗程后进行疗效评价。

介入治疗的意义　对于早期治疗术前已存在的微小转移和亚临床灶，控制术中、术后转移；在肿瘤各级血管、淋巴管未被损伤之前给药，可提高局部药物浓度，达到高效杀伤作用，缩小原发灶，降低手术并发症并为判定和选择抗癌药物提供依据。使无法手术的患者获得手术机会；为年轻有生育要求的患者提供保留生育功能的机会。

（十五）子宫肌瘤的微创治疗

子宫肌瘤的传统开腹手术治疗创伤较大。近年来，随着医学技术的发展，各种微创技术用于子宫肌瘤的临床治疗，因其具有创伤小、并发症少等优点，已被患者广泛接受。

1. 内镜手术治疗

腹腔镜手术治疗　适应证：明显出血；疼痛或由于肌瘤所致的压迫症状；不孕症/习惯性流产；盆腔包块，子宫大小12孕周，肌瘤外突，且增长迅速。

手术式式：①腹腔镜子宫肌瘤切除术，腹腔镜下剥出肌瘤，修复子宫创面，用手动或电动粉碎机粉碎肌瘤，经腹部套管取出。②腹腔镜辅助子宫肌瘤切除术，腹腔镜下剥出肌瘤，将套管的切口延长，自延长的小切口处粉碎并取出肌瘤，修复子宫创面，便于取出大的肌瘤并进行多层肌壁缝合，关闭瘤床。③腹腔镜辅助阴道子宫肌瘤切除术，腹腔镜下剥出肌瘤，修复子宫创面，切开阴道后穹隆，经阴道取出肌瘤，便于取出子宫后壁或子宫底部的大肌瘤，进行多层肌壁缝合，关闭瘤床。④腹腔镜腹部超微型切口子宫肌瘤切除术，腹腔镜下剥出肌瘤，在腹部切开可容纳25mm子宫粉碎器的小口，将肌瘤粉碎取出后，从此孔隙牵拉子宫，修复子宫瘤床。⑤腹腔镜子宫动脉结扎术，双极钳电凝子宫动脉近端剪断，再用双极钳于靠近子宫体处电凝封闭卵巢悬韧带，此术同时阻断来自卵巢动脉的供应血流，减少了治疗失败率。

宫腔镜手术治疗　目前，宫腔镜下子宫肌瘤电切术是处理黏膜下肌瘤的首选方法，由于不开腹，明显缩短了术后恢复时间，且子宫无切口，极大地减少了日后剖宫产的风险，据统计手术的预后可以与传统的开腹手术相媲美。一般适宜直径＜5cm的有症状的黏膜下肌瘤、内突壁间肌瘤和宫颈肌瘤。

宫腔镜切除黏膜下肌瘤的优点：术前可用促性腺激素释放素激动剂、米非司酮、孕三烯酮、达那唑等药物，或子宫动脉栓塞、超声聚焦等方法预处理，使子宫及肌瘤体积均缩小，血运减少，利于手术。较大的壁间内突肌瘤，其体积缩小，使宫腔镜下肌瘤切除成为可能。手术前晚插宫颈扩张棒软化宫颈，便于术中充分扩张、娩出肌瘤。一般在月经后施术，此时子宫内膜较薄，视野较清晰。主要并发症有出血、子宫穿孔、体液超负荷、空气栓塞、感染等，应注意防治。另外，由于宫腔镜手术视野狭小，再有肌瘤充塞，电切环的回旋受限，会导致子宫穿孔，故目前一般将超声引导作为宫腔镜手术的常规引导方法。

2. 局部消融治疗

RFA治疗　RFA治疗子宫肌瘤采用射频前列腺治疗仪，经阴道、子宫颈将电极导管插入至子宫腔内，于大腿内侧贴回路电极板块，连接射频热疗仪的导线，设定温度处于65℃～73℃，治疗时间90～120s，治疗后电镜检查证明靠近宫腔的子宫肌瘤细胞变性坏死，细胞器完全消失。此后，随着射频消融自凝刀的诞生，经阴道、经子宫颈、子宫腔向肌瘤内置入射频自凝刀治疗子宫肌瘤得到临床广泛应用。该方法通过自然腔道完成操作与治疗，不改变生殖器官的结构和功能，无毒副作用，可重复操作。射频刀产生的消融灶范围与射频刀长度有关，治疗时应针对肌瘤的大小和形状而采用不同长度的射频刀，且射频刀的顶端要距浆膜层或假包膜0.6～

1.8cm，才可避免肌层甚至透壁性的子宫损伤以及盆腔脏器的损伤。

射频自凝刀治疗子宫肌瘤的禁忌证为有蒂的浆膜下子宫肌瘤、子宫峡部、侧壁、角部的肌瘤。

冷冻治疗 冷冻引起组织破坏的机制是细胞内液结冰、细胞外液结冰和冷冻部位微小血管血栓形成。引起细胞死亡的直接作用是因细胞内结冰产生的细胞核偏位和细胞膜破坏，进而细胞外液结冰使细胞内胶体渗透压增高，引起细胞死亡。冷冻治疗子宫肌瘤国内文献报道主要有两种方法，一种是腹腔镜引导下经皮穿刺，向肿瘤内插入冷冻探头，具有安全微创、反应小、无毒副作用、疗效确切等优点，随着腹腔镜手术器械和手术技巧的不断完善，氩氦刀冷冻和腹腔镜联合手术，视野清晰，避免损伤邻近器官，提高了手术的安全性。另一种是经阴道、宫颈自然腔道置入冷冻探头，消融肌瘤组织，治疗后临床症状改善，体积缩小，但远期疗效尚需评价。

HIFU 治疗 HIFU 利用超声波的可聚焦性和能量可透入性，从体外将低能量的超声波聚集于体内病灶，引起瞬态高温效应后，使靶区内组织温度在 0.5～1.0s 内骤升至 65℃～100℃，使受损组织出现凝固性坏死继而逐渐被机体溶解吸收或纤维化，瞬态空化效应、机械效应及声化学效应等非热机制也可直接杀伤肿瘤细胞。HIFU 治疗子宫肌瘤的优点：①安全可靠，对人体正常组织无影响；②定位准确，对肿瘤实行三维适形扫描治疗，能量分布均匀，治疗效果明显，肌瘤缩小不再生长；③无创伤性，无刀口，无出血，无放射性损伤，无药物副作用；④保留子宫生理功能，减少治疗对患者身心健康影响。治疗后主要的并发症状有腹部、腰骶部隐痛，腿部发麻，疲乏感，腹胀，少量血尿等。

3. 子宫动脉栓塞治疗

子宫动脉栓塞治疗子宫肌瘤的机制是栓塞肌瘤的供血动脉，引起肌瘤的缺血缺氧坏死吸收，导致肌瘤细胞总数明显减少，致使瘤体萎缩，从而缓解或消除其伴有的一系列临床症状。普遍认为血管栓塞治疗具有安全、并发症少的优点，而且可以保留子宫和生育功能。适宜人群：各种类型的子宫肌瘤患者；子宫肌瘤引起月经改变、疼痛、周围脏器压迫症状者；子宫肌瘤挖除术后复发者；需要手术治疗的子宫肌瘤患者而要求保留子宫者。

方法 采用 Seldinger 方法，局麻下行股动脉穿刺，置入 4F 或 5F Cobra 动脉导管，经髂外动脉、腹主动脉至对侧髂内动脉，通过造影或动脉内 DSA 技术，确定子宫动脉开口，在同轴导丝引导下将导管插入子宫动脉，造影证实后，注入栓塞微粒；栓塞微粒的用量因人而异，以能完全阻断子宫动脉血供为宜。回抽动脉导管至腹主动脉水平，拉成反绊做同侧子宫动脉插管及栓塞治疗。栓塞过程中可加用少量利多卡因，能减轻患者的疼痛反应。

栓塞术后的主要并发症有疼痛、恶心呕吐、尿频、尿急、尿潴留、肾积水、里急后重、便秘等症状，阴道少量出血或间断阴道排出物，子宫内膜炎及子宫脓肿形成，子宫大面积坏死；较少见的并发症有肠坏死、膀胱壁坏死等。经过对症处理可减轻或消除并发症，在严格的规范手术下，一般不会发生子宫、肠坏死及子宫脓肿等。

（十六）鼻咽癌的微创治疗

由于鼻咽癌原发部位解剖结构邻近颅底，手术区域内存在很多极为重要的神经和血管，手术观察视野可供切除的安全范围狭小，同时，鼻咽癌主要以低分化的鳞状上皮细胞癌为主，发生颈部淋巴结转移或远隔转移率较高，因此手术不作为首选治疗方式，其主要治疗方法为放射治疗；但在临床放疗后，有很大一部分患者出现局限性鼻咽癌复发的情况，局限性鼻咽癌再进行单一放疗难以达到理想的临床效果，此时联合微创治疗具有一定的临床意义。

1. 鼻内镜治疗

经鼻内镜手术治疗直接切除了对放疗耐受的病灶，而且没有放射性损伤，被视为局限性鼻咽癌的有效治疗方式。

方法 全身麻醉后，患者去枕平卧。准备 0.01% 肾上腺素棉片，在鼻内镜观察下，用肾上腺素棉片使鼻腔黏膜收缩，再以高频电刀进行肿瘤组织的完整切除。留取肿瘤四周和肿瘤基底组织，碘纺纱压迫创面，纳瑞塞子加固填塞。部分患者需要同期行鼻甲黏膜瓣修复术，术后尽早拔除术区填塞物，可减少感染机会。

经鼻内镜手术切除局部复发的鼻咽癌，能够缩短手术路径，减少对周围非手术区域结构的破坏，具有观察视野灵活、光线足、操作简便等优势。鼻内镜手术既能对鼻咽肿瘤及其足够的安全边缘进行连续、整块切除，又能将损伤降到最小限度，加快术后恢复。

2. 血管介入治疗

鼻咽癌好发于鼻咽侧壁、顶后壁，这些部位分别由咽升动脉和上颌动脉供血。进行选择性动脉插管化疗，可在短期内杀死大量癌细胞，使肿瘤缩小。

方法 选择 6.0F 的 H1H 导管或 SP 导管，采用 Seldinger 法经皮股动脉穿刺，先进行肿瘤侧颈外动脉插管并造影，了解肿瘤供血动脉及其走向。根据造影所见，在导丝的引导下，插管至咽升动脉或上颌动脉，经动脉造影证实无误后，灌注化疗药物，可选择顺铂（DDP）100～200mg，5－Fu 1000～1500mg，平阳霉素（BLM）10～20mg。部分患者咽升动脉、上颌动脉显影不清，只能在颈外动脉注药。若病变超过鼻咽中线，则应进行双侧插管化疗，病变侧注入药量为 2/3，其余 1/3 药量注入对侧。

介入插管化疗加放疗综合治疗晚期鼻咽癌，可明显改善患者自觉症状，而且介入插管治疗可提高放射线对鼻咽癌细胞的杀灭效应，缩小临床病灶，加速肿瘤消退，有一定的放射增敏作用。介入插管化疗综合治疗晚期鼻咽癌并发症轻，患者基本能耐受。常见合并症有：①穿刺插管并发症，如局部血肿、血管内膜损伤等，操作时应细心，注意观察，一般无须特殊处理。②造影剂过敏反应，术前应进行过敏试验，术中密切观察患者的各种反应，对过敏反应及时判断和处理。③化疗药毒性反应，可有恶心、呕吐、低热、白细胞下降、脱发等，对症处理可缓解症状，口服中药可明显降低毒副反应。④局部毒性反应，如口腔炎、局部皮肤胀痛感及麻木感等，可用复方硼砂含漱液及少量糖皮质激素治疗。⑤一过性双目失明，可能是造影剂反应所致，一般发生在术后 2~3h，经大量输液及应用糖皮质激素、神经营养药，12~48h 可恢复。

（十七）甲状腺癌的微创治疗

1. 内镜手术治疗

手术治疗是除未分化癌以外各种类型甲状腺癌的基本治疗方法，并辅助应用 [131] 碘治疗、甲状腺激素及外照射等治疗。

近年来，内镜技术不但能够完成甲状腺腺叶的切除，还可以完成甲状腺癌中央区淋巴结清扫及侧颈部淋巴结清扫，在根治甲状腺癌的同时，大幅度减小手术创口，手术住院时间缩短，术后疼痛减少，满足了中青年女性的美容需求。按照内镜路径，主要有颈前入路和颈外入路两种。

颈前入路　以内镜辅助微创甲状腺切除术为主流，该术式是在颈前取一长约 2cm 的手术切口，在直视下分离至甲状腺表面，然后置入操作器械在内镜辅助下完成手术。该术式的优点是其操作方法类似于传统的开放式手术，手术视野直观，且不受锁骨和胸骨的影响，适宜甲状腺癌的腺叶切除、甲状腺全切除、中央区淋巴结及颈区淋巴结清扫。缺点是术后患者的美容满意度较颈外入路手术差，操作空间受限，器械之间容易相互干扰，对于复杂的颈侧区淋巴结清扫难度较大。因此，其适应证局限于无淋巴结转移的低危甲状腺癌患者。

颈外入路　主要包括胸乳入路、胸前入路、腋窝入路以及腋窝乳房联合入路等。其基本手术方法是在远离颈前的区域分离皮下隧道后进入甲状腺周围的手术区域，完成甲状腺手术而无颈前区瘢痕，但其缺点是受锁骨遮挡，造成颈侧区视野受限，存在操作盲区，不适合行颈侧区淋巴结清扫。为了弥补这一不足，有学者采用胸前联合颈侧方小切口行内镜下甲状腺切除及颈侧淋巴结清扫，减少了对颈前外观的影响。国内内镜甲状腺切除颈外入路多采用胸乳入路，但应用较多的是甲状腺良性肿瘤，用于甲状腺癌的多为乳头状癌，且恶性程度较低，肿瘤最大直径为 3cm，未侵犯重要器官如气管、食管，无广泛淋巴结转移，切口选在胸骨前两乳。

内镜治疗与传统开放式手术相比，仍有以下不足：手术适应证有限，技术比较复杂，视野较小，手术难度大，切口由远处入路到颈部，要求更广泛的组织解剖，可能术后有较长时间的前胸功能减退。

2. 达·芬奇机器人甲状腺切除术

手术机器人的优势很多，机器人"内腕"较腔镜更灵活，能从不同角度及有限空间在靶器官周围操作，因此增加了视野角度，避免了手部抖动，提高了手术稳定性，减少了手术人员数量。达·芬奇手术机器人分为控制台和操作臂两部分，控制台由计算机、手术操作和机器人控制监视器、操作手柄和输入、输出设备等组成，操作臂由 3 个操作臂 +1 个镜头臂组成。医生在远离手术台的控制台前，头靠视野框上，双眼接受来自不同摄像机合成术野的三维立体图，双手控制操作杆，完成手术操作。手术分 3 部分：①建立操作通道。患侧腋窝腋前线处行 5～6cm 切口，直视下从胸锁乳突肌胸骨头与锁骨头间无血管间隙进入，在胸骨甲状肌深面分离暴露出患侧及对侧甲状腺。②置入机械臂。机械臂由腋下建立通道进入，抓钳则由前胸壁行一8mm 切口置入。③甲状腺手术操作。主刀医生在操作台按传统开放手术方法操纵机械臂完成手术。由于达·芬奇机器人具有出色的放大和稳定的三维功能，符合人体工程学设计的操作空间和多关节运动，因此近年来在各个外科领域得到迅速发展，促使了微创外科技术的发展。

3. RFA 治疗

RFA 在甲状腺外科领域的应用指征在逐步扩大，从最初的主要用于甲状腺癌术后颈部复发灶的治疗，到随后的甲状腺良性结节的治疗，现已有不少用于可手术甲状腺癌初始治疗的文献报道，

但现有甲状腺结节消融共识和甲状腺癌治疗指南，均反对 RFA 用于可手术甲状腺癌的初始治疗。2015 版意大利甲状腺结节 RFA 治疗共识称，良性甲状腺结节符合一定适应证。以及 ^{131} 碘治疗无效的复发性甲状腺癌可推荐 RFA 治疗，而甲状腺滤泡肿瘤（FN）或原发性甲状腺癌并不是 RFA 治疗的适应证。2015 版美国甲状腺学会指南推荐 FN 或可疑 FN 在没有进行分子检测或分子检测也无法判断良恶性时通过手术切除来确定诊断，而非行 RFA 治疗。

（十八）皮肤癌的微创治疗

皮肤癌可采用手术切除、放射疗法、冷冻治疗、激光治疗及物理腐蚀等疗法等综合治疗。

1. PDT

PDT 是近年来应用的一种全新方法，是一种针对增生性病变组织的选择性治疗新技术。与传统的手术疗法、放射疗法及化学疗法相比，PDT 可选择性杀伤肿瘤细胞而不会损伤周围正常组织，并且和放射疗法及化学疗法有较高的协同性。PDT 的治疗原理是使用一种特殊的药物（光敏剂），这种光敏剂能特异性地聚集在病变组织中，与肿瘤细胞相结合，在特定波长的光源激发下，产生具有细胞毒性作用的活性氧物质，诱导肿瘤细胞凋亡和坏死，并间接产生趋化因子和细胞因子等刺激机体的

免疫反应，破坏肿瘤组织的微血管和肿瘤细胞的生物膜。目前主要应用的光敏剂有5-氨基乙酰丙酸(ALA)和甲基化衍生物。由于PDT过程轻松，组织损伤小，并具有美容效果，对于浅表的皮肤癌一次治疗的清除率就能达到100%。并且光动力疗法与手术治疗、放射治疗等无相互干扰性，可以和其他疗法协同治疗。对较大面积的皮肤癌，联合使用光动力治疗和手术，既能彻底清除病变组织又能获得很好的美容效果。不仅对皮肤肿瘤疗效显著，而且对难治性尖锐湿疣、扁平疣、跖疣、痤疮、日光性角化等许多疾病也有满意的疗效。

PDT可以直接杀伤肿瘤细胞，也可以激发机体的自身免疫反应。临床观察8例基底细胞癌患者进行光动力治疗时，发现在1h和24h后中性粒细胞与血管内皮细胞E-选择素含量显著增加，而表皮的朗格汉斯细胞含量下降。说明了光动力疗法发挥抗肿瘤的免疫效应是通过增强局部的炎症反应实现的，加快白细胞和细胞因子的靶向聚集来杀伤肿瘤细胞。

PDT的主要副作用是疼痛，这与皮肤丰富的神经纤维分布有关。疼痛的程度主要与治疗的范围、性别、治疗次数相关，有20%的患者因出现难以忍受的剧痛而需要药物镇痛，一般来说手部、头部和会阴处的皮肤癌治疗时疼痛较为剧烈，这与此处的肿瘤区域神经感受器的较多有关。另外由于光敏剂在皮肤中排泄慢、滞留时间长，易产生皮肤光毒反应等副作用。

PDT的疗效与以下因素有关：一是肿瘤的厚度与深度，对于深度超过2mm的结节性基底细胞癌，光敏剂难以完全渗透入肿瘤中，治疗效果有限。对于这一类肿瘤，可以和手术协同治疗以提高疗效。临床研究表明，在光动力治疗之前对肿瘤进行手术刮除，平均减小50%的肿瘤厚度，可以提高光动力的治疗效果。二是年龄因素，研究表明年轻人比老年人的治疗效果更佳。三是肿瘤的部位，有研究表明位于头部的基底细胞癌比躯干、颈部的治愈率要低，24个月的观察治愈率分别为54%和88%。

2. 其他局部疗法

物理疗法 是应用电凝、电灼、冷冻或激光来烧灼癌瘤，使之坏死脱落或气化。

腐蚀疗法 是应用腐蚀性较强的化学药物局部烧灼或涂抹，促使肿瘤组织坏死。

第十一章

癌症的分子靶向治疗

一、癌症分子靶向治疗概述

随着分子生物学技术的进展，和对恶性肿瘤发生和发展分子机制的深入研究，癌症靶向治疗已开始在肿瘤的治疗领域发挥着越来越重要的作用。由于靶向治疗药物是针对某种恶性肿瘤组织和细胞所特有的靶点进行攻击，因此检测癌症组织中是否存在靶向药物作用的相应分子靶点，已成为临床医生对癌症患者实施靶向药物治疗的依据。

（一）分子靶向治疗的概念

各类癌症中基因突变和过表达、抑癌基因失活和丢失、基因转录和蛋白产物异常、信号传导通路异常活化、细胞周期调节失控等诸多方面的因素导致人体细胞凋亡抑制，细胞增殖失控进而形成肿瘤的各个环节已被进行大量研究和探讨，并寻找出癌症发生和发展过程中涉及的异常分子作为靶点，设计和研制针对这些已知的特定分子靶点的药物，即分子靶向药物，这些药物与化学治疗有所不同。化学治疗攻击的目标是抑制增殖迅速的肿瘤细胞 DNA 合成，也就是通常所说的"细胞毒"作用，对正常细胞也都会有相当程度的不良反应。而分子靶向治疗针对的是细胞癌变过程的基因、受体或转导过程中关键的酶，因此，靶向治疗与化疗的攻击目标是不同的。分子靶向治疗具有定向、定位的优势，可以减少用药剂量，提高治疗效果，减少毒副反应。根据靶点分子和癌细胞的位置关系，可将其分为癌细胞本身靶点分子和癌细胞相关靶点分子两大类：前者是指靶点分子位于癌细胞上；后者是指那些不在癌细胞上，但却与癌细胞状态有密切关系的靶点分子。

（二）癌细胞本身靶点分子

1. 癌细胞膜靶点分子

细胞膜是细胞同外界进行物质能量交换的门户，同时也是药物作用于细胞时首先接触到的部位，细胞膜外表面因此成为研究中最多的一类靶点分子。

细胞膜受体靶点分子　表皮生长因子受体（EGFR）家族包括 erbBl（EGFR）、

erbB2（HER-2）、erbB3（HER-3）和 erbB4（HER-4）4 类，由胞外区、跨膜区、胞内区三部分组成，胞外区是配体结合区，胞内区有 ATP 结合位点和酪氨酸激酶区。EGFR 本身具有酪氨酶激酶活性，一旦与表皮生长因子（EGF）组合可启动细胞核内的有关基因，从而促进细胞分裂增殖。胃癌、乳腺癌、膀胱癌、食管癌及头颈部鳞癌的 EGFR 表达增高。

目前，针对 EGFR 胞外区的抗体药物研究比较深入，上市药物较多，如曲妥珠单抗（Trastuzumab）、西妥昔单抗（Cetuximab，商品名爱必妥）、尼妥珠单抗（Nimotuzomab，商品名泰欣生）等。

细胞膜黏附分子靶点分子　CD20 表达于除浆细胞（分泌免疫球蛋白的 B 细胞）外的发育分化各阶段 B 细胞的表面，通过调节跨膜钙离子流动直接对 B 细胞起作用，在 B 细胞增殖和分化中起重要的调节作用。一直被认为是 B 细胞表面特有的标识。CD20 与抗 CD20 抗体结合后内化现象不明显，CD20 也不会发生明显细胞表面脱落的现象，这使得 CD20 成为治疗 B 细胞淋巴瘤理想的靶点。1997 年、2002 年、2003 年美国食品与药品监督管理局（FDA）分别批准 CD20 抗体类药物美罗华（Mabthera，利妥昔单抗 Rituximab）、泽瓦灵（Zevalin，替伊莫单抗 Ibritumomab）、百克沙（Bexxar，托西莫单抗 Tositumomab）上市，对 50% 的非霍奇金淋巴瘤患者有治疗效果。CD52 是一种分布比较广泛的抗原，分布于造血系统的淋巴细胞、单核细胞、嗜酸性粒细胞和单核细胞分化的树突细胞上，很多淋巴系细胞恶性肿瘤和某些急性髓系白血病细胞上也都有 CD52 抗原不同程度的表达。抗 CD52 单抗阿仑单抗（Alemtuzumab）是一种人源化的单克隆抗体，2001 年获 FDA 批准用于治疗难治复发性 B 细胞慢性淋巴细胞白血病（B-CLL），缓解率约为 19%。由于膜表面靶点分子具有易接近、易识别等优点，因此成为癌症靶向治疗研究的首选靶点分子。

2. 癌细胞质内靶点分子

由于细胞质内是物质合成、信号转导等诸多过程的场所，故此类靶点分子也是选取靶点分子的理想位置。

细胞骨架蛋白　细胞骨架是由蛋白质与蛋白质搭建起的骨架网络结构，主要作用是维持细胞的一定形态，对于细胞内物质运输和细胞器的移动来说又起交通动脉的作用；细胞骨架还将细胞内基质区域化。细胞骨架的主要成分是微管、微丝和中间纤维。微管在保持细胞形态、细胞分裂增殖、细胞器的组成与运输及信号物质的转导方面发挥着重要作用。以微管为靶点的抗癌药就是利用其动力学特性，或促进其解聚或抑制其聚合，从而直接影响细胞有丝分裂，并影响细胞的诸多生理功能，使细胞分裂停止于 M 期。长春瑞滨（商品名诺维本，Navelbine，）可抑制微管蛋白聚集，是目前单药治疗非小细胞肺癌最有效的药物之一。紫杉醇可诱导、促进微管蛋白聚合、微管装配，防止解聚，使微管稳定，从而阻止癌细胞的生长。1992 年紫杉醇被 FDA 批准作为治疗晚期卵巢癌的新药上市，其半合成衍生物多西紫杉醇于 1995

年上市，紫杉醇不仅对卵巢癌、子宫癌和乳腺癌有较好的疗效，而且对其他多种癌症也有较好疗效。波形蛋白属于中间丝蛋白的一种，参与形成细胞骨架，并与细胞膜形成广泛联系，近年来大量文献表明，多种上皮性癌细胞表达波形蛋白，因此被认为与癌细胞的恶性程度有一定关系。

功能蛋白　细胞质中有一类具有酶功能的蛋白如酪氨酸蛋白激酶、丝氨酸/苏氨酸蛋白激酶、信号转导分子、蛋白磷酸酶等，在体内广泛参与多种信号转导过程，发挥重要的生理功能。功能蛋白靶点分子多属于信号转导通路，因为信号转导通路在癌症发生、发展过程中常常存在异常，因此成为癌症靶向治疗研究的热点。但由于目前对信号转导机制了解不够透彻，除少数分子外，目前多数尚处于研究阶段。

热休克蛋白(HSP)　又称应激蛋白，是机体细胞在一些理化因素刺激后高效表达的一组蛋白质，因最先发现于果蝇唾液腺的热应激反应中而得名，此后的研究表明，热休克蛋白广泛存在于人、动物、微生物和植物的细胞中，是一类在遗传上高度保守的分子，能保护细胞并促进细胞对各种刺激所造成的损伤进行自身修复，具有重要的生物学功能。癌细胞需要合成 HSP 来调节和稳定其异常增殖所需要的大量蛋白，因此 HSP 在多种癌细胞中有持续高表达现象。HSP90 的抑制剂 17 - AAG 与癌细胞分泌的 HSPgo 结合力是正常细胞分泌的 HSP90 结合力的 100 倍，可保证选择性杀伤癌细胞。

3. 癌细胞核内靶点分子

DNA 拓扑异构酶　DNA 拓扑异构酶为催化 DNA 拓扑学异构体相互转变的酶之总称，催化 DNA 链断开和结合的偶联反应。在癌细胞中，拓扑异构酶含量及活性远高于正常体细胞，抑制拓扑异构酶的活性就可能抑制癌细胞的快速增殖，进而抑制或杀死癌细胞，因此 DNA 拓扑异构酶成为公认的抗癌作用靶点。DNA 拓扑异构酶分为 DNA 拓扑异构酶 I(Topo I) 和 DNA 拓扑异构酶 Ⅱ(Topo Ⅱ)。

端粒酶　端粒酶属逆转录酶，只存在于真核细胞，该酶由 RNA 及蛋白质组成，通过其逆转录酶活性复制和延长端粒 DNA 来稳定染色体端粒 DNA 的长度，延长缩短的端粒，从而增强细胞的增殖能力。被认为与延缓衰老相关。端粒酶在正常人体组织中的活性被抑制，在肿瘤中被重新激活，端粒酶可能参与肿瘤的恶性转化，在癌细胞无限增生中发挥着重要作用，使抑制端粒酶成为癌症靶向治疗研究的新方向。

组蛋白去乙酰化酶和 *P53* 基因　组蛋白去乙酰化酶是一类对染色体的结构修饰和基因表达调控发挥着重要作用的蛋白酶。一般情况下，组蛋白的乙酰化有利于 DNA 与组蛋白八聚体的解离，核小体结构松弛，从而使各种转录因子和协同转录因子能与 DNA 结合位点特异性结合，激活基因的转录。而组蛋白的去乙酰化则发挥相反的作用，组蛋白去乙酰化酶参与调节组蛋白的乙酰化水平，改变染色质结构，从而调控基因表达，而在多种血液系统肿瘤及多种实体瘤中出现组蛋白低乙酰化水平，应用组蛋白去乙酰化酶抑制剂在多种癌细胞实验中表现出抗癌活性，成为靶向治疗研究中的热点。2006 年 10 月 FDA 批准组蛋白去乙酰化酶抑制剂药物 Vorinostat 用于治疗皮肤 T 细胞淋巴瘤，目前多种组蛋白去乙酰化酶抑制剂药物处于临床试验阶段。*P53* 是体内重要的抑癌基因，研究表明超过 50% 的癌细胞有 *P53* 的异常表达，重组人 *P53* 腺病毒注射液 2004 年被 CFDA 批准用于头颈部肿瘤治疗，这也是世界上首个获准上市的基因治疗药物。

(三)癌细胞相关靶点分子

此类靶点分子并非定位于癌细胞，而是与癌细胞分化、增殖、转移等有关的胞外功能分子。通过调节其功能同样可以达到抑制、治疗癌症的目的。根据靶点与癌细胞位置的关系，可以分为提供营养给癌细胞的新生血管靶点分子和与癌细胞生长转移密切相关的细胞外基质靶点分子。

1. 新生血管靶点分子

抑制血管生成意在阻断癌细胞血液供应，达到遏制癌细胞增生、侵袭及转移的目的。

血管内皮生长因子(VEGF) 早期亦称作血管通透因子，是血管内皮细胞特异性的肝素结合生长因子，可在体内诱导血管新生。作为已知最强的血管渗透剂和内皮细胞特异的有丝分裂源，VEGF 在内皮细胞增殖、迁移和血管构建中起着重要作用。VEGF 信号通路是癌症血管生成、生长及转移的关键限速步骤，针对 VEGF 信号转导通路为靶点的主要策略有：利用抗体阻断 VEGF 功能，重组人源性 VEGF 单克隆抗体贝伐单抗是其中的代表性药物，于 2004 年 2 月获 FDA 批准上市，是世界上首个获批上市的 VEGF 抑制剂，推荐贝伐单抗联合氟尿嘧啶作为晚期结直肠癌患者化疗的一线抗体药物。利用小分子药物特异性干扰血管内皮生长因子受体(VEGFR)的酪氨酸激酶功能，代表药物是凡德他尼(Vandetanib)、舒尼替尼(Sunitinib)等，临床试验证明作为二线药物治疗非小细胞肺癌具有较好疗效。

直接抑制内皮细胞生长 烟曲霉素衍生物(TNP-470)是第一个进入临床试验的抑制血管生成药物，它对内皮细胞增殖和新生血管形成都具有强烈抑制作用，临床试验联合其他抗癌药物使用，在宫颈癌、胃癌、乳腺癌和肺癌等实体瘤治疗中显示出了明显的抗癌性。血管内皮抑素是 2000 年发现的一种内源性血管形成抑制因子，体外能显著抑制血管内皮细胞的增生和迁移，诱导其凋亡。2004 年 CFDA 批准了我国自行研制的重组人血管内皮抑素(商品名恩度，Endostar)上市，这是世界上首例获批的血管内皮抑素抗癌新药。

2. 细胞外基质靶点分子

细胞外基质是由胶原、非胶原糖蛋白等大分子组成的细胞外网络结构，癌细胞的生长、扩张、浸润、转移离不开癌细胞外基质的降解和组织重塑。基质金属蛋白酶(MMP)是一类锌离子依赖的内肽酶，介导细胞外基质的降解和组织重塑。研究表明，MMP 中明胶酶的过度表达与癌症转移和新血管生成密切相关，使之成为癌症靶向治疗研究的新方向。

（四）分子靶向治疗的不良反应

靶向治疗药物与其他的治疗药物一样，也会产生不良反应，主要有以下几方面。

皮肤毒性反应　手足或躯干皮肤出现皮肤反应和皮疹，皮肤反应的特征为感觉迟钝、感觉异常、红斑、水肿、过度角化、皮肤干燥和皲裂、有结节样水疱和脱皮等。

胃肠毒性　胃肠道症状包括腹泻、恶心呕吐、腹胀疼痛等，这些症状可发生在治疗的任何阶段。

心血管毒性　靶向药物引起的心血管不良反应已引起临床广泛关注，多篇文献报道已表明 VEGF 抑制剂和 HER-2 抑制剂等可引起高血压和心脏不良事件，如充血性心力衰竭、心肌缺血或心肌梗死、左心室射血分数下降和 QT 间期延长等。

血液毒性　血液毒性主要体现在中性粒细胞减少、血小板减少、淋巴细胞减少及出血和贫血等方面。因此用药时需密切监控血液毒性，并建议在每个使用周期的第 14 天进行血液学检查，以便发现问题及时采取减量或停药等措施。

甲状腺功能紊乱　主要体现在促甲状腺素（TSH）水平升高或出现甲状腺功能减退症状。

另外，靶向治疗药物的耐药性已成为治疗中不可忽视的问题。例如约 50% 的胃肠道间质瘤对甲磺酸伊马替尼治疗产生获得性耐药，耐药的胃肠道间质瘤在基因型上有新的变化。如何防止靶向治疗耐药是一个新的挑战性问题，目前尚无有效的应对措施。

二、癌症的分子靶向治疗

（一）胃癌的分子靶向治疗

胃癌的靶向治疗聚焦于表皮生长因子受体-2（HER-2）和 VEGF 及其受体（VEGFR）这两条通路。

1. 抗 VEGF/VEGFR

血管新生是肿瘤特征之一，其主要促进因子是 VEGF，与胃癌患者的预后密切相关。胃癌组织 VEGFR-2 高表达与癌血管密度和分期相关，因此积极抑制 VEGF/VEGFR-2 能有效控制肿瘤细胞生长。

贝伐单抗（Bevacizumab）　研究显示，贝伐单抗联合化疗治疗胃癌的客观反应率（ORR）由 42% 升至 67%，中位无进展存活时间（PFS）为 6.6~12 个月，总存活期（OS）为 8.9~16.2 个月。

雷莫芦单抗（Ramucimmab）　通过抑制 VEGF 介导的内皮细胞增殖和迁移，从而发挥抗肿瘤作用。

甲磺酸阿帕替尼 CFDA 于 2014 年 10 月 17 日正式批准阿帕替尼用于治疗晚期胃癌，这是迄今为止全球第一个被批准用于晚期胃癌治疗的小分子靶向药物。甲磺酸阿帕替尼是小分子 VEGFR 酪氨酸激酶抑制剂 PTK787 的衍生化合物，临床研究显示，阿帕替尼能显著延长患者总存活期、PFS、ORR、疾病控制率（DCR）；阿帕替尼试验组安全性良好，未发现非预期的特殊不良事件，并且多数不良事件均可通过暂停给药和剂量下调及对症处理，可逆可控。

2. 抗 HER - 2 单抗

10% ~38% 的胃癌患者肿瘤组织高表达 HER - 2，已研究证实，HER - 2 过度表达与乳腺癌不良预后明显相关，但是与胃癌预后的关系仍不明确。

曲妥珠单抗（Trastuzumab） 曲妥珠单抗是一种人源化的重组单抗，由于抗体依赖性细胞毒性，因此化疗药可提升其活性。曲妥珠单抗联合化疗患者耐受性良好，但不良反应发生率增加。

帕妥珠单抗（Pertuzumab） 临床研究显示，帕托珠单抗 + 曲妥珠单抗组与帕托珠单抗组治疗胃癌 ORR 分别为 86% 和 55%，可见联合用药效果更好。

抗体 - 药物偶联曲妥珠单抗（TDM - 1） 临床前胃癌模型研究显示，相比曲妥珠单抗，TDM - 1 具有更强的抗肿瘤活性。TDM - 1 的临床研究也显示出具有令人满意的 PFS、ORR、DCR。

HGF - C - MET 通路 受体酪氨酸激酶间质上皮转化因子（C - MET）和肝细胞生长因子（HGF）可以激活肿瘤细胞增殖、转移、侵袭和血管新生相关的信号通路。临床研究发现，4% ~10% 胃癌患者的肿瘤组织存在 MET 扩增，50% 晚期胃癌患者存在 MET 蛋白高表达。Rilotumumab、Onartuzumab、ABT - 700 均在临床研究之中。

（二）食管癌的分子靶向治疗

分子靶向治疗作为肿瘤治疗的一个重要发展方向，也为食管癌的治疗提供了重要的新选择。目前，针对 EGFR、HER - 2、VEGF 分子靶点的靶向治疗药物在食管癌治疗中已取得一定疗效。

1. EGFR 为靶点的药物

EGFR 的活化可引发一系列细胞内信号转导通路的激活，如 Ras/Raf/MAPK 和 PI3K/AKT 通路，进而介导癌细胞的增殖和凋亡，在肿瘤的血管生成和转移等过程中发挥重要作用。

抗 EGFR 单克隆抗体 目前抗 EGFR 单克隆抗体主要包括西妥昔单抗、帕尼单抗、尼妥珠单抗和马妥珠单抗。西妥昔单抗是一种 IgG1 型的单克隆抗体，被批准用于转移性结直肠癌的单药治疗或联合化疗，同时也可应用于头颈部肿瘤及非小细胞肺癌的治疗中。目前，已有多项临床研究证实了其在食管癌治疗方面的安全性和有效性。帕尼单抗是一种人源化单克隆 IgG2 抗体,对 VEGF 具有高度亲和性。尼妥珠单抗为人源化的 IgG1 单克隆抗体。有研究表明,尼妥珠单抗可以通过抗体依赖细胞介导的细胞毒性作用(ADCC)及补体依赖的细胞毒作用等免疫学效应来消灭肿瘤细胞,且在一定程度上能够抑制肿瘤转移,发挥抗肿瘤作用。马妥珠单抗为人源化 EGFR 单抗,同样也具有介导 ADCC 作用。

酪氨酸激酶抑制剂(TKI) 吉非替尼、厄洛替尼均为小分子酪氨酸激酶抑制剂,通过抑制酪氨酸激酶磷酸化及下游信号转导达到抗肿瘤作用,已广泛用于伴有 VEG-FR 突变的非小细胞肺癌。吉非替尼可用于复发转移的食管癌或胃 - 食管结合部腺癌,厄洛替尼在不同肿瘤治疗中均显示出潜在活力,已被用于胰腺癌及食管癌的治疗。

2. HER - 2 为靶点的药物

HER - 2 过度表达可加速肿瘤细胞分裂、增殖,促进肿瘤的生长和转移。曲妥珠单抗作为以 HER - 2 为靶点的代表药物,已被批准用于 HER - 2/neu 阳性的转移性乳腺癌的治疗。较新的研究认为曲妥珠单抗联合化疗可作为一个新的标准治疗方案用于 HER - 2 阳性的晚期胃癌或胃 - 食管结合部腺癌患者。拉帕替尼是一种双重 TKI 类药物,可以同时抑制 VEGFR 及 HER - 2 受体,可以通过抑制 HER - 2 及 VEGFR 的磷酸化,从而起到协同抑制食管癌细胞增殖、促进食管癌细胞凋亡的作用。

3. 抗 VEGF 单克隆抗体

癌细胞的增殖、肿瘤的生长及转移过程均需要肿瘤新生血管的生成,其中 VEGF 为最重要的调节因子。VEGF 可作用于血管内皮细胞,促进血管内皮细胞增殖并增加血管内皮通透性,维持新生血管活性。VEGF 在 30% ~ 60% 的食管癌患者中呈过表达,且其过表达状态与较差的总存活率相关。

贝伐珠单抗是一种重组人源 IgG1 抗体,被批准用于转移性结直肠癌、乳腺癌、非小细胞肺癌的治疗。国内外已有大量研究显示贝伐珠单抗联合化疗可用于晚期胃 - 食管结合部腺癌患者的治疗。雷莫芦单抗是另一个全人源化的单克隆抗体,结合位点为 VEGFR - 2,有研究者认为雷莫芦单抗单药应用于接受顺铂、氟尿嘧啶方案一线化疗失败的晚期胃癌或胃食管结合部腺癌患者,可以使患者受益。

4. 环氧合酶 - 2(COX - 2)抑制剂

COX - 2 表达升高可促进食管的癌变发生。有研究报道 COX - 2 蛋白的表达程度与食管鳞状细胞癌临床化疗的效果高度相关,认为 COX - 2 可用来预测患者对化疗反应的敏感性。COX - 2 抑制剂中目前最常用的药物是塞来昔布。

5. 针对间质表皮转化因子(C - MET)的靶向药物

C - MET 是一种肝细胞生长因子(HGF)受体,具有酪氨酸激酶活性,与 HGF 结合可激活下游 PI3K/AKT、mTOR 和 STAT3 通路,是细胞增殖、分化和运动的重要因素。目前认为,C-MET 扩增与食管癌不良预后相关。

Rilotumumab 是一种完全人源化的中和 HGF 的单克隆抗体。国外研究显示,Rilotumumab 联合表阿霉素、顺铂、卡培他滨,对于 MET 阳性的胃癌和胃-食管结合部癌患者有一定疗效。

(三)肝癌的分子靶向治疗

分子靶向药物主要适宜以下类型的原发性肝癌(HCC):已经发生肝外转移的晚期患者;虽为局部病变,但不适合手术切除、射频或微波消融和 TACE 治疗,或者局部治疗失败后病情进展者;弥漫型 HCC;合并门静脉主干癌栓和(或)下腔静脉者。

相比传统的肿瘤辅助治疗,分子靶向治疗更能选择性地有效杀灭肿瘤细胞,对机体的损伤较小,是近年来肿瘤治疗领域新的发展及研究方向。随着 HCC 发生发展的关键基因、多种信号通路和生物标记物的逐步明确,分子靶向药物已广泛应用于 HCC 的治疗。

1. 针对 VEGF 类靶向药物

贝伐单抗(Bevacizumab) 是一种重组人源化 IgG1 型单克隆抗体,与循环中的 VEGF 竞争性结合,阻止 VEGF 与相应受体结合,抑制 VEGF 的生物学活性,减少肿瘤血管生成,抑制肿瘤的生长。此外,贝伐单抗有助于肿瘤及其周围组织的血管正常化,有利于化疗药物的传递。

沙利度胺(Thalidomide) 是一种谷氨酸衍生物,可以干扰血管内皮生长因子、成纤维细胞生长因子的促血管生成作用,抑制肿瘤血管生成,同时刺激 T 细胞和 IL-12 增殖,抑制中性粒细胞趋化作用,降低单核细胞的吞噬作用,具有抗血管生成和免疫调节双重疗效。

2. 针对 EGFR 类靶向药物

拉帕替尼(Lapatinib) 可双重抑制细胞内 EGFR 和 HER-2 的 ATP 位点,阻止两者的同质和异质二聚化,抑制肿瘤细胞的生长。

厄洛替尼(Erlotinib) 是一种 EGFR-K/HER-1 拮抗剂,对多种实体肿瘤,如 NSCLC、头颈部肿瘤及胰腺癌均具一定疗效。该药已应用于晚期和不适宜传统化疗方案的 NSCLC 患者的临床治疗,而且 *EGFR* 基因外显子 19 和 21 的突变(体细胞突变)是患者对此类靶向药物有效的必要前提。

塞西单抗(Cetuximab,Erbitux) 是一种 IgG1 单克隆抗体,与 EGFR 竞争性结合,阻断细胞内信号转导途径,抑制肿生长、侵袭和转移,诱导肿瘤细胞凋亡。

3. 多激酶抑制剂类靶向治疗药物

索拉非尼(Sorafenib) 是一种口服多靶点的抗肿瘤药物,设计最初的靶点是

VEGFR – 1、VEGFR – 2、VEGFR – 3、PDGFR 和 c – KIT，其能够抑制 RAF – I 及其相关的激酶、野生型和 V599E 突变的 B – RAF 的活性，直接抑制肿瘤生长和阻断肿瘤新生血管形成。索拉非尼常规用法为 400mg 口服，每天两次。应用时需注意对肝功能的影响，要求患者肝功能为 Child – Pugh A 或相对较好的 B 级；肝功能情况良好、分期较早、及早用药者的获益更大。

舒尼替尼(Sunitinib，Sutent)　是一个多靶点作用的酪氨酸激酶受体小分子抑制剂，靶点包括 PDGF – α、PDGF – β、VEGFR – 1 ~ 3、KIT、FLI – 3、集落刺激因子受体 1 型(CSF – 1R)和 RET。它通过对 VEGF 受体阻滞、激活 PDGF、抗血管生成，减少肿瘤生长所需的血液和养分供给，同时直接作用 c – KIT、RET、FLT3 等靶点达到抗肿瘤效果。

(四)胰腺癌的分子靶向治疗

1. *Kras* 原癌基因的靶向治疗药物

据观察，绝大部分胰腺癌与 *Kras* 致癌基因的突变有关，主要表现为第 12 位密码子的突变，通过氨基酸置换而导致 *Kras* 基因的激活，进一步导致 EGFR 的表达上调，从而激活细胞有丝分裂，促进细胞增殖，与肿瘤细胞的发生发展有密切关系。目前临床上尚无有效的 Kras 拮抗剂，治疗主要通过抑制 Kras 法尼基化过程。替吡法尼是一种法尼基化酶抑制剂，可阻止 *Kras* 基因的激活，并下调其下游基因的表达。

2. EGFR 抑制剂

EGFR 包括 EGFR(HER – 1)、HER – 2、HER – 3、HER – 4 四大类。他们有着相似的结构，但在各阶段的胰腺癌中，每种家族成员表达的水平不一样。血清中 EGFR 升高代表肿瘤进展、对放疗不敏感、存活率低及预后不好，HER – 2 表达升高提示耐药、肿瘤转移等，HER – 3 与肿瘤的进展有关，HER – 4 表达增高可能与早期未转移的胰腺癌有关。目前临床抑制 EGRF 激活的药物主要分为抗 EGFR 单克隆抗体(Abs)和酪氨酸激酶抑制剂。

抗 EGFR 单克隆抗体(Ab)　代表性药物有西妥昔单抗(Cetuximab)、马妥珠单抗(Matuzumab)、帕尼单抗(Panitumumab)、尼妥珠单抗(Nimotuzumab)、扎鲁木单抗(Zalutumumab)等。其中许多药物已经得到美国 FDA 的批准。用于治疗肿瘤，西妥昔单抗是目前使用最广泛的抗 EGFR 抗体，能抑制 Ras/P13K 传导信号，同时能增强肿瘤细胞对多种化疗药物的敏感性。通过与 EGFR 的结合，西妥昔单抗能导致胰腺癌细胞表面的受体内化或降解，促进凋亡蛋白合成，通过减少 VEGF 和 IL – 8 合成来抑制肿瘤血管生成。另有研究发现，在放化疗后，EGFR 能显著减少 DNA 修复，因此，它也能增强放疗药物和细胞毒药物对肿瘤细胞的敏感性。马妥珠单抗和西妥昔单抗有着相同的机制，能抑制肿瘤细胞和血管生长。

酪氨酸激酶抑制剂(TKI)　TKI 已经被美国 FDA 批准用于临床治疗非小细胞肺

癌、头颈部肿瘤、胃肠道间质细胞肿瘤及胰腺癌等。TKI 与 EGFR 的胞内部分结合能阻断细胞内信号转导，抑制酪氨酸激酶活性，彻底阻断细胞增殖磷酸化，从而抑制肿瘤细胞的生长和侵袭。吉非替尼：与抗 EGFR 单克隆抗体相比，吉非替尼在体内外实验中都有明显的抑制癌细胞生长的作用，且是良好的放化疗增敏剂，因为它能明显抑制 DNA 的修复。厄洛替尼：与吉西他滨联合治疗胰腺癌时，厄洛替尼能明显减少 ERKl/2 的磷酸化，增强胰腺癌细胞的凋亡，且其本身有抑制胰腺癌细胞生长的作用。

3. VEGF 抑制剂

VEGF 在许多肿瘤的发生与发展中具有重要的作用。抗 VEGF 理论上能减少肿瘤血管的生长，从而抑制肿瘤细胞的增殖。目前很多抑制血管生成的药物中，抗 VEGF 是治疗胰腺癌最有效的一种。贝伐珠单抗是目前唯一广泛应用于临床的抗 VEGF 抗体。能明显提高乳腺癌、非小细胞肺癌、肾细胞癌等的总体存活率，也可用于胰腺癌的治疗。

4. COX－2 抑制剂

COX－2 可促进前列环素的生成，后者通过促进血管生成和抑制细胞凋亡等促进胰腺癌组织的生长。90% 的胰腺癌患者的肿瘤标本中 COX－2 的表达显著升高，65% 发生胰腺上皮内瘤变的患者胰腺癌组织中 COX－2 表达增高，抑制 COX－2 的表达可显著抑制由 Kras 诱导的胰腺上皮内瘤变向胰腺导管细胞癌的转化过程；此外，抑制 COX－2 后可导致前列环素表达下调，进而增强患者的免疫应答，降低肿瘤微环境中的骨髓抑制水平。COX－2 抑制剂分非选择性 COX－2 抑制剂及选择性 COX－2 抑制剂，以后者较为常用，塞来昔布为其代表药物。国外有学者研究表明在对进展期胰腺癌患者联合应用吉西他滨与塞来昔布后，总的临床效果达到 54%，平均存活时间为 9.1 个月，显著改善了患者的预后。

5. 5－脂氧合酶（5－LOX）

5－LOX 可通过促进抗癌物质花生四烯酸的代谢而降低其表达来促进恶性肿瘤的发生发展，通过抑制 5－LOX 的表达可有效减少花生四烯酸的代谢，进而重建肿瘤细胞的凋亡体系，促进肿瘤细胞的凋亡。但目前临床上尚无有效的特异性 5－LOX 抑制剂。

（五）大肠癌的分子靶向治疗

大肠癌的靶向治疗目前主要集中于抗 VEGF 单抗和抗 EGFR 单抗，与化疗联合可以明显提高疗效，不良反应较轻，临床可用于治疗大肠癌。

1. 抗 VEGF 单抗

贝伐单抗是第一个被批准治疗大肠癌的单抗，是一种重组的人源化、人鼠嵌合抗 VEGF 单抗。VEGF 在正常结直肠黏膜上皮和良性肿瘤中几乎无表达，而在 50%

以上的大肠癌中表达呈阳性。作为一种抑制血管生长的药物，贝伐单抗直接阻断VEGF 与其受体的结合与活化，发挥抗血管生成的作用。且与化疗药物联合应用时可使药物有效进入肿瘤组织，发挥杀伤肿瘤细胞的作用；贝伐单抗还可通过改变肿瘤血管床、减少血管渗出、降低肿瘤间质中的压力，使化疗药物更容易地释放至肿瘤组织内，发挥其细胞杀伤作用；同时改善肿瘤缺氧环境，抑制和减少对 VEGF 分泌的刺激，抑制内皮干细胞的补充，从源头上减少新生血管形成的物质基础。大量临床研究证明，贝伐单抗结合化疗能够提高大肠癌患者有效率，延长存活期和无进展存活期，且耐受性良好。

2. 抗 EGFR 单抗

西妥昔单抗 西妥昔单抗是人和鼠的 EGFR 单抗的嵌合体，由鼠抗 EGFR 抗体和人 IgG 的重链和轻链恒定区域组成。西妥昔单抗可以竞争性地抑制 EGFR 与其配体的结合，阻断受体相关酶的磷酸化，抑制细胞生长，诱导凋亡，减少基质金属蛋白酶和 VEGF 的生成。EGFR 在大肠癌中表达率约为 25% ~77%，EGFR 阳性肿瘤具有恶性程度高、侵袭力强等特点，而且 EGFR 表达水平越高，预后越差。体外和动物实验显示西妥昔单抗可以抑制过度表达 EGFR 的肿瘤细胞生长。国内外临床研究显示西妥昔单抗单药或联合化疗药物治疗大肠癌可提高有效率和延长疾病进展时间，西妥昔单抗可能逆转大肠癌肿瘤对伊立替康及奥沙利铂的耐药，且未加重化疗药物的不良反应。

帕尼单抗 帕尼单抗为全人源化的抗 EGFR 单抗，其作用机制与西妥昔单抗基本相同，在美国及欧洲用于治疗难治性转移性大肠癌。国外学者比较帕尼单抗对化疗失败的 EGFR 低表达(1% ~9%)或表达在 1% 以上的大肠癌的疗效，中期结果评价了 88 例，帕尼单抗对 EGFR 高表达、不表达或低表达的大肠癌患者的疗效是相同的。

(六)肺癌的分子靶向治疗

在肺癌领域，分子靶向治疗发展极其迅速，表皮生长因子受体酪氨酸激酶抑制剂(EGFR - TKI)已经从一代(吉非替尼、厄罗替尼和埃克替尼)，二代(阿法替尼、达克替尼)发展到第三代(奥西替尼)。随机对照研究证明，在 EGFR 敏感突变人群中，EGFR - TKI 一线治疗的疗效明显优于化疗。

1. 第一代 EGFR - TKI

吉非替尼 吉非替尼(商品名：易瑞沙)是由阿斯利康公司开发的一种新型抗肿瘤药物，它是第一个用于实体瘤治疗的小分子蛋白酪氨酸激酶抑制类抗癌药物。2005 年正式获批在中国上市，用于治疗非小细胞肺癌。2015 年 7 月 13 日，美国FDA 批准吉非替尼用于 EGFR 基因突变(外显子 19 缺失或外显子 21L858R 替代基因突变)的转移性非小细胞肺癌(NSCLC)患者一线治疗。NSCLC 是最常见的肺癌类型，约 10% 的 NSCLC 会出现 EGFR 基因突变。吉非替尼为酪氨酸激酶抑制剂，阻断受体磷酸化后的信号级联反应，从而抑制细胞增殖。

多项大型随机对照研究表明，存在 EGFR 突变的肺癌患者接受吉非替尼的疗效显著优于传统化疗，且不良反应及生活质量要显著优于化疗。

最常见的药物不良反应为腹泻、皮疹、瘙痒、皮肤干燥和痤疮，发生率 >20%，一般见于服药后 1 个月内，通常是可逆性的。

厄罗替尼　厄罗替尼是选择性作用于 EGF 的酪氨酸激酶抑制剂。该药于 2007年在我国上市。同样为 EGFR – TKI，适宜转移性 NSCLC 以及无法手术或转移性胰腺癌的治疗。在一项对比吉非替尼和厄罗替尼治疗晚期肺腺癌的Ⅲ期随机临床研究中显示，在 *EGFR* 基因突变阳性、*EGFR* 基因突变野生型以及 *EGFR* 基因状态未知的三种亚群中，吉非替尼和厄罗替尼在无进展存活时间（PFS）上疗效均相当，两者无明差异。厄罗替尼单药用于 NSCLC 的推荐剂量为 150mg/d，至少在进食前 1h 或进食后 2h 服用。持续用药直到疾病进展或出现不能耐受的毒性反应。最常见的不良反应是皮疹（75%）和腹泻（54%），多为 1 度或 2 度，无须中断用药即可处理。

埃克替尼　埃克替尼是以 EGFR 激酶为靶标的新一代靶向抗癌药，是一种高效特异性的 EGFR – TKI。埃克替尼可强有力地选择性抑制 EGFR 及其 3 个突变体，但对剩余 81 种激酶均无明显的抑制作用。大量国内临床研究表明，盐酸埃克替尼在治疗 NSCLC 的疗效方面不逊于吉非替尼。安全性方面也与吉非替尼相当。埃克替尼的不良反应发生率为 60.5%，吉非替尼为 70.4%，两组皮疹发生率分别为 40.0% 和49.2%；腹泻发生率分别是 18.5% 和 27.6%。推荐剂量每次 125mg，每天 3 次。

2. 第二代 EGFR – TKI

第二代 EGFR – TKI 作为不可逆性突变 *EGFR* 基因抑制剂，同时可抑制其他表皮生长因子家族成员及其受体，阿法替尼在 EGFR 突变的 NSCLC 患者中作为一线治疗相比化疗具有显著优势，国外研究比较了一、二代 EGFR – TKI，结果显示阿法替尼一线使用时，较吉非替尼能够明显改善患者 PFS，风险比为 0.73；而且明显提高ORR（70% *vs* 56%），而 3 度以上的不良反应总体发生率在两组患者中无差别。

3. 第三代 EGFR – TKI

第三代 EGFR – TKI 奥西替尼作为不可逆的强效 EGFR – TKI，可同时抑制 *EGFR*敏感突变及 T790M 耐药突变。奥西替尼针对既往接受过 EGFR – TKI 治疗进展的亚裔和西方晚期 NSCLC 患者的Ⅰ期临床试验显示了其良好的疗效和安全性，被美国FDA 提前批准上市，因此，一代 EGFR – TKI 治疗进展后患者应行二次活检，如继发 T790M 突变，可选用奥西替尼治疗。

（七）肾癌的分子靶向治疗

肾细胞癌特别是已发生肿瘤转移的晚期患者，药物治疗至关重要，其中低氧通路和 mTOR 通路的相关分子是目前研究的重要方向。

1. 针对低氧信号通路的靶向药物

低氧信号通路中最为重要的靶点为 VEGF 及相关分子。VEGF 在低氧环境下表达增加，与细胞膜上 VEGF 受体（VEGFR）特异结合，VEGFR 是一种酪氨酸激酶，激活后可促进血管生成，增加肾细胞癌的营养供应。目前 FDA 批准针对这种分子的药物可分为两类，针对 VEGFR 的小分子激酶抑制剂和针对 VEGF 的单克隆抗体。

酪氨酸激酶抑制剂　包括索拉非尼（Sorafenib）、舒尼替尼（Sunitinib）、帕唑帕尼（Pazopanib）、阿西替尼（Axitinib）和卡博替尼（Cabozantinib）等。索拉非尼商品名多吉美（Nexavar），已被美国 FDA 批准用于晚期肾细胞癌治疗，常见副作用包括疲劳、皮疹、腹泻和血压升高等。舒尼替尼商品名索坦（Sutent），已被美国 FDA 批准用于转移性肾细胞癌治疗，常见副作用有恶心、腹泻、体虚和口腔溃疡等。阿西替尼商品名英立达（Inlyta），2012 年 1 月被 FDA 批准用于肾细胞癌治疗。

针对 VEGF 的单抗　有贝伐单抗（Bevacizumab）等，这些抗体通过特异性结合靶点后阻断信号转导发挥治疗效应。贝伐单抗商品名阿瓦斯汀（Avastin），是一种重组的人源化单克隆抗体，于 2009 年 8 月被 FDA 批准用于转移性肾细胞癌治疗，研究显示其疗效显著高于单独使用干扰素，因此可作为转移性肾细胞癌的一线治疗，以提升干扰素治疗效果，常见副作用为疲劳、头痛和血压升高等。

2. 针对 mTOR 信号通路的靶向药物

mTOR 信号通路激活后，可促进肾细胞癌转移。目前已批准使用两种靶向药物替西罗莫司（Temsirolimus）和依维莫司（Everolimus）。它们均能特异性抑制 mTOR 激酶活性。替西罗莫司商品名托瑞塞尔（Torisel），于 2007 年 5 月被美国 FDA 批准用于肾细胞癌治疗，常见副作用包括皮疹、体虚、恶心和食欲减退等。依维莫司商品名阿菲尼特（Afinitor），于 2009 年 3 月被 FDA 批准用于晚期肾细胞癌治疗，常见副作用包括恶心、腹泻、疲劳和口腔溃疡等。

（八）前列腺癌的分子靶向治疗

1. 抗血管形成制剂

肿瘤以血管形成作为前提条件来增殖并发生转移，而 VEGF 是血管形成的关键性因素，与前列腺癌的分期及预后密切相关。目前进入临床试验的前列腺癌抗血管制剂主要有沙利度胺和贝伐单抗。

2. 多靶点蛋白激酶抑制剂

目前进入前列腺癌临床研究的主要有伊马替尼、索拉非尼、苹果酸舒尼替尼、ZD6474。酪氨酸蛋白激酶作为多靶点蛋白激酶抑制剂在前列腺癌细胞信号传导过程中发挥重要作用。

3. EGFR 抑制剂类

信号通路靶向药物 EGFR/HER-2 抑制剂系列的靶向药物近年来发展速度较快，

但大样本病例研究结果尚未证实哪种 EGFR/HER - 2 抑制剂系列抗体或小分子抑制剂对前列腺癌有显著疗效。

4. 内皮素信号通路靶向药物

转移性前列腺癌中内皮素及内皮素受体表达均增高，且内皮素水平与疾病的进展有关，在前列腺癌骨转移灶内，成骨细胞可被富含其受体的内皮素 - 1 活化，参与成骨性骨损害的病理改变。选择性内皮素受体拮抗剂阿曲生坦和 ZD4054 目前已进入临床试验。

(九)膀胱癌的分子靶向治疗

1. 针对 VEGF 的药物

VEGF 通过与 VEGFR 结合，使自身磷酸化而激活细胞内不同信号传导通路，实现生物学效应。针对 VEGF 的靶向治疗药物主要分为以下两类。

抗 VEGF 的单克隆抗体　如贝伐单抗，国外学者报道 VEGF 的抑制剂贝伐单抗在治疗转移性的且对一般化疗药物无效的膀胱癌患者疗效确切。

VEGF 小分子酪氨酸激酶抑制剂　如舒尼替尼、索拉非尼，有研究认为，索拉非尼联合贝伐单抗治疗进展期的实质肿瘤有很好的疗效，特别在卵巢癌中，但在膀胱癌中的疗效还需进一步临床研究。

2. 针对 EGFR 的药物

EGFR 介导的信号转导通路主要有两种，一种是以 Ras 蛋白、Raf 蛋白介导的丝裂原活化蛋白激酶途径(Ras - Raf - MAPK 信号通路)，还有一种是 PDK/AKT 信号通路。研究表明，EGFR 高表达，可促进肿瘤细胞的增殖、血管形成、侵袭和转移，抑制肿瘤细胞的凋亡，导致肿瘤发生早期转移和引起肿瘤细胞耐药等。目前针对 EGFR 靶向治疗的药物主要分为两类，包括抗 EGFR 的单克隆抗体和 EGFR 小分子酪氨酸激酶抑制剂。

西妥昔单抗(Cetuximab)　是 EGFR 阻断剂的单克隆抗体，已被美国 FDA 批准应用于临床，体外研究发现西妥昔单抗能抑制膀胱癌细胞的生长。

EGFR 酪氨酸激酶抑制剂　是目前研究最为广泛的口服小分子抑制剂，主要有埃罗替尼、吉非替尼、拉帕替尼，主要优点是易于大量生产和能够同时抑制相似结构的酪氨酸激酶家族。吉非替尼(Gefitinib)通过与三磷酸腺苷(ATP)竞争性结合胞内配体结合位点，抑制 EGFR 激活。体内外的研究发现吉非替尼能明显抑制尿路上皮癌细胞的增殖。当联合紫杉烷类治疗时能明显增强对尿路上皮癌细胞生长的抑制。

3. 其他治疗靶向药物

除了已经用于临床的 VEGF 和 EGFR 两大类肿瘤治疗药物，还有其他一些细胞分子水平的理想研究靶点，如微小核糖核酸、生存素、端粒酶、磷脂酰肌醇 - 3 羟基激酶信号转导通路、P53 基因等，但目前还处于基础研究阶段。

（十）卵巢癌的分子靶向治疗

卵巢癌的分子靶向治疗研究起步较晚，但根据目前已有的临床证据显示，分子靶向治疗可能成为卵巢癌治疗的有效手段之一，尤其在耐药性、复发性、晚期卵巢癌患者中，分子靶向治疗突显其治疗优势。

1. 抗 EGFR 类药物

35% ~ 70% 的卵巢癌患者有 EGFR 表达，其高表达与预后呈负相关。许多靶向抗癌药物被设计来阻断 EGFR 的转导过程，其中以 EGFR 抑制剂的临床应用最广。

吉非替尼　动物实验或体外研究中已证实，吉非替尼可提高化疗、放疗及激素治疗的抗肿瘤活性。临床研究中发现，紫杉醇加卡铂联合吉非替尼治疗顽固性及复发性卵巢癌有较好的临床反应。

埃罗替尼　埃罗替尼是一种口服、高效的小分子药物，是 EGFR - TK 的高度特异性抑制剂和 EGFR 的可逆性抑制剂，可阻断受体酪氨酸激酶（RTK）的激活。RTK 是参与信号转导的细胞膜表面的一种蛋白，一旦被激活会导致细胞的分化、增殖、浸润及血管生成。目前的临床前期研究证实，埃罗替尼能对抗与 HER - 2/neu 相关的肿瘤的生长，可单独应用也可与其他药物联合应用，多用于复发性卵巢癌的治疗。

2. 肿瘤新生血管生成的抑制剂

肿瘤新生血管的生成过程受多种血管生成因子的共同调控，从而促进肿瘤微血管网的形成。重要的血管正调因子有碱性成纤维生长因子（BFGF）、VEGF、血管生成素、血小板衍化生长因子（PDGF）和基质金属蛋白酶（MMP）等 20 余种。血管生成负调节因子有血管抑制素、内皮抑制素、血小板反应素（TSP）和 MMP 组织抑制剂等。肿瘤细胞的增殖属于细胞增生失控的现象，肿瘤快速生长需要血管系统提供足够的氧气和养料。肿瘤新生血管越多，肿瘤生长、增殖越快，发生转移的概率越高。如能抑制肿瘤的血管生成，即可切断肿瘤的营养供给，致使肿瘤退化、萎缩。

贝伐单抗　贝伐单抗是一种重组的人源化单克隆抗体，通过结合 VEGF 和阻断 VEGF 与其受体结合，从而抑制肿瘤诱导的血管生成过程。国内外研究显示，贝伐单抗联合化疗治疗初治卵巢癌的疗效优于单纯化疗，且具有良好的耐受性。贝伐单抗长期维持治疗可能使Ⅲ/Ⅳ期患者获益最多。

索拉非尼　索拉非尼是一种小分子的多靶点口服抗癌药物，通过阻断 Ras2 - Raf2 - MAPK 通路直接抑制肿瘤细胞的增殖，还可抑制肿瘤血管生成。临床上已证实，索拉非尼可作为晚期肾细胞癌和晚期肝癌的治疗药物。但索拉非尼应用于卵巢癌的治疗尚需进一步探讨。

阿柏西普（Eylea）　阿柏西普是一种重组融合蛋白，由人 VEGFR - 1 和 VEGFR - 2 的胞外区与 IgG1 的可结晶片段融合而成，起可溶性诱骗受体的作用，因此能够抑制这些同源性 VEGF 受体的结合和活化。Eylea 可在晚期卵巢癌患者中预防恶性腹水复发。

重组人血管内皮抑制素注射液（Endostatin） Endostatin 为血管生成抑制类新生物制品，其作用机制是通过抑制形成血管的内皮细胞迁移来达到抑制肿瘤新生血管的生成，阻断肿瘤细胞的营养供给，从而达到抑制肿瘤增殖或转移目的。Endostatin 是一种血管内皮抑制素抗癌新药，与传统的肿瘤化疗药物相比，具有靶向明确、无耐药性、毒副反应小等优点。但目前尚没有应用于卵巢癌的临床报告。

3. 腺苷酸二磷核糖聚合酶（PARP）抑制剂

放疗和部分化疗药物通过损伤 DNA 而杀灭肿瘤细胞，但肿瘤细胞可以通过 DNA 修复酶进行损伤修复，从而使其具备治疗抗性。PARP 抑制剂可以阻断肿瘤细胞自身 DNA 修复过程，使基因组不稳定而导致肿瘤细胞死亡。

奥拉帕利（Olaparib） 是首个在欧盟获批上市的 PARP 抑制剂。研究发现，奥拉帕利可作为铂类敏感复发卵巢癌患者的维持治疗药物，且对含有同源重组基因缺陷的患者更敏感。

芦卡帕利（Rucaparib） 是首个获得美国 FDA 批准的 PARP 抑制剂。国外观察了 204 例高级别浆液性或子宫内膜样卵巢癌患者，这些患者分为 BRCA 突变组、BRCA 突变类似亚组及生物标志物阴性组，均接受过至少 1 次铂类为基础的治疗但仍对铂类敏感，结果表明芦卡帕利对突变型 BRCA 卵巢癌患者有益。

（十一）乳腺癌的分子靶向治疗

运用靶向药物可有效拮抗基因分子及细胞因子受体，保证靶向基因治疗的特异性，有效杀伤对靶分子产生依赖的癌细胞，抑制侵袭、复发因子增殖与凋亡过程。目前针对乳腺癌发生、发展有关的信号通路进行靶向药物的开发与临床应用亦成为乳腺癌治疗研究的新热点。

1. 作用于 HER - 2 靶点的药物

曲妥珠单抗 在乳腺癌治疗中应用曲妥珠单抗，可改善患者预后，临床研究显示，曲妥珠单抗辅助治疗乳腺癌时，可使乳腺癌复发风险降低 46% ~ 52%，死亡风险降低约 33%。在临床联合用药中，通常与紫杉醇、卡培他滨、多西他赛等药物联用。

帕妥珠单抗 帕妥珠单抗可与多西他赛、曲妥珠单抗联用，治疗 HER - 2 阳性复发转移性乳腺癌。

2. 作用于 VEGF 靶点的药物

贝伐珠单抗 临床试验中，贝伐珠单抗在 HER - 2 阴性局部复发或者转移性乳腺癌临床治疗中得到了广泛应用。

舒尼替尼 舒尼替尼是一种酪氨酸激酶活性抑制剂，可对 VEGF 受体、肝细胞因子受体、血小板生长因子受体产生作用，借由阻断这些信号通路来实现抗肿瘤效果。经临床研究显示，贝伐珠单抗联合紫杉醇治疗 HER - 2 阴性转移性乳腺癌的效果优于舒尼替尼联合紫杉醇，中位无进展存活期比例分别为 87% 和 79%。

索拉非尼 相关文献研究显示，在晚期或转移性 HER - 2 阴性乳腺癌治疗中，卡培他滨联合索拉非尼的治疗效果优于卡培他滨联合安慰剂，能够显著改善患者的中位无进展存活期。

达沙替尼　达沙替尼是多重酪氨酸激酶抑制剂，可对肿瘤细胞增殖与活性转移产生抑制作用；同时，通过对基因表达谱的研究显示，基底细胞样乳腺癌对达沙替尼具有一定的敏感性。相关研究显示，达沙替尼能够对基底细胞样三阴性乳腺癌细胞系体外生长产生抑制作用，值得临床应用与推广。

3. 作用于 EGFR 靶点的药物

厄洛替尼　临床研究显示，厄洛替尼单独治疗转移性或进展性乳腺癌的临床效果并不理想。但通过与贝伐珠单抗的联合应用，可明显延长患者的存活时间，为乳腺癌治疗提供了新方法。

西妥昔单抗　有关研究报道显示，西妥昔单抗与卡铂联合治疗乳腺癌的缓解率分别为 20%，具有一定的临床疗效。

（十二）子宫颈癌的分子靶向治疗

1. VEGF 抑制剂

研究发现，VEGF mRNA 表达水平与子宫颈癌的肿瘤直径、临床病理分期、病理分化程度、深肌层浸润和淋巴结转移均呈正相关。由此，VEGF 及其受体已成为抗子宫颈癌治疗的主要靶标。目前用于临床的 VEGF 药物主要有贝伐单抗和帕唑帕尼，该类药物通过阻断肿瘤微血管的形成而达到抑制癌细胞生长或转移。贝伐单抗是第一种获得批准上市的血管生成抑制药物，美国 FDA 已将其批准用于治疗转移性结直肠癌，其治疗子宫颈癌正处于临床研究阶段，而 VEGF 拮抗剂治疗子宫颈癌目前尚处于实验室研究阶段。

2. EGFR 拮抗剂

研究发现 EGFR 在子宫颈癌组织中明显过表达。EGFR 拮抗剂分为抗 EGFR 单克隆抗体和 EGFR 小分子酪氨酸激酶抑制剂（TKI），两者均可通过抑制 EGFR 自体磷酸化及下游信号传导，抑制肿瘤细胞增殖和诱导癌细胞凋亡。抗 EGFR 单抗主要包括西妥昔单抗、帕尼单抗和曲妥珠单抗，TKI 包括可逆性吉非替尼、埃罗替尼和不可逆性抑制剂 EKB569。其中酪氨酸激酶抑制剂吉非替尼研究最为充分，有临床报道吉非替尼可以有效控制 II 期子宫颈癌患者肿瘤细胞的增殖浸润。

3. 细胞周期调控药物

组蛋白去乙酰化酶（HDAC）是一类蛋白酶，与基因的表达调控及染色体的结构修饰有关。研究发现，HDAC 抑制剂能够抑制与子宫颈癌细胞系相关的恶性表型基因的表达。靶向组蛋白去乙酰化酶的药物有丙戊酸等。另外，还有许多以细胞周期蛋白依赖性激酶作为肿瘤治疗靶点的药物，如载基因纳米粒注射剂是第一个获准上市的细胞周期调节因子类靶向抗肿瘤药，已用于临床治疗。

(十三)鼻咽癌的分子靶向治疗

1. EGFR 抑制剂

EGFR 在头颈部鳞状细胞癌中表达高达 88% 以上,与无进展存活期及总存活期相关,但鼻咽癌的 EGFR 表达略低于头颈肿瘤,约在 80% 以上,其表达升高与鼻咽癌不良预后密切相关。近年来的研究表明,EGFR 信号可能在鼻咽癌发病机制中起重要作用,EGFR 已成为鼻咽癌靶向治疗的靶点。

西妥昔单抗 西妥昔单抗临床用于鼻咽癌,可抑制肿瘤细胞的生成和转移。

尼妥珠单抗 是我国第一个用于治疗恶性肿瘤的功能性单抗药物。研究证实它对鼻咽癌等头颈癌有效。不良反应主要为 1~2 级骨髓抑制。

吉非替尼 是小分子抵抗 EGF 的药物,在鼻咽癌复发或转移患者的临床试验中反应良好。

2. VEGF 抑制剂

VEGF 是一种在头颈部鳞状细胞癌患者中过表达的血管生成调节因子。VEGF 通过诱导血管生成,在鼻咽癌淋巴结转移中起主要作用。国外学者研究表明,VEGF 在 67% 的鼻咽癌患者中过度表达,VEGF 的过度表达还与较高的局部复发率和死亡率相关。抗血管生成疗法已在鼻咽癌临床前试验中得到了一定的验证。贝伐单抗是一种人源化的血管内皮生长因子单克隆抗体,大规模的临床前与临床试验肯定了贝伐单抗作为新型靶向抗肿瘤药物应用于鼻咽癌的有效性和安全性,最近研究还发现,贝伐单抗对复发和转移的头颈癌有效。

3. EGFR 酪氨酸激酶受体抑制剂

吉非替尼或厄洛替尼单药治疗晚期头颈部 Ⅱ 期鳞状细胞癌,有效率高且耐受性良好。另有报道吉非替尼、依维莫司单独或联合作用人鼻咽癌细胞株 HONE1 后均有抑制作用。此外,mTOR 信号通路和 EGFR/AKT 信号通路与鼻咽癌细胞的关系也正在进一步研究。

(十四)甲状腺癌的分子靶向治疗

1. 酪氨酸激酶抑制剂

酪氨酸激酶抑制剂是针对 BRAF 信号传导通路的抑制药物。作用靶点主要为 BRAF、VEGFR1~3、RET、PDGFR 等。其作用原理主要依靠抑制 VEGFR 及下游信号传导通路的激活而抑制肿瘤细胞血管形成和肿瘤细胞生长。

索拉非尼是最为经典的口服型酪氨酸激酶抑制剂药物,它具有双重抗肿瘤作用,一方面它可以通过抑制 Raf – MEK – ERK 通道直接抑制肿瘤生长,同时它还可以通过抑制 VEGFR2~3、原癌基因(RET)、c – KIT、FGFR – 1 抑制肿瘤生长。

局部晚期甲状腺癌的维罗非尼新辅助治疗方案也表现出良好的疗效,除此之外,达拉非尼等能够增强初期[131]碘放射治疗效果不佳的甲状腺癌术后复发患者放疗敏感性。阿西替尼、帕唑帕尼、司美替尼、莫替沙尼、凡德他尼等新一代药物也在实验室和临床试验中发现有显著抑制甲状腺癌细胞生长的效果。

酪氨酸激酶抑制剂作为美国甲状腺学会、欧洲肿瘤内科学会等甲状腺临床指南推荐的甲状腺癌的靶向治疗药物，在目前的药物临床试验和临床实践中显示出良好的疗效和前景。

2. COX-2 抑制剂

有研究表明，在分化型甲状腺癌中 COX-2 的表达要显著高于正常甲状腺组织和甲状腺良性病变组织，特别是检测有 RET/PTC 突变的甲状腺癌组织。在临床试验中，COX-2 抑制剂对于甲状腺癌有良好的抑制作用，尚未解决的缺陷在于心血管系统损伤。

3. PPAR-γ 激动剂

PPAR-γ 激动剂在甲状腺癌治疗中主要通过促甲状腺癌细胞分化、停止肿瘤细胞生长周期、诱导细胞凋亡发挥生物学作用。代表药物为罗格列酮。目前尚缺乏药物临床试验资料，其药物疗效及安全性尚在进一步探索之中。

4. mTOR 拮抗剂

依维莫司是 mTOR 结构类似物，研究显示其通过拮抗 mTOR 而抑制了 PI3K-AKT 信号传导通路激活，从而控制甲状腺癌细胞的生长。

(十五) 白血病的分子靶向治疗

1. 络氨酸激酶抑制剂

伊马替尼 为 2-苯胺嘧啶衍生物，能特异性阻断 ATP 在 Abl 激酶上的结合位点，使酪氨酸残基不能磷酸化，从而干扰 Bcr-Abl 信号转导，进而抑制 Bcr-Abl 阳性细胞增生。伊马替尼还可抑制干细胞因子受体 (Kit) 和血小板衍化生长因子受体 (PDGF-R) 的酪氨酸激酶活性。慢性粒细胞性白血病 (CML) 患者接受伊马替尼治疗，其在血液学和细胞遗传学疗效、治疗耐受性、向加速期及急变期转化可能性等方面均有显著优势，目前伊马替尼已成为初发 CML 患者的首选治疗药物。对于已进入疾病加速期和急变期的患者，伊马替尼也有部分疗效。对于不同临床分期患者，可选择不同的伊马替尼治疗剂量，慢性期、加速期和急变期患者剂量分别为 400mg/d、600mg/d 和 600~800mg/d。伊马替尼治疗有效的患者仍需维持用药。伊马替尼耐药最常见的原因为白血病克隆在 Abl 激酶结构区发生点突变，这些突变造成氨基酸替换，使伊马替尼无法结合到这些位点。

尼罗替尼 为氨基嘧啶类衍生物。与伊马替尼类似，尼罗替尼和 Abl 激酶结构域的非活性结构区结合，但其作用比伊马替尼强 25 倍，且对目前已知的大多数伊马替尼耐药突变 (T3151 突变型除外) 株细胞均有效。尼罗替尼耐受性好，其常见不良反应主要为 3~4 级骨髓抑制，胆红素和脂肪酶水平升高。

　　达沙替尼　又名噻唑碳乙二酰二胺，为多靶点激酶抑制剂，可抑制 Bcr – Abl、SFK(Scr 家族激酶)、Ephrin 受体激酶、PDGF – R 和 Kit 等。达沙替尼作用较伊马替尼更强，临床前研究显示，该药作用为伊马替尼的 300 倍，对几乎已知的所有伊马替尼耐药突变(T3151 突变型除外)株细胞均有抑制作用。达沙替尼耐受性良好，最常见不良反应为 3 ~ 4 级骨髓抑制，进展期患者接受达沙替尼治疗时，上述不良反应尤为明显。

2. 法尼基转移酶抑制剂

　　法尼基转移酶抑制剂可通过抑制法尼基转移酶活性，阻止 Ras 蛋白的法尼基化，使 Ras 无法定位于细胞膜上，从而可抑制肿瘤细胞增殖。研究显示，新型法尼基转移酶抑制剂 Tipifamib 治疗急性髓系白血病(AML)患者的血液学缓解率为 14%，总缓解率为 23%，中位存活期为 18 个月。

3. 促凋亡药物

　　Bcl – 2 是凋亡抑制蛋白，在 AML 细胞中高表达，成为血液系统恶性肿瘤靶向治疗的新靶点。Bcl – 2 抑制剂可抑制 Bcl – 2 基因表达，增加肿瘤细胞对凋亡的敏感性，促进细胞凋亡。研究表明，Bcl – 2 抑制剂可介导急性淋巴细胞性白血病(ALL)细胞株及来自患者的白血病细胞凋亡，另外研究还发现，具有混合血统白血病(MLL)基因重排的 ALL 患者对 Bcl – 2 抑制剂较敏感。目前进入临床的新药有 ABT – 263 和 GXl5 – 070 等。

4. 抗体介导的靶向治疗

　　由小分子细胞毒性药物结合单克隆抗体形成的免疫交联物，可特异性结合于肿瘤细胞表面，然后由细胞毒素介导肿瘤细胞死亡。该治疗方法疗效好，免疫原性小，耐受性好。利妥昔单抗是近年来开发的治疗非霍奇金淋巴瘤病靶向抗原的重要药物之一，是一种嵌合型单克隆抗体，结合 B 淋巴细胞表面的 CD20 抗原，不良反应轻微且可耐受。治疗 ALL 多与氟达拉滨合用。有效率与完全缓解率均较高。

(十六)恶性淋巴瘤的分子靶向治疗

1. 单克隆抗体

　　理想的靶抗原应为肿瘤特异性抗原，仅在肿瘤细胞中表达，而正常细胞不表达或很少表达，并且靶抗原应在肿瘤细胞中表达稳定均一，不产生分泌型抗原，避免抗体与血循环中的抗原结合并进行清除，主要分为两大类。

　　抗 B 细胞淋巴瘤单克隆抗体　目前取得临床应用价值的有 Inotuzumab Ozogamicin(IO，CMC – 544)、人源化抗 CD20 抗体(GA – 101)和奥法木单抗(Ofatumumab)等。IO 是与卡奇霉素(Calicheamicin)共轭的 CD22 抗体。GA – 101 已被美国 FDA 批准用于治疗复发难治慢性淋巴细胞白血病(CLL)。奥法木单抗是人源化抗 CD20 单克隆抗体，主要是杀死利妥昔单抗耐药细胞株，多用于复发难治性非霍奇金淋巴瘤和 CLL，对复发难治性 CLL，单药应用已取得完全缓解率（CR）32% 的良好疗效。

抗 T 细胞淋巴瘤单克隆抗体　主要有人源化抗 CCR4 抗体和微小管抑制剂 SGN－35。CCR4 在成人 T 细胞白血病淋巴瘤（ATLL）中高表达，主要表现为皮肤浸润。临床研究显示应用抗 CCR4 抗体治疗，外周 T 细胞淋巴瘤非特指型患者有效率为50%。微小管抑制剂 SGN－35 已得到美国 FDA 批准，用于治疗复发难治间变大 B 淋巴瘤和间变性大细胞淋巴瘤。

2. 放射免疫靶向治疗

非霍奇金淋巴瘤对放疗高度敏感，单克隆抗体对肿瘤细胞特异性结合，使放射免疫治疗（RIT）成为非霍奇金淋巴瘤的理想疗法。通过与抗体耦联的放射性核素释放的射线损伤靶细胞及靶细胞周围未表达靶抗原的细胞（旁观者效应），达到治疗淋巴瘤的作用。目前已经进入临床试验的抗体－核素耦合物有碘 131－抗 CD20 抗体和钇 90－抗 CD20 抗体。

3. 低分子化合物

组蛋白去乙酰化酶抑制剂　西达本胺（Chidamide，商品名爱谱沙）是中国自主研发的具有全球知识产权保护的全新分子实体，是国际上开发进展最快的口服给药的亚型选择性组蛋白去乙酰化酶抑制剂，属于全新作用机制的表观遗传调控剂类新型靶向抗肿瘤药物。西达本胺在临床有效浓度下主要通过激活患者自身的抗肿瘤细胞免疫而非细胞毒起作用，西达本胺安全性较好，主要不良反应为可控制的血液毒性。临床研究证明西达本胺单药治疗复发或难治性外周 T 细胞淋巴瘤非特指型患者疗效明确且有一定的疗效维持作用，口服给药依从性强，具有全新的抗肿瘤作用机制，较好的疗效/风险比，具有重要的临床应用价值。

其他抑制剂类　蛋白酶体抑制剂硼替佐米、雷帕霉素靶蛋白（mTOR）抑制剂西罗莫司、嘌呤核苷磷酸化酶（PNP）抑制剂 Forodesine、蛋白激酶抑制剂 Enzastgaurin、免疫调节药物来那度胺（Lenalidomide），但这些药物多尚在临床试验中。

（十七）多发性骨髓瘤的分子靶向治疗

多发性骨髓瘤的治疗策略在不断发展、完善。传统的化疗手段使患者的症状减轻，延缓了疾病的进展，但是未能有效防止耐药和复发，而生物靶向等新型药物的出现使多发性骨髓瘤的治疗有了突破性进展。近年来，随着沙利度胺、来那度胺、硼替佐米等药物的出现，多发性骨髓瘤患者的缓解率较前明显提高，21 世纪以来，多发性骨髓瘤的 5 年存活率从 32.8% 提高到了 40.3%。一线治疗后缓解持续时间越长，存活期越长。

1. 蛋白酶体抑制剂

硼替佐米　硼替佐米是第一个蛋白酶体抑制剂，通过可逆性地抑制蛋白酶体的活性，阻断 NF－κB 等多条通路，从而抑制多种重要调节蛋白的降解，诱导肿瘤细胞凋亡。硼替佐米还有延迟肿瘤细胞生长、阻滞细胞周期、抑制血管新生的作用。

主要不良反应有贫血、血小板减少症、肾功能受损、高钙血症、心力衰竭、呼吸困难、周围神经炎等。目前常用的联合治疗方案有硼替佐米＋环磷酰胺＋地塞米松、硼替佐米＋低剂量美法仑＋地塞米松、硼替佐米＋多柔比星＋地塞米松、硼替佐米＋沙利度胺＋美法仑＋泼尼松治疗方案。

卡非佐米　卡非佐米属于不可逆性蛋白酶体抑制剂，可选择性结合在 20S 蛋白酶体的苏氨酸活性位点的 N 末端，从而发挥诱导细胞凋亡、阻滞细胞周期、抗骨和骨合成代谢活性的作用，由于卡非佐米是不可逆的蛋白酶体抑制剂，可更持久地作用于蛋白酶体。卡非佐米与硼替佐米比较其不良反应少，尤其是神经毒性低，耐药率也低，对硼替佐米治疗后复发的患者也有疗效。联合用药有卡非佐米＋来那度胺＋地塞米松、卡非佐米＋硼替佐米＋地塞米松等。

Ixazomib　Ixazomib 是一种口服的蛋白酶体抑制剂，主要用于多发性骨髓瘤、全身性轻链淀粉样变及其他恶性肿瘤治疗。临床研究证明，口服 Ixazomib 单药用于多发性骨髓瘤患者的巩固治疗安全有效。该药服用方便，耐受性良好，每周或两周一次即可，且每周 1 次的治疗还可明显降低 3 级非血液学毒性事件的发生。

2. 免疫调节药物（IMid）

沙利度胺　沙利度胺是第一代 IMid，它是 20 世纪 50 年代最先在德国上市的一种用于治疗妊娠期恶心、呕吐的镇静剂，但随后发现其副作用可导致"海豹肢"畸形儿而被禁用。直到 1999 年 Singhal 等首次证明沙利度胺对传统或高剂量化疗耐药的多发性骨髓瘤有效。沙利度胺在多发性骨髓瘤特别是复发/难治型骨髓瘤方面的临床疗效是确切的。相对于来那度胺及泊玛度胺而言，沙利度胺的抗血管新生作用更强，它能够减少促进血管生成的 VEGF 和成纤维细胞因子的分泌，从而抑制血管生成。而且能减少整合素亚基的合成，并通过 COX - 2 途径来降低瘤内微血管的密度，从而抗肿瘤增生。沙利度胺的副作用主要有周围神经炎、便秘、嗜睡和深静脉血栓。目前沙利度胺＋美法仑＋地塞米松的 MPT 方案与长春新碱＋沙利度胺＋地塞米松的 VTD 方案已经成为治疗多发性骨髓瘤的一线方案。

来那度胺　来那度胺是第二代 IMid，相比于沙利度胺，其免疫调节及抗肿瘤活性更强，副作用更小。来那度胺可激活 T 淋巴细胞产生 IL - 2，增强 NK 细胞的免疫活性，发挥免疫调节作用，也可抑制血管生成，抑制细胞因子及骨髓基质细胞介导的肿瘤细胞抗药性的产生，使骨髓瘤细胞凋亡。其副作用主要为骨髓抑制、深静脉血栓。来那度胺＋地塞米松的 RD 方案已经成为无法行自体干细胞移植患者的一线治疗方案。

泊玛度胺　泊玛度胺是第三代 IMid，它是在第二代 IMid 来那度胺的邻苯二甲酰环上增加了 1 个羰基而得到的。其作用机制主要是选择性抑制缺氧诱导因子，减少 VEGF 的表达，进而达到抗血管生成的作用。该药被 FDA 批准用在其他药物（如来那度胺、硼替佐米）治疗无效的多发性骨髓瘤患者治疗上。相比于沙利度胺和来那度胺，其剂量用量小，抗多发性骨髓瘤作用强，毒副作用小，是新型的 IMid 药物。

泊玛度胺＋地塞米松的 PD 方案主要用于对沙利度胺及来那度胺耐药的复发/难治型骨髓瘤患者。

3. 组蛋白去乙酰化酶(HDAC)抑制剂

帕比司他　帕比司他于 2015 年 2 月被美国 FDA 批准用于多发性骨髓瘤患者的治疗。该药可抑制组蛋白去乙酰化酶(HDAC)的活性，从而发挥作用。这个过程延缓了多发性骨髓瘤患者体内浆细胞的过度生成，并可诱导这些危险细胞死亡。帕比司他单药对多发性骨髓瘤无明显疗效，但与硼替佐米、地塞米松(VD 方案)合并用药有协同作用。

伏立诺他　伏立诺他是一种 HDAC 抑制剂，目前主要用于治疗皮肤 T 淋巴细胞淋巴瘤。研究提示伏立诺他联合硼替佐米治疗多发性骨髓瘤有效。

4. Bruton 酪氨酸激酶(BTK)抑制剂

依鲁替尼是一种小分子 BTK 抑制剂，能够与 BTK 活性中心的半胱氨酸残基共价结合，抑制恶性 B 细胞的存活和增殖。研究表明依鲁替尼能抑制破骨细胞活性，抑制破骨细胞来源的肿瘤生长因子的释放，且可上调 NF－κB 通路中 p65 的表达。临床研究显示，依鲁替尼对硼替佐米耐药的复发/难治型骨髓瘤患者尤其有价值。其主要血液学不良反应是血小板减少、贫血和中性粒细胞减少。

5. 单克隆抗体

Elotuzumab　Elotuzumab 是一种单克隆抗体，它可提高 NK 细胞活性(直接作用于 SLAMF7 或 CD16)，从而通过抗体依赖的细胞介导细胞毒性作用(ADCC)途径靶向消除表达 SLAMF7 的恶性肿瘤细胞。有研究表明，当其与来那度胺、地塞米松联用时，可使缓解持续时间平均延长大约 5 个月。

达雷木单抗　达雷木单抗是一种抗 CD38 的单克隆抗体，具有杀灭表达 CD38 肿瘤细胞的功能，达雷木单抗单药治疗对既往已经接受过多次化疗的多发性骨髓瘤患者治疗有效。达雷木单抗的耐受性很好，无患者因为不良事件的发生而终止用药，最常见的副作用是输液部位皮肤反应，通常出现在第一次或第二次给药时。一般与来那度胺、地塞米松联合用药。

Isatuximab(SAR650984)　SAR650984 是另一种人源化抗 CD38 单克隆抗体，一般与来那度胺、地塞米松联合治疗复发/难治型骨髓瘤患者。

6. 程序性死亡受体 1(PD－1)和 PD－1 配体(PD－L1)

PD－1 是 T 细胞调节受体 CD28 家族中转导抑制信号的共刺激分子，广泛表达于活化 T 细胞、记忆性 T 细胞和调节性 T 细胞，其结合配体 PD－L1 或 PD－L2 后可下调 T 细胞活性，介导免疫反应的负性调节信号。肿瘤细胞通过上调 PD－L1 的表达，诱导抗肿瘤 T 细胞凋亡，使肿瘤细胞免于免疫清除，通过阻断 PD－1/PD－L1 信号通路可有效抑制肿瘤生长。临床研究显示，PD－1 抗体抑制剂 Pembrolizumab 联合来那度胺和地塞米松治疗复发/难治型骨髓瘤有效。

第十二章

癌症的生物免疫治疗

一、癌症的生物免疫治疗概述

（一）生物免疫治疗的概念

20 世纪 80 年代以来，随着现代肿瘤生物治疗理论的建立，以及现代分子生物学和生物工程技术的发展，大大促进了肿瘤生物免疫治疗的发展。有研究显示，生物免疫治疗可于根治性手术、放射治疗、化学治疗后有效清除机体中残存的耐药细胞灶，是预防复发及保障预后的重要方法。

所谓生物治疗，就是通过激发和利用机体的免疫反应来对抗、抑制和杀伤肿瘤细胞，也就是利用各种具有生物学活性的物质，来调节和改善人体的免疫功能，抑制和杀灭肿瘤细胞。

目前，用于肿瘤免疫治疗的生物反应调节剂，大致可分为六大类：一是化学药物，如左旋咪唑、西咪替丁等；二是微生物，如卡介苗、短小棒状杆菌、奴卡菌细胞壁骨架、链球菌等；三是细胞因子，如干扰素（IFN）、白细胞介素（IL）、肿瘤坏死因子（TNF）、胸腺素等；四是抗肿瘤抗体，如乳腺癌、恶性淋巴瘤的单克隆抗体等；五是肿瘤抗原，如各种瘤苗；六是免疫细胞，淋巴因子活化的杀伤细胞、肿瘤浸润淋巴细胞。其中，细胞因子和免疫细胞是目前研究的热点，也是最有前景的肿瘤生物治疗方向。

（二）生物免疫治疗的作用机制

生物治疗通过刺激机体产生具有生物活性的物质，调节机体的免疫状态，增强机体抗肿瘤能力。它可以直接抑制肿瘤细胞增殖，促进肿瘤细胞凋亡，诱使肿瘤细胞分化，使肿瘤细胞膜发生改变，增强机体对肿瘤细胞的识别能力及机体免疫系统对肿瘤细胞攻击的敏感性，以提高机体对治疗的耐受力，维持内环境的稳定。

（三）生物免疫治疗的特点

·运用正常人赖以生存而肿瘤患者表达较低的生物细胞因子调动机体自身的免疫力量达到抗肿瘤作用，与放疗和化疗相比，副作用很小。

·通过主动免疫能够激发全身性的抗肿瘤效应，作用范围更加广泛，特别适宜多发病灶或有广泛转移的恶性肿瘤。

·采用分子靶向药物进行治疗，目标明确，对肿瘤细胞以外的正常细胞无影响，对不宜进行手术的中晚期肿瘤患者，能够明显遏制肿瘤的进展，延长患者生命。

（四）癌症生物免疫治疗的适应证

生物治疗适宜多种实体肿瘤，包括恶性黑色素瘤、前列腺癌、肾癌、膀胱癌、卵巢癌、结肠癌、直肠癌、乳腺癌、宫颈癌、肺癌、喉癌、鼻咽癌、胰腺癌、肝癌、胃癌等实体瘤手术后防止复发，也可以用于多发性骨髓瘤、B淋巴瘤和白血病等血液系统恶性肿瘤的复发，还可以用于上述肿瘤的进一步巩固治疗，达到延长存活期、提高生活质量和抑制肿瘤恶化的目的。但生物治疗不适宜T细胞淋巴瘤患者、器官移植后长期使用免疫抑制药物和正在使用免疫抑制药物的自身免疫性疾病患者。

（五）癌症生物免疫治疗的禁忌证

孕妇或正在哺乳的妇女；T细胞淋巴瘤患者；不可控制的严重感染患者；对IL－2等生物制品过敏的患者；艾滋病患者；正在进行全身放疗、化疗的患者；晚期肿瘤造成的恶病质、外周血常规指标过低患者。器官功能衰竭者心脏Ⅳ级以上；肝脏达到国内肝功能分级C级以上；肾功能衰竭及尿毒症；出现严重的呼吸衰竭症状，并累及到其他脏器，如肝、肾等。

（六）常用的肿瘤治疗生物反应调节剂

1. 细胞因子

细胞因子是人体内天然存在的由免疫细胞分泌的一些小分子蛋白或多肽，在细胞与组织间传达信息。由单核吞噬细胞产生的细胞因子称为单核因子；由淋巴细胞产生的细胞因子称为淋巴因子。由不同细胞分泌的细胞因子，其基因及编码蛋白与功能均明确者，通常均归属于IL。IL、IFN、TNF、生长因子和趋化性细胞因子都属于细胞因子。在固有性免疫应答及适应性免疫应答过程中，细胞因子发挥着重要功能。目前被识别的细胞因子数量越来越多，其中很少部分可通过DNA重组技术获得。如临床上常用的IFN、IL－2、重组人粒细胞集落刺激因子（G－CSF）、粒细胞－巨噬细胞集落刺激因子（GM－CSF）、促红细胞生长素（EPO）等。

IL　IL是由多种细胞产生并作用于多种细胞的一类细胞因子。其免疫反应的表达和调节，有来源于淋巴细胞或巨噬细胞等许多因子参与，因在白细胞（如巨噬细胞、单核细胞、淋巴细胞）间发挥作用而被称白细胞介素。IL在传递信息，激活与调节免疫细胞，介导T细胞和B细胞活化、增殖与分化及在炎症反应中起重要作用。目前在临床上应用最多的是IL－2。IL－2已被美国FDA和我国国家药品监督管理局（SDA）认可，用于促进化疗后血小板的恢复。其他有部分因子被克隆，并发现有刺激造血和调节免疫的作用，但尚未正式用于临床。IL－2主要的毒副作用：较长时间及大量使用可损伤毛细血管内皮细胞，导致渗漏症状，如心脏毒性、低血压、水钠潴留、发热、腹泻，严重者可有肺水肿。轻度毒性反应按常规处理有效，预防性使用吲哚美辛可减轻发热，雷尼替丁可减轻消化道反应。

IFN　IFN 系一类细胞受到病毒感染后释放出来的具有多种功能的活性蛋白质（主要是糖蛋白），是一种由单核细胞和淋巴细胞产生的细胞因子。它们在同种细胞上具有广谱的抗病毒、影响细胞生长，以及分化、调节免疫功能等多种生物活性。IFN 分两型：A 型和 B 型，前者包括 IFN-α 和 IFN-γ 两种，后者主要是 IFN-β。目前只有 A 型 IFN 已用于临床抗肿瘤治疗。实际上 IFN 有几十种天然形态，每型都有数种基因工程合成的亚型，但应用有限。所有 IFN 都有抑制细胞内病毒复制的共同特性。IFN 有免疫调节和抗增殖作用，但在体内的抗肿瘤机制尚不十分清楚，而且与给药途径、剂量、治疗方案及疗程有关。

IFN 的抗肿瘤机制主要是 IFN 与细胞表面特异性受体相结合后，可直接抑制肿瘤细胞增殖，活化淋巴因子，增强 T 淋巴细胞、NK 细胞、粒细胞、单核细胞的细胞毒活性，还能够增强抑制癌基因的表达和某些肿瘤生长因子的生物合成，使肿瘤细胞生长停滞，且 IFN 抑制细胞分裂的活性有明显的选择性，对肿瘤细胞的活性比正常细胞大 500~1000 倍。另外 IFN 可诱导肿瘤表面 MHC 抗原的表达，提高对免疫杀伤的敏感性，增强机体抗肿瘤的免疫反应。

TNF　TNF 主要由活化的巨噬细胞、NK 细胞及 T 淋巴细胞产生。巨噬细胞产生的 TNF 为 TNF-α，T 淋巴细胞产生的淋巴毒素为 TNF-β，均是炎症反应过程中的一种多肽。虽然 TNF-α 与 TNF-β 仅有约 30% 的同源性，但它们却拥有共同的受体。TNF-α 与细胞表面受体结合后导致细胞凋亡或激活靶细胞，对肿瘤细胞有直接抑制增殖作用和细胞溶解作用，并且能促进 T 细胞及其他杀伤细胞对肿瘤细胞的杀伤，还能损伤内皮细胞或导致血管功能紊乱，造成肿瘤组织的局部血流阻断而发生出血、缺氧坏死。另一方面它也会阻碍正常细胞，特别是它能够强有力地阻碍血管内皮细胞。TNF 一旦过量，就可能出现严重不良反应，甚至出现自身免疫性疾病。TNF 对多种肿瘤有一定疗效，目前临床上用于复发和转移的乳腺癌、肺癌、大肠癌、胰腺癌、恶性黑色素瘤、肝癌和恶性淋巴瘤，以及癌性腹水、胸腔积液的控制。TNF-α 已试用于治疗肉瘤。TNF-α 毒性较大，即使治疗剂量也有较大副作用。主要毒性有发热、不适、休克及多器官功能衰竭等。

2. 免疫细胞

树突状细胞（DC）　DC 是目前唯一确认可于体内对初始 T 细胞增殖进行有效刺激的抗原提呈细胞，未成熟 DC 具有较强的迁移能力，成熟 DC 能有效激活初始型 T 细胞，处于启动、调控、并维持免疫应答的中心环节。研究表明，经体外诱导途径获得具有功能性的 DC 后，将对肿瘤抗原实施负载并提呈至经细胞因子活化的淋巴细胞，从而使该淋巴细胞抗肿瘤活性及特异性得到显著增强，达到满意的治疗恶性肿瘤的目的。有学者提出，恶性肿瘤患者机体内原有的 DC 无法实施有效的抗原提呈，因此若需实现上述效果其关键因素在于体外能否获得成熟的 DC（具有肿瘤特异性）。

细胞因子诱导的杀伤细胞（CIK）　CIK 是一群体外诱导的以 CD3$^+$、CD56$^+$T 淋巴细胞为主的异质细胞群，具有效应 CD8$^+$ 细胞的 TCR 特异性和非主要组织相容性复合体（MHC）限制性肿瘤活性的特点。多项研究表明，CIK 既具有自然杀伤细胞表型，又具有 T 淋巴细胞表型，对肿瘤活性具有抵抗及限制作用，对实体肿瘤及血液系统肿瘤均有明显的抗肿瘤效应。对体内的乙肝病毒亦有强烈的杀灭作用，阻断病程向肝硬化、肝癌发展方面效果明显。CIK 治疗技术日益受到医学界重视，该细胞能彻底清除手术、放疗、化疗后残留的微小病灶及残留的肿瘤细胞，显著延长患者的存活期且无毒副作用。

生物治疗与传统肿瘤治疗方法相比较，治疗的目的不仅仅是杀灭肿瘤细胞，而是更加专注于恢复机体的内环境稳定，调节免疫功能。正如传统中医所提倡的"攻补兼顾，扶正培本，调和阴阳"的理论。但生物治疗明显地超越了传统的免疫治疗概念，此种治疗不限于免疫反应，它涉及各种与肿瘤增殖相关的调控基因、肽类调节因子、生物活性细胞等。

二、癌症的细胞因子治疗

恶性肿瘤生长，其机制比较复杂，不论是先天生还是获得性的，主要是由于免疫系统的缺陷，另外一个重要的因素就是肿瘤细胞有着一套能够逃避宿主免疫系统的机制，细胞因子能够使免疫系统进入一个激活的状态。现有的细胞因子主要包括六大类，即 IL、集落刺激因子（CSF）、IFN、TNF、趋化因子及生长因子。在临床上，细胞因子在治疗肿瘤方面有着以下的几个特点：没有简单剂量-反应的关系，一般低剂量长期给药效果好，可延长患者寿命，不良反应轻而短暂，局部应用优于全身应用。

（一）癌症的 IL 治疗

1. IL-2

IL-2 是免疫治疗为基础的生物化疗的重要药物之一。IL-2 是一种淋巴因子，可促进和维持 T 细胞的增殖与分化，刺激 T 细胞产生 IL-2、TNF 等免疫增强因子，间接增强 B 淋巴细胞、自然杀伤细胞（NK）、巨噬细胞等效应细胞产生杀灭肿瘤细胞作用；诱导及增强依赖 IL-2 而获得对自身肿瘤具有细胞毒样活力的 LAK 细胞；增强 B 淋巴细胞的增殖及抗体分泌；通过刺激产生 TNF 使肿瘤细胞凋亡；还可以诱导干扰素产生，具有抗病毒、抗肿瘤和增强机体免疫功能等作用。在机体免疫中处于中心地位。研究显示，随着肿瘤的发展，血液中 IL-2 的浓度进行性降低而且影响预后和存活。

IL-2 在恶性胸腔积液中的应用　恶性胸腔积液是恶性肿瘤胸膜转移或原发于胸膜的恶性肿瘤所致，为恶性肿瘤常见并发症之一。据统计，24%~50% 的渗出性胸腔积液源于恶性病变，50% 的癌症转移患者最终发生恶性胸腔积液。恶性胸腔积液中占前 3 位的分别为肺癌、乳腺癌和淋巴瘤。恶性胸腔积液增长迅速，常伴有胸闷、气促、心悸、不能平卧等症状，如不及时治疗可造成患者呼吸循环功能障碍、低蛋白血症、贫血，严重者甚至危及生命。有学者观察了 143 例诊断为 NSCLC 伴恶性胸腔积液的患者，并比较 IL-2 与顺铂治疗 NSCLC 恶性胸腔积液的疗效，结果发现 IL-2 治疗恶性胸腔积液疗效可靠。另有研究者采用胸腔内注入 IL-2 联合顺铂治疗恶性胸腔积液，总共观察了 122 例患者，比较治疗前后胸腔积液量的变化，发现其能有效控制和减少胸腔积液。有国内学者观察 36 例 IL-2 联合化疗药物腔内注药治疗恶性胸腔积液的疗效，证实疗效确切，毒副作用较小。另有研究发现，顺铂联合 IL-2 胸腔灌注治疗恶性胸腔积液，显示其消除胸腔积液作用显著。另有研究者对恶性肿瘤患者胸腔内分别注入 IL-2、博来霉素、顺铂，发现 IL-2 组胸腔积液控制效果最佳。

IL-2 联合化疗治疗其他恶性肿瘤　国内学者用 IL-2 联合羟喜树碱治疗晚期肝癌，发现能够提高患者缓解率，能够降低患者 AFP 水平；用 IL-2 联合化疗对晚期 NSCLC，证实用 IL-2 组比单纯化疗组更能提高缓解率，同时能提高患者淋巴细胞活性，提高患者生活质量评分；IL-2、干扰素联合 5-Fu 治疗肾癌，术后 1、2、3 年的存活率分别为 100%、95.2%、85.7%，且患者耐受性良好；用顺铂联合 IL-2 治疗消化道肿瘤合并癌性腹水，发现联合应用组治疗癌性腹水总有效率为 82.7%，且联合应用组能明显缩短病程；用卡培他滨联合 IL-2 治疗结肠癌术后患者，IL-2 治疗组外周血 T 淋巴细胞亚群 $CD3^+$、$CD4^+$ 水平及 $CD4^+/CD8^+$ 比值高于对照组。

IL-2 介导的免疫过继治疗　1982 年 Grimm 等首先报道了单个核细胞（PBMC）中 IL-2 体外培养后获得的 LAK 可以杀伤对细胞毒性 T 淋巴细胞（CTL）、自然杀伤细胞（NK）不敏感的肿瘤细胞。之后，IL-2 介导的免疫过继治疗获得了迅速发展。具有免疫过继疗法的细胞主要有 LAK 和肿瘤浸润淋巴细胞（TIL）。它们都需要在体外经 IL-2 单独或者和其他更多的细胞因子培养，其杀伤肿瘤细胞能力往往能提高数十倍，然后再输入患者体内发挥抗肿瘤作用。在这个过程中一般还需要联合应用 IL-2 来维持疗效。

据报道，LAK 治疗黑色素瘤的平均有效率为 18%、肾细胞癌的平均有效率为 27%、淋巴瘤为 50%、结肠癌为 9%，LAK 联合 IL-2 治疗可以提高有效率。国内学者观察发现，用自体 TIL 治疗多种肿瘤导致的恶性胸腔积液，发现完全缓解达到 70.2%。另有报道，TIL 与顺铂治疗恶性胸腔积液结果显示 TIL 治疗恶性胸腔积液疗效好，毒副作用小，能改善患者的生活质量。

体外经 IL-2 等细胞因子培养扩增出的以 $CD3^+$、$CD56^+$、$CD3^+$、$CD8^+$ 为主的

异质性细胞群，就是 CIK 细胞，通常由从外周血、骨髓或脐血中分离出来的单个核细胞在体外培养扩增而成，具有广泛的非 MHC 限制性极强的溶瘤活性。

CIK 细胞具有增殖快、杀瘤活性强和杀瘤谱广的特点。国内学者用 CIK 细胞治疗 TACE 术后肝癌患者，显示能够提高患者 CD4$^+$ 及 CD4$^+$/CD8$^+$ 比值。提示有可能降低 TACE 术后肝癌患者复发和转移的机会。另有研究显示，用 CIK 细胞治疗胃癌患者的复发率明显低于化疗组，中位存活时间显著高于化疗组。另有研究者用 CIK 细胞回输治疗 63 例恶性肿瘤患者，结果发现部分缓解占 44.46%，CD3、CD4 和 CD8 淋巴细胞绝对值在 CIK 细胞治疗后均增加 45% 以上，同时还能有效改善患者食欲、睡眠、疼痛等。

总之，IL-2 作为一种生物治疗的重要药物，凭借其相对低廉的价格正发挥着它不可替代的治疗作用。但由于 IL-2 半衰期短，剂量较大时易出现不良反应，最常为低血压、水肿和肾功异常。低血压系血流动力学改变所致，水肿原因与毛细血管渗漏综合征有关，肾脏损害表现为氮质潴留、血肌酐升高。但研究显示 IL-2 对肾细胞癌患者的肾毒性并不比其他肿瘤明显。除此之外，不良反应还包括畏寒、发热、乏力、厌食、恶心、呕吐、腹泻、皮疹、肝功能异常等，因此临床研究中应该注重其治疗剂量和规范疗程的研究，为它的应用提供标准而规范的个性化治疗。同时应注重探讨具有协同作用和各类淋巴因子的复合制剂，减少 IL-2 用量，增强疗效。

2. IL-12

IL-12 最初称为 NK 细胞刺激因子，主要是由单核细胞、巨噬细胞产生的一种异二聚体细胞因子，部分来自淋巴母细胞系等抗原提呈细胞。IL-12 受体为细胞外 516 个氨基酸和细胞质 91 个氨基酸组成的 I 型跨膜蛋白，是造血生长因子受体超家族成员，主要存在于激活的 T 细胞以及静息或激活的 NK 细胞上，B 细胞和静息的 T 细胞则没有 IL-12 的表达。

（1）IL-12 的抗肿瘤机制

· 通过调节 T 细胞介导细胞免疫发挥抗肿瘤作用 IL-12 诱导 Th 细胞向 Th1 细胞分化，并促进 Th1 细胞发育和增殖，Th1 细胞进一步分泌 IL-2 和 IFN-γ 等细胞因子，辅助 CTL 细胞发挥杀伤功能，从而起到抗肿瘤作用。

· 通过诱生 IFN-γ 介导抗肿瘤效应 IL-12 能诱导 T 细胞、NK 细胞产生 IFN-γ，IFN-γ 可能是介导 IL-12 发挥抗肿瘤效应的重要次级因子。现已证明，IFN-γ 涉及多种抗瘤机制。

· 通过抑制血管生成发挥抗肿瘤作用 血管生成在实体瘤的生长和转移中起着重要作用，若没有足够的血液供应，肿瘤的直径不会超过 2mm，不会继续生长或转移。IL-12 的抗血管生成作用是通过 IFN-γ 诱生的蛋白 10（IP-10）介导的，IP-10 是一个重要的化学因子，在体内有抑制血管生成和抗肿瘤生长的作用。

· 巨噬细胞、中性粒细胞等非淋巴细胞因素也可能参与抗肿瘤作用 动物实验发现，鼠肿瘤细胞肝转移模型，组织学发现血管周围大量细胞浸润，包括 T 细胞、巨噬细胞和中性粒细胞。

（2）IL-12 在抗肿瘤方面应用的研究

与 IL-2 相比较，IL-12 具有广谱抗瘤、低毒、强活性和半衰期长的优点。目前已证明，IL-12 对 20 余种恶性肿瘤有较好疗效，但是细胞因子全身的毒副作用和半衰期短的缺点大大限制了其临床应用。人们利用分子生物学技术将具有抗瘤作用的细胞因子导入肿瘤细胞或肿瘤周围的细胞，并使之稳定有效表达，使局部持续存在一定水平的内源性细胞因子，从而克服上述缺点。

全身或肿瘤局部应用纯化的 IL-12　该法能够达到抑制肿瘤的生长和转移并使肿瘤萎缩消退，例如，在宫颈癌 II 期临床试验中发现，IL-12 的治疗与改善对人类乳头瘤状病毒蛋白 16 中 E3、E6 和 E7 肽段的淋巴组织增殖效应有关；但是一些研究发现 IL-12 达到一定的剂量才能较好地发挥作用，因此这种疗法容易引起脾大等毒副作用。

将编码 IL-12 DNA 克隆入放射处理后的肿瘤细胞或其他细胞　以往将基因直接导入肿瘤细胞的方法，肿瘤细胞难以在体外培养和转染。国外学者 Hideaki 提出用基因修饰成纤维细胞，建立 IL-12 旁分泌效应，成纤维细胞转染基因后能产生生理活性细胞因子，易于稳定培养、转染和选择。极少有肿瘤局部转移他处，被认为是良好的靶细胞。IL-12 在细胞中表达并分泌到细胞外，引起局部肿瘤的萎缩并能作用于相邻或远隔部位的肿瘤。

利用携带 IL-2 基因的病毒感染肿瘤细胞　利用相关重组蛋白和不同的病毒及非病毒转染基因后所表达的 IL-2 都能表现出相当的抗肿瘤活性。在加强肿瘤免疫方面，由于 IL-2 能够诱导 NK 细胞和 T 细胞的增殖和活化，因而在免疫应答中起桥梁作用。转染携带相关基因腺病毒或逆转录病毒后的肿瘤细胞、DC、肿瘤成纤维细胞都可局部分泌 IL-2，发挥较好的抗瘤效果。

IL-12 的治疗前景　临床证实，IL-12 能恢复由实体瘤转移患者外周血 PBMC 获得的 NK 细胞活性，IL-12 还能增强毛细胞白血病患者 NK 细胞活性，随着对 IL-12 抗肿瘤机制研究的深入及 IL-12 用药剂量、途径、协同用药等方面的改进，IL-12 将会成功发展为有重要临床应用价值的抗癌新药。

3. IL-18

IL-18 最早为从内毒素休克的小鼠肝脏中提取的一种细胞因子，具有强烈 IFN-γ 诱生能力，后因发现具有多重生物学功能而被命名为 IL-18。IL-18 除可来源于免疫系统外，还可产生于骨骼肌、胰腺、肾上腺皮质和中枢神经系统的腺垂体等部位。IL-18 具有诱导 IFN-γ 生成、促进 T 细胞增殖活化、增强 NK 和 CTL 细胞活性、增强 Fas 介导的细胞毒作用等多种生物学功能。IL-18 不但能抑制肿瘤，还具有促进肿瘤增生和转移的作用。

（1）IL－18 的抗肿瘤机制

激活 T 细胞和巨噬细胞　在体外实验中已证实以 CD3 单抗刺激的 T 细胞为对象，加入 IL－18 可促进受刺激 T 细胞的增殖，刺激 Th1 细胞和外周血单核细胞产生 IFN－γ，促进 IL－2 和 GM－CSF 在 T 细胞的表达达到最大程度。IL－18 还可刺激 Th1 细胞分泌多种细胞因子，再促进 Th1 细胞增殖。

诱导癌细胞凋亡或直接杀灭肿瘤细胞　有实验观察到 IL－18 可导致移植到严重联合免疫缺陷病小鼠上的犬乳癌细胞系完全消失，显示 IL－18 具有诱导癌细胞凋亡的作用，同时发现 IL－18 的抗肿瘤作用不能被 IFN－γ 抗体所阻断，亦不依赖 IFN－γ 和 NK 细胞，说明 IL－18 可直接杀灭肿瘤细胞。

（2）IL－18 的促进肿瘤作用

IL－18 作为抗炎因子可以增强 NK 细胞活性，诱导非免疫依赖的抗肿瘤作用。但有临床研究显示，肿瘤和宿主的 IL－18 产生上调，具有促进肿瘤的发生和血管的形成，促进了转移。

（3）IL－18 抗肿瘤的实验研究

目前 IL－18 抗肿瘤应用方面已做了大量的实验研究，已报道的有构建质粒肌注免疫法、癌细胞裂解物修饰 DC 疫苗法、*IL－18* 基因导入瘤细胞法、构建 IL－18 腺病毒载体法、病毒介导 IL－18 转染癌抗原致敏 DC 法。

（4）IL－18 抗肿瘤的临床研究

由于 *IL－18* 基因调控及分子结构与功能的关系尚未最终阐明，对其生物学功能及肿瘤免疫治疗的研究尚属初步，目前临床应用方面的报道不多，主要有靶向基因融合、联合基因转染、诱导减毒沙门菌、放化疗辅助等。

（二）癌症的 IFN 治疗

IFN 具有多种生物学活性，能够调节细胞功能、病毒复制、细胞分化、生长抑制和免疫功能等。其中，对 IFN－α 的研究较多，它不仅具有抗病毒作用，而且还具有抗肿瘤和免疫调节作用。通过重组基因技术生产出多种基因来源的重组 IFN－α，为其广泛应用提供了可能性。临床实践证明，IFN－α 能够使一些恶性肿瘤患者获得缓解，美国 FDA 已批准 IFN－α 用于治疗毛细胞白血病、慢性粒细胞性白血病、Ⅲ期恶性黑色素瘤，也可用于治疗低度恶性淋巴瘤、慢性淋巴细胞白血病、多发性骨髓瘤，或与 5－Fu 联合治疗复发的结直肠癌。IFN－γ 只被 FDA 认可用于治疗慢性肉芽肿，但临床也用于治疗肾细胞癌。另外，IFN 也用于治疗骨肿瘤、肾癌、膀胱癌、乳腺癌等实体瘤和恶性腹水的控制。

1. IFN 的抗肿瘤作用机制

抑制肿瘤细胞增生　人体内部的细胞增殖具有精确的自我调节机制，细胞的有丝分裂及生长过程一旦出现异常，就会导致肿瘤增生等疾病。恶性肿瘤细胞的显著特征就是细胞自主分裂、不能正常发生周期阻滞。化疗、生物治疗及分子靶向药物治疗的目的之一就是通过抑制肿瘤细胞增生，控制肿瘤进展。IFN 能通过抑制 cmyc 的表达和阻止细胞从 G 期到 S 期的转化，从而调节细胞周期中不同基因的表达和特性，抑制细胞周期，起到抗肿瘤作用。

促进肿瘤细胞凋亡　凋亡一般是指机体细胞在发育过程中或在某些因素作用下，通过细胞内基因及其产物的调控而发生的一种程序性细胞死亡，一般表现为单个细胞的死亡，且不伴有炎症反应。肿瘤细胞因为线粒体的凋亡调控功能失常，所以出现恶性增生。诱导肿瘤细胞凋亡是治疗肿瘤有效且主要的途径。IFN 可引起多种肿瘤细胞凋亡，如 B 细胞源性淋巴瘤、骨髓瘤、黑色素瘤、结肠癌和非小细胞肺癌等。研究表明，IFN 可以通过与细胞膜表面的 FAS 结合，激活 FADD 信号通路，从而引起 8 级联反应，使细胞发生凋亡。

抑制癌基因　癌基因是人或其他动物细胞（以及致癌病毒）固有的一类基因，一旦活化便能促使人或动物的正常细胞发生癌变。癌基因以显性的方式作用，对细胞生长起阳性作用，并促进细胞转化。癌基因可以分成两大类：一类是病毒癌基因，指反转录病毒的基因组里带有可使受病毒感染的宿主细胞发生癌变的基因；另一类是细胞癌基因，又称原癌基因，这是指正常细胞基因组中，一旦发生突变或被异常激活后可使细胞发生恶性转化的基因。IFN 可以抑制 cmyc 等癌基因的表达。研究发现，IFN 也可抑制某些病毒癌基因的表达，此外 IFN 还可阻断源癌基因如 cmyc、cmet 以及 HGF 受体基因向癌基因的转变而发挥预防肿瘤和抗癌作用。

免疫调节　IFN 对人体免疫功能有强大的调节作用，包括免疫监视、免疫保护和免疫自稳三大基本功能，主要表现为对免疫效应细胞的作用：①促进 B 淋巴细胞生成非特异性和特异性抗体，抑制或辅助杀伤肿瘤细胞；②激活 NK 细胞，促进 NK 细胞和 K 细胞杀伤癌变细胞和病毒感染细胞，其对 NK 细胞的激活具有快速性、量效正比性及种属特异性等；③增强淋巴细胞表面组织相容性抗原和 FC 受体的表达，有利于效应细胞的作用；④激活单核巨噬细胞，促进其吞噬肿瘤细胞。此外，IFN 也能通过细胞因子网络调节诱导 IL、TNF、CSF 等其他细胞因子的产生，并且与这些因子协同进行免疫调节，增强其抗肿瘤效果。

抑制肿瘤血管生成　肿瘤血管往往呈螺旋形伸展，血管内的血液流量和血液的压力也变大，是正常血管的 3 倍，这就造成肿瘤血管里的血液流速快，肿瘤吸收营养的速度自然也就加快，瘤体因此增长迅速。IFN 具有抗肿瘤血管生成和抑制肿瘤转移的作用。VEGF 是一种作用比较肯定的血管生成正性调节细胞因子，成纤维细胞生长因子（FGF）尤其是碱性成细胞生长因子（bFGF）在血管生成中具有重要作用。研究证实 IFN 可以抑制 VEGF 和 bFGF 的基因转录，从而抑制血管生成，研究还发现 IFN 还可通过抑制基质金属蛋白酶（MMP）的表达抑制肿瘤转移。基底膜蛋白多糖是细胞表面和基底膜上的一种硫酸类肝素蛋白多糖，它能结合和提供生长因子，激活血管生成过程，也与肿瘤细胞的生长和转移密切相关。IFN 不但能够以较高的亲和力与基底膜蛋白多糖上的硫酸乙酰肝素侧链结合而阻止其作用，而且还能够快速、有效地阻滞基底膜蛋白多糖的基因表达，起到抑制肿瘤生长和转移的作用。

总而言之，由于 IFN 是一种多功能性质的信号分子，对于同种生物有着十分明显的可调节功效，并且可以对人体内细胞的生长及相应的分化进行较好的调节。恶性肿瘤患者接受 IFN 治疗之后，可以明显抑制患者相应血管的生成，使患者的恶性表现出现明显的逆转，患者体内恶性肿瘤的自身表达就会受到明显影响，恶性肿瘤细胞因子的生成也会受到明显抑制。恶性肿瘤患者在接受 IFN 治疗后，IFN 的有效成分可以有效增强患者体内免疫系统的相关细胞，使免疫细胞的活性出现明显的增强，这对于恶性肿瘤患者的治疗也十分重要。

2. IFN 抗肿瘤的临床应用

毛细胞性白血病（HCL）　20 世纪 80 年代，临床学家选择了一种罕见的毛细胞性白血病来进行治疗研究。结果表明，经人 IFN - α 治疗后，很快提高了抑制周围血细胞和血小板的能力，患者的免疫状况改进了，骨髓和血液中的毛细胞下降了，患者的机会感染消失了，也不再需要输入血小板和红细胞了，即使用低剂量 IFN - α 治疗也同样有效，且在病情缓解后，内源性 IFN 的产生能力可恢复到正常。IFN - α 治疗毛细胞性白血病大约有 90% 的疗效。但是，大约有 50% 的患者在停药后复发，不过大部分复发的患者对 IFN 重新治疗还是有反应的。最近报道，IFN - α 长期治疗可使 82% 的患者有长达 6 年的存活期。

慢性骨髓性白血病（CML）　早在 20 世纪 80 年代早期，用部分纯化的白细胞 IFN 治疗 CML，就发现有明显疗效；随后用重组高纯度 IFN - α 进一步研究表明，IFN - α 治疗可使患者骨髓的 Philadelphia 染色体阳性细胞减少，甚至消失。CML 源于多能性造血干细胞，常为未分化性白血病，在周围血有未分化的髓细胞和淋巴样母细胞。该病通过骨髓移植，部分患者可被治愈，但单纯化疗不能影响预后，IFN - α 治疗有明显疗效。大约 75% 的良性患者在 IFN 治疗后血常规完全恢复正常；不少患者的缓解期可长达 8 年之久。美国 FDA 早就批准 IFN - α2a 治疗 Philadelphia 染色体阳性的 CML 慢性期患者。

黑色素瘤　目前，IFN 联合化疗治疗晚期黑色素瘤，总有效率为 41% ~ 60%，中位存活 38 周，术后给予患者 IFN 作为维持治疗，可明显延长无病存活和总存活期。美国 FDA 早就批准重组人 IFN - α2b 治疗慢性恶性黑色素瘤。临床专家普遍认为，细胞因子治疗晚期黑色素瘤总的来说还不理想，细胞因子联合其他的免疫调节剂来治疗晚期黑色素瘤可能会获得较理想的效果，涉及正确的剂量、次数、联合用药和疗程均有研究。

肾癌　增殖速度较慢的肾细胞癌在单独用 IFN - α 治疗后大约有 10% ~ 20% 得到缓解。美国 Memorial Sloan Kettering 癌症中心采用 IFN - α 与维生素 A 类似物 13 - 顺式维 A 酸联合应用治疗 24 例晚期肾癌患者，29% 有治疗反应，其中 1 例有完全反应，6 例有部分反应。

肺癌　国内学者曾报道，72 例 NSCLC 患者，在化疗同时，随机分为单纯化疗组和化疗加白细胞 IFN 组，IFN 肌内注射，每天 1 次，每次 100 万单位，共 20d，结果经统计学处理有显著性：疗效表现在：提高了近期疗效；降低了骨髓抑制程度；减慢了肿瘤的生长速度；缩短了化疗的周期。

另外，也有大量临床报道，IFN 治疗胃癌、肝癌、肠神经内分泌瘤、皮肤鳞状上皮癌和基底细胞癌、成骨肉瘤、卡波西肉瘤、儿童致死性肺血管瘤、头颈部鳞癌、前列腺癌、脑神经胶质瘤、原发性脑瘤、膀胱癌及卵巢癌等也有一定疗效。

(三)癌症的 TNF 治疗

天然的 TNF 由内毒素激活的单核巨噬细胞、T 淋巴细胞等产生，具有广泛的生物学特性，是迄今为止所发现的抗肿瘤活性最强的细胞因子之一，且抗肿瘤作用无明显的种族特异性，1984 年 TNF 的 cDNA 克隆成功，然而临床研究发现，TNF 低剂量时抗肿瘤效果不明显，增大剂量能达到疗效水平时，却往往引起严重的不良反应，因此并未得到广泛应用。

近年来，应用蛋白质工程技术构建了多种 TNF 变构体，与野生型 TNF 相比，其抗肿瘤活性提高的同时，不良反应明显降低。并通过联合应用其他细胞因子或化疗药物，使 TNF 的抗肿瘤效果进一步提高。

1. TNF - α 的抗肿瘤作用机制

增强宿主免疫功能　①在细胞免疫方面，TNF - α 能诱导单核/巨噬细胞的前体细胞分化，扩大其抗体依赖细胞介导的细胞毒性效应(ADCC)；同时，通过刺激产生 CSF，促进骨髓中的中性粒细胞释放并提高中性粒细胞的吞噬能力；促使 T 细胞介导的细胞免疫。②在体液免疫方面，TNF - α 能诱导 B 淋巴细胞分泌细胞因子激活巨噬细胞、自然杀伤细胞(NK 细胞)、树突细胞，并协同刺激 T 淋巴细胞增殖从而参与体液免疫；诱导 B 淋巴细胞增殖和分化，产生肿瘤特异性抗体并介导体液免疫抗瘤效应。

诱导肿瘤细胞程序性死亡　TNF 受体(TNFR)有两种亚型，广泛存在于体内多种正常细胞及肿瘤细胞的表面，其中 TNFR1 的胞内区含死亡结构域(DD)，在细胞程序性死亡等反应中起主要作用。TNF - α 与靶细胞膜上 TNFR1 的胞外区结合，释放 TNFR 相关死亡区域蛋白(TRADD)抑制蛋白，形成 TNFR1 - TRADD 复合体，促使一系列相关蛋白的产生与聚集，再通过下游不同的信号转导通路，最终引发肿瘤细胞程序性死亡。

对肿瘤周围血管的作用　①增强肿瘤血管的渗透性，肿瘤血管渗透性提高后，有利于肿瘤化疗药物的渗透，可以在较低剂量的药物下达到相同的治疗效果，从而降低毒副反应。可溶性 TNF - α(sTNF - α)在体内可促使细胞骨架重新排列并打开新的胞内通道，以提高肿瘤局部血管的渗透性；TNF - α 还可通过降低血管内皮细胞膜钙黏蛋白表达并激活丝裂素活化蛋白激酶（MAPK）活性，增加血管通透性。②促进肿瘤血管血栓形成，有研究表明，TNF-α和PAF可诱导细胞表面产生蛋白酶G，破坏内皮和上皮细胞屏障功能，损伤血管外基质（EMC），促使血栓形成，肿瘤血管内的血栓形成会导致肿瘤局部循环障碍，从而影响肿瘤细胞的生长。③抗肿瘤新生血管生成，TNF-α可通过阻断VEGF诱导的DNA合成或下调VEGFR表达发挥其抗血管生成活性。TNF-α对新生血管组织抑制作用更强烈，联合使用其他药物能诱导肿瘤血管内皮细胞的解体和凋亡。

提高化疗药物的疗效　有研究显示TNF-α与许多化疗药物合用，抗肿瘤作用均明显增强，如美法伦、阿霉素、环磷酰胺、丝裂霉素、5-Fu等。单用化疗药，肿瘤组织仅有散在坏死灶；单用TNF-α，瘤体中央出现坏死；而联合使用TNF-α及化疗药，肿瘤坏死范围可达80%~90%。

2. TNF-α的临床应用

近十余年来，TNF逐渐被纯化，基因克隆及均质重组产物不断被利用。对天然与重组人TNF-α（rhTNF-α）制剂已进行了人类临床试验，结果表明，单用rhTNF-α及rhTNF-α联合化疗治疗肺癌、头颈部癌、消化道癌、泌尿系恶性肿瘤等有一定的疗效，无严重的不良反应。新型重组改构人TNF（rmhTNF）即以基因重组技术生产的高效低毒TNF变构体。临床前研究证明，rmhTNF对多种小鼠移植性肿瘤（肉瘤S180、肝癌H22、黑色素瘤B16及Lewis肺癌）生长的抑制作用明显强于rhTNF-α，且呈良好的剂量效应关系。国内学者以注射用rmhTNF联合化疗药物治疗NSCLC的多中心Ⅲ期临床试验研究结果表明，rmhTNF联合化疗药物治疗人NSCLC的疗效显著优于单纯化疗，且不良反应轻微，是一种治疗人NSCLC的新型基因工程药物。另有学者采用rmhTNF-α联合多西霉素处理肺癌A549细胞时，能增加肿瘤转移抑制基因*KAI 1/CD82*的表达，对肿瘤细胞的效果明显好于单用多西霉素。rmhTNF的不良反应主要表现为轻度发热和注射部位局部疼痛、红肿硬结，少数患者可出现肝肾功能损伤及心电图异常。

（四）癌症的胸腺素治疗

胸腺素最早是从牛胸腺中提取出来的一类蛋白质，普遍存在于各种组织细胞当中，其基因序列中缺少转运出细胞的信号序列，因此被认为是细胞内自分泌蛋白质。胸腺在免疫功能的产生和维持中起着重要作用。已知胸腺是某些T细胞亚群，如T辅助细胞和T杀伤细胞分化、成熟的必需场所，而且与脑垂体、甲状腺、肾上腺和生殖腺的功能密切相关。研究发现胸腺素在肿瘤细胞中高表达，并且与肿瘤的发生、发展密切相关，故普遍认为胸腺素是评估肿瘤的重要参考指标。胸腺素α1（Tα1）是胸腺素第5组分（TF5）中纯化的28肽物质，也是生物学活性和作用机制研究得最为清楚的组分。

1. Tα1 的抗肿瘤作用

研究发现，Tα1 可促进淋巴细胞分泌 IL-2、IFN-α、IFN-γ，增强 IL-2 高亲和力受体的表达，诱导 T 细胞表面标志的表达，加速 NK 细胞的生成，促进 NK 细胞的活力，增强淋巴和非淋巴细胞中 MHC-1 的表达，促进 IL-2 p70 产生 DC。

2. Tα1 的促肿瘤作用

细胞的分裂增殖与 Tα1 表达水平相关。Tα1 在 S 期和 G2 期大量积聚，类似于细胞周期蛋白 B，mRNA 可诱导细胞通过 G1/S 和 G2/M 两个检验点进入增殖分裂期。人 Tα1 可使鼠成纤维细胞发生转化，表现为细胞增殖增加、接触抑制消失、丧失贴壁生长特性和血清依赖性降低，类似于癌基因 *Ras* 的作用方式，很可能作为一种细胞癌基因而起作用。

3. Tα1 抗肿瘤作用的临床应用

在临床治疗上，可通过控制细胞内 Tα1 的含量阻止或延缓肿瘤的生长和转移，*Tα1* 基因可能成为肿瘤基因治疗研究的靶点之一。反义 Tα1 寡核苷酸和 RNA 干扰处理可抑制骨髓瘤细胞和前列腺癌细胞增殖并诱导人早幼粒白血病细胞系 HL-60 细胞凋亡。

三、癌症的免疫细胞治疗

（一）癌症的 DC 治疗

DC 最初是 Steinman 和 Cohn 等在 1973 年从小鼠脾组织中分离发现的，因其形态具有刺突状突起而命名。DC 是功能最强的专职性抗原提呈细胞，能摄取和加工抗原，有效激发 T 细胞应答。肿瘤细胞自身分泌的免疫抑制因子作用于 DC，使其表面分子的表达发生变化。然而，功能缺陷的 DC 不能有效地提呈抗原、表达足量的共刺激分子以及肿瘤微环境中抑制免疫应答的负调节细胞和分子表达上调等，这些均可导致免疫无能或免疫耐受，使肿瘤得以发生和发展。于是利用基因修饰 DC，使其功能更加完善，更有效地发挥抗肿瘤作用的方法应运而生。特别是 2010 年 4 月美国 FDA 批准了第一个自体细胞免疫治疗药物 Sipuleucel-T，才出现了治疗性肿瘤疫苗的重大突破，此疫苗的获批极大地激励了 DC 疫苗的进一步开发。负载肿瘤抗原的 DC 疫苗被认为是最具潜能的一种肿瘤免疫治疗手段。

1. DC 疫苗的种类

肿瘤抗原肽致敏 DC 疫苗　肿瘤抗原肽致敏 DC 具有很好的靶向性，试验证明，在体内外均能诱导 MHC-1 和 MHC-2 的特异性 T 细胞反应。在体外，单独的抗原肽则会引起特异性的 CTL 耐受，而抗原肽致敏 DC 后能诱导针对肿瘤细胞的抗原特异性 T 细胞反应。经 DC 提呈的人或者小鼠的肿瘤抗原/肽能引起显著性抗肿瘤免疫反应。肿瘤相关抗原如肿瘤细胞裂解物致敏 DC 同样能诱导 CTL 反应，而且还能诱导辅助性 T 细胞免疫反应。

RNA 转染 DC 疫苗 与传统疫苗相比，核酸疫苗可激发机体全面的免疫应答，其表达的抗原肽接近天然构象，抗原性更强。而且，mRNA 从小鼠肿瘤细胞株或从人类肿瘤冰冻切片中提取，可随意扩增而不会丧失其相应的功能。

坏死或凋亡负荷的 DC 疫苗 DC 不仅能轻易摄取可溶性肿瘤抗原如蛋白或免疫复合物，还能吞噬正在死亡（如凋亡或坏死）的肿瘤细胞，从而诱导保护性抗肿瘤免疫。DC 识别和摄取凋亡细胞通过其特异性受体如 Vb5、CD36 或磷脂酰丝氨酸受体。而摄取坏死细胞通过 CD91 和暴露在其细胞表面的（HSP）受体。近来一些比较性研究表明，坏死和晚期凋亡细胞能同样触发 DC 成熟性改变从而诱导抗肿瘤免疫。

基因修饰的 DC 疫苗 靶基因包括肿瘤相关抗原（TAA）和免疫调节蛋白如细胞因子或共刺激分子。将基因导入 DC 的方法很多，包括阳离子脂质、电穿孔法、基因枪、用阳离子 CL22、非病毒载体 T7 构建的质粒 DNA 的复合物、病毒载体及病毒 - 聚阳离子复合物。

2. DC 疫苗的应用及展望

DC 肿瘤疫苗在卵巢癌、乳腺癌、宫颈癌、淋巴瘤、白血病、肾细胞瘤、胃肠肿瘤、胰腺癌、肺癌、恶性神经胶质瘤、纤维肉瘤、甲状腺癌等恶性肿瘤中进行了临床治疗试验，都观察到特异性抗肿瘤免疫反应和临床肿瘤抑制。

疫苗注射的途径对疗效影响很大。在小鼠实验中，通过研究疫苗注射后淋巴结细胞区的 DC 数量和抗肿瘤免疫反应之间的关系，证实皮下注射比静脉注射更有效。在临床试验中，经皮内注射疫苗后很快就可以在局部淋巴结中发现标记的未成熟 DC。在另一项临床试验中，通过对比抗原特异性 IFN - γ 产生的水平，证实经皮和经淋巴结注射效果优于经静脉注射。所以认为在传统的经肠道外途径中，皮内注射效果优于经静脉注射，而经淋巴结注射也是理想途径之一。

在 DC 肿瘤疫苗的临床治疗中，比较常见的副作用包括低热、寒战、肌肉疼痛、乏力和注射部位的局部反应，但是这些反应持续的时间都比较短，症状也比较轻。然而大多数肿瘤抗原属于自身抗原，所以诱导出对肿瘤抗原特异性的免疫反应有可能导致自身免疫性疾病。

随着对肿瘤免疫机制的不断深入研究，DC 疫苗虽然取得了令人瞩目的成绩，但临床效果仍不尽人意。DC 疫苗尚面临诸多挑战：DC 疫苗促成熟试剂组合如何合理选择还需进一步研究；DC 疫苗迁移效率很低，需要改进注射方法以提高 DC 的迁移效率。

（二）癌症的 CIK 细胞治疗

CIK 细胞是由患者外周血单核细胞在体外经 CD3 抗体激活及高 IL - 2 水平培养条件下分化得到的一群异质化细胞，可以通过非特异的方式杀伤肿瘤细胞，并清除肿瘤患者体内残留的微小病灶，其中行使主要肿瘤杀伤功能的是 CD3⁺、CD56⁺细胞亚群，约占全体 CIK 细胞总数的约 30%。CIK 细胞中 CD3$^+$、CD56$^+$ 细胞亚群所占比例与其临床疗效之间呈正相关。同时机制研究显示 CIK 细胞杀伤肿瘤细胞是以一种主要组织相容性复合体（MHC）非依赖的方式进行的，这使得 CIK 细胞杀伤肿瘤具有非特异性，极大拓展了 CIK 细胞回输的临床适应证。

1991 年，Schmidt – Wolf 等发现 CIK 细胞在体内外对人 B 淋巴瘤 SU – DHL4 细胞均有杀伤活性，其后，医学界对 CIK 细胞的抗肿瘤作用进行了深入研究。由于 CIK 细胞具有 T 淋巴细胞杀瘤活性和 NK 细胞非 MHC 限制性杀瘤的特点，对多种肿瘤细胞表现出强大的杀伤活性。目前研究表明 CIK 细胞对白血病、卵巢癌、宫颈癌、神经胶质瘤、肝癌、肺癌、胃癌、直肠癌及鼻咽癌等多种恶性肿瘤在体内外均具有杀伤活性。

1. CIK 细胞杀瘤机制研究

溶解肿瘤细胞　CIK 细胞通过释放含有胞质颗粒直接溶解肿瘤细胞，这种杀伤能力可被自身表面黏附分子 LFA – 1 或 ICAM – 1 的单克隆抗体所阻滞。进一步研究证实，其脱颗粒主要有两条途径：一条为 CIK 细胞表面黏附分子 LFA – 1 与 ICAM – 1 相互作用刺激其脱颗粒；另一条为 CIK 细胞表面 CD3 或 CD3 样受体与 CD3 单抗相互作用刺激其脱颗粒。

通过表达 Fas 配体（FasL）诱导肿瘤凋亡　研究发现 CIK 细胞表达分泌 FasL，可通过 Fas – FasL 途径诱导 Fas$^+$ 肿瘤细胞凋亡，同时 CIK 细胞抗凋亡基因如 *cFLIP*、*Bcl – 2*、*Bcl – xL*、*DAD*1 和 *survivin* 表达上调，能抵抗 FasL$^+$ 肿瘤细胞对 CIK 的反作用。

分泌多种细胞因子杀伤肿瘤　进入体内的 CIK 细胞能分泌 IL – 2、γ – IFN、INF 等多种细胞因子，不仅对肿瘤细胞有直接抑制作用，还可以通过调节机体免疫系统间接杀伤肿瘤细胞，同时增强 T 细胞的抗瘤功能。

2. CIK 细胞的制备

国内较多采用改进 Schmidt – Wolf 等所述方法，一次采集患者外周血 50 ~ 100ml，2 周后制备出的 CIK 细胞群中 CD3$^+$ 及 CD56$^+$ 细胞 >50%，CD3$^+$ 和 CD8$^+$ 细胞 >30%，此时 CIK 细胞已成为一种高度杀伤性免疫细胞。增殖的细胞总数能达到 $(5 ~ 15) \times 10^9$ 以上，经细菌及真菌培养阴性时开始收集细胞。一般将细胞保存在含 1% 人血白蛋白的生理盐水中，制备成功后，2h 内尽快输注到患者体内。临床常采用连续 3d 分批回输，输注途径以静脉为主，也可采用腔内注射、介入注射。CIK 细胞杀伤肿瘤效果的一个重要因素就是免疫效应细胞能否到达靶器官，实现与肿瘤细胞的直接接触。研究显示，CIK 细胞经腹腔注射，肿瘤组织中 CIK 细胞量 24h 达到最高（20.56%），瘤旁注射则 3h 即达到最高（25.75%）。以上结果提示，CIK 细胞在体内分布的浓度规律与不同的输注途径有一定关系。所以，临床上针对不同部位的肿瘤可以选择不同的 CIK 细胞输注途径以最大限度地提高疗效。

传统 CIK 细胞主要通过采集患者外周血后，分离血单核细胞经体外细胞因子诱导培养获得，由于多数患者手术及放化疗后体质较弱，外周血采集比较困难，同时所分离的单核细胞质量差，导致后期 CIK 细胞扩增周期长、数量不足，影响了自体 CIK 细胞治疗肿瘤的疗效。由于脐带血中富含大量免疫细胞前体细胞，是一种重要的人类生物资源。近年来研究发现脐带血单核细胞来源的 CIK 细胞免疫原性低、增殖和杀瘤活性更高，而且脐带血来源丰富、质量可控。采用脐带血来源的 CIK 细胞辅助常规疗法治疗晚期恶性实体瘤患者，总缓解率、无病存活期和总存活率显著高于单独化疗，这提示脐带血来源的 CIK 细胞具有良好的临床应用价值和前景。

3. CIK 细胞的临床应用

NSCLC　NSCLC 患者早期缺乏典型临床症状，故 70% ~ 80% 的 NSCLC 患者在确诊时已为晚期，失去了手术机会；化疗、放疗、分子靶向及生物治疗能有效控制 NSCLC 的进展和远处转移，提高患者生活质量。研究表明，NSCLC 术后应用 CIK 细胞治疗后，联合免疫治疗组术前 7d、术后 60d 和单纯手术组术后同期相比，$CD4^+$ 细胞百分率、$CD4^+/CD8^+$ 比值和 NK 细胞百分率均有明显增高，提示 CIK 过继免疫治疗确实能有效改善患者 T 淋巴细胞免疫功能。CIK 细胞凭借其增殖速度快、杀瘤活性高等特点使联合免疫治疗组免疫检测指标得到明显改善，提示该治疗方案可使肺癌得到有效控制。

大肠癌　大肠癌的治疗以手术切除为主、辅助以放化疗控制肿瘤进展及转移。国内学者通过检测单纯化疗前后及化疗联合 CIK 细胞回输后大肠癌患者的外周血 T 细胞亚群与 NK 细胞的分布，观察 CIK 细胞对化疗后大肠癌患者免疫功能的影响，结果发现，化疗联合 CIK 细胞治疗的大肠癌患者 $CD3^+$、$CD4^+$、$CD4^+/CD8^+$ 比值、NK 细胞均显著高于化疗前，且 $CD8^+$ 显著低于对照组，显示应用 CIK 细胞治疗可改善大肠癌患者的免疫功能，提高机体的抗肿瘤效应，有利于效应细胞联合化疗药物发挥对原位肿瘤细胞及术后残存肿瘤细胞的杀伤作用，提高治疗效果，降低结肠及大肠癌患者术后的复发和转移。

卵巢癌　卵巢癌患者出现明显症状时，多已属中晚期，难以根治性切除，多需要在术后接受放化疗，承受较大的痛苦。有临床观察报告，10 例卵巢癌患者经输注 CIK 细胞治疗后，5 例肿瘤缩小 50% 以上，5 例瘤体有不同程度的缩小。相关免疫活性细胞如 T 细胞、B 细胞和 NK 细胞则呈上升趋势，比较患者治疗前及治疗后不同时间 CA - 125 的变化情况，发现患者在治疗后半个月及 1 ~ 2 个月血清 CA125 浓度持续下降，有 6 例 2 个月时降至正常值，多数患者有所下降，而病情进展的患者，CA - 125 不断升高。说明 CIK 细胞治疗作用较持久，在停止治疗后其治疗作用可持续存在，这与 CIK 细胞除了直接杀灭肿瘤外，还可通过调动机体自身的免疫功能而产生抗瘤作用有关，这可能是 CIK 细胞发挥持久抗肿瘤作用的原因。

肝癌　由于我国原发性肝癌的主要病因是乙肝病毒感染，此类患者均存在不同程度的免疫功能缺陷，包括特异免疫和天然免疫功能缺陷，乙型肝炎的发病机制主要是机体清除 HBV 而引发的细胞免疫病理改变，机体产生的针对 HBV 的细胞毒性 T 细胞（CTL）在清除病毒中发挥关键作用，HBV 特异性 CTL 对感染肝细胞的识别被认为是引起肝细胞损伤和清除病毒的中心环节，病毒感染短暂或持续、肝细胞损伤严重或轻微，主要取决于 CTL 应答的广度和力度。HBV 慢性感染者 DC 对 HBV 抗原提呈能力低下，表达于 DC 表面的共刺激分子明显低于正常人，刺激 T 淋巴细胞特异性增殖反应能力下降，能够诱导 T 细胞向 Th1 分化的 IL－2、IFN－γ 分泌减少，造成 DC 诱导的细胞免疫反应低下。

有学者将接受过肝动脉栓塞及射频消融治疗的 85 例复发肝癌患者随机分为免疫治疗组和对照组，把 CIK 细胞经肝动脉输给患者，通过流式细胞仪对患者外周血淋巴细胞亚群进行检测发现，CD3⁺、CD4⁺、CD56⁺、CD3⁺、CD56⁺ 细胞数量和 CD4⁺/CD8⁺ 比值均得到提高，CD8⁺ 细胞降低。随访观察其复发率和转移率均降低，表明 CIK 细胞治疗对复发的肝癌患者是有效的，能够提高机体的免疫功能，在降低复发率和转移率方面发挥重要作用。

乳腺癌 尽管乳腺癌对化疗、放疗均敏感，但单纯化疗后明显的骨髓抑制作用常常导致患者免疫功能受到不可逆性损伤。研究者采用 CIK 细胞过继免疫治疗 35 例乳腺癌患者，其中 24 例完全缓解，6 例部分缓解，1 例病情稳定，近期有效率为 85.71%，疾病控制率为 88.57%，中位无进展期 15 个月；仅 1 例出现一过性发热反应。另有学者将 96 例中晚期恶性肿瘤患者分为 CIK 细胞＋化疗联合组和单纯化疗组，进行对比观察，结果显示，联合组治疗转移性乳腺癌的有效率为 62.5%，对照组为 41.67%，治疗组的有效率高于对照组，差异有统计学意义。

胃癌 一项随机对照临床研究表明，胃癌术后化疗联合 CIK 细胞治疗组患者中位存活期为 49 个月，而单独化疗组仅为 27 个月；2 年和 5 年的存活率 CIK 细胞治疗组分别为 73.5% 和 40.4%，单独化疗组分别为 52.6% 和 23.9%；CIK 细胞治疗不同频次组间具有显著差异，增加 CIK 细胞治疗频次能降低死亡风险。

血液系统肿瘤 由于长期化疗导致患者全身情况较差，且易出现骨髓干细胞及外周血管受损，所以生物免疫治疗可作为一种新的辅助治疗手段。国内外的研究已证实 CIK 细胞对非霍奇金淋巴瘤具有较好的疗效。对 11 例血液病患者在造血干细胞移植失败后反复进行 CIK 细胞输入，除 4 例发生急性移植物抗宿主反应（GVHD）外没有严重不良事件发生；6 例疾病进展并死亡，1 例病情稳定，1 例病情改善，3 例完全缓解。24 例血液肿瘤患者在造血干细胞移植失败后接受 CIK 细胞治疗，5 例完全缓解。国内学者将 CIK 细胞应用于 5 例晚期耐药性非霍奇金淋巴瘤的治疗，在发病初期均有至少 3 个淋巴结外器官侵犯，化疗至少 8～10 次以上，均未见明显缓解，均对化疗明显耐药，且一般情况均较差，耐受性也差，多次化疗后，骨髓干细胞受损明显，但肿块却生长迅速，经 CIK 细胞治疗后，通过监测 T 细胞亚群，5 例患者外周血中 CD3$^+$、CD4$^+$ 和 CD8$^+$ 细胞比例在 CIK 细胞回输后均明显提升。复查骨髓象发现，2 例提示完全缓解，另 2 例骨髓中淋巴瘤细胞明显减少。以上研究表明 CIK 细胞用于血液肿瘤的治疗具有安全性和有效性。

四、癌症的微生物治疗

已有研究发现，人体微生物与结直肠癌、肝癌、胃癌等多种恶性肿瘤的发生、发展密切相关。许多蛋白类、多糖类、酯类、生物碱类、萜类、有机酸类、蒽醌类微生物代谢产物具有抗肿瘤活性。其作用机制主要包括：作用于 DNA、微管、拓扑异构酶以及其他酶；作用于细胞通路诱导肿瘤细胞凋亡，诱导免疫反应；通过改变机体内环境的酸碱平衡，抑制肿瘤细胞生长。

（一）微生物抗肿瘤的辅助治疗

1. 微生物对化疗的辅助作用

烷化剂是一类细胞周期非特异性的抗肿瘤化疗药物，在体内能形成碳正离子或其他具有活泼的亲电性基团的化合物，进而与细胞中的生物大分子（如 DNA、RNA、酶等）中含有丰富电子的基团（如氨基、巯基、羟基、羧基、磷酸基等）发生共价结合，使其丧失活性或使 DNA 分子发生断裂，导致肿瘤细胞死亡。研究发现应用环磷酰胺的癌症患者，肠上皮屏障受到破坏，致使肠道微生态失衡，乳杆菌和希氏肠球菌等共生菌群进入肠系膜相关的淋巴结，并进一步进入脾脏，诱导 CD4$^+$T 细胞向 Th17 和记忆型 Th1 细胞分化，从而增强环磷酰胺的抗肿瘤疗效。

铂类药物是最广谱的抗肿瘤药物，其作用类似烷化剂，主要作用靶点为 DNA，作用于 DNA 链间及链内交链，形成 DDP－DNA 复合物，干扰 DNA 复制，或与核蛋白及胞质蛋白结合，发挥抗肿瘤作用。在临床治疗中，铂类药物经常出现耐药。国外学者研究发现，奥沙利铂的抗肿瘤活性与小鼠体内有无微生物密切相关。在无菌或抗生素处理的 EL4 淋巴瘤和 MC38 结肠癌小鼠模型中，奥沙利铂的抗肿瘤效果显著降低。其分子机制为：奥沙利铂与肿瘤细胞内的 DNA 形成 pt－DNA 复合物，微生物菌群分泌的 LPS 分子与肿瘤浸润的髓系细胞表面的 TLR4 相互作用，诱导其通过 NADPH 氧化酶－2（NOX－2）途径旁分泌产生活性氧，进而诱发 DNA 损伤。这些研究结果表明，微生物菌群通过分泌 TLR 的"激活剂"，促进肿瘤微环境中固有免疫细胞合成 ROS，诱发 DNA 损伤，从而实现抗肿瘤的效果。

2. 微生物对放疗的辅助作用

研究表明，益生菌可缓解局部放疗引起的副作用。全身放疗是骨髓移植和 T 细胞过继疗法的重要准备环节，微生物与机体对该疗法的耐受性密切相关。实验研究发现无菌小鼠对全身照射具有耐受性，需要更高的辐射剂量才能诱发肠病和 50% 的死亡率。全身照射后，无菌小鼠的肠黏膜中上皮细胞的凋亡数量和肿瘤浸润淋巴细胞的数量都明显低于带菌小鼠。该现象主要归因于无菌小鼠可以诱导肠上皮细胞表达脂肪细胞因子，参与脂质代谢、血管生成及器官修复等过程，保护机体免受放疗引起的损伤。细菌在分解碳水化合物过程中产生的短链脂肪酸与过氧化酶体增殖物激活型受体 γ 共同诱导 FIAF 表达，进而保护机体免受全身放疗引起的黏膜炎和结肠炎等。以上结果也解释了带菌小鼠和无菌小鼠的都可以耐受放射治疗的毒性作用。在临床上，乳酸杆菌、双歧杆菌和干酪乳杆菌等益生菌可以预防放疗引起的肠下垂；双歧杆菌、乳酸杆菌和链球菌等被证实可以预防骨盆放疗引起的肝脏毒性；给头颈部肿瘤患者注射短乳杆菌可以降低放疗引起的黏膜炎。

3. 微生物对免疫治疗的辅助作用

T 细胞过继疗法　　T 细胞过继疗法是通过提取患者外周血中的 T 细胞，再经过基因修饰，使 T 细胞表达识别肿瘤特异性抗原的 T 细胞受体，从而激活并引导 T 细胞杀死肿瘤细胞。研究发现，辐照的小鼠荷瘤模型对 T 细胞过继疗法反应良好，而抗生素处理组小鼠对该疗法反应较差。这是因为辐照破坏小鼠的肠上皮屏障，打乱肠道微生态平衡，导致肠道微生物进入肠系膜淋巴结，通过 LPS 与 TLR 分子相互作用，促进 DC 分化成熟，增强 CD8$^+$ T 细胞活性，进而发挥抗肿瘤活性。

多鸟嘌呤嘧啶（CPG）脱氧核苷酸疗法　　模式识别受体（PRRS）通过识别细菌 DNA 的 CPG 结构域，诱发免疫应答。人工合成的 CPG 脱氧核苷酸可以激活固有免疫系统。研究发现，无菌或抗生素处理荷瘤小鼠对 CPG 脱氧核苷酸疗法无反应。其原因在于，无菌小鼠肿瘤部位的髓系细胞和免疫细胞分泌 TNF - α、IL - 12 和 INF - γ 等细胞因子的水平受到限制。

（二）微生物活菌的临床使用

很多细菌被用来减慢肿瘤生长速度或缩小肿瘤体积。研究及应用最多的是用牛分枝杆菌卡介苗（BCG）来治疗膀胱癌。一些研究显示，在手术切除肿瘤后用 BCG 膀胱内滴注进行免疫预防能明显降低肿瘤的复发率或推迟肿瘤的复发时间，但是长期大剂量使用 BCG 会引起如副作用等问题、疗效预见性差。BCG 通过影响 CD4 和 CD8 T 淋巴细胞激发机体免疫反应，从而产生抗肿瘤作用。BCG 疗法最有效的是浅表性膀胱癌，在其他肿瘤（如肺癌和黑素瘤）中没有观察到类似的显著效果，原因在于有些肿瘤（如膀胱癌）因细胞因子网络的调节或由周围组织、新生细胞或肿瘤细胞本身表达的功能性 T 淋巴细胞受体使之对 BCG 治疗较敏感。

减毒的细菌疫苗载体（如单核细胞增多性李斯特菌和鼠伤寒杆菌）由于其针对抗原提呈细胞或天然免疫应答和免疫介导物（如 IL - 12）的强诱导物，也可用于癌症的预防和治疗。将减毒的沙门菌变异株经腹腔注射荷浆细胞瘤小鼠后发现，细菌使肿瘤消退。用志贺菌和厌氧芽孢梭菌将治疗剂递送到靶细胞（包括肿瘤细胞）也有报道。由于沙门菌在肿瘤中的滴度明显高于肝脏，这种在肿瘤细胞中繁殖的习性，能减缓肿瘤生长，甚至促进肿瘤消退。

（三）微生物产物的临床使用

细菌产物制剂，特别是脂多糖（LPS）疫苗也已证明有抗肿瘤特性，其中包括绿脓杆菌的 LPS 疫苗，可显著延长急性髓性白血病患者的缓解期和存活期。近期研究表明，纯化的氧化还原蛋白（如天青蛋白）能使荷黑素瘤的裸鼠肿瘤消退。天青蛋白是含铜的氧化还原酶，与绿脓杆菌的反硝化作用有关。天青蛋白进入人黑素瘤细胞质中后，被转运入核内，与肿瘤抑制蛋白 P53 形成稳定的复合物，显著促进了活性氧的产生，后者是细胞凋亡的强诱导物。P53 在天青蛋白处理细胞内的稳定作用中可增加细胞内 P53 的含量，触发异种移植于裸鼠内的黑素瘤细胞的凋亡，导致其在体内消退。

| 第十三章 |

癌症的音乐治疗

一、音乐治疗对癌症患者的积极作用

由于癌症治疗上的困难和高死亡率，往往意味着极度的痛苦和不可避免的死亡。大部分癌症患者都具有明显的心理应激反应或心理障碍。同时患者还需要手术的痛苦和其他治疗所出现的毒副反应，如放化疗中的恶心、呕吐、便秘、乏力、口腔溃疡等，这些因素均可严重影响患者的整体生活质量。

早在19世纪初期，南丁格尔就运用音乐帮助病患恢复健康。澳大利亚 Bethleham 医院就针对终末期患者开展了音乐治疗，通过演奏或让患者聆听音乐的方式解除患者身体的不适症状，帮助癌症末期患者解决身心问题及调和生活，并使患者能够安心舍下身体，接受自己离开这个世界。

音乐疗法作为自然疗法，完全不依赖于药物，可从多方面刺激大脑皮质，使人感受到自然界朝气蓬勃的生命力量，从而激发人对生活的热爱；美妙的音乐还可以丰富人们的想象力，使人带着美好的意念，憧憬未来，减弱患者对外界的负面感受，唤起患者愉快的思想及情感，暂时性忘记面临的困境。对癌症患者而言，多听美妙的音乐，能唤起他们与癌症斗争的勇气，积极配合治疗，提高治疗依从性；还能够使患者暂时摆脱对死亡的恐惧和缓解疼痛，提高患者的生活质量。

通过对65例癌症患者的标准化调查发现，成年患者是乐于接受音乐治疗的，尤其是聆听式的音乐治疗，但是患者的兴趣和个人偏好取决于年龄、焦虑状态、心理障碍等诸多因素，强调在音乐治疗干预之前应进行广泛深入的评估。

二、音乐治疗的机制

1. 生理作用

人体的各种生理特征(呼吸、心跳、血压、皮肤温度、皮肤电阻值、肌肉电位、血液中的去甲肾上腺素含量等)都可以通过音乐来改变。音乐对人体的内部机能稳定、减少紧张、焦虑情绪均可以起到积极的作用。优美动听的旋律、轻快明朗的乐声经人神经系统的感觉通路上传入大脑边缘系统和脑干网状系统，借由自主神经的反应及激素的调节，促进脑内啡肽或降低肾上腺皮质激素等的分泌，使得个体对痛苦及压力的耐受力增加，身体感到逐渐放松，血压、脉搏、呼吸等生理指征也会较为缓和。进而调整机体内环境稳定，生理平衡得到恢复，机体免疫力得到增强。

研究发现，在心情较为放松安定时，人体的脑波会呈现每秒 8～12Hz 的 α 波。所以利用某些柔和的声音或音乐唤起发出 α 波，使人能感觉放松。

2. 心理作用

音乐治疗的心理作用是从影响人的情绪活动入手，使人们从音乐作品中获得喜怒哀乐等基本情绪体验，节奏鲜明的音乐能让人的心理随之发生显著的变化。人的情感意境可以通过欣赏音乐来营造，使之丰富多彩，宣泄内心压抑的情绪，随之而来的是良好的心理状态，达到防病治病和增强体质的作用。

事实上在自然界和生物界，声音和生物体的身心活动一直密切相关。例如：听到潺潺流水声，小鸟鸣叫等和谐的声音，便自然感觉身心愉快；相对地听到尖锐的动物惊叫声，则使人预知危险的存在，而引起紧张恐惧的感觉。

3. 物理作用

音乐治疗的物理作用就是通过选择音乐的节奏与人体细胞的微振节拍相一致时，就会在二者间发生共振，机体内的微振得到加强后，人体各组织脏器的活动逐渐恢复协调，从而达到康复的目的。音乐治疗最根本的原理是音乐独特的物理按摩效果，治疗过程中大脑血管有节律地收缩和舒张，从而缓解疼痛、改善大脑血流动力和调节神经肽类分泌，通过改善患者不良情绪提高机体免疫力。临床观察也发现，音乐可使癌症患者化疗后产生恶心的持续时间减少及呕吐严重程度降低，改善肿瘤患者心理和精神状态，提高患者生活质量。

三、音乐治疗的疗效表现

1. 减轻疼痛

很早以来，人们就发现，音乐治疗能缓解癌症患者的疼痛，疼痛有急性和慢性之别。急性疼痛主要是针对术后疼痛，而慢性疼痛则以癌症、类风湿等相关疼痛等为重点。肿瘤患者癌症相关疼痛又是在治疗过程中影响生活质量的重要因素。国外学者观察了 40 例慢性癌症相关疼痛的住院

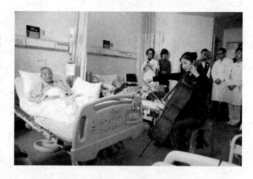

患者，试验组在暗室、躺下和放松的情况下聆听音乐，对照组采用相同的环境条件但没有音乐，研究发现音乐对减少疼痛有显著的效果。多元变量分析提示音乐对缓

解疼痛有显著效果，但对情绪似乎改善不明显。国内学者也对音乐减轻疼痛方面做了大量研究，在一项针对癌症病患的疼痛程度所进行的研究结果发现，音乐疗法比单纯卧床休息更能减轻癌症末期患者的疼痛自觉严重度，以及患者自觉疼痛对于日常生活的影响程度。

2. 改善失眠

在德国的一项针对 28 例病情稳定的慢性癌症患者为期 14d 的放松治疗中发现，用催眠曲及慢节奏音乐进行治疗，显示能显著促进患者入睡及延长睡眠时间。也有国内学者对赡养机构的老人同样进行两周的音乐治疗，并以匹兹堡睡眠指标为测量工具，研究发现试验组较对照组之睡眠质量呈现显著改善。

3. 改善抑郁

癌症患者的心理往往十分压抑，从最初诊断期的恐惧、否认到接受、抑郁，治疗期对手术结果、放化疗效果及副作用的担心、焦虑，并随着病情的进展和癌症相关疼痛的频繁发生，进一步出现反复的焦虑。癌症患者对疾病和生命缺乏正确的认知，对社会和人生采取逃避的态度。音乐治疗对于肿瘤患者的心理状况起到了较好的调节作用。对于临终患者，音乐治疗能够激发患者对人生进行回顾和反思，通过对人生的回顾，有利于帮助患者发现生命真正的意义和价值，减少对死亡的恐惧。同时令人慰藉的柔和音乐对死者的家属和护士同样会产生安慰效果。

国外学者观察了 68 位老年抑郁症的患者，随机分成试验组和对照组，两组患者使用相同的药物，试验组患者每天接受 30min 的音乐疗法，音乐疗法的疗程共持续 8 周，结果发现试验组抑郁症状的改善要好于单纯药物治疗组。

四、音乐疗法的方式

1. 被动式疗法

被动式音乐疗法是指医务人员或机构根据患者疾病病种及病情轻重，选择播放适宜患者的乐曲来进行治疗，这种疗法可操行性强、适用范围广、简便高效，是目前应用最广泛的音乐疗法。治疗时，需要给患者提供安静舒适的环境，以便患者全身心放松，不感觉到任何约束，有助于提高治疗效果。如果房间隔音效果不佳或是在人员较多的地方接受治疗，可以安排患者戴上耳机，从而排除杂音干扰，但要注意避免过长时间佩戴耳机，否则会让患者感到不舒服，影响治疗效果。

2. 主动式疗法

患者本人主动参与独唱、演奏、合唱、和声等音乐活动以达到治疗的目的。主动式的治疗适宜体力尚可的患者，演奏和编曲则适宜有一定音乐素养的患者，曲目以患者个人喜好为主，以达到尽情尽兴为目的。如果应用得当，这种音乐治疗方法效果要好于被动式治疗，但一定要仔细选择治疗对象，大部分癌痛患者长期经受疼痛的折磨，身体非常虚弱，主动式的治疗方式可能导致其劳累过度，从而给治疗带来负面效果。而且绝大多数医院的病房不是单人间，且房间没有良好的隔音设备，容易影响到其他患者休息。

3. 音乐电疗法

音乐电针疗法 1980 年前后起源于我国，它是运用特定的音乐信号和由这种音乐信号转换的同步或调制脉冲电流，分别作用于人体的听觉器官和经穴，兼具音乐治疗和传统电针疗法的优点。音乐电疗技术不仅需要先进的电子仪器设备，还需要合格的针灸医生，不提倡没有受到专业训练的患者或家属自行施行音乐电疗法。

五、音乐疗法的具体应用

1. 选取合适的音乐处方

根据音乐的时代分为现代音乐和古典音乐，根据音乐的风格分为通俗、民族和美声等，根据演奏乐器可分为钢琴乐、管弦乐、竖琴、电子合成音乐、扬琴、古筝等，根据音乐所表达的情感又可分为喜悦、伤感、安宁、激烈等。

每首音乐自身的感染力是不同的，不同的患者对同一音乐的感受也是不同的，这就存在音乐的个体化治疗的问题，如何制定适宜的音乐处方，这也是决定音乐治疗效果的关键。在癌症治疗中，治疗曲目以放松音乐最能被接受，其次依教育、时代背景的不同，老歌及童谣亦是常用的曲目。

常用的癌症治疗音乐：

·中文放松音乐，如现代心身疾病保健音乐《癌症钢琴演奏Ⅰ》《癌症钢琴演奏Ⅱ》。

·英语放松音乐，如理查德·克莱德曼钢琴曲、赖英里的《长笛之爱》，以及《睡眠与梦》《远离非洲》《Romantic Piano》《The Touch》。

·古典放松音乐，如莫扎特长笛与竖琴协奏曲、小夜曲集。

另外，针对一些临床症状，可以选择合适的曲目治疗，如失眠癌痛患者可以选择《平湖秋月》《烛影摇红》、孟德尔颂的《仲夏夜之梦》、莫扎特的《催眠曲》等；食欲不佳患者可选择欢乐舞曲、穆索尔斯基的钢琴曲等。

2. 安排合适的治疗环境

初期患者进行音乐治疗时，应将患者安置在温暖舒适、安静怡人、光线较暗的环境中聆听音乐。播放音乐的音响十分重要，不良的音质会直接影响音乐对患者的感染力。在后期采取集体音乐治疗时，可在自然和谐的环境下进行。音乐治疗中，患者宜采取最放松的姿势，如卧姿，聆听的时间以 20～45min 为宜，并最好有一单独的房间，治疗时，可鼓励患者放松；此外，宜鼓励家属参与病患的音乐治疗，增加彼此情感的交流与互动，留下美好的回忆，也可营造自然的情境，让人可以自然表达心里的感受，并鼓励抒发其困境及情绪的障碍。

3. 选择合适的音乐节拍

音乐可以分为如 1/4、3/4、4/4 等多种节拍，按每分钟的拍数计算，文献中有采用每分钟 60~80 拍、100~150 拍等。减缓焦虑通常是采用慢节拍的音乐，机体的节律对音乐会产生一种趋同性，这样容易使心率、呼吸、脉搏减慢，让患者平静。而对于情感明显压抑的患者，采用快节奏的音乐可以使患者兴奋，采取积极的态度。虽然这之间存在一定的矛盾，但对于同时具有抑郁和焦虑并且体质虚弱的癌症患者，必须采取一定的顺序和取舍，合理安排，一般情况下，可先用比较快节奏积极的音乐提起患者的兴趣，鼓舞患者生活的勇气，再使用比较和缓的音乐节拍，安抚患者的心情，减轻患者的焦虑。

4. 选择合适的治疗时间和频率

每次通常在 15~30min，最长不超过 3h。治疗的频率可以每天 3 次或每周 1 次不等。必须注意，过度的音乐治疗也可能会造成患者听觉上的疲劳和对某种音乐的厌恶，相反会起到不良的效果。

5. 加强患者对音乐的理解

音乐种类繁多，人们各有所好，有的患者喜欢节奏和缓的古典音乐，有的喜欢激烈的现代乐曲；老年人喜欢民族歌曲，年轻人喜欢通俗歌曲。而有些音乐实际上是不适合治疗癌症患者的，因此要想起到预期的效果，引导患者理解音乐和热爱音乐是十分关键的。这可以通过音乐治疗师的讲解，也可以通过病友间的集体相互交流而完成。音乐治疗是一种彼此分享美好事物的过程，在结束后，应与患者分享彼此的经验，从中了解患者身心的感受，讨论在音乐中治疗的收获，以期运用自我因应技巧，克服问题的能力，解决生命中的困境。

六、中医五行音乐疗法

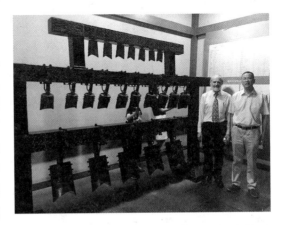

古籍有"天布五行（木、火、土、金、水），生五音（角、徵、宫、商、羽）"之说。《灵枢·邪客》有曰："天有五音，人有五脏；天有六律，人有六腑。此人之与天地相应也。"这一论述从中医整体观思想出发，认为五音六律与五脏六腑相应，直接或间接影响人的情绪和脏腑功能，以此为基础逐步奠定了"宫动脾、商动肺、角动肝、徵动心、羽动肾"的五音疗法。根据五种民族调式音乐的特性与五脏五行的关系及患者的不同心理状况来选定曲目，患者获得的治疗效果会更加满意。

角为木音，具有木气的属性，能防治气的内郁；徵为火音，具有火气的特征，有利于防治气机的下陷；宫为土音，具有土气的特性，以利防治气的升降紊乱；商为金音，具备金气的特点，以防治气的耗散；羽为水音，为水气的体现，利于防治气的上逆或过分上炎。故此，五行音乐能起到平秘阴阳、调理气血、保持体内气机动态平衡、维护人体健康的作用。

宫调式音乐风格悠扬、沉静、庄重，如"土"一般特性，通于脾，五志中属思。宫调式乐曲有《月儿高》《春江花月夜》《塞上曲》《平湖秋月》等。对于多思多虑、多愁善感、纳差、消化功能不良等患者，具有一定调节作用。商调式音乐高亢、悲壮、雄伟、铿锵有力，具有"金"之特性，通于肺，五志中属悲。乐曲有《黄河》《潇乡水云》《十五的月亮》等。这类乐曲能发泄心头的郁闷，摆脱悲痛。角调式音乐表现了大地回春，万物萌发生机蓬勃的画面。曲调亲切、清新，具有"木"之特性，通于肝，五志中属怒。如《江南丝竹乐》《鹧鸪飞》《春风得意》等。能疏肝理气，多用于女性及乳腺癌患者。徵调式音乐旋律热烈、欢快、活泼轻松，构成层次分明、情绪欢畅的感染气氛，具有"火"之特性，通于心，五志中属喜。乐曲如《金蛇狂舞曲》《喜洋洋》《步步高》《解放军进行曲》等。能振奋精神，可用于情绪悲观的患者。羽调式音乐风格清纯、凄切、哀怨、苍凉、柔润，具有"水"之特性，通于肾，五志中属恐。如《月光奏鸣曲》《船歌》《梁祝》《二泉映月》《汉宫秋月》等。能镇静安神，可用于烦躁、失眠等症。

| 第十四章 |

癌症的饮食治疗

一、癌症的饮食治疗概述

(一)癌症与饮食的关系简述

饮食与癌症有着密切的关系，长期不良的饮食习惯是某些癌症的发病诱因。

1. 食管癌与饮食的关系

食管癌是与饮食关系相当密切的疾病，长期观察发现，食管癌的发生与以下因素有关。

饮食中缺少必需的营养物质　如维生素 C、维生素 A 和维生素 E，以及某些微量元素，如钼、锌、镁、硒等。

进食腌制和霉变食物　这些食物含有大量亚硝酸盐，在人体胃中可与胺类结合，形成亚硝胺，这是一种致癌性很强的物质，可引发多种癌症。此外，在陈萝卜干、陈玉米面、酸菜及某些霉变食品中，甚至香肠、啤酒中也都或多或少地存在。发霉食品中除亚硝胺外还有霉菌毒素，这些毒素本身可以引起癌症，还与亚硝胺有协同致癌作用。

吸烟、饮酒　吸烟和饮酒会显著增加食管癌的发病率。

2. 胃癌与饮食的关系

根据国内外流行病学研究，胃癌的发生与下列因素有关。

好吃熏烤食品　食物在熏烤过程中，蛋白质在高温下，尤其在烤焦时会分解产生致癌的成分，主要是多环芳烃化合物，其中的苯并芘是强致癌物质，它可在烧烤过程中渗透至食品内部，即使剥掉烤焦的外层也无济于事。

不良饮食　如饮水及粮食中含有亚硝酸盐，喜吃腌制食品、霉变食物。

饮酒过度　酗酒可损伤胃黏膜，引起慢性胃炎，而慢性萎缩性胃炎是典型的癌前病变。另外酒精可促进致癌物质的吸收，损害和减弱肝的解毒功能。

3. 肝癌与饮食的关系

在我国沿海地区尤其在长江三角洲及珠江三角洲等地发病率最高。肝癌的发生与饮食有密切关系，具体表现在以下方面。

食物的黄曲霉菌污染　我国肝癌的地域分布与黄曲霉菌污染分布基本一致，粮、油、食品受黄曲霉毒素污染严重的地区，肝癌的发病率及病死率也相应增高。

乙型肝炎病毒传染　我国大部分肝癌患者是由乙肝引起，肝炎病毒可通过饮食和未消毒的餐具传染给健康人。

水源污染　流行病学研究发现，污染的水中含有致癌、促癌物质，例如蓝绿藻毒素、腐殖酸等。

酗酒　酗酒明显损伤肝脏，可导致营养不良、肝硬化，并可发展成肝癌。

4. 大肠癌与饮食的关系

大肠癌的发生与饮食有密切相关性，主要有以下因素。

高脂肪膳食　吃高脂肪膳食的人群，其结直肠癌的发生率比吃低脂肪膳食的人群高，这在动物实验和流行病学观察中已得到证实。

膳食纤维不足　流行病学观察发现，亚洲国家人群饮食多以谷类和蔬菜为主，植物纤维含量较多，其大肠癌的发病率明显低于更多进食肉类、奶类的欧美国家。

其他因素　研究发现，多吃含丰富维生素 A 的食物，可降低大肠癌的发生，多喝啤酒或既喝啤酒又喝其他酒的人群，其大肠癌发病率较高。

（二）癌症的饮食预防

早期发现癌症迹象并及早就医，癌症的预防应该从改变生活方式做起，饮食宜清淡，营养应均衡，要淡泊名利，经常运动，不吸烟、不酗酒、不熬夜，注意养成良好的生活作息习惯。多吃新鲜黄、绿色蔬菜与水果（每人 300～500g/d），低盐（每人 5～10g/d），不吃或少吃腌制、发霉食品。健康饮食是人人可以做到的防癌措施。脂肪摄入过多，尤其是动物性脂肪，易导致乳腺癌、大肠癌；吸烟的人每年要拍胸片一次，咳嗽时痰中带血应尽早就医，最好立即戒烟，预防肺癌发生；少吃熏、腌、泡、炸和过烫、过咸、过硬食物，这样可以减少消化道肿瘤的发生。如果胃痛规律、性质改变，反复出现黑便、大便隐血阳性者，应主动就医，警惕胃癌。妇女每月应坚持乳房自查，可早期发现乳腺癌。乳房自查，每月 1 次，坚持终身，必有益处，发现肿块，及时就医，早期治疗，可以治愈。如果大便习惯改变、变形、有黏液、带血持续两周应主动就诊，早期发现肠癌。如果出现颈部肿物，吞咽异常立即就医，防止甲状腺癌的发生。

（三）癌症的饮食注意事项

营养应合理充分　癌症患者的日常饮食要保证充足、营养、多样、均衡，即总热量要够，食物营养丰富，种类多，结构合理，营养平衡，烹调方法和进食方法要讲究。有些癌症患者，仅能进食流质食物或只能靠肠内营养支持，正常人每天热量需 8.4～10kJ，而普通流质饮食每天摄入的热量约 4.6kJ，仅为正常人所需的 50%，显然不能满足临床营养需要。故应妥善选用或与普通流质饮食联合应用含多种化学成分明确的蛋白水解物、氨基酸、葡萄糖、脂肪、维生素和多种微量元素的肠内营养液。由于癌症患者合成代谢功能降低，分解代谢增强，营养处于"入不敷出"的负氮平衡状态，故对热量和蛋白质的需求量要增加。饮食中热量主要来源于谷物类：如米饭、面条、馒头、粥等，除可提供热量外，还含有一部分B族维生素及铁。另外，每天还应摄取适量脂肪，以植物油为主，以提供热量和维生素来防止自身脂肪过度消耗。蛋白质应以优质蛋白为主，如鸡蛋，肉类（猪、牛、羊肉和禽肉），豆制品等。乳制品是维生素A、B、D以及钙的主要来源，是癌症患者重要的饮食成分。还应增加新鲜蔬菜、水果类，特别是柑橘类水果是维生素C的主要来源，深色蔬菜则可提供维生素A。癌症患者的食谱除满足营养需求外，还应该品种多、花样新、结构合理，创造食物良好的感观性状，在色、香、味、形上下功夫，尽可能适合和满足患者的口味爱好和习惯，避免因为单一饮食造成患者食欲低下。还要根据患者的消化能力，采取少量多餐，粗细搭配，流质、软食与硬食交替，甜、咸互换等形式进餐。在吃饭时要创造愉悦的气氛，尽量与亲属同时吃饭。饭前避免油烟味、不良情绪等刺激。

适当进食抗癌食物　饮食多吃某些种类的食物能够有效预防癌症，抑制癌细胞的生长。如富含维生素A、C、E的新鲜蔬菜和水果，维生素A、C、E能清除自由基，膳食纤维则可促进肠内致癌物排泄；蔬菜中，大蒜、芦笋、香菇、洋葱、番茄、莴苣、南瓜等富含硒，硒能清除自由基，增强免疫；香菇含有一种"葡萄糖苷酶"的物质，能提高机体抑制癌瘤的能力，加强抗癌作用；茶叶和葡萄酒中富含茶多酚，可抑制亚硝基化反应，起到防癌效果；白萝卜含有多种酶，能消除致癌物质亚硝胺，使细胞发生突变，此外白萝卜中的木质素能提高巨噬细胞的活力，把癌细胞吞噬掉；番茄、西瓜和葡萄柚中，含有的番茄红素对前列腺癌和乳腺癌有预防作用；大豆、柑橘等含黄酮类的食物能预防乳腺癌、前列腺癌、结肠癌；葡萄和红酒含白藜芦醇，能预防肿瘤形成；大蒜中的脂溶性挥发油可以激活巨噬细胞，增强人体抵抗力。科学实验证明，新鲜大蒜提取液可以抑制实验小鼠乳腺癌的发生，大蒜食用前最好切开暴露于空气中10min后生食；圆白菜、西兰花等含有的吲哚化合物，能刺激机体产生一种抗癌活性酶；韭菜能抑制幽门螺杆菌的生长，从而预防胃癌；胡萝卜富含维生素A、维生素B_2、维生素B_5、蔗糖、葡萄糖、淀粉、钙、铁、磷等微量元素，常食胡萝卜能帮助吸烟的人减少患肺癌的风险，是抵抗癌症的理想食品；薏苡仁是一种常用的中药，含有蛋白质、脂肪、维生素B_1、碳水化合物、氨基酸等多种人体所需的营养物质，具有抗肿瘤、利尿、消肿、抗炎、降血糖、增强机体免疫力的作用，特别是能抑制癌细胞增殖；猴头菇属于真菌类食品，能利五脏、助消化，能增强机体免疫力，延缓衰老，从中提取的多肽类物质，对消化系统的癌肿有抑制作用，并能改善人体健康状况；草莓、葡萄、樱桃富含排毒物质，有利于抑制和消除血液中能加速癌变的物质。

二、癌症的饮食治疗各论

（一）胃癌的饮食治疗

1. 胃癌患者的饮食注意事项

·适当进食能增强免疫力的食物，如山药、扁豆、猕猴桃、无花果、金针菜、香菇、薏苡仁、菱角、猴头菌、蘑菇、葵花籽、苹果、蜂蜜、鸽蛋、沙丁鱼、牛奶、猪肝、鲍鱼、针鱼、海参、沙虫、乌贼、鲨鱼、老虎鱼、牡蛎、黄鱼鳔、海马、甲鱼等。

·必须补充高营养食物，预防恶病质，如鹌鹑、乌骨鸡、鸽子、兔肉、瘦猪肉、鸡蛋、鸭蛋、鲢鱼、鲩鱼、刀鱼、塘虱鱼、青鱼、黄鱼、乌贼、鲳鱼、泥鳅、虾、鲫鱼、鳗、鲮鱼、鲟鱼、淡菜、猪肝、豆豉、豆腐等。

·化疗后恶心、呕吐者的饮食要点：应以健脾开胃、提高食欲、助消化为主，可给予水果（山楂、柑橘、葡萄、梨、猕猴桃、苹果等），鸡内金，麦芽，白萝卜，山药，薏苡仁，扁豆，南瓜子，酸奶，酸枣，豆浆，酸梅汤等。也可选用具有益气健脾作用的中药，如党参、白术、山药、白扁豆、神曲等。

·手术后贫血者的饮食要点：宜吃龟、甲鱼、淡菜、羊血、田螺、马兰头、金针菜、猴头菌、香蕉、橄榄、乌梅、木耳、蜂蜜、蚕豆衣、芝麻、柿饼、荠菜、豆腐等。

·化疗前后适当进食一些防治化疗副作用的食物，如鲫鱼、虾、蟹、山羊血、鹅血、海蜇、鲩鱼、猕猴桃、芦笋、桂圆、核桃、香菇、黑木耳、鹌鹑、薏苡仁、泥螺、绿豆、金针菜、苹果、丝瓜、核桃、龟、甲鱼、乌梅、杏饼、无花果等。

·患者进补时，要区分是阴虚还是阳虚。阴虚者（症见胃隐隐作痛或胃脘嘈杂，或脘痞不舒，饥不欲食，口干欲饮，饮水而不解渴，或者见大便干燥，小便短少，舌红少津，苔少或无苔，脉细数等表现）宜清补（补阴），可选用山药、鸭肉、莲子、银耳、冰糖、藕、豆浆、蜂蜜、薏苡仁、百合等；阳虚者（症见胃脘部隐痛，每遇寒冷而发，喜温喜按，饮食减少且喜进热食，口淡不渴，舌淡苔白滑，脉沉迟无力等表现）宜温补（补阳），可选用鸡肉、海参、鲢鱼、草鱼、荔枝、胡桃、红糖等。

2. 胃癌患者的饮食禁忌

·忌霉变、坚硬、粗糙、油腻、黏滞不易消化食物。

·忌煎、炸、烟熏、腌制、烟酒、咖啡、茶等辛辣刺激性食物。

·少吃甜食、红肉类；避免芹菜等粗纤维食物，以免下咽后摩擦脆弱胃壁，使伤口更难愈合；空腹时也不要喝可乐等碳酸饮料。

3. 胃癌食疗方

蔗姜饮　甘蔗、生姜各适量。取甘蔗榨汁半杯，生姜汁 1 匙和匀炖即成。每周两次，炖温后服用。和中健胃。适宜胃癌初期。

蘑菇豆腐粥　蘑菇、豆腐、油、盐各适量。蘑菇洗净，豆腐切小块，加水共煮，熟后再放油、盐等调料，每次吃小半碗，日服两次。扶正抗癌。适宜胃癌早期或胃癌术后。

韭菜牛乳饮　韭菜汁60g，牛乳20g，生姜汁5g，竹沥30g，童尿60g。5种汁液混合一起，为一日量，连续服用6～10d。润燥、养阴、止呕。适宜贲门部胃癌、吞咽困难、食物难下、阴津枯槁者。

核桃树枝煮鸡蛋　核桃树枝1尺长（约食指粗），鸡蛋两个。核桃树枝截成八、九段，水煎好去渣，用此水再煮鸡蛋2个，分两次将鸡蛋吃下，连续服用。扶正抗癌。适宜胃癌早期，或胃癌术后能进食者。

红糖煲豆腐　豆腐100g，红糖60g，清水1碗。红糖用清水冲开，加入豆腐，煮10min后即成。和胃止血。适宜胃癌吐血者。

陈皮红枣饮　橘子皮1块，红枣3枚。红枣去核与橘子皮共煎水即成。每天1次。行气健脾，降逆止呕。适宜胃癌虚寒呕吐者。

莱菔粥　莱菔子30g，粳米适量。先将莱菔子炒熟后，与粳米共煮成粥。每天1次，早餐服食。消积除胀。适宜胃癌腹胀明显者。

陈皮瘦肉粥　陈皮9g，乌贼鱼骨12g，猪瘦肉50g，粳米适量。用陈皮、鱼骨与米煮粥，煮熟后去陈皮和乌贼骨，加入瘦肉片再煮，食盐少许调味食用。分早、晚餐吃。养阴益胃，理气消胀。适宜胃癌阴虚且有腹胀者。

芡实六珍糕　芡实、山药、茯苓、莲肉、薏苡仁仁、扁豆各30g，米粉500g。将上述全部加工成粉末与米粉和匀即成。每天两次或3次，每次6g，加糖调味，开水冲服，也可做糕点食用。健脾止泻。适宜胃癌出现脾胃虚弱的患者。

鲫鱼粉　大活鲫鱼1条。鲫鱼去肠留鳞，大蒜切成片，填满鱼腹，纸包泥封，烧存性，研成细末。每次服5g，以米汤送服，每天2～3次。行气利水，补益气血。适宜胃癌气血双亏型。

八月白花抗癌粥　八月札、白花蛇舌草、半枝莲各30g。共煎药取水，以此水煮饭。抗癌解毒。适宜胃癌未能切除者。

洋参红枣薏苡仁羹　西洋参2g，红枣5枚，生薏苡仁20g。红枣先去核，后用温水浸泡，将西洋参与薏苡仁同煮至六成熟，加入红枣同煮至熟烂，加少量淀粉勾芡，或打成匀浆服。益气生津，健脾利湿，补脾和营。适宜胃癌脾胃亏虚者。

（二）食管癌的饮食治疗

良好的饮食是维持和提高患者免疫能力的重要保障。食管癌由于肿瘤堵塞食管，造成吞咽困难、不易进食，所以应尽量进食半流食和全流食，并且要注重食物的质量，做到营养丰富，容易消化吸收。

1. 食管癌患者的饮食注意事项

·药食同源：部分食品兼具食疗抗癌作用，可针对性选择应用。对消化系肿瘤有益的食物有韭菜、莼菜、卷心菜、墨菜、百合、刀豆等。日常生活中的食物如大蒜、豆制品、绿茶等，也都是抗癌良药。

·应坚持少量多餐制，每天可进食 4~6 次，食量可逐渐增加，当出现吞咽困难时，应该改为流质食品，细嚼慢咽，少食多餐，强行吞咽可能造成组织破损出血，刺激癌细胞扩散、转移。

·食物宜清淡，不偏嗜，多食用富含维生素、微量元素及纤维素类食品，如新鲜的蔬菜、水果、冬菇类、海产品等。脂肪不宜过多，要用植物油，少用或不用动物油，油腻食物易致反酸，也应少吃。

·早期食管癌患者饮食调养：在饮食上主要利用胃肠道的最大消化吸收能力，尽可能多地补充营养成分，以使身体强壮起来。多吃新鲜的食物，补充蛋白质、维生素、脂肪等。

·晚期食管癌（食管癌）的饮食调养：当食管癌患者出现恶病质，应该多补充蛋白质，如牛奶、鸡蛋、鹅肉、鹅血、瘦猪肉、豆腐或豆浆等。

·晚期出现完全性梗阻时的饮食调养：应该采用静脉补液、胃造瘘手术以便给予高营养食物来维持生命。

·放射治疗期间或放射治疗后：患者通常会出现口干咽燥、舌红少苔等表现。中医学认为这是因为热毒伤津所致，饮食上应多食用一些滋阴、生津、润肺的食物，如莲藕汁、梨汁、冬瓜、西瓜、丝瓜、芦笋等。

·食管癌患者手术后的饮食调养：手术后的 7d 内以流质、富含锌、钙的食物为主，如牛奶、骨头汤、鸡汤等，可以促进伤口愈合；手术后第 2 周（7~14d），如果进食顺利，则应当选择全营养饮食，如鸡汤、鸭汤、肉汤，米粥加胡萝卜汁、菠菜汁、银耳粥等；两周后，患者可以改为半流质饮食和软饭等。

一些食管癌患者，吞咽困难，可将正常人的饮食去刺和去骨后，用高速组织粉碎机搅成糊状，其所含的营养成分与正常饮食相似，但在体外已粉碎，极易消化和吸收，非常适合无法吞咽固体食物的晚期食管癌患者，而且这种匀浆膳食富含纤维素，可保障患者大便通畅，避免奶食和果汁的便秘问题。

匀浆膳食的配方可选择米饭、粥、面条和馒头等作为主食，以鸡蛋、鱼、虾、鸡肉、瘦肉、猪肝、白菜、胡萝卜、油菜、白萝卜、冬瓜和土豆等作为菜肴，还可适量添加牛奶、豆浆、豆腐或豆干等食品，热能和营养要求可根据病情和个人的饮食习惯自行选择配制。选料完成后，将鸡肉、鸡蛋、瘦肉、鱼、虾、蔬菜等清洗干净，去骨、去壳、去刺，切成小块煮熟，再加入煮熟的米饭或面条，将每餐所需的食物全部混合，加适量水一起捣碎搅匀（可用医用组织粉碎机或食品粉碎机粉碎），待全部搅成无颗粒糊状再加少许食盐和食用油即可。

2. 食管癌患者的饮食禁忌

·忌食多糖，忌食熏烤食品。

·忌食烟、酒、咖啡：香烟中含有尼古丁、亚硝胺有毒的致癌物质；酒精可以刺激激素的分泌，从而影响恶性肿瘤的易感性；咖啡因可以使体内 B 族维生素破坏。

·忌食霉变食物和酸菜。

·靠半流质和流质饮食维持的食管癌患者，在进食时，特别要注意避免进冷食，放置过久的食物。特别是不吃过夜的剩菜（包括冰箱里剩菜），易产生致癌物质。

3. 食管癌食疗方

瓜蒌饼　去籽瓜蒌瓤 250g，白糖 100g，面粉 800g。以小火煨熬蒌瓤，拌匀压成馅备用。面粉做成面团，包馅后制成面饼，烙熟或蒸熟食用，经常服食。清热、止咳。适宜食管癌咳喘不止者。

鸡蛋菊花汤　鸡蛋 1 个，菊花 5g，藕汁适量，陈醋少许。鸡蛋液与菊花、藕汁、陈醋调匀后，隔水蒸炖熟后即成，每天 1 次。止血活血，消肿止痛。适宜食管癌咳嗽加重、呕吐明显者。

刀豆梨　大梨 1 个，刀豆 49 粒，红糖 30g。将梨挖去核，放满刀豆，再封盖好，连同剩余的刀豆同放碗中。入笼 1h，去净刀豆后即成，经常服用，吃梨喝汤。利咽消肿。适宜食管癌吞咽困难者。

紫苏醋散　紫苏 30g，醋适量。将紫苏研成细末加水 1500ml，水煮过滤取汁，加等量醋后再煮干。每天 3 次，每次 1.5g。利咽、宽中。适宜食管癌吞咽困难者。

蒜鲫鱼　活鲫鱼 1 条（约 300g），大蒜适量。鱼去肠杂留鳞，大蒜切成细块，填入鱼腹，纸包泥封，晒干。炭火烧干，研成细末即成。每天 3 次，每次 3g，用米汤送服。解毒、消肿、补虚。适宜食管癌初期。

生芦根粥　鲜芦根 30g，红米 50g。用清水 1500ml 煎煮芦根，取汁 1000ml，加米于汁中煮粥即成，经常食用。清热、生津。适宜食管癌初期。

枸杞乌骨鸡　枸杞 30g，乌骨鸡 100g，调料适量。将枸杞乌骨鸡加调料后煮烂，然后打成匀浆或加适量淀粉或米汤，成薄糊状，煮沸即成，每天多次服用。补虚强身，滋阴退热。适宜食管癌体质虚弱者。

阿胶炖肉　阿胶 6g，瘦猪肉 100g，调料适量。先加水炖猪肉，熟后加胶烊化，加调料即成，每天 1 次。补血活血，滋阴润肺。适宜出血日久，身体虚弱，有贫血表现的食管癌患者。

蒲葵子饮　蒲葵子 50g，大枣 6 枚，白糖 20g。将蒲葵子、大枣洗净去核；再将蒲葵子、大枣放入瓦锅内，加清水适量，置武火上烧沸，再用文火煎煮 25min，过滤去渣，在汁液内加入白糖，搅匀即成。每天 3 次，每次饮 100ml。补气血，消癌肿。适宜食管癌患者。

鹅血饮　鹅血 100ml。趁热饮服，每天 1 次，连服 10d。亦可将鹅血稍加胡椒末煮汤吃。也可用鸡血、鸭血代替。益气养血，抗癌消肿。适宜食管癌。

芝麻胡桃粉　芝麻、胡桃仁各 250g。共研细末，少加白糖拌和，时时食用。滋阴养血，抗癌消肿。适宜食管癌。

糯米山药粉　糯米粉、山药粉等量。加入适量白糖拌和，再加入胡椒粉少许，分次食用。益气养血，滋阴抗癌。适宜食管癌。

韭菜饮　韭菜 500g，牛奶 250g，白糖 30g。将韭菜洗净，切碎，用纱布绞出汁液，与牛奶混合均匀；再将韭菜汁和牛奶混合液放入锅内，置中火上烧沸，加入白糖即成。每天 1 次，早晨饮用。养胃，消肿，止呕。适宜食管癌患者，对呕吐、恶心等有疗效。

诃子菱角饮　诃子(藏青果)15g，菱角 15g，薏苡仁 30g，白糖 20g。将诃子、菱角洗净，一切两半；薏苡仁淘洗干净，去泥沙；再将菱角、诃子、薏苡仁放入锅内，加清水适量，置武火上烧沸，再用文火煮 35min，加入白糖即成。每天 3 次，每次饮 100ml。祛湿，利水，消痞，散结。适宜食管癌患者。

(三)肝癌的饮食治疗

1. 肝癌患者的饮食注意事项

·饮食应多样化，勿偏食，以素食为主，多素少荤；主食可食用面条、粥、面包类；菜肴可食用瘦肉、动物肝脏、鱼、鹅、鸭、蛋、豆制品、蔬菜、蘑菇、紫菜类。

·宜食富含各种维生素的食物，如莴苣、萝卜、番茄、白菜、南瓜、豌豆、豆芽等蔬菜及海藻、海带、海龟、海蜇、海参、乌贼等海货和瓜果。

·宜食用柔软且易消化食物，软质饮食能保护静脉曲张的食管和胃部，避免血管破裂。

·适当进食一些对肝癌有益的食物，例如能增强免疫力的黄芪、党参、太子参、西洋参、生晒人参、茯苓、薏苡仁、鳖甲等；抑制肝癌增殖的薏苡仁、鳖甲、蟾蜍、云芝、香菇、半枝莲、蛇舌草、猕猴桃等；促进胃肠动力的佛手、陈皮、砂仁、白萝卜、番薯、紫苏叶、香蕉等；缓解呕吐的生姜、藿香叶等；有退黄作用的茵陈、鸡骨草、田基黄等；有消除腹水作用的冬瓜、鲫鱼、甲鱼等；有止痛作用的佛手、郁金、薄荷等。

2. 肝癌患者的饮食禁忌

·忌粗纤维食物：肝癌患者多伴有肝硬化食管－胃底静脉曲张，容易被粗纤维食物磨破，造成大出血。

·忌刺激性食物：过于辛辣燥热的刺激性食物，以及过热或过冷的食物等也会刺激胃黏膜血管，引起出血。

·忌食肥腻食物，如油炸食品，高脂肪食品等。

·忌霉变及熏制食品如咸鱼、熏制肉、咸菜、泡菜、臭豆腐等，咸菜和泡菜含有致癌的亚硝胺，而霉变食物含有大量黄曲霉菌，其致癌作用比亚硝胺还要高出 75 倍，比烧烤食品所含的苯并芘致癌作用要高 4000 倍。

·晚期肝癌需控制蛋白质含量：肝癌晚期患者氨代谢失调，需要控制蛋白质摄入量，以免引起肝昏迷。

·禁忌暴食暴饮：在饮食过程中，患者一定要忌暴饮暴食，应少食多餐，以免加重胃肠负担，引起其他并发症。

3. 肝癌食疗方

田螺鸡骨草汤　鸡骨草 30g，田螺 250g。先用清水养田螺 24～28h，勤换水以去除污泥，取田螺肉洗净，与鸡骨草一起做汤，佐餐食用。清热利湿，舒肝止痛。民间常用于黄疸性慢性肝炎、脂肪肝、肝硬化和早期肝癌的防治。

乌龟双药汤　芡实 50g，田七 15g（捣碎），乌龟一只约 500g 左右，瘦猪肉 90g。乌龟去内脏斩碎，瘦猪肉切细，合以上双药，加水适量，炖至烂熟，和盐调味即成。活血化瘀，软坚散结，滋阴补肾。适宜晚期肝癌伴疼痛不适者。

平肝芍药汤　白芍 12g，炙甘草 6g，柏子仁 15g，瘦肉适量、蜜枣 4 枚、盐少许。把以上各药同瘦肉置瓦煲，加清水煲约 2h 即成。养血、滋阴、柔肝。适宜虚弱、胁间疼痛的各期肝癌。

白术双肉饮　白术 12g，兔肉 250～300g，大田螺 10～20 个（取肉）。田螺去泥洗净，沸水烫死取其肉，然后把螺肉、兔肉放锅中，加白术、清水适量文火炖 2h，和盐调味即成。补中益气，清肝解毒。适宜晚期肝癌并腹水、黄疸的辅助食疗。

鲤鱼姜糖赤豆汤　鲤鱼一条约 500g，赤小豆 50g。鲤鱼剖开去肠杂，留鳞洗净，放入油锅文火煎至双面微黄，同赤小豆一起置瓦堡加水煮熟，再入姜糖略煲即成。补气养血，利尿消肿，清热解毒。适宜晚期肝癌并腹水、黄疸的辅助食疗。

枸杞甲鱼　枸杞 30g，甲鱼 150g。将枸杞、甲鱼共蒸至熟烂即可，枸杞与甲鱼汤均可食用。滋阴、清热、散结、凉血，提高机体免疫力。适宜原发性肝癌气血亏虚、肝肾不足者。

茯苓清蒸桂鱼　茯苓 15g，桂鱼 150g。加水及调料同蒸至熟烂即成。吃鱼喝汤。健脾利湿，益气补血。适宜原发性肝癌气血亏虚者。

蓟菜鲫鱼汤　蓟菜 30g，鲫鱼 1 条。蓟菜与鲫鱼共同煮汤，加适当调料即成。凉血散瘀，平胃止呕。适宜原发性肝癌血热瘀滞者。

青果烧鸡蛋　青果 20g，鸡蛋 1 只。先将青果煮熟后再加入鸡蛋，共同煮后即可食用。每周 3 次，每次 1 个鸡蛋。破血散瘀。适宜肝癌剧痛、腹水明显者。

猕猴桃根炖肉　鲜猕猴桃根 100g，猪瘦肉 200g。将上述两物在锅内加水同煮，炖熟后去药渣即成。清热解毒，利湿活血。适宜肝癌肝胆湿热者。

马齿苋卤鸡蛋　马齿苋适量，鲜鸡蛋 2 只。先用马齿苋加水煮制成马齿苋卤，再取 300ml，用卤汁煮鸡蛋。每天 1 次，连汤一起服。清热解毒，消肿去瘀。适宜晚期肝癌发热不退、口渴烦躁者。

山药扁豆粥　淮山药 30g，扁豆 10g，粳米 100g。将山药洗净去皮切片，扁豆煮半熟加粳米，山药煮成粥。每天早、晚餐食用。健脾化湿。适宜晚期肝癌患者脾虚、泄泻等症。

（四）胰腺癌的饮食治疗

1. 胰腺癌患者的饮食注意事项

·就餐要有规律。一日 3～5 餐，尽量不要吃零食，以免引起胰腺不停分泌胰液，加重胰腺功能的负担。

·饮食要合理搭配。注意碳水化合物、脂肪和蛋白质的比例，要以碳水化合物为主，脂肪和蛋白质要适宜，必须选择宜消化的蛋白质，如瘦肉，鸡蛋和鱼，要采用合理的烹调方法，以煮、炖、熬、蒸、溜、氽等方法，防止胰腺过度分泌胰腺。

·应进软食、少渣、低纤维、无刺激性食物，如奶类、鱼肉、肝、蛋清、精细面粉食品、藕粉、果汁、菜汤、粳米等。并配合具有软坚散结，疏肝理气的食物，如山楂、麦芽、薏苡仁、神曲、赤豆、荠菜、麦冬、木香、瓜蒌、当归、黄芪、党参、金银花、海带、海藻、紫菜等。

·宜食富含各种维生素的食物，如莴苣、萝卜、番茄、白菜、南瓜、豌豆、豆芽等蔬菜及海藻、海带、海龟、海蜇、海参、乌贼等海货和瓜果。

·胰腺癌手术后的饮食，应常用补益气血、健脾和胃之品，如糯米、赤豆、蚕豆、山药、枸杞、淡菜、无花果、榛子、牛奶、菱角粉等。

2. 胰腺癌患者的饮食禁忌

·忌油腻性食物及高动物脂肪食物，如肥肉、羊肉、肉松、贝类、花生、芝麻、油酥点心等。

·忌暴饮暴食，蛋白质、糖也要恰当控制。

·忌烟、酒及酸、麻、辛辣性食物，如葱、蒜、姜、花椒、辣椒等。胰腺是分泌消化酶的主要器官之一，特别是脂肪酶，主要靠胰腺来分泌。因胰腺一旦发生病变，首先就使脂肪的消化受到严重影响。

·忌霉变、烟熏、腌制食物，如咸鱼、腌菜、泡菜、臭豆腐、腊肉、熏鱼等。

·忌坚固、黏滞不易消化食物，如韭菜、芹菜等粗糙纤维多，对肠道影响的食物；还有一些粗粮，如玉米、糯米等，也有较多的植物纤维，对胃肠道有一定影响。

·避免吃易产气的食物，如红薯、玉米、高粱、豆类、糖类、卷心菜、黄瓜、大蒜、青椒、汽水等；注意饮食卫生，防止胃肠道感染。

3. 胰腺癌食疗方

淡豆豉瘦肉红枣汤　淡豆豉 50g，瘦肉 50g，红枣 7 枚，清水 9 碗。将淡豆豉、瘦肉、红枣放入水中煎 6h 后剩一碗时即成。每天 1 次，每次 1 剂，可连服 3 个月。补气健脾，滋阴养血。适宜胰腺癌气血亏虚者。

栗子糕　生板栗 500g，白糖 250g。板栗放锅内水煮 30min，冷却后去皮放入碗内再蒸 30min，趁热加入白糖后压拌均匀成泥状；再以塑料盖为模具，把栗子泥填压成泥饼状即成。可连续服用。益胃、补肾。适宜胰腺癌气血亏虚者。

桑菊枸杞饮　桑叶 9g，菊花 9g，枸杞子 9g，决明子 6g。将上述 4 味药用水煎熟即可。代茶饮，可连续服用。清肝泻火。适宜胰腺癌肝郁化火者。

栀子仁枸杞粥　栀子仁 10g，鲜藕 6g（或藕节 10~15 节），白茅根 30g，枸杞 40g，粳米 130g。将栀子仁、藕节、白茅根、枸杞装入纱布袋内扎紧，加水煮煎药汁。粳米下锅，下入药汁、清水、烧沸，小火煮烂成稀粥，可加蜂蜜适量调味，即可。清热利湿，凉血止血，除烦止渴。适宜胰腺癌湿热壅滞者。

赤豆鲤鱼　大鲤鱼一尾（约 1000g），赤小豆 50g，陈皮 6g，玫瑰花 15g。姜、盐、绿叶蔬菜、鸡汤各适量。鲤鱼洗净，赤豆煮至开裂与陈皮放入鱼腹内。鱼放盆内加入姜、盐、赤豆汤、鸡汤、玫瑰花，蒸约 60~90min，出笼放绿叶蔬菜入鱼汤即可。活血化瘀，理气散结，利水消肿。适宜胰腺癌气血瘀滞者。

荠菜豆腐羹　佛甲草 120g，荠菜 180g，豆腐 200g，净芦笋 28g，黄豆芽汤 750g，调料适量。将佛甲草切段，装入纱布袋，加水适量，煎煮药汁，留用。炒锅烧热，加入黄豆芽汁、药汁、豆腐、芦笋片和盐，烧沸，放入荠菜，烧沸，加入味精、熟花生油，出锅即可。清热和脾，消肿解毒。适宜胰腺癌湿热壅滞者。

蛇皮鸡蛋　蛇皮 2g，鸡蛋 1 只。将鸡蛋破 1 小孔，装入蛇皮内，封口煮熟即成。每天 1 只，分两次服。解毒化瘀。适宜胰腺癌。

龟甲黑枣丸　龟甲数块，黑枣肉适量。将龟甲炙黄研成末，黑枣肉捣碎，两者混合后制成丸即成。每天 1 次，每次 10g，用白开水送下。滋阴益胃。适宜胰腺癌术后体质亏虚、阴虚血弱的患者。

葫芦散　葫芦蒂 120g，精盐适量。将葫芦蒂置于盐水中浸泡后，炒干研末即成。每天 1 次，每次 10g，可用温开水服下。止痛，散结。适宜胰腺癌气血瘀滞者。

（五）大肠癌的饮食治疗

1. 大肠癌患者的饮食注意事项

·饮食宜清淡：大肠癌患者肠道黏膜受损，消化能力弱，且多有食欲不振、恶心，甚至呕吐等症状，故宜摄取清淡易消化的饮食，切忌油腻。

·晚期患者宜服用营养流质或半流质：大肠癌患者晚期多有发热、出汗或出血等症状，损伤津液，大量营养物质丢失，故宜服用富有营养的滋补流质药膳，并多饮水或汤液，主食可以粥、面条等半流质饮食为主。

·多进食膳食纤维：膳食纤维可充分吸收水分，使食物残渣膨胀变松。它可以"擦洗"结肠和直肠肠壁，加速消化系统对所摄入食物的运输，减少有害物质在体内滞留的时间，从而有益于大肠癌患者的康复。故患者食物中应保证足够的膳食纤维。

·烹调时的注意事项：烹饪时温度应控制在180℃以内，不要连续高温烹炸，如果油温过高，则炒菜时间不要超过2min，这可有效减少食物中的致癌物；烹饪时可适当用醋，保护维生素不被分解；每做一道菜均应刷锅，上一道菜残留的锅垢中很可能有致癌物质，因此每炒完一个菜后都要把锅刷洗干净。

2. 大肠癌患者的饮食禁忌

·日常饮食不宜太过精细：精米白面，含糖量高，可能影响血糖和血甘油三酯的水平，这些因素可直接或通过胰岛素等多种激素间接作用于大肠上皮细胞，促进癌变，因此日常饮食不宜太过精细。

·重口味习惯不可取：腌腊、煎炸、辛辣制品，都是诱发或加重大肠癌的重要因素。多食新鲜瓜果蔬菜等富含维生素和纤维素的食物，以促进胃肠蠕动。

·勿过量食用动物脂肪：过量食用动物脂肪会增加肠道负担，使脂肪代谢产物积聚产生致癌物质，诱发或加重大肠癌。

·少吃红肉：肉类，尤其是红肉，在烹调的过程中会产生杂环氨基酸，而且肉类在大肠肠腔中会内生亚硝酸盐产物，这两者都是强致癌物。世界癌症研究基金会曾发出一项防癌忠告，其中就包括一条"多吃蔬菜，少吃肉"。饮食应该荤素搭配，以素食为主，肉食为配菜，对于爱吃肉的人，每周红肉的摄入量也应少于500g，且尽可能少吃加工肉制品。

3. 大肠癌食疗方

西洋参无花果炖兔肉　兔肉100g，西洋参10g，无花果30g。将兔肉洗净，切块。将西洋参洗净，切薄片，无花果洗净，把全部配料一起放入炖盅内，加水适量，炖盅加盖，文火隔开水炖2h，调味即可。随意饮汤食肉。益气养阴，清肠解毒。适宜大肠癌属脾阴不足、热毒蕴结者，症见形体消瘦、神疲体倦、乏力、纳差。

青木香橘皮粉　青木香100g，鲜橘皮100g。将青木香、鲜橘皮分别拣杂，洗净，晒干或烘干，青木香切成极薄片并剁碎，鲜橘皮切碎，共研成细末，装瓶，防潮，备用。每天3次，每次15g，温开水送服。行气止痛，抗癌解毒。适宜大肠癌患者腹部胀痛者。

乌药蜜饮　乌药15g，延胡索15g，半枝莲20g，蜂蜜30g。先将乌药、延胡索、半枝莲分别拣杂，洗净，晾干或晒干，乌药、延胡索切成薄片，半枝莲切成碎小段，同放入砂锅，加水浸泡片刻，煎煮20min，用洁净纱布过滤，去渣，收取滤汁放入容器，调入蜂蜜，拌和均匀即成。早晚两次分服。行气活血，散寒止痛。适宜大肠癌寒凝气滞引起的腹部疼痛。

箬竹叶绿豆粽　新鲜箬竹叶1kg，绿豆500g，糯米2kg。箬竹叶洗净滤干，绿豆冷水浸泡半小时，与糯米一起洗净滤干，捶匀。用箬竹叶4张，绿豆糯米30~40g，包成三角粽或四角粽，用线扎牢。然后，将粽子放于锅内，冷水浸没，用旺火煮

3~4h，直到汤变浓，糯米绿豆均熟为止。每天两次，每次喝粽汤一小碗，吃粽子2只。解毒化积。适宜直肠癌。

荷蒂汤　鲜荷蒂5个，如无鲜荷蒂可用干者替代，冰糖少许。先将荷蒂洗净，剪碎、加适量水，煎煮1h后取汤，加冰糖后即成。每天1剂，分3次饮用。清热，凉血，止血。适宜大肠癌大便出血不止者。

菱薏藤汤　菱角10个，薏苡仁12g，鲜紫苏12g。将紫苏撕成片，再与菱角、薏苡仁用水煎汤即成。每天3g。清热解毒，健脾渗湿。适宜大肠癌大便溏泄者。

藕汁郁李仁蛋　郁李仁8g，鸡蛋1只，藕汁适量。将郁李仁与藕汁调匀，装入鸡蛋内，湿纸封口，蒸熟即可。每天1剂，分两次服。活血、止血、凉血。适宜大肠癌患者大便有出血者。

茯苓蛋壳散　茯苓30g，鸡蛋壳9g。将茯苓和鸡蛋壳烤干研成末即成。每天两次，每次1剂，用开水送下。疏肝理气。适宜大肠癌腹痛、腹胀明显者。

桑椹猪肉汤　桑椹50g，大枣10枚，猪瘦肉适量。桑椹加大枣、猪肉和盐适量一起熬汤至熟。补中益气。适宜大肠癌下腹坠胀者。

瞿麦根汤　鲜瞿麦根60g或干根30g。先用米泔水洗净，加水适量煎成汤。清热利湿。适宜大肠癌湿热蕴结者。

鱼腥草莲子汤　鱼腥草10g，莲子肉30g。以上药用水煎汤即成。每天两次，早晚服用。清热燥湿，泻火解毒。适宜大肠癌患者里急后重者。

（六）胆囊癌的饮食治疗

1. 胆囊癌患者的饮食注意事项

·饮食营养合理搭配：食物以清淡为宜，低脂、低胆固醇、高碳水化合物饮食。每天脂肪摄入量应限制在45g以内，主要限制动物性脂肪，可补充适量植物油（具有利胆作用），胆固醇应限制在每天300mg以下。蛋白质应适量，选择鱼、瘦肉、奶类、豆制品等含优质蛋白质且胆固醇含量相对不太高的食物，过多可刺激胆汁分泌，过少不利于组织修复。

·保证新鲜蔬菜、水果的供给：蔬菜水果含有生素A、维生素C及B族维生素以及维生素E等。

·适量膳食纤维，可刺激肠蠕动，预防胆囊炎发作。

·大量进饮料有利胆汁稀释，每天可饮入1500~2000ml水分。

·少量多餐：可反复刺激胆囊收缩，促进胆汁排出，达到引流目的。

2. 胆囊癌患者的饮食禁忌

·忌食辣椒、咖喱、芥菜等具有强烈刺激性的食物。

·忌酒及咖啡、浓茶。

·节制脂肪食物：吃脂肪含量高的食物以后，会反射性地使胆囊收缩，可能导致胆绞痛的急性发作。

·忌油炸食物：高温油脂中，含有丙烯醛等裂解产物，可刺激胆管，引起胆管痉挛急性发作。

3. 胆囊癌食疗方

马齿苋芦根饮　马齿苋 10g，芦根 25g。用清水煮沸，或用开水冲泡，代茶饮。消炎利胆。适宜胆囊癌伴有急慢性炎症者。

紫苏菊花粥　紫苏 25g，菊花 15g，粳米 50g。先将粳米煮八成熟，再将紫苏、菊花共同放入煮沸即可食用，每天 1 次。消炎利胆。适宜胆囊癌伴有急慢性炎症者。

金桔山楂粥　小金橘 50g，山楂 12g，粳米 100g。先将粳米煮八成熟后，再放入金橘和山楂，煮熟软即可食用。每天 1 次。消炎化食。适宜胆囊癌伴有消化不良者。

四味饮　丝瓜子、炒萝卜籽、荔枝核、橘子皮各 10g。水煎，取汁。每天 1 次，温热服。疏肝利胆。适宜胆结石右胁持续胀痛、时寒时热、有时腹胀而满。

玉米须炖蚌肉　玉米须 50g，蚌肉 200g。将玉米须和蚌肉同放砂锅内，加水适量，文火煮至烂熟。隔日服 1 次。利胆疏肝。适宜胆囊癌肝郁气滞者。

金钱金银花炖瘦肉　金钱草 80g（鲜者 200g），金银花 60g（鲜品 150g），猪瘦肉 600g，黄酒 20g。将金钱草与金银花用纱布包好，同猪肉块一同加水浸没，武火烧开加黄酒，文火炖 2h，取出药包。饮汤食肉，每次 1 小碗，每天服两次。过夜煮沸，3d 内服完。清热解毒，利胆排石。适宜胆囊癌伴有胆囊炎者，预防胆结石。

蚯蚓葱白汤　蚯蚓 15g，葱白 30g。将蚯蚓与葱白同煎汤。每天 2~3 次。清热利胆排石。适宜胆囊癌伴有胆囊炎、右胁下疼痛者。

蒲公英泥鳅汤　蒲公英、金银花各 30g，泥鳅鱼 120g，生姜 10g，调味品少许。原料洗净后，将原料全部置入锅内，加清水适量，大火煮沸后，改用小火煮 1h，调味即成。饮汤，每天 1 剂，10d 一疗程。清泻肝胆湿热。适宜胆囊癌伴有炎症者。

牛蒡炒肉丝　牛蒡子 10g，猪瘦肉 150g，胡萝卜丝 100g，调味品适量。将牛蒡子水煎取汁备用。猪肉洗净切丝，用牛蒡子煎液加淀粉等调味。锅中放素油烧热后，下肉丝爆炒，而后下胡萝卜及调味品等，炒熟即成，每天 1 剂。清肝泻火。适宜胆囊癌肝胃郁热者。

山楂三七粥　山楂 10g，三七 3g，大米 50g，蜂蜜适量。将三七研为细末，先取山楂、大米煮粥，待沸时调入三七、蜂蜜，煮至粥熟服食，每天 1 剂，早餐服食。活血祛瘀。适宜胆囊癌瘀血停滞者。

无花果木耳红枣煲瘦肉　猪瘦肉 250g，无花果 60g，红枣 5 枚，黑木耳 15g，调料适量。将猪肉洗净、切片；大枣去核；黑木耳发开洗净，与无花果等同放锅中，加清水适量煮沸后，调入葱、姜、椒、盐等，食用。补气养血。适宜胆囊癌术后气血亏虚者。

（七）肺癌的饮食治疗

1. 肺癌患者的饮食注意事项

·加强营养：肺癌患者的日常饮食应多吃一些蛋白质，碳水化合物丰厚的食物，如瘦肉、鸡、鸭、兔、鱼、虾、豆制品及各种谷类，肺癌的饮食营养对手术起着关键作用，若是营养状况较差，很难耐受手术的伤口，术后愈合慢，易感染，对手术恢复极为不利。

·术后的饮食要点：一般第二天就可以进食，但要从流质开端，食物要清淡、细致柔软和易消化，若胃肠道无不良反应时，再过渡到半流食和普食。在手术后的1周内，除食用清流、半流外，必要时还可用鼻饲法补充营养，促进恢复。

·一些常见的食物对肺癌具有一定的治疗作用：番茄含有大量维生素 C、胡萝卜素、番茄红素、维生素 B 族，番茄红素是抗氧化性最强的类胡萝卜素。胡萝卜含有丰富的胡萝卜素，且在高温下也很少被破坏。长期吸烟的人，每天如能饮半杯胡萝卜汁，对肺部有很好的保养作用。大蒜含有大蒜素，能从多个方面阻断致癌物质亚硝胺的合成。对于预防食管癌、胃癌及多种癌瘤均有一定的作用，以生食效果较好，但阴虚火旺者不宜多食。茄子富含维生素 B，茄科蔬菜含有重要的植化物，研究显示可以阻止癌细胞的形成。芹菜除含有大量纤维素可预防大肠癌外，还可以抵消烟草中有毒物质对肺的损害，在一定程度上可防治肺癌。芦笋含有丰富的组织蛋白核酸叶酸、微量元素硒和游离态存在的天门冬酰胺，对各种癌症患者都有预防和治疗功效，尤其对膀胱癌、肺癌、皮肤癌有特殊疗效。椰菜富含维生素 C、胡萝卜素及钙、钾等，非常适合癌症患者食用。红薯含有丰富的胡萝卜素、维生素 E、维生素 C 及赖氨酸，有一定抗癌作用。洋葱含有大蒜中的一些抗癌物质，同时还含有谷胱甘肽，后者能与致癌物质结合，有解毒作用，也应以生食为妙。

2. 肺癌患者的饮食禁忌

·忌烟、酒。

·忌辛辣刺激性食物　如葱、蒜、韭菜、姜、花椒、辣椒、桂皮等。

·忌油煎、烧烤等热性食物。

·忌油腻、黏滞生痰的食物。

3. 肺癌食疗方

杏仁荸荠藕粉羹　苦杏仁 15g，荸荠 50g，藕粉 50g，冰糖 15g。先将苦杏仁放入温开水中泡涨，去皮尖，备用。再将荸荠洗净，连皮切碎，剁成荸荠泥糊，待用。烧锅置火上，加清水适量，放入杏仁浸泡液，煎煮 30min，过滤取汁，与荸荠泥糊同放入锅中，拌和均匀，小火煨煮至沸，拌入调匀的湿藕粉及冰糖（研末），边拌边煨煮成羹。早晚两次分服。清肺止咳，化痰抗癌。适宜肺癌咳嗽痰多者。

冰糖杏仁糊　甜杏仁 15g，苦杏仁 3g，粳米 50g，冰糖适量。将甜杏仁和苦杏仁用清水泡软去皮，捣烂加粳米、清水及冰糖煮成稠粥，隔日1次。润肺祛痰、止咳平喘、润肠通便。适宜肺癌咳嗽痰多、大便不通者。

二果猪肺汤　罗汉果15g，无花果50g，猪肺1具，苦杏仁10g。先将苦杏仁放入温开水中泡胀，去皮尖，连同浸泡液放入碗中，备用。将罗汉果、无花果洗净，切成片待用。将猪肺漂洗干净后，切片放入砂锅，加清水煮沸，加入杏仁，改用小火煨煮1h，待猪肺熟烂，放入罗汉果、无花果片，继续用小火煨煮30min，加精盐、味精，拌匀即成。润肺滋阴，化痰止咳。适宜肺癌肺阴亏虚、咳嗽咳痰者。

白芷炖燕窝　白芷9g，燕窝9g，冰糖适量。将白芷、燕窝隔水炖至极烂，过滤去渣。加冰糖适量调味后再炖片刻即成，每天1~2次。补肺养阴，止咳止血。适宜肺癌肺热阴虚，咳嗽痰中带血者。

杏仁牛乳粥　甜杏仁10枚，牛乳100ml，大枣5枚，粳米50g，桑白皮10g，生姜3g。杏仁用水浸泡，去皮尖，加入牛乳绞取汁液，大枣去核，生姜切片，备用。先煮桑白皮，姜枣，煎取汤液，加米煮粥，临熟时点入杏仁汁，再继续煮至粥成，每天两次。止咳平喘，补中养胃，防癌抗癌。适宜肺癌、肺气肿、肺心痛患者。

五味子炖肉　五味子50g，鸭肉或猪瘦肉适量。五味子与肉一起蒸食或炖食，并酌情加入调料，肉、药、汤俱服。补肺益肾，止咳平喘。适宜肺癌肾虚者。

莲子鸡　莲子参15g，鸡或鸭、猪肉适量。莲子参与肉共炖熟，适当加入调料即可。补肺、益气、生津。适宜肺癌气血不足者。

冬瓜皮蚕豆汤　冬瓜皮60g，冬瓜子60g，蚕豆60g。将上述食物放入锅内加水3碗煎至一碗，再加入适当调料即成，去渣饮用。除湿、利水、消肿。适宜肺癌有胸腔积液者。

姜汁牛肉饭　鲜牛肉150g，生姜50g，大米500g，酱油、花生油、葱、姜各少许。现将鲜牛肉洗净切碎做成肉糜状，把生姜挤压出汁约有两羹，放入牛肉中再放酱油、花生油、葱末调匀备用。把米淘洗干净后用水煮至八成熟时捞出沥水，共拌好，笼蒸1h即可。益气补中。适宜肺癌放化疗后气虚体弱者。

羊骨粥　羊骨两具(约重100g左右)，粳米或糯米100g，食盐、生姜、葱白各少许。先将羊骨洗净槌成小块(如乒乓球大小)，加水煎煮，取其汤液与洗净的粳米(或糯米)同煮为粥，粥熟后加入食盐，即能食之。温补阳气。适宜肺癌阳气亏虚，畏寒肢冷者。

白果枣粥　白果25g，红枣20枚、糯米50g。将白果、红枣、糯米共同煮粥即成。早、晚空腹温服。解毒消肿。适宜肺癌患者。

鱼腥草炖雪梨　鱼腥草100g，雪梨250g，白糖适量。先将新鲜雪梨洗净，连皮切成碎小块备用。再将鱼腥草拣杂，洗净，晾干后切成碎小段，放入砂锅，加水适量，煮沸后用小火煎煮30min，用纱布过滤，去渣，收集过滤液汁再放入砂锅，加入生梨碎小块，调入白糖，用小火煨煮至梨块完全酥烂，即可食用。早晚两次分服，吃梨，饮汤汁。清肺止咳，清化痰热。适宜肺癌肺热壅盛，咳嗽痰多、吐黄稠脓痰者。

　　甘草雪梨煲猪肺　　甘草10g，雪梨2个，猪肺约250g。梨削皮切成块，猪肺洗净切成片，挤去泡沫，与甘草同放砂锅内。加冰糖少许，清水适量小火熬煮3h后服用。每天1次。润肺除痰。适宜肺癌咳嗽不止者。

　　橄榄萝卜饮　　青橄榄400g，白萝卜1000g。先将青橄榄洗净，盛入碗中，备用。将白萝卜洗净剖开，切成片或切成条状，与橄榄同放入砂锅，加水足量，大火煮沸后，改用小火煨煮40min，加少许精盐，拌匀即成。吃萝卜、饮汤汁，并嚼食橄榄，缓缓咽下。清肺化痰。适宜肺癌痰热咳嗽者。

　　银杏蒸鸭　　白果200g，白鸭1只。白果去壳，开水煮熟后去皮、蕊，再用开水焯后混入杀好去骨的鸭肉中。加清汤，笼蒸2h至鸭肉熟烂后食用。补虚平喘，利水退肿。适宜晚期肺癌喘息无力、全身虚弱、痰多者。

（八）肾癌的饮食治疗

1. 肾癌患者的饮食注意事项

　　·遵循五低一高饮食，即低盐、低脂、低蛋白、低磷、低钾、高维生素。

　　·对于肾功能正常的患者，可以适当加强蛋白质，积极补充营养。癌症是消耗性疾病，因此，肾功能正常的患者，对于高蛋白、高纤维素这些高营养的食物要多吃一些，高蛋白的食物主要有鱼类、肉类、鸡蛋及豆制品类，高纤维食物主要是如谷类（特别是粗粮）和各种蔬菜等。

　　·应保证充足的热量，多食淀粉类，避免身体过度消耗，并根据水肿的状况确定水、盐的摄入。

　　·饮食选择食物要多样化：不要挑食偏食，做到合理搭配，食用具有抗癌作用的食物如胡萝卜、豌豆等，以及具有增强机体抗癌作用的食物如蘑菇、香菇等。常饮绿茶，有良好的防术后复发效果。

2. 肾癌患者的饮食禁忌

　　·忌食霉变、腌菜、腌肉、烟熏或烧烤食品、辛辣食品、煎炸、香菜、狗肉及一切发物，少食烫食、盐渍食物。

　　·控制盐和水的摄入：水肿重者及高血压者应忌盐，肾功能不良者需限制蛋白食物的入量，少饮水。无浮肿者，不需严格限饮水和蛋白食物的摄入量。

　　·忌吸烟、饮酒、咖啡等。烟中含有尼古丁、亚硝胺有毒的致癌物质；酒精可以刺激激素的分泌，从而影响恶性肿瘤的易感性；咖啡因可以使体内B族维生素破坏。

　　·忌食高脂肪食物，否则容易导致机体激素发生变化，影响细胞代谢，会促进肿瘤细胞的发生和发展。

3. 肾癌食疗方

黄芪枸杞煲鲤鱼 黄芪30g，枸杞子20g，鲤鱼1只（约500g）。用纱布包黄芪，去鱼鳞及内脏，洗净切块。加水适量炖熟烂，去黄芪渣，加油，盐少许调味分次服用。益气养阴，滋补肝肾。适宜肾癌术后体虚者。

枸杞海参瘦肉煎 枸杞子15g，海参250g，猪瘦肉100g。先将海参浸透，剖洗干净，然后与猪瘦肉均切成片状，加水适量共煮至烂熟，调味食用，分次服完。滋补肝肾，益气养阴。适宜肾癌术后体虚者。

香菇虫草炖鸡 香菇20g，冬虫夏草15g，未下蛋母鸡1只（约10mg）。将鸡去毛及头脚和内脏后，纳香菇、冬虫夏草入鸡腹，竹签缝口，加水适量慢火炖2h，调味服食，可分2~3次服完。平补气血。适宜肾癌晚期体质亏虚者。

黄芪虫草炖老鸭 黄芪30g，冬虫夏草15g，老鸭1只。用布包黄芪，去鸭毛和内脏。将黄芪、冬虫纳入鸭腹，竹签缝合，加适量水炖至烂熟，少量盐调味，喝汤吃肉，分次服用。益气养血，滋阴增液。适宜肾癌术后气阴两虚者。

内金谷姜兔肉汤 鸡内金12g，谷芽30g，生姜3片，兔肉100g。加水适量共煲汤，少量盐调味，喝汤吃肉。每天或隔日一次。消食和胃，滋补气血。适宜肾癌体虚者。

砂仁淮山炖猪肚 砂仁15g，淮山药50g，猪肚1只。砂仁打破，猪肚洗净并去除脂肪，将砂仁、淮山药纳入猪肚内，加水适量，慢火炖至猪肚烂熟，少量盐调味，喝汤或佐膳。消食和胃，补气健脾。适宜肾癌放疗后厌食体虚者。

枸杞甲鱼瘦肉汤 枸杞子30g，甲鱼1只（约500g），猪瘦肉150g。甲鱼去内脏，洗净切块，加清水适量，与枸杞子、猪瘦肉共炖烂熟，分2~3次服完。滋补肝肾。适宜肾癌术后气阴两虚者。

乌龟猪蹄人参汤 乌龟1只（150~250g），猪蹄250g，人参10g。先用沸水烫乌龟使其排尽尿液，截去头爪，去除内脏，洗净后与猪蹄均切块。加水适量，慢火炖熟烂，分次服用。益气养血，滋阴补肾。适宜肾癌术后气阴两虚者。

龙眼猪骨炖乌龟 龙眼肉30g，猪脊骨300g，乌龟1只（120~250g）。将猪脊骨斩细。用沸水烫乌龟，使其排尽尿液，截去头爪，去除内脏，洗净切块。加适量水久熬，少量盐调味分次服用。滋补心血，养阴增液。适宜肾癌术后气血及肾阴亏虚者。

燕窝炖洋参 燕窝6g，西洋参9g。燕窝用温水泡后去燕毛，西洋参切片，加清水适量，隔水炖12h后服用。益气养阴。适宜肾癌术后气阴两虚者。

梨汁蔗浆荸荠露 雪梨汁1份，甘蔗汁2份，荸荠1份。三者和匀冷服，或加热后温服。滋阴增液。适宜肾癌阴液亏虚者。

牛奶冰糖煮鸡蛋 牛奶250g，冰糖30g，鸡蛋2个。先用清水少许煮溶冰糖，倒入牛奶煮沸，即放鸡蛋，拌匀，煮沸即可。每天1次。益气养血，滋阴增液。适宜肾癌气阴两虚者。

牛奶蛋清莲子糊 鲜牛奶250ml，鲜鸡蛋2个，石莲子50g。将石莲子磨粉，加水适量煮莲子粉成糊状，放入冰糖或白砂糖调味，再放入牛奶和鸡蛋清拌匀，煮沸即可服食。每天或隔日1次。益气养血，滋补肝肾。适宜肾癌体质亏虚者。

药食同源，部分食品兼具抗癌作用，制作食疗时可针对性选择应用。如薏苡仁含有薏苡仁脂，对癌细胞有明显抑制作用；大蒜、豆制品、绿茶、无花果、杏仁、荸荠、乌梅、百合、银耳、蚌肉等，也都具有一定抗癌作用；香蕈、莼菜、桂圆等均有不同程度的提高免疫力作用。

(九)前列腺癌的饮食治疗

1. 前列腺癌患者的饮食注意事项

·低脂饮食：研究发现饮食习惯中油脂类摄取量较低的族群前列腺癌的发病率也相对较低，而且差距高达20倍。

·控制体重：高热量饮食与前列腺癌发病率正相关，高热量摄入可以使男性体内的某些激素含量升高。例如在人体循环系统中有一种类似胰岛素的生长因子会因热量的大量摄入而升高其含量，而这种生长因子与前列腺癌的形成有关。

·多吃富含纤维素的食品：纤维素可分为可溶性和不可溶性两种，可溶性纤维素来源于蔬菜、水果等，食用后可溶于水并可被吸收到体内。不可溶性纤维素来自全麦、果皮、种子类食物，食用后穿肠而过，不被身体所吸收。一般认为，不可溶性纤维素主要对肠道有益，而只有食用蔬菜来源的可溶性纤维素才可以降低前列腺癌的患病机会。

·多吃豆类和蔬菜：大豆中的异黄酮能降低雄性激素的破坏作用，并抑制和杀死癌细胞。

·适当摄取含硒和番茄红素的食品：鸡蛋和青花鱼含有大量的无机硒。而较无机硒，绿色蔬菜中的有机硒更利于人体吸收，如蒜、嫩茎花椰菜和蘑菇，都含有较多的硒。番茄红素是一种抗氧化剂，除了番茄，番石榴、西瓜和橙子也富含番茄红素。这种元素具有防治前列腺癌的功效。

2. 前列腺癌患者的饮食禁忌

·补钙不可过量：每天摄入2000mg以上的钙可导致前列腺癌的风险增加3倍，正确的方法是每天摄入1000～1200mg钙。

·忌过度摄入脂肪：高脂饮食，特别是饱和脂肪摄入过高，是前列腺癌的危险因子。

·忌烟、酒、咖啡等；忌辛辣刺激性食物，如葱、蒜、姜、桂皮、花椒、辣椒等；忌霉变、油煎、肥腻食物；忌壮阳食物，如羊肉，沙虫，狗肉，动物肾、鞭、茸等。

3. 前列腺癌食疗方

单吃南瓜子　生南瓜子100g。每日分3次剥皮嚼食，每次间隔4h，一般连吃8～10个老南瓜的瓜子即可有效，无任何副作用。适宜前列腺癌。

杜仲炖羊肾　羊肾1对，炒杜仲20g，牛膝20g，巴戟天20g。后三味与羊肾共煮，熟后以盐、姜等调味即可。补肾壮阳。主治前列腺癌肝肾亏虚者。

绿豆车前饮　绿豆60g，车前子30g。将车前子用细纱布包好，绿豆淘洗干净，同置锅中加水烧开，改用小火煮至豆烂，去车前子即可食用。补肾壮阳。主治前列腺癌肝肾亏虚者。

芪杞炖乳鸽　乳鸽1只，黄芪30g，枸杞子30g。先将鸽子去内脏洗净，腹内纳入黄芪、枸杞子，加调料适量，煮至熟烂。益气养阴，滋补肝肾。主治前列腺癌气血不足兼有肝肾亏虚者。

蛇草薏苡仁粥　白花蛇舌草100g，菱粉60g，薏苡仁60g。将白花蛇舌草洗净，加水1500ml，煮开后用文火煎15min，去渣取汁，加薏苡仁煮至薏苡仁裂开，再加菱粉，煮熟为度。清热解毒，养阴利尿。主治前列腺癌湿热蕴积兼有阴虚者。

猕猴桃饮　鲜猕猴桃50g。猕猴桃去皮、核，捣烂，加温开水250ml搅匀后饮服，每天两次。清热解毒，养阴利尿。主治前列腺癌湿热壅盛兼有阴虚者。

杨梅饮　杨梅60g。杨梅去核，捣烂，加温开水250ml。搅匀后饮服，每天两次。清热养阴。主治前列腺癌湿热壅盛者。

葵髓茶　向日葵杆的内髓芯30g。将葵髓芯加水煎汁即可。清热养阴。主治前列腺癌下焦湿热者。

荸荠饮　荸荠150g（带皮）。洗净，切碎捣烂，加温开水250ml，搅拌后滤去渣皮。取汁服，每天两次。清热养阴。主治前列腺癌下焦湿热者。

黄瓜饮　鲜黄瓜头（不带蒂的那一头）5个。加水250ml煮汁服，每天两次，连服7d。清热养阴。主治前列腺癌下焦湿热者。

马齿车前饮　马齿苋60g，车前草60g。将两味药物洗净加水煎汤代茶饮。清热解毒，抗癌利尿。主治前列腺癌湿热壅盛者。

丝瓜甜酒饮　老丝瓜200g。将丝瓜焙黄研末，分两次用甜酒冲服。清热解毒，抗癌利尿。主治前列腺癌瘀血阻滞者。

墨鱼汤　墨鱼200g，桃仁10g。将墨鱼洗净切片，与桃仁同入锅，加水适量煮，熟后食墨鱼饮汤。活血养阴，抗癌解毒。主治前列腺癌瘀血阻滞兼有阴虚者。

（十）膀胱癌的饮食治疗

很多膀胱癌患者在病程的不同阶段会有血尿，长期尿血可致机体血虚，造成贫血。故临床上饮食宜以凉血止血、清热止血、养血止血等为原则，可选用白茅根、生地黄、生地黄榆、生侧柏叶、三七、鲜藕节、白及、芥菜、生薏苡仁、鲜土茯苓等药物予以调治。

1. 膀胱癌患者的饮食注意事项

·膀胱癌感染者宜吃的食物，有黄鱼鳔、水蛇、肉鸽、海蜇、藕粉、荞麦、马兰头、地耳、大头菜、橄榄、茄子、无花果、绿豆芽、豆浆、苋菜、紫菜、泥鳅等。

·膀胱癌尿道梗阻者宜吃的食物，有海带、裙带菜、紫菜、青蟹等。

·膀胱癌出血者宜吃的食物，有芹菜、金针菜、韭菜、冬瓜、乌梅、柿饼、芝麻、莲子、海参、田鼠肉等。

·还有一些抗膀胱和尿道肿瘤作用的食物，如蟾蜍、蛤蟆、田螺、海带、紫菜、玳瑁、甲鱼、乌龟、海蜇、薏苡仁、核桃、羊肾、猪腰、刀豆、沙虫、鲈鱼、鲇鱼等。

·宜多食各种新鲜水果，如西瓜、猕猴桃、杏、苹果、梨、草莓等含有丰富的维生素 C、维生素 B 等。

·宜进低脂肪、低胆固醇食品，如香菇、木耳、芹菜、豆芽、海带、藕、鲜豆类等。

2. 膀胱癌患者的饮食禁忌

·忌饮酒与咖啡：酒精可以刺激垂体激素的分泌，从而影响恶性肿瘤的易感性；咖啡因能破坏体内 B 族维生素，后者的缺乏与癌的发生有密切关系。

·忌食辛辣食物：膀胱癌晚期多表现为热毒、阴虚症状，辛辣食物性温热，有耗伤阴津、助热生痰的作用，食之会加重阴虚，使病情恶化。

·忌食烟熏烧烤食物，如烟熏香肠、熏肉、烤羊肉等，因其中含有的苯并芘等成分，均为致癌物质。腌制食物在制作过程中，容易发霉而产生致癌物质亚硝胺。

·忌高脂肪食物，如肥肉、黄油等。过多脂肪摄入，可影响机体免疫系统的效能与细胞的代谢方式，促使肿瘤发生。

3. 膀胱癌食疗方

甘蔗茅根汤　甘蔗 250g(斩细块)，白茅根 100g 切小段。共用布包好，与绿豆 100g 加水同煮，至豆熟烂，去蔗和茅根，饮汤食豆，亦可加适量冰糖。清热解毒，凉血止血。适宜膀胱癌血尿明显者。

赤小豆粥　赤小豆 30g，粳米 50g，共煮粥。将熟时放入鸡内金末 15g，再煮至粥成即可，早餐食之。清热解毒，通淋止痛。适宜辅治膀胱癌合并感染所致尿道疼痛、下肢疼痛。

三汁汤　鲜葡萄榨汁 100g，鲜莲藕榨汁 100g，鲜生地黄榨汁 60g。混合放瓦罐中煮沸，调入适量蜜糖温服。清热凉血止血。适宜膀胱癌血尿及尿痛。

白蜜腌萝卜　鲜萝卜 100g。切片，用白蜜浸渍一会，放铁板上炙干，再蘸蜜反复炙，至 50g 白蜜炙尽。冷后，细嚼慢咽，再喝两口淡盐水。缓急止痛。适宜膀胱癌尿痛。

冰糖桃胶　桃胶 10g，冰糖适量。桃胶放碗中，稍加清水和糖。放蒸笼中，清蒸 20min。若有糖尿病史者，可不用冰糖，改用玉米须 30g。和血益气，止痛通淋。适宜膀胱癌尿血疼痛者。

膀胱癌血尿方　白花蛇舌草（鲜品）30g，小蓟（鲜品）30g，薏苡仁 100g，兔肉 150g，蜜枣 5 枚。兔肉斩块，薏苡仁用水浸软，将全部用料（小蓟除外）放入锅内，加清水适量，文火煮 1.5～2h；再放入小蓟，再煮 30min。调味供用。清利热毒，凉血止血。适宜膀胱癌属于热毒内侵、迫血妄行者。

膀胱癌莪术汤　莪术 8g，三七 8g，当归 10g，红枣 10 枚，羊肉 150g。将羊肉洗净，斩块，三七切片，其他用料洗净。将全部用料放入锅内，加清水适量，文火煮 1.5～2h。调味供用。祛瘀止血，散结消癥。适宜膀胱癌属于血瘀内结者。

白英猪瘦肉汤　白英鲜品 30g（或干品 20g），猪苓 20g，赤小豆 50g，红枣 30g，猪瘦肉 150g。将猪瘦肉洗净，斩块，赤小豆用清水浸渍半天，洗净备用，将全部用料放入锅内，加清水适量，文火煮 1.5～2h 即成，调味供用。清利湿毒。适宜膀胱癌属于湿热浊毒下注、迫血妄行者。

鲜地黄莲藕猪小肚汤　猪小肚 150g，鲜地黄 60g，莲藕 10g，陈皮 6g。将猪小肚去净肥脂，切开，用盐、生粉（即豆粉或木薯粉）拌擦，用水冲洗干净，放入锅内用开水煮 15min，取出在冷水中冲洗，将鲜地黄、莲藕、陈皮洗净。将全部用料放入锅内，加清水适量，武火煮沸后，文火煲 2h。调味供用。清热利尿，凉血祛瘀。适宜膀胱癌、肾癌等泌尿系统肿瘤属于瘀热移于下焦者。

车前草马齿苋兔肉汤　车前草（鲜）50g，马齿苋（鲜品）100g，兔肉 150g，陈皮 6g。将兔肉斩块，放入锅内用开水煮 5min，取出待用，将车前草、马齿苋、陈皮洗净。再将全部用料放入锅内，加清水适量，武火煮沸后，文火煲 2h。调味供用。清热利水，凉血补虚。适宜膀胱癌、肾癌或泌尿系统肿瘤手术后，或放疗、化疗后，下焦湿热，瘀毒内结者，证见小便黄赤或尿血夹有瘀块、小便频急或排尿困难。

丝瓜鸭血汤　丝瓜 100g，鸭血块 100g。丝瓜洗净刮去皮、切块，鸭血块洗净切小块，共加调料煮熟食之。清热利湿解毒。适宜防治膀胱癌。

瞿麦血竭茶　瞿麦 15g，血竭 10g，儿茶 10g，白芷 8g，蜂蜜 30g。先将瞿麦、白芷、血竭分别拣杂，洗净，晾干或晒干，白芷切成片，血竭研成粗末，与瞿麦同放入砂锅，加水浸泡片刻，大火煮沸，调入儿茶，拌匀，煎煮 30min，用洁净纱布过滤，去渣，收取滤汁放入容器，待其温热时兑入蜂蜜，拌和均匀即成。早晚两次分服。凉血止血，通淋止痛。适宜膀胱癌出现尿血疼痛者。

鸡内金赤小豆粥　鸡内金 15g，赤小豆 30g，粳米 50g，清水适量。鸡内金烘干后碾末。先煮赤小豆及米作粥，将熟时，放入鸡内金末，再煮至米熟即可。早餐用之。清热利湿，化瘀消积。适宜膀胱癌合并尿路感染所致尿道疼痛，下腹作胀者。

(十一) 卵巢癌的饮食治疗

1. 卵巢癌患者的饮食注意事项

· 保证足够的营养：在抗癌治疗前、中、后各时期都应重视卵巢癌饮食营养，这样才能提高自身对治疗的耐受力，保证治疗计划顺利完成，促进康复。首先是热量和蛋白质食品供给应充足。可以增加优质蛋白质的摄取，如牛奶、鸡蛋、瘦猪肉、虾、兔肉、鱼肉、禽肉、豆制品等；如患者厌油腻荤腥，可选吃酸奶、鸡蛋饼、咸鸭蛋等。还应注意保证充分的热量供应，主食(米、面等谷类食品)必须足够。

· 新鲜的蔬菜水果有益于卵巢癌患者，如洋葱、小白菜、番茄、油菜、菠菜、山楂、鲜枣、芦笋、海带、猕猴桃等。如恶心严重，可以进食菜汁，也可以吃些清爽的凉拌菜和水果。香菇、银耳、黑木耳、蘑菇等，对提高免疫力很有好处，卵巢癌患者应适度进食。

· 足够的维生素摄入，如动物肝、鱼肝油、胡萝卜、莴笋叶等富含维生素 A 和胡萝卜素的食物，对于提高抵抗力有好处。

2. 卵巢癌患者的饮食禁忌

· 忌烟、酒；忌葱、蒜、椒、桂皮等刺激性食物。

· 忌肥腻、油煎、霉变、腌制食物。

· 忌羊肉、狗肉、韭菜、胡椒等温热食物。

3. 卵巢癌食疗方

番茄花椰菜　花椰菜 400g，番茄 1 个，番茄酱适量。花椰菜洗净用手剥成小朵，用盐水浸泡，葱切粒，番茄切小块，准备白糖和番茄酱，大火烧沸后将花椰菜放入，焯烫 3min 捞出；葱爆出香味，下番茄块，翻炒出汁，加入花椰菜，翻炒变软，加入适量的番茄酱和糖翻炒均匀。抗癌和胃。适宜卵巢癌患者手术及化疗前后。

益母草煮鸡蛋　益母草 50g，鸡蛋 2 枚。益母草洗净切段，与鸡蛋加水同煮，鸡蛋熟后去壳取蛋再煮片刻即成。每天 1 剂，吃蛋饮汤。活血调经，益气养血。适宜卵巢癌气血亏虚、月经不调者。

紫草鹑蛋　紫草根 60g，鹌鹑蛋 4 枚。紫草与鹌鹑蛋加水共煮，至蛋熟透。去紫草。每天 1 剂，食蛋，连服 15d。活血止血，益气养血。适宜卵巢癌手术或放化疗后气血亏虚、阴道出血者。

商陆粥　商陆 10g，粳米 100g，大枣 5 枚。清水适量。先将商陆用水煎汁，去渣，然后加入粳米、大枣煮粥。空腹食之，微利为度，不可过量。健脾、利水、消肿。适宜卵巢癌排尿困难所致腹水。

陈香牛肉　陈皮 30g，香附子 15g，牛肉 500g，葱、姜、盐适量。将陈皮与香附子加水 2000ml 煎半小时去渣，放入牛肉加葱、姜、盐等调料，文火炖至酥烂，凉透切片食之。疏肝理气，健脾益气。适宜卵巢癌气血亏虚、畏寒肢冷者。

参芪健脾汤　高丽参 10g，黄芪 10g，党参 18g，山药 18g，枸杞子 15g，当归 10g，陈皮 5g，桂圆肉 14g，猪排骨 300g 或白条鸡 1 只，清水适量。高丽参、黄芪等中药洗净后放入布袋中扎口，和排骨或鸡一起加水煮。先大火后小火，煮 2～3h。捞出布袋，加入盐，胡椒等调味品即可。每次 1 小碗，每天 1 次。以上物料可做出 5 小碗。吃肉喝汤。多余的放入冰箱保存。健脾益肺，开胃壮神。适宜卵巢癌手术后的调理。

长春炖猪肉　长春花 50g，猪肉 200g，油、盐、酱、葱、胡椒、味精各适量。长春花布包煎取汁，爆炒猪肉兑入长春花汁焖煮，至肉熟时加盐、味精，每天 1 次。健脾益肺，抗癌解毒。适宜卵巢癌手术后的调理方面。

白果乌贼　乌贼肉 60g，白果 10 枚，调料适量。两味洗净入锅中，加水适量，煮至肉烂，加调料即成。每天 1 次，连汤服用。收敛止血，养血滋阴。适宜卵巢癌阴道出血、滴沥不止者。

核桃黑芝麻糊　核桃肉、黑芝麻、糯米粉适量。核桃肉、黑芝麻不加油小火炒熟后，磨成粉；糯米粉同样用无油锅炒熟，再一起放到锅里，加水煮沸，要边煮边搅拌，以免糊锅。补肾滋阴，养血益气。适宜卵巢癌手术或放化疗后体质虚弱者。

铁树叶红枣汤　铁树叶 200g，红枣 10 枚。两味洗净入锅中，加水适量，煎煮取汁。每天 1 剂，分 3 次服，30d 为一疗程。清热散瘀，止血养血。适宜卵巢癌术后血瘀、血虚者。

龙珠茶　龙葵子 15g，麦饭石 30g，红糖适量。龙葵子、麦饭石二味加水煎煮，去渣取汁，调入红糖。每天代茶饮用。清热解毒，益气养血。适宜卵巢癌体质亏虚者。

（十二）乳腺癌的饮食治疗

1. 乳腺癌患者的饮食注意事项

·饮食要保证足够的热量，特别是大剂量放射治疗的患者，其体内的糖代谢遭到破坏，糖原急剧下降，血液中乳酸增多，所以必须进食足够的淀粉类食物，还可适量吃蜂蜜、椰枣、无花果等含糖丰富的食物以补充热量。

·要有足够的蛋白质摄入，如牛奶、鸡蛋、鱼类、豆制品等，可提高机体抗癌能力。牛奶和鸡蛋还可改善放疗后蛋白质代谢的紊乱。

·适当进食有抗癌作用的食物，如海马、鲨、蛇肉、抹香鲸油、蟾蜍肉、蟹、赤文蛤、牡蛎、玳瑁肉、海带、芦笋、石花菜等。

·进食具有增强免疫力的食物，包括桑椹、猕猴桃、芦笋、南瓜、大枣、洋葱、韭菜、薏苡仁、菜豆、山药、香菇、虾皮、蟹、青鱼、对虾、蛇等。

·维生素类的补充：维生素 A 和 C 可阻止细胞恶变和扩散、增加上皮细胞稳定性；维生素 C 还可防止放射损伤的一般症状，并可使白细胞水平上升；维生素 E 能促进细胞分裂，延迟细胞衰老；维生素 B_1 可促进患者食欲，减轻放射治疗引起的症状。新鲜蔬菜、水果、芝麻油、谷类、豆类及动物内脏等都富含各种维生素，如果饮食中不能充分摄取，可用复合维生素药物代替。

2. 乳腺癌患者的饮食禁忌

·忌烟、酒、咖啡、可可等饮料。

·忌辣椒、姜、桂皮等辛辣刺激性调味品。

·忌肥腻、油煎、霉变、腌制食物。

3. 乳腺癌食疗方

灵芝煲乌龟　灵芝100g，大枣50g，乌龟1只（约500g）。将乌龟用清水煮沸，去掉甲壳和内脏，切块小炒，与大枣、灵芝煲成汤。滋阴补血。适宜乳腺癌放化疗后虚弱者。

橘皮粥　橘皮50g，橘叶50g，橘核10g，粳米100g，红糖10g。将青橘皮、青橘叶和橘核放入锅内加清水适量煎煮成汁，再倒入粳米，煮熟后放入红糖搅翻匀。适宜乳腺癌早期患者，可以行气、散结。

山药炖老鸭　鸭子1只（约1000g），鸡内金12g，怀山药20g，党参15g，橘叶25g。宰杀鸭子，去毛、爪及内杂，洗净切块，入沸水中焯，洗去浮沫。将山药、党参、橘叶、鸡内金，一并用纱布包好扎紧。砂锅加水，放入鸭块、料酒、姜块、胡椒、药包、盐和葱段等，用大火煮沸，改小火炖2h，加味精调味，即可食用。理气散结，健脾渗湿。可用于乳腺癌患者的康复需要。

金香鲫鱼汤　广郁金10g，制香附6g，当归10g，白芍药12g，陈皮5g，鲫鱼1条（约300g）。先将鲫鱼去鳞、鳃及内杂，并将郁金、陈皮、香附、白芍、当归等用布包后扎口。炒锅烧热，加少许油，稍煎鱼，加料酒、盐、水、药包葱、姜，煮沸15min，加味精、胡椒，数分钟后，捞去药包，起锅装盆，即可食用。理气疏肝，化瘀软坚。适宜乳腺癌肝气郁滞者。

海带忍冬牛肉煲　海带50g，忍冬藤20g，土茯苓20g，牛肉200g。牛肉切成块，海带水发、洗净并切丝，忍冬藤、土茯苓用布包后扎口，一并放入砂锅，加水、姜块、葱卷、料酒，先用大火煮沸，捞去浮沫、姜、葱，加盐、胡椒、咖喱粉（少许），用小火炖2h，再加味精调味即可。软坚散结，清热解毒。适宜乳腺癌。

薏苡仁粥　薏苡仁20g，糯米（或粳米）50g。将薏苡仁洗净后，放入锅内，加水500ml，煮至八成熟，加入糯米（或粳米）煮成稠粥，即可。化湿消肿，和中运脾。适合乳腺癌脾胃亏虚者。

灵芝黄芪肉汤　灵芝15g，黄芪15g，黄精15g，鸡血藤15g，猪瘦肉100g。共煮汤，油、盐、味精调味，每天1剂。益气健脾，养血抗癌。适宜乳腺癌术后头晕、乏力、纳差之体虚患者。

参芪猴头鸡汤　党参15g，黄芪30g，猴头菌100g，大枣10枚，母鸡肉250g，清汤适量。猴头菌泡发切块，鸡肉切块，共放蒸钵内，加料酒、姜、葱，以湿棉纸封口，炖熟食用。补气养血，行气止痛。适宜乳癌手术后或化疗后神疲、气短、心悸等气血亏虚患者。

金龟虫草汤　金钱龟(1只，250～500g)，冬虫夏草15g，沙参30g，灵芝15g，蜜枣6枚。金钱龟去内脏，连龟甲斩为块，用文火炖约1h，调味分早、晚两次食用。每天1剂。补益肺肾，养阴润燥，止咳化痰。用于乳腺癌放疗后出现放射性肺炎、皮炎等。

银杏莲子藕粉羹　银杏20g，莲子30g，藕粉50g。将银杏敲扁去外壳，莲子去心浸泡半小时，加水同煮约40min，至莲子酥烂后加入适量冰糖。藕粉加冷水搅成匀浆，倒进汤锅内，煮开成羹。补气养阴，活血化瘀。适宜乳腺癌患者提高免疫力食用。

海藻海带汤　海藻30g，水发海带丝50g。将海带，海藻洗净，加水适量共煮，加入油，盐，葱，姜，胡椒粉等调味品，做菜食用。软坚散结。可用于乳腺癌患者消散乳核和转移性淋巴结，可经常食用。

(十三)子宫颈癌的饮食治疗

1. 子宫颈癌患者的饮食注意事项

·子宫颈癌手术前应加强营养：蛋白质、糖、脂肪、维生素等应合理食用。当患者白带多呈水样时，宜滋补，如甲鱼、鸽蛋、鸡肉等。当患者带下多黏稠，气味臭时，宜食清淡利湿之品，如薏苡仁、赤小豆、白茅根等。当患者阴道出血多时，应服用些补血、止血、抗癌的食品，如藕、薏苡仁、山楂、黑木耳、乌梅等。

·手术后应进食补气养血、生精填精之膳食，如山药、桂圆、桑椹、枸杞、猪肝、甲鱼、芝麻、驴皮胶等。

·放疗时以养血滋阴的膳食为主，如牛肉、猪肝、莲藕、木耳、菠菜、芹菜、石榴、菱角等；若放疗后出现放射性膀胱炎或直肠炎时，应给予清热利湿，滋阴解毒的膳食，如赤小豆、莲藕、菠菜、西瓜、薏苡仁、荸荠等。

·化疗时以健脾补肾的膳食为主，可用甲鱼、动物肝、山药粉、薏苡仁粥、木耳、枸杞、莲藕、胎盘、阿胶、香蕉等。出现消化道反应，恶心、呕吐、食欲不振时，应以健脾和胃的膳食调治，如姜汁、乌梅、蔗汁、香蕉、金橘等。

·适当进食具有抗癌作用的食物　如苤蓝、包心菜、胡萝卜、油菜、蒜、植物油、鱼等。并可补充维生素C、β胡萝卜素、富含微量元素硒和锌的食物。

2. 子宫颈癌患者的饮食禁忌

·忌盐腌、烟熏、火烤和油炸的食物　特别是烤焐焦化了食物，这些食物含有大量致癌物质，如亚硝酸盐、苯并芘等。

·忌羊肉、虾、蟹、鳗鱼、咸鱼、黑鱼、带鱼等发物。

·忌辛辣刺激食品　如香烟、酒类、辣椒、花椒、胡椒、桂皮等。

3. 子宫颈癌食疗方

五花利湿茶 金银花 15g，菊花 15g，葛花 15g，鸡蛋花 15g，槐米花 15g，木棉花 15g，土茯苓 30g，生薏苡仁 30g，甘草 6g。将全部药材浸入 6 碗水中约 10min，武火煮沸，文火煮 40min 左右，滤出药渣，加入适量冰糖即可，代茶饮。清热解毒，利湿抗癌。适宜宫颈癌溃疡合并感染者。

薏苡仁芡实冬瓜汤 生薏苡仁 50g，芡实 50g，排骨 100g，冬瓜 500g。先将生薏苡仁、芡实洗净，用清水浸泡 1h。排骨斩件，冬瓜切块。先将生薏苡仁、芡实、排骨放入瓦煲用中火煮 1h 左右，然后放入冬瓜再煮半小时，加入食盐，调味即可饮用。健脾利湿。适宜宫颈癌证属湿毒内阻，局部有溃疡或坏死，渗流黄臭液体，小腹坠胀，进食减少者。其他恶性肿瘤证属湿毒内阻者亦可使用。

龟苓汤 金钱龟 1 只，鲜土茯苓 250g，生薏苡仁 50g，生姜 3 片。将金钱龟煮死或杀死后去肠杂洗净，斩块。土茯苓、生薏苡仁洗净切块，然后把全部用料一起放入瓦煲内，加清水 2000ml，武火煮沸后，文火煮 2h，调味即可饮用。健脾利湿，解毒抗癌。适宜中晚期宫颈癌，症见体质虚弱，形体消瘦，进食减少，舌淡边有齿印，苔白腻，脉细滑。

商陆粥 商陆 10g，粳米 100g，大枣 5 枚。先将商陆用水煎 40min，去渣取汁。然后加入粳米、大枣煮成粥。利水消肿。适宜宫颈癌晚期合并腹水者。

首乌生地黄乌鸡汤 何首乌 60g，生地黄 30g，乌鸡 500g，生姜 5 片。将乌鸡洗净斩块备用，将何首乌、生地黄洗净切片，把全部用料放入瓦煲内，加水适量，文火煮 2h，调味即可，饮汤食肉。滋阴补血。适宜宫颈癌阴虚血亏、贫血、恶病质，症见形体消瘦，面色萎黄无华，爪甲苍白，或阴道不规则出血。

黄芪粥 生黄芪 30g，生薏苡仁 30g，红小豆 15g，鸡内金 9g，金橘饼 2 枚，糯米 30g。将黄芪、生薏苡仁、红小豆、鸡内金、糯米分别洗净备用。先以水 1000ml 煮黄芪 30min，捞去渣，放入生薏苡仁，红小豆煮 30min，再放入鸡内金和糯米，煮熟成粥，分早晚两次服用。服后嚼金橘饼 1 枚，每天服 1 次。益气健中。适宜癌症体质虚弱、消化不良的患者。若中晚期宫颈癌或术后、化疗后之患者，证见体倦乏力，面色苍白，短气，纳呆，舌淡，苔薄白，脉沉细者尤为适宜。

瘦肉鱼胶粥 猪瘦肉 60g，鱼胶 30g，糯米 60g。猪肉及鱼胶(浸泡 1d 后)切丝，和米煮粥，盐油调味服食。养阴补虚。主治宫颈癌、卵巢癌患者体虚不思饮食。

白果冬瓜子汤 白果 10 个，冬瓜子 30g，莲子肉 15g，胡椒 1.5g。上述配料同入锅，加水 2 升，武火煮沸后改文火炖至白果、莲子烂熟。分服，每天 2～3 次，每天 1 剂。健脾利湿、止带。适宜子宫颈癌脾胃亏虚、症见带下不止者。

阿胶杞子粥 枸杞子 20g，粳米 60g。粳米加水 500ml 煮粥，熟后入阿胶 20g 使其溶化，再煮 2～3min。每天 1 次，15d 为一疗程。可长期服。补血滋阴。适宜子宫内膜癌术后贫血。

苦瓜茶　鲜苦瓜1个。苦瓜上端切开，去瓤，入绿茶适量，苦瓜悬于通风处阴干。然后将阴干的苦瓜外部洗净、擦干，连同茶叶切碎，混匀。每次10g，沸水冲泡，每天代茶饮。清热解毒、生津止渴。适宜子宫颈癌热毒伤阴证见口干、口渴者。

（十四）子宫内膜癌的饮食治疗

1. 子宫内膜癌患者的饮食注意事项

·饮食保证充足的营养：蛋白质以优质蛋白为主，多食瘦肉、鸡肉、鸡蛋、鹌鹑蛋、鲫鱼、甲鱼、白鱼等。保证足够的热量和维生素，蔬菜以十字花科蔬菜为佳，如花椰菜、芥菜、高丽菜、白菜、绿花椰菜等，含有丰富的抗氧化维生素C及胡萝卜素，能对抗自由基对细胞的伤害。

·出血宜吃鱼翅、海参、鲛鱼、黑木耳、香菇、蘑菇、淡菜、蚕豆。

·白带多宜吃乌贼、淡菜、文蛤、蛏子、牡蛎、龟、海蜇、羊胰、豇豆、白果、胡桃、莲子、芡实、芹菜。

·适当进食防治化疗、放疗副作用的食物，如豆腐、猪肝、青鱼、鲫鱼、墨鱼、鸭、牛肉、田鸡、山楂、乌梅、绿豆、无花果。

2. 子宫内膜癌患者的饮食禁忌

·忌烟、酒及辣椒、花椒、生葱、大蒜等刺激性食物及饮料。

·忌肥腻、油煎、霉变、腌制食物。

·忌羊肉、虾、鳗鱼、韭菜、狗肉、胡椒、姜、桂皮等温热性食物。

·忌公鸡、咸鱼、螃蟹、黑鱼等发物。

·忌桂圆、红枣、阿胶、蜂王浆等热性、凝血性和含激素成分的食品。

3. 子宫内膜癌食疗方

冬瓜子饮　冬瓜子30g，冰糖30g。冬瓜子捣烂，入冰糖放碗中，冲入沸水300ml，文火隔水炖熟。每天1剂。消炎利湿。适宜子宫内膜癌伴有黄白色黏稠带下者。

苦瓜茶　鲜苦瓜1个。上端切开，去瓤，入绿茶适量，苦瓜悬于通风处阴干。然后将阴干的苦瓜外部洗净、擦干，连同茶叶切碎，混匀。一次10g，沸水冲泡，每天代茶饮。清热解暑，生津止渴。适宜子宫内膜癌症见口干、口渴者。

田七藕蛋羹　田七（三七）粉5g、鸡蛋1个，鲜莲藕250g。莲藕切碎，绞汁（约30ml），加水30ml，煮沸后入田七粉蛋糊，加盐适量。每天1剂。清热化瘀，适宜瘀热内蕴型子宫内膜癌。

羊泉枣汤　羊泉30g，红枣10个。加水煎服，每天1剂。清热解毒。主治热毒型子宫内膜癌。

豆腐蛋　豆腐锅巴60g、豆腐皮1张、鸡蛋1个。配料加水煮熟，入白糖适量食用。清热利湿。主治子宫内膜癌证见带下不止者。

白果冬瓜子汤　白果10个，冬瓜子30g，莲子肉15g，胡椒1.5g。同入锅，加水2L，武火煮沸后改文火炖至白果、莲子烂熟。每天1剂，分两次服。健脾利湿，止带。主治子宫内膜癌症见带下不止者。

阿胶杞子粥　枸杞子20g，粳米60g，阿胶20g。加水500ml煮粥，熟后入阿胶使其溶化，再煮2~3min。每天1剂，分两次服。15d为一疗程。益气补血。适宜子宫内膜癌术后贫血。

(十五)子宫肌瘤的饮食治疗

1. 子宫肌瘤患者的饮食注意事项

· 饮食要营养丰富，多吃瘦肉、鸡蛋、绿色蔬菜、水果等；控制脂肪，特别是动物脂肪的摄入；多吃五谷杂粮如玉米、豆类等。

· 常吃富有营养的干果类食物，如花生、芝麻、瓜子等。

· 适当进食具有抗癌作用的食物，如红薯、大蒜、苹果、花菜、胡萝卜、洋葱、海藻、香菇、杏仁、黄瓜等。

2. 子宫肌瘤患者的饮食禁忌

· 忌桂圆、红枣、阿胶、蜂王浆等热性、凝血性或含激素成分的食品。

· 忌吃烧烤、油炸、腌制的食品。

· 忌食辣椒、麻椒、生葱、生蒜、白酒等刺激性食物及饮料。

· 慎食酸性食品：这类食品有固涩收敛作用，使血液涩滞，不利于经血的畅行和排出，因此痛经者应尽量避免在经期使用此类食物。酸性食物包括米醋、酸辣菜、泡菜、石榴、青梅、杨梅、草莓、阳桃、樱桃、酸枣、杜果、杏子、李子、柠檬等。

· 慎食生冷寒凉食品：肠胃功能不佳的女性，经前和经期应忌食生冷寒凉食品，如冷饮、生拌凉菜、田螺、蚌肉、螃蟹、蛏子、苦瓜、西瓜、梨、柿子、绿豆、山竹、黄瓜、荸荠、柚、橙子等，以免寒凝血瘀而使痛经加重。

3. 子宫肌瘤食疗方

益母草蛋汤　益母草50~100g，陈皮9g，鸡蛋2个。加水适量共煮，蛋熟后去壳，再煮片刻，吃蛋饮汤。月经前每天1次，连服数次。活血调经。适宜子宫肌瘤气滞血瘀型。

延胡索猪肉补血羹　延胡索、艾叶、当归各9g，瘦猪肉60g，食盐少许。将前3味加水3碗，煎成1碗，去药渣，再入猪肉糜煮熟，用食盐调味做羹汤服食。月经前每天1剂，连服5~6剂。补血温阳，活血调经。适宜子宫肌瘤血虚血瘀型。

丝瓜籽汤　丝瓜籽9g，红糖适量，黄酒少许。把丝瓜籽焙干，水煎取汁，加黄酒、红糖调服。月经前每天1次，连服3~5d。活血调经。适宜子宫肌瘤瘀血停滞型。

消瘤蛋　鸡蛋2个，壁虎5只，莪术9g。加水400ml共煮，待蛋熟后剥皮再煮，弃药食蛋，每晚服 1 次。散结止痛，祛风定惊。适宜子宫肌瘤气滞血淤型。

二鲜汤　鲜藕 120g，鲜茅根 120g。切碎，用水煮汁当茶饮。滋阴凉血，祛瘀止血。适宜子宫肌瘤月经量多、血热瘀阻型。

银耳藕粉汤　银耳 25g，藕粉 10g，冰糖适量。将银耳泡发后加适量冰糖炖烂，入藕粉冲服。清热润燥止血。适宜子宫肌瘤月经量多、血色鲜红者。

山楂益母饮　山楂 30g，益母草 20g，郁金 10g，红糖适量。先将山楂、郁金、益母草三药洗净，放锅中加水，煎 30min，取汁，去渣，溶入红糖，分次频温饮。行气消积，活血化瘀。适宜子宫肌瘤气滞血瘀型。

化积兔肉煲　三棱 6g，莪术 5g，枸杞子 15g，黑木耳 30g，香菇 40g，兔肉 250g。先把黑木耳、香菇，用温水泡发、洗净，并去杂质；兔肉切块后，放锅中煮沸，去浮沫；三棱、莪术用纱布包成药包；枸杞子温水浸泡 15min。砂锅中放入药包、兔肉块、香菇、黑木耳、料酒、盐、胡椒等，用中火煲 1h，捞去药包，加入味精、枸杞子，再煲 15min，即可食用。补益肝肾，化瘀散积。适宜子宫肌瘤患者月经失调的康复。

（十六）鼻咽癌的饮食治疗

1. 鼻咽癌患者的饮食注意事项

·营养要充分：饮食首先要保证营养价值高、氨基酸谱齐全的优质蛋白食品，如蛋类、乳类、鱼类及大豆及其制品，并多食新鲜蔬菜、水果、花生、香菇、西红柿、柑橘等。

·辅以有化痰散结功效的食品，如海带、紫菜、龙须菜、海蜇等。若出现头晕目眩，耳聋口苦、急躁易怒等肝火上炎症状时，宜选清肝泄热、滋阴潜阳之品以减轻症状，如菊花代茶，炒决明子代咖啡，食用苦瓜、苦丁茶、黄花菜等。

·放疗期间的饮食：主食应以半流食或软烂食物为好，副食方面要多吃新鲜蔬菜、水果，特别是番茄、荸荠、白萝卜、胡萝卜、莲藕、橙子、白梨、山楂等果品。

·晚期患者的饮食：晚期多属余毒停滞，气血耗伤，故在保障足够营养的同时，宜选易消化、色香味俱佳的食品，如粥、羹、汤、汁等。调配饮食又应以滋润适口的为好，如鲜石榴、菠萝、青梅、鲜乌梅、橙子、香橼、荸荠、菱角、秋梨等。平时口含鲜山楂和藏青果，有消炎杀菌、清咽生津的作用。

·适当进食具有增强机体免疫、抗鼻咽癌作用的食物，如海参、茯苓、山药、大枣、菱、薏苡仁、甜杏仁、黄鱼、海龟、甲鱼、牡蛎、海蜇、蟹、鲨、四季豆、香菇、核桃。

2. 鼻咽癌患者的饮食禁忌

·忌烟、酒、油炸及高脂肪食物。

·咯血时忌燥热性食物　如韭菜、葱蒜、生姜、八角、桂皮等。

·忌食辛、热之品 如不食辣椒、胡椒、茴香、韭菜、榨菜、羊肉、狗脊、鹿肉、雀肉、虾蟹等性温热之物，少用温热性补药，以免生热助火。

3. 鼻咽癌食疗方

桑菊枸杞明茶 桑叶9g，菊花9g，枸杞子9g，决明子6g。将以上4味洗净，入锅，加水适量，大火煮沸，改小火煎煮半小时，去渣取汁即可。清热泻火，平肝解毒。当茶，早晚两次分服，或频频饮服之。适宜邪毒肺热型鼻咽癌，证见头痛头晕、视物模糊、口苦咽干、心烦失眠、面部潮红等。

荞麦土牛膝茶 鲜荞麦30g，鲜土牛膝30g。以上2味洗净，入锅，加水适量，煎煮40min，去渣取汁即成。上下午分食，吃荞麦饮汤汁。清热、解毒、化痰。适宜邪毒肺热型鼻咽癌。

芦笋茶 鲜芦笋100g，绿茶3g。先将鲜芦笋洗净，切成1cm的小段；砂锅加水后，中火煮沸，放入芦笋小段，加入用纱布袋扎裹的绿茶，煎煮20min，取出茶叶即成。代茶饮，分上、下午两次，频频饮服，芦笋段可同时嚼食。润肺祛痰，解毒抗癌。适宜鼻咽癌、肺癌、食管癌、乳腺癌、宫颈癌等癌症。

桂圆葡萄饮 桂圆肉、葡萄和藕适量。将葡萄与藕分别榨汁，等量混合；桂圆肉温水洗净。先口中细嚼桂圆肉，再饮葡萄汁与藕汁混合饮汁，顺便咽下桂圆肉，每天数次。润肺生津。本方有助于改善放疗后的咽部干燥症状。

罗汉果茶 罗汉果，每年9~10月间果实成熟时采摘，置地板上使其熟，10d后果皮转黄再用火烘烤，制成叩之有声的干燥果实，择量切成片，放在有盖杯中，以沸水冲泡，加盖，闷15min即可饮用。当茶，频频饮用，一般可冲泡3~5次。清肺止咳，防癌抗衰。适宜鼻咽癌、喉癌、肺癌患者做辅助治疗的常用茶疗饮品服食。

半枝莲蜜饮 半枝莲150g，鱼腥草150g，蜂蜜30g。将半枝莲和鱼腥草洗净，切段，放入砂锅，加水煎煮两次，每次30min，合并两次煎液，趁热加入蜂蜜，拌匀即成。当茶，早晚两次分服。清热解毒，祛湿利水，化瘀抗癌。适宜各类癌症，作防癌抗癌茶疗饮品，对鼻咽癌、胃癌、肝癌、食管癌、大肠癌、肺癌等癌症尤为适宜，加大用量，对继发性胸膜肿瘤及伴有胸腹水者，也有辅助治疗效果。

西洋参茶 西洋参3g，麦冬10g，石斛10g。先将麦冬、石斛洗净，放入砂锅，加水煎煮两次，每次30min，合并两次煎液，去渣后回入锅中，再煮至沸，放入西洋参，加盖，停火闷15min即成。当茶饮，早晚两次分服，当日吃完。养阴清热，补气生津，解毒抗癌。适宜鼻咽癌、食管癌、贲门癌、胃癌放疗后，症见口腔黏膜溃破，口干咽燥者尤为适宜，亦可用作各类癌症患者防癌抗癌茶疗饮品。

荸荠豆浆 荸荠100g，豆浆250g，白糖25g。将荸荠用清水洗净，用沸水烫约1min，放在臼内捣烂，再以洁净纱布绞汁待用，生豆浆放在锅内置火中烧沸，掺入荸荠汁水，再次煮沸后倒入碗中，加白糖搅匀即成。每日服2~3次，当茶饮。润肺养胃，清热生津，止咳化痰。适宜鼻咽癌放疗后口干少津者。

刺五加茶　刺五加 50g。将采挖的刺五加根茎洗净，切成片，晒干或烘干，放入砂锅，加水煎煮两次，每次 30min，合并两次煎液，即成。当茶饮，早晚两次分服，频频饮用。扶正补虚。适宜各类癌症，对癌症患者放疗、化疗出现白细胞减少或下降者尤为适宜。可提升白细胞数，减轻临床症状。

大蒜萝卜汁　大蒜 30g，白萝卜 30g，白糖适量。将大蒜去皮捣烂，白萝卜洗净捣烂，共用开水浸泡 5h；以洁净纱布包紧两物，绞取汁液，去渣；在汁液中加入白糖少许，调匀，即可饮用。3 次分服，每次 15ml，连服 1 周。杀菌解毒，理气化痰。适宜鼻咽癌患者。

麦冬黄连茶　麦冬 15g，黄连 2g。将麦冬、黄连洗净后，放入有盖杯中，用沸水冲泡，加盖焖 15min 即可。当茶饮，早晚两次分服，频频饮用。养阴清热，消肿止痛。适宜鼻咽癌放疗后引起放射性口腔黏膜炎。

（十七）甲状腺癌的饮食治疗

1. 甲状腺癌患者的饮食注意事项

·遵循三项原则——营养化、多样化、均衡化　营养必须均衡，日常饮食以谷物为主食，提供高热量对抗消耗和促进恢复，并搭配优质蛋白、不饱和脂肪、高维生素食物。如果食物中不能提供足够维生素，可配合服用维生素 A、B、C、E 等制剂。为保证患者有良好食欲，食物必须新鲜、口感好。

·适当进食抗癌蔬菜或水果，如红薯、大蒜、芦笋、卷心菜、水芹菜、甜椒、胡萝卜、蘑菇、黄瓜、番茄、猕猴桃、苹果、菠萝等，富含维生素 C 能阻断胃内亚硝胺的形成；柑橘含有两种黄酮类物质，能增强体内分解苯并芘这种强致癌物的能力；菇类如平菇、香菇和猴头菇等能够提高患者免疫力；圆白菜、西兰花等含有的吲哚化合物，能刺激机体产生一种抗癌活性酶；茶叶和葡萄酒中富含茶多酚，可抑制亚硝基化反应，起到防癌效果；白藜芦醇存在于葡萄和红酒中，能预防肿瘤形成。

·适当进食具有消结散肿作用的食物，如菱、芋艿、油菜、芥菜、赤豆、荠菜、荸荠、香菇等。

·辨证配置患者食品：甲状腺癌患者多有阴虚阳亢表现，而甲鱼、乌龟有补肾滋阴散结作用，特别适合患者食用；平时还可以用玉竹、沙参、麦冬等滋阴之品泡水或煲汤饮用；虚热特别显著者还可用莲子心、淡竹叶、玫瑰花等清热之品代茶饮；秋梨"生者可清六腑之火，熟者可滋五脏之阴"，特别适合伴有干咳的患者，但清热之品也不可过度使用，以免伤及脾胃。化疗后白细胞减少者可食用补血生血的阿胶、龙眼肉。

2. 甲状腺癌患者的饮食禁忌

·避免致癌物摄入：不吃油炸、烟熏、烧烤的食品，不吃腌制食品，忌吃发霉食物、烧焦的肉类、久存腐败的蔬菜等。

·忌辛辣、烟酒等刺激性食品：刺激性食物可促进机体代谢，心跳加快出汗更多，加重症状和消耗。

3. 甲状腺癌食疗方

甘麦二枣粥　甘草 25g，小麦 50g，大枣 10 个，酸枣仁(炒)15g。共煎沸 20 钟，去渣留汁，入粳米 100g 煮熟食甘润滋补，养心安神。对于甲状腺结节有药食两用的功效。

紫菜煲贻贝　干贻贝(淡菜)60g，紫菜 15g。紫菜清水洗净，贻贝清水浸透，入瓦锅内清水同煲，调味后吃肉饮汤。软坚散结，消瘿病。主治一般甲状腺肿初起。

昆布红枣汤　昆布 30g(水泡)，红枣 20g，薏苡仁 30g，百合 20g，排骨 200g，食油、葱、蒜、食盐适量。将上述配料放入锅中炖 2h，食肉喝汤。软坚散结。适宜甲状腺癌患者。

双耳菜　银耳 20g，黑木耳 25g，大蒜 25g，食盐，醋适量。将双耳用水泡开，洗净后与佐料凉拌，每天食用数次。清热凉血。用于甲状腺癌肿患者。

夏枯草汤　夏枯草 30g，芦根 20g，鸽子 1 只，食盐、油、葱、姜、蒜适量。将药材洗净包好与鸽子一起炖 1~5h，食肉喝汤，每天 1 剂。解毒泻火。用于甲状腺癌。

紫菜粥　干紫菜 15g，猪肉末 50g，精盐 5g，味精 1g，葱花 5g，胡椒粉 2g，麻油 15g，粳米 100g。先将紫菜洗净，再将粳米淘洗干净，放入锅中，加清水上火，煮熟后再加入猪肉末、紫菜、精盐、味精、葱花、麻油等，稍煮片刻，撒上胡椒粉，每天 1 剂，分次食用。清热解毒，润肺化痰，软坚散结。适宜单纯性甲状腺肿、甲状腺功能亢进、颈淋巴结核等症。

海带排骨汤　海带 50g，排骨 200g，黄酒、精盐、味精、白糖、葱段、姜片适量。先将海带用水泡发好，洗净切丝；排骨洗净斩块。锅烧热，下排骨煸炒一段时间。加入黄酒、精盐、白糖、葱段、姜片和清水适量，烧至排骨熟透，加入海带烧至入味，加味精调味，佐餐食用。软坚化痰，清热利尿。适宜皮肤瘙痒、甲状腺肿大、颈淋巴结核等症。

猪胰淡菜汤　取猪胰 1 个，淡菜 60g。先将猪胰洗净切成条块，淡菜洗净后用清水浸泡约 20min，放入锅中，加水煨汤等煮开后 10min 再加入猪胰；煨煮后稍加味精，不拘时食用。益肺补脾，润燥止渴。适宜糖尿病、甲状腺肿大、毛发枯少、产后虚弱消瘦等症。

海带肉丝汤　水发海带 250g，猪瘦肉 50g，胡萝卜 150g，精盐、味精、酱油、花椒水、葱丝、蒜片、猪肉汤适量。先将猪肉洗净切成细丝，胡萝卜洗净切成细丝。锅烧热，放入肉丝煸炒至白色时加入酱油、花椒水、葱、姜、蒜继续煸炒至肉丝熟透，加入肉汤、精盐、海带丝、胡萝卜丝烧煮，撇去浮沫，加入味精，佐餐食用。软坚化痰，清热利尿。适宜甲状腺肿大、颈淋巴结核等。

海麻雀肉　海麻雀或海蛇 30g。用海麻雀或海蛇肉煲瘦肉 100~150g。益肺补脾，润燥止渴，软坚散结。适宜糖尿病、甲状腺肿大、毛发枯少、产后虚弱消瘦等症。

由于甲状腺肿瘤多为肝郁体质，饮食方面需选取如橙子、柚子、柑橘、香橼、白果、芹菜、佛手、萝卜、茭白、蓬蒿、山楂、红花、西红柿等具有疏肝化痰、活血化瘀功效的食物。此外，海带、海参、发菜等海产品虽然具有软坚散结的效果，但由于其含碘量过高，在甲状腺肿瘤术后的[131]碘治疗中仍需禁忌，治疗完成后方可适当进食。

（十八）皮肤癌的饮食治疗

1. 皮肤癌患者的饮食注意事项

皮肤癌患者日常饮食中可以适当增加酸、甜、苦、辣、咸五味，按照中医传统理论，每味都有它的特殊作用。酸能收敛，生津开胃；甜能补益脾胃；苦能泄下、燥湿，少量可开胃；辣也能开胃；咸能通下、软坚。食品基本上都是以上五味，或几味混合在一起。

·皮肤癌患者手术后饮食：皮肤癌手术后，耗气伤血，宜食用补气养血之品，选用鹌鹑蛋、胡萝卜、山药、粳米、扁豆、大枣、香菇、藕粉粥、豆类、龙眼、荔枝等。要经常更换菜肴品种，注意菜肴的色香味调配，以增加患者的食欲。癌症是一种消耗性疾病，特别是蛋白质的消耗很多，癌症患者必须增加瘦猪肉、牛肉、兔肉或鸡鸭家禽的摄取量，才能使患者有足够的蛋白质来源。要避免吃油煎类不易消化的食物，多吃煮、炖、蒸等易消化的食物。多吃维生素含量丰富的蔬菜、水果及其他一些有助于抗癌的食物，如芦笋、海带、海藻、洋葱、大蒜、蘑菇等。

·皮肤癌患者化疗时的饮食：化疗药物毒副作用较大，在杀伤肿瘤细胞的同时，会使正常的细胞受到一定损害，患者可能出现免疫功能下降、白细胞减少、消化道黏膜溃疡、脱发等。从中医辨证来看，癌症患者化疗后多气血两亏，宜常服益气养血之品，选用核桃仁、桑椹、白木耳、香菇、菱角、薏苡仁粥、黄鳝等；同时宜补充高蛋白质食品，如奶类、瘦肉、鱼、动物肝脏、红枣、赤豆等。河蟹、黄鳝、黑鱼、牛肉等也有助于升高白细胞。如出现食欲不振、消化不良，可增加健脾开胃食品，如山楂、白扁豆、萝卜、香蕈、陈皮等。

·皮肤癌患者放疗时的饮食：放疗可能引起黏膜损伤，骨髓抑制，白细胞减少等等。饮食护理十分重要。一般要给患者流食、半流食，根据病情酌情增减数量和次数，如果患者食欲差，一次进食较少，只能少量多餐。放疗时耗损阴液，饮食中宜增加一些滋阴生津的甘凉之品，如甘蔗汁、荸荠、藕汁、梨汁、枇杷、香蕉、葡萄、猕猴桃、泥鳅、海参等。对于耐受力差的患者可以给予静脉高营养，以补充体内的严重消耗。

2. 皮肤癌患者的饮食禁忌

·忌烟、酒、浓茶、咖啡和可可等。

·忌吃过热、过冷、过期及变质的食物。

·忌辛辣、刺激性食物，忌食致敏性食物，如虾、蟹、雪菜、白果等。

3. 皮肤癌食疗方

芝麻红糖粥　黑芝麻200g，红糖30g。黑芝麻拣净，略炒，入瓶备用或捣碎装瓶。每次用2汤匙加红糖适量，用开水冲服。养血滋阴。此粥气香味美，适宜皮肤癌肝肾不足者。

栀子仁粥　栀子5g，粳米50，清水适量。先将栀子晒干，略焙黄，然后研成极细粉末；把粳米放入砂锅内，加清水适量，煮成稀粥，待粥熟后，加入栀子粉末拌匀，再煮片刻一次性食用。解毒消痈，清热泻火。适宜皮肤癌热毒内蕴、大便秘结、口渴、烦躁不安者，对皮肤癌红肿溃烂有较好效果。

核桃芝麻粥　核桃仁200g，芝麻100g，粳米100g。将核桃仁及芝麻各研末。粳米加适量水煮熟，再加入核桃仁、芝麻即可食用。可随意饮用。益气养血滋阴。适宜皮肤癌放化疗后体质虚弱者。

土茯苓乌龟汤　土茯苓15g，乌龟1只（300～500g），猪瘦肉100g。将乌龟洗净，去肠脏后斩件，猪瘦肉切块，与土茯苓一起放锅内加水适量，文火煲3h，加盐调味即可。随意喝汤吃肉。祛湿健脾，强健身体。适合皮肤癌患者术后或放化疗后体虚、食欲不振的患者。

藕粉粳米粥　藕粉及粳米适量。水开入藕粉，成糊状即可，也可直接用开水冲泡。粳米可适当加入大枣等同煮，成粥样。再将两者混合即可食用。补气养血。适合皮肤癌手术后食用。

菠菜泥鳅汤　菠菜200g，泥鳅3条。菠菜可用高汤烫熟以减少营养元素的流失；泥鳅用水煮熟即可，也可加入枸杞、山药等中药同炖，炖烂后加入菠菜。滋阴养液。适宜减轻皮肤癌放疗的副作用。

黄芪蜜汁　黄芪、蜂蜜各1000g。黄芪加水煎煮，浓缩为1000ml，兑入蜂蜜。每天3次，每次20ml。扶助正气。适宜皮肤癌术后、放疗、化疗及恢复期的患者。

猪皮黑豆汤　猪皮300g，黑豆50g，猪瘦肉150g。制将猪皮、猪瘦肉、黑豆洗净，加水适量同煎煮至烂熟，和盐调味，饮汤食肉。益气养血。适宜皮肤癌术后、放疗、化疗及恢复期的患者。

首乌山药羊肉汤　何首乌30g，山药100g，羊瘦肉500g，生姜9g。将羊肉洗净切块，将山药、何首乌、生姜洗净，加水适量同炖煮至烂熟，和盐调味，饮汤食肉。扶助正气，养血滋阴。适宜皮肤癌手术后或放化疗后体质孱弱的患者。

（十九）白血病的饮食治疗

1. 白血病的饮食注意事项

·营养丰富充分：由于白血病患者代谢亢进，必须给以高热量、高蛋白而易消化的饮食，以补充体内营养物质的消耗，并维持免疫力。蛋白质类以高质量、消化和吸收率高的动物性蛋白与豆类蛋白质为主，像禽蛋、鱼虾、瘦肉等。患者阴液亏虚显著者，应给与清淡甘凉的乳类、粥、羹、豆腐、豆腐脑、豆浆等；阴虚内热显著者，频频饮用西瓜汤、秋梨汁、番茄汁、甘蔗汁等。

·进食含有丰富维生素的蔬菜与水果：维生素可以增强机体的局部基质抵抗力与全身免疫能力，能够预防癌细胞生成扩散。

·适当补硒：白血病患者血液黏稠度增加，容易形成血栓，从而发生多种严重并发症。而补硒(和维生素 E)后，可使红细胞变形性明显提高，降低血栓形成概率，故可适当吃点补硒的食物，如蘑菇、杏仁、海鲜、大蒜等。

·化疗时的饮食：化疗易致恶心呕吐、腹泻、食欲低下，可用竹笋、芦笋、甘蔗汁、秋梨、薏苡仁、山药等食物，其具有和胃止呕、健脾止泻的作用。

·放疗时的饮食，除营养丰富，还应滋润适口，可选用山药粉、杏仁霜、鲫鱼、鳝鱼、莲藕、黑芝麻、桑椹、香蕉、白梨等。

·适当补血：白血病多伴有发热、出血、贫血，故需多吃些补血、生血、活血的食物药膳，如龙眼肉、大红枣、连皮花生、鲜猪殃、鹅血、动物肝、甲鱼、豌豆、黑豆、深绿色蔬菜等。还可将黄芪、当归配伍入食物中制成药膳调补。

·进食具有抗白血病的食物，如食用菌，含有丰富的具有调节免疫功能的多糖体物质，能刺激抗体的形成；海带、裙带菜、角义菜等海产品，含有丰富的褐藻胶，有预防白血病的作用；带鱼体表银白色粉末状细鳞，是合成抗癌药物六硫代鸟嘌呤的原料，是防治急性白血病的有效而又易得的食品；苦瓜含有明显抗癌活性的蛋白质，能增强免疫细胞的活性，有效地抑制癌细胞的增殖和增强对癌细胞的杀伤力。

2. 白血病患者的饮食禁忌

·禁忌温热性食品，如辣椒、大葱、洋葱、大蒜、蒜薹、芥末、胡椒、花椒等大辛大温之品。

·忌烧烤、油炸、霉变、腌制类食品。

3. 白血病食疗方

鳗鱼酒　鳗鱼 500g，黄酒 500ml，食醋适量。将鳗鱼剖腹去内脏，洗净置锅中，加入黄酒和醋，用文火炖至熟烂，加盐少许，每天食用。补虚损，活血止血。适宜白血病有便血、消瘦、低热等症状等。

荠菜粳米粥　荠菜 90g，粳米 90g。将荠菜洗净切碎后同粳米煮粥，每天 1 剂，常服。清热益气。适宜白血病。

乳鸽枸杞汤　乳鸽 1 只，枸杞 30g，食盐少许。将乳鸽去毛杂、洗净、与枸杞共放锅中，加清水适量。文火炖熟后，调入食盐适量服食。益气养血，滋阴补肾。适宜慢性白血病体弱消瘦者。

无花果煮鸡蛋　鲜无花果 20g，鸡蛋 1 个，米酒 10ml，油盐各少许。鲜无花果加水煎煮，去渣取汁。再把鸡蛋放入无花果汁中煮熟。捞出去蛋壳后再放入继续煮，最后加米酒、油、盐调味即可食用。每天 1 剂，疗程不限。益气养血。适宜慢性白血病。

冬虫夏草炖雄鸭 冬虫夏草 1g，雄鸭 1 只，姜、葱适量，油、盐少许。将雄鸭宰杀后去毛洗净，去内脏。冬虫夏草洗净，放入鸭腹内，将鸭放入锅内，加油、葱、姜，再加水适量，隔水炖熟即可食用。每周 2 剂，连续 3~5 周。滋补健身，益肾补虚。适宜慢性白血病。

芦笋炒香菇肉片 芦笋 100g，香菇 50g，猪瘦肉 50g，鸡蛋 2 个，油、盐、味精、香油少许，葱、姜适量。芦笋洗净切碎，香菇用温水泡发，洗净切成丝，猪瘦肉切片。将三者一起放入锅内，加油、盐少许，翻炒数分钟后，打入鸡蛋同炒，加水适量炒至熟，加入味精、香油、姜、葱，再炒片刻即可食用。每天 1 剂，连续 1~2 个月。益气养血。适宜慢性白血病。

蘑菇豆腐 鲜蘑菇 60g，鲜豆腐 250g，姜丝、葱白、蒜泥各 5g。食油、盐、酱油、白糖各适量。蘑菇洗净切碎，豆腐切成小块。炒锅内放油少许，烧热，入姜丝、葱白、葱泥炒香，加入蘑菇。煸炒片刻，放酱油、盐和水适量，焖一会，翻炒几下，加白糖、豆腐再焖 2min 即可食用。每天 1 剂，连续 1~2 个月。滋阴养血。适宜慢性白血病。

草菇烧青鱼 鲜草菇 100g，鲜青鱼 250g，葱、姜、醋、香油、盐、黄酒、酱油、味精各少许。鲜草菇洗净泡发，沥干后切成片；鲜青鱼去内脏、鳃，洗净切成短段。将草菇、青鱼放入锅内，加入调料和水适量，用武火烧沸后。转用文火烧煮至熟即可食用。每天 1 剂，连续 1~2 个月。养胃滋阴。适宜慢性白血病体弱消瘦者。

魔芋粥 魔芋、大米、调味品各适量。将魔芋洗净，切细；大米淘净，与魔芋同放锅中，加清水适量煮粥。待熟时略放食盐等调味服食，每天 1 剂。化瘀消肿。适宜慢性白血病有瘀血征象者。

沙杏猪肉汤 北沙参 15g，杏仁 10g，瘦猪肉 50g，调料适量。将沙参、杏仁布包，猪肉洗净，切丝，勾芡。先取二药水煎取汁去渣，再煮沸后，下肉丝煮熟，食盐、味精等调料服食。清肺化痰，生津止渴。适宜慢性白血病。

薏苡仁炖鸡 薏苡仁 20g，鸡 1 只（约 1200g），竹笋、冬菇、调味品适量。鸡除毛及内脏后洗净，沥干；薏苡仁洗净泥沙。烤干，碾碎。将鸡连骨切成约 3cm 的方块。放入深锅中。放水约 10 杯，同时放入薏苡仁，盖好盖，先用猛火煮沸。后用文火煮约 2h；将鸡肉捞出，滤去薏苡仁渣，再把鸡肉放入汤中，加入竹笋、香菇等。移到火上，加酒半杯。加入适量的调味品煮沸即成。养胃滋阴，补血益气。适宜慢性白血病气血不足者。

（二十）恶性淋巴瘤的饮食治疗

1. 恶性淋巴瘤患者的饮食注意事项

·日常饮食必须营养丰富、热量充分：恶性淋巴瘤患者应多摄取优质蛋白质，如鸡蛋、牛奶、鱼虾、家禽、豆腐等；主食以米、面为主，一日三餐间隔之间还可以适当服用蜂蜜、红糖水等，以补充热量。

·多吃富含维生素的食物：维生素 C 能增强细胞中间质功能，可以增强全身抵抗力，抑制癌细胞的增生，富含维生素 C 的食物有油菜、鲜雪里蕻、小白菜、西红柿、山楂、红枣、柠檬、猕猴桃等；维生素 A 能维持上皮组织正常结构，刺激机体免疫系统，调动机体抗癌的积极性，抵御致病物质侵入机体，含有维生素 A 较多的食物有蛋黄，动物(猪、羊、鸡等)肝，胡萝卜，莴笋叶，油菜，白薯等。

·补充增强机体免疫力的食物：人体的免疫系统除能消灭外来侵入的异物(病毒、细菌等)，还能处理衰老、损伤、死亡、突变的自身细胞，在抗肿瘤中具有重要意义，故癌症患者应多吃能增强免疫力的食物，如香菇、蘑菇、大枣、桂圆、莲子、黑木耳、银耳等。

·进食具有抗肿瘤作用的食物：这些食物能提高巨噬细胞吞噬癌细胞的活力，有利于癌症患者的康复，如荠菜、黄花菜、甲鱼、薏苡仁、山慈菇、白萝卜等。患者出现淋巴结肿大宜吃荸荠、芋艿、核桃、荔枝、黄颡鱼、田螺、羊肚、猫肉、牡蛎等。

·淋巴瘤患者放射治疗后的饮食选择：放疗对机体损害较大，临床常见口渴喜饮、烦躁不安等郁热伤津的现象。在饮食调理上，要选择滋阴清淡、甘寒生津的食物，如荸荠、鸭梨、鲜藕、冬瓜、西瓜、绿豆、香菇、银耳等。

·淋巴瘤患者化疗后的饮食选择：化疗后多有消化道反应和骨髓抑制，患者出现恶心呕吐、血细胞水平下降等表现。在日常饮食中除应保证足够营养和热量外，还应做到食物的口味较好、易消化。

2. 恶性淋巴瘤患者的饮食禁忌

·忌烟酒及咖啡或浓茶等兴奋性饮料。

·忌葱、蒜、姜、桂皮等辛辣刺激性食物。

·忌肥腻、油煎、霉变、腌制食物。

·忌公鸡、猪头肉等发物。

·忌羊肉、狗肉、韭菜、胡椒等温热性食物。

3. 恶性淋巴瘤食疗方

枸杞松子肉糜 肉糜 100～150g，枸杞子、松子各 100g。将肉糜加入黄酒、盐、调料，在锅中炒至半熟时，加入枸杞子、松子，再同炒即可。每天 1 次，作副食服之。清热滋阴。适宜恶性淋巴瘤放疗后阴虚内热。

猪肾慈菇汤 光慈菇 30g，猪肾及睾丸各 1 个，盐、葱、姜各少许。将光慈菇浸泡 2h 后，煎汤，滤过汤液，再将猪肾、睾丸洗净，去掉杂物，切成方块状，加入光慈菇滤过后汤液，一同煮后加入盐、葱、姜文火煮至熟即可。喝汤吃猪肾、睾丸，每天作为副食食之，可常服。补肾滋阴。适宜恶性淋巴瘤化疗后精血亏虚。

淮杞三七汤　三七 15g，淮山药 30g，枸杞子 25g，桂圆肉 25g，猪排骨 300g。食盐、胡椒粉适量。三七、山药等中药均用布袋扎口后，和猪排骨放在一起，加 4 大碗清水。先大火后小火，炖煮 2~3h。放入盐、胡椒粉调味即可。可煎煮出 3 小碗。每次 1 小碗，吃肉喝汤。每 1~2d 吃一次。生血补血，开胃健脾。适宜恶性淋巴瘤肿块增大迅速而舌有暗紫斑。

豆芽凉面　绿豆芽 150g，细面条 300g，瘦肉丝 75g，鸡蛋 1 个，黄瓜 1 条，蒜末少许，酱油、麻油各 4~6ml，盐、葱花、芝麻酱、沙拉油、冰开水、冷水适量。面条煮熟，冰开水淋滤两次，加麻油拌匀放入碗中，存于冰箱中备用。芝麻酱同醋、食盐调匀，加入蒜末，瘦肉丝用沙拉油、葱花炒香，加酱油和冷水，熬成肉汁。鸡蛋摊成薄皮切丝，黄瓜擦丝，绿豆芽去尾用开水略烫。将上述调料和菜放入面条中，拌匀后即可食用。喜食醋者，可加少许米醋。清热解毒，通利三焦。适宜淋巴肉瘤热毒盛者。

海带紫草牡蛎肉汤　海带 50g，紫草 10g，牡蛎肉 250g。将海带用水发胀、洗净切细丝，放水中煮至熟软后，再放入紫草牡蛎肉同煮，食盐、油适量调味即可食用。软坚散结。适宜恶性淋巴瘤痰火郁结型。

山药杞子炖牡蛎肉　淮山药 30g，枸杞 20g，牡蛎肉 100g。将山药洗净切片，枸杞洗净拣去杂质，牡蛎肉洗干净一起放入锅内，放水适量，放入姜丝、油、食盐适量，煮沸后转文火炖 30min 即可食用。滋阴益肾，软坚散结。适宜恶性淋巴瘤肝肾阴虚型。

海带猴头菇汤　干猴头菇 30g，海带 50g。将海带用清水浸泡，洗去咸味，切成条状。取猴头菇洗净，温水泡开，切成块，然后一起放入砂锅中加水适量煮汤，沸后加入油、上等鱼露、蒜、葱少量，再煮片刻即可服用。理气疏肝，化痰散结。适宜恶性淋巴瘤气滞痰凝型。

银耳桑椹大枣汤　干银耳 20g，桑椹 30g，大枣 10 个。干银耳水泡发后洗净，与桑椹、大枣 10 个共加水 800ml，煮熟，连汤同服食，每日分 3 次服完。补气养血。适宜恶性淋巴瘤气血亏虚、免疫功能低下者。

罗汉果红枣核桃鼋鱼汤　罗汉果 60g，红枣 10 个，核桃仁 20g，鼋鱼肉 50g。将以上四味洗净，加水 1000ml，煮熟，加适量食盐、味精，吃果肉喝汤。活血化瘀，补肾养血。适宜恶性淋巴瘤放化疗后血虚肾亏者。

白芥牛肉　牛肉 200g，白芥子 10g，炮姜 10g，肉桂 3g，盐、料酒适量。牛肉洗净切小块，加白芥子、炮姜、肉桂、盐、料酒、水等，文火炖至肉烂汤收尽，吃肉去渣。补益气血，温阳散寒。适宜寒痰凝滞之恶性淋巴瘤。

（二十一）多发性骨髓瘤的饮食治疗

1. 多发性骨髓瘤患者的饮食注意事项

·日常饮食原则：高热量、高蛋白、富含维生素、易消化，口味尽量要清淡。

·对症选择具有药食两用的食物，如能抑制骨髓过度增生的食品，如海带、紫菜、裙带菜、海蛤、杏仁；抗血栓、补血、壮骨和减轻脾肿大的食品，如桃仁、李子、蛤、韭菜、山楂、海蜇、龟甲、鳖肉、核桃、蟹、虾、猪肝、蜂乳、芝麻、花生甲鱼、泥鳅、海鳗。

·适当选择具有抗骨癌作用的食物，如山羊血、鲨、蟹、羊脑、海参、牡蛎、鳖、龟、沙虫、鹿血、大叶菜、麦片、小苋菜、油菜籽、沙枣、香芋、栗、野葡萄。

·放化疗患者可选择一些能减轻其副作用的食物，如蜂乳、核桃、猕猴桃、银耳、香菇、大头菜、花粉等。

·减少豆制品（豆浆、豆腐脑等）摄入，尤其肾功能不全患者，因为豆类食品中含有非必需氨基酸，可能损伤肾脏。即便肾功能正常，建议骨髓瘤患者也应注意。

·少吃酸性食物，如西红柿、山楂、醋等，以免引起异常免疫球蛋白沉淀，加重肾脏负担。

2. 多发性骨髓瘤患者的饮食禁忌

·忌烟、酒。

·忌辛辣刺激性食物，如葱、蒜、姜、花椒、辣椒、桂皮等。

·骨髓瘤患者忌肥腻食物。

3. 多发性骨髓瘤食疗方

海带当归黄芪炖肉　水发海带200g，当归30g，黄芪50g，猪肉500g。猪肉切成小块洗净，焯掉血水，重新放入猪肉，加入海带，倒开水适量，大火烧开，放葱、姜、八角、薏苡仁，转小火，炖1h左右放当归、黄芪，再煮约半小时，炖烂即可，佐餐常用。益气养血。适宜多发性骨髓瘤气血两虚者。

冬瓜薏苡仁茯苓汤　薏苡仁100g，大骨500g，冬瓜200g，茯苓30g，精盐、生姜、酱油、味精、大茴香各适量。薏苡仁泡半小时，猪骨洗净，焯掉血水，重新放入骨头，倒开水适量，大火烧开，放葱、姜、八角、薏苡仁，转小火，炖1.5h左右放茯苓，再煮约半小时，吃前放冬瓜片。健脾渗湿。适宜多发性骨髓瘤脾虚湿盛者。

牛骨续断杜仲汤　牛骨500g，续断50g，杜仲30g，茯苓30g。牛骨洗净，焯掉血水，重新放入骨头，倒开水适量，烧开，放葱、姜、八角，转小火，见牛骨发白时，加入续断、杜仲、茯苓，再煮约半小时，调味后即可饮用。温补脾肾。适宜多发性骨髓瘤脾肾阳虚的患者。

桃花鱼片　青鱼肉适量，桃仁酥10g。鱼肉切丝，共炒熟即可。活血益气。本食疗方可抑制骨髓过度增生，适宜各型多发性骨髓瘤。

山楂甜羹　山楂50g，红花50g。煮羹做点心食。活血化瘀。适宜伴有高黏滞血症的多发性骨髓瘤患者。

黄芪银耳汤　黄芪9g，银耳12g。加水300ml，文火煮1h加冰糖适量，每天1次。益气养阴。适宜多发性骨髓瘤缓解期气阴两虚、口干、盗汗、失眠者。

| 第十五章 |

癌症的中医治疗

一、中医治疗癌症概述

目前，治疗癌症通常有五大手段：手术治疗、放射治疗、化学治疗、生物免疫治疗和中医治疗。其中前四种手段都归类于西医的传统疗法。但截至目前，仍没有找到一种可以根治癌症的方法。传统的西医治疗虽然能对病情有所控制，但存在杀瘤不彻底、安全隐患多、易复发转移、副作用大的缺陷。

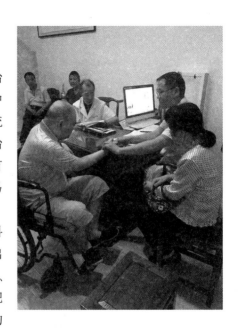

为了减少患者的痛苦，增加疗效，随着科技的发展，在西医传统疗法的基础上，陆续出现了一些新的疗法。如包含有氩氦超导手术、射频和微波消融、精准靶向放射治疗、分子靶向治疗、血管介入治疗、缓释库疗法等在内的"靶向治疗"，还有阻断为癌瘤细胞提供营养的血管，让癌瘤细胞"饥饿致死"的饥饿疗法，以及基因治疗、高温治疗（热疗）、内分泌治疗等新兴疗法。这些疗法减轻了患者在医疗中和医疗后的身心痛苦，提高了疗效，但并没有达到完全控制癌症的目的。而且为了防复发、防转移，往往会在手术后继之以放、化疗，仍然属于西医传统疗法的补充。

中医药虽然在大多数情况下起辅助治疗的作用，不过对于某些病种，特别是肿瘤的特定阶段，中医药却能发挥主导治疗的作用。业界普遍认为，中医有助于患者改善生活质量，改善患者食欲和情绪，恢复患者体力，提高免疫力，这也是中医治疗的价值体现。

（一）中医学对癌症认识和治疗的历史沿革

中医对肿瘤的认识，也是随着时代发展由浅入深逐渐认识的。

据研究甲骨文的考古学家发现，距今 3500 多年前的殷周时代，就有了"瘤"的病名，说明在那时人们就对肿瘤有所认识。《黄帝内经》奠定了中医肿瘤学形成与发展的基础，在《灵枢·百病始生篇》有记载："虚邪之中人也……留而不去，则传舍于络脉……"留者，瘤也，日久则传舍或留着于各处，此为中医对转移肿瘤疾病的最早记载。书中所记载的马刀、石疸、肠蕈、伏梁、噎膈、积聚等病证与现代某些肿瘤的临床表现极为类似，如《素问·邪气脏腑病形》所说的"胃病者腹膜胀……膈咽不通，食饮不下"，则与现今临床所见的食管、胃、贲门肿瘤症状相似。同时，《内经》对某些肿瘤的病因病机也做了许多论述。《内经》中所体现出来的整体观念、辨证论治的基本理论特点以及"治未病"的预防学思想，是指导后世早期防治、诊疗肿瘤的准则。

在西汉时期，有位叫淳于意的名医，曾记录过一则医案，和现代医学的"胃癌"相当吻合，这是人类医学史上最早的有记载的一个癌症病例。

东汉时期的华佗在其《中藏经》中指出："夫痈疽疮肿之所作也，皆五脏六腑蓄毒不流则生矣，非独因荣卫壅塞而发者也。"认为肿瘤的起因由脏腑"蓄毒"而生。华佗治疗噎膈反胃方中有丹砂腐蚀药物，对体表、黏膜的肿瘤有明显的治疗效果。东汉末年张仲景所著的《伤寒杂病论》中，对"胃反""积聚"及妇科肿瘤等的脉因证治进行了较为明确的阐述，还较明确地指出了某些肿瘤的鉴别与预后，书中所载"鳖甲煎丸""大黄䗪虫丸"等至今仍为肿瘤临床常用。

秦汉时期也发展出了丰富的手术治疗方法，在《三国志·方技传》中，就记载了华佗用手术治疗胃肠道肿瘤的方法："若病结积在内，针药所不能及，当须刳割者，便饮其麻沸散，须臾便如醉死无所知，因破取。病若在肠中，便断肠前洗，缝腹膏摩，四五日差，不痛，人亦不自寤，一月之间即平复矣。"即使在今天看来，这样的医疗水平也是相当理想的。

到了隋唐时期，中医对肿瘤的病因、病机的认识以及在治疗方法上已逐渐全面和成熟。巢元方在《诸病源候论》记载了"癥瘕""积聚""食噎""反胃""瘿瘤"等病证，相关的肿瘤病因证候共有 169 条，分门别类详细记载了多种肿瘤疾病病因、病机与症状，且还记载运用网膜血管结扎法、肠吻合术等治疗肿瘤疾病。

唐代孙思邈《千金要方》开始按发病性质和部位对"瘤"进行分类，出现了"瘿瘤""脂瘤""肉瘤""石瘤""脓瘤""骨瘤"和"血瘤"等分类。王焘编写的《外台秘要》中，记载了大量使用虫类药物如蜈蚣、全蝎、僵蚕等治疗肿瘤的方药，为后世使用虫类药物治疗肿瘤提供了新的思路。

晋·葛洪所著《肘后备急方》是一部当时医生的急诊手册，还论述了甲状腺肿及常见肿瘤的治疗。如书中记载："凡症见之起，多以渐生，如有卒觉便牢大，自难治也。腹中症有结节，便害饮食，转羸瘦。"葛洪不但认识到恶性肿瘤的发生、发展、恶化的典型过程，还提出肿瘤疾病要预防为主，防止其转移。《肘后备急方》还记载了红升丹、白降丹等升华药品，开创了化学治疗的先河，对后世痈疽、肿疡、瘿瘤、赘疣的治疗起了一定的推动作用。

战乱频繁的宋金元时期，医学进入了大发展时代，不但瘟疫类等烈性疾病的理论和治疗方法日益丰富，对肿瘤的认识也更全面了。宋代东轩居士的《卫济宝书》中首次出现了"癌"这个字，书中还详细记载了乳癌的临床表现，与现代医学的观察所见非常吻合：40岁以上的妇女易患此症，溃烂三年而死等。《严氏济生方》记载有割治手术与药物结合治疗肿瘤的病例记载。南宋杨士瀛曾描述道："上高下深，岩穴之状，颗颗累垂……毒根深藏，穿孔透裹……"对癌症的特征认识非常准确。他还论述了"癌"的证治，把"癌"列为痈疽"五发"之一，提到用麝香膏药外贴治疗"癌发"。《仁斋直指附遗方论》对癌的症状、病性描述更为详细，认为癌症是"毒根深藏"造成的，为后世苦寒解毒法治疗癌症提供了理论依据。该书还提出了癌有"穿孔透甲"和易于浸润、转移的特点。宋代官方辑录的《政和圣济总录》中，论述了体内气血的滞留可能产生肿瘤疾病，并载有类似肝肿瘤的肝着、肝壅、肝胀等病的证治。李杲提出"内伤脾胃，百病由生"的论点，并创立补中益气汤、通幽汤等，对于癌瘤患者有滋补强壮、扶正固本的作用。朱丹溪倡"相火论"，对"反胃""噎膈"等肿瘤类疾病的治疗，主张以"润养津血，降火散结"为主，并创立大补阴丸、琼玉膏等方。在《丹溪心法》中，对乳岩、噎膈及积聚痞块的形成、演变、预后和治疗等，进行了较为细致的描述。

到了明清时期，癌症病例和治疗的记述更加丰富。张景岳在《类经》和《景岳全书》中，全面总结了前人对肿瘤类疾病的认识，将治疗积聚的药物归纳为攻、消、补、散四大类，提出了对噎膈、反胃等病的不同治法，还提出及早治疗轻浅病证以防止噎膈等肿瘤类疾病的发生，对当今治疗肿瘤仍具有重要的指导意义。王肯堂在《证治准绳》记载了乳癌、噎膈等的病因病机及预后。《本草纲目》中已载有治疗瘿瘤疣痣的药物如贝母、黄药子、海带、夏枯草等130余种，治疗噎膈的半夏、胆南星、三棱、莪术等利气化痰、开结消积药等。窦梦麟补辑明代以前外科诸书于1569年而成的《疮疡经验全书》，就对乳腺癌进行了细致的观察，描述其早期可治、晚期难治的特点。另外，在明清时期，还有关于类似阴茎癌、舌肿瘤等的记载，清代高秉均在其《疡科心得集》中描述了"肾岩翻花"发病过程，还把"舌疳""失荣""乳岩""肾岩"列为四大绝症。

（二）现代中医学对癌症的认识

现代中医学家普遍认为，癌瘤是人体外感"六淫（风、寒、暑、湿、燥、火）"，内因"七情（喜、怒、忧、思、悲、恐、惊）"伤损，饮食不节，劳倦过度等引起脏腑失调，产生气滞、痰饮、血瘀等，停滞于体内所形成的。主要表现为正气亏虚、气滞血瘀、痰湿凝结、热毒积聚等。由于癌毒利用整个人体来为它提供为害环境和为害条件，癌细胞的扩散性、浸润性和繁殖快的特点，也是以人体为依靠才得以具有的。因此治癌症，必须有全局观念，不能"攻其一点不及其余"。

癌症进行手术、放化疗之前，中医治疗多以扶正或扶正兼祛邪为主，目的在于调节患者体质平衡、提高免疫力，为手术和放化疗提供调节。在手术之后，多以扶正为主以促使患者体质尽快恢复，并为进行其他治疗打基础。在放化疗进行阶段，多以增强放化疗敏感性、减少其毒副反应为主，使患者能顺利完成整个疗程。在其他综合治疗完成后，多以扶正兼以祛邪，目的是提供患者免疫力，改善生活质量，并巩固已取得的疗效，抑制残存的癌细胞转移或复发。

（三）中医进入癌症治疗的最佳阶段

中医与手术治疗相结合，既可以促进患者康复，还能预防术后肿瘤的复发和转移。中医中药在治疗恶性肿瘤上有无法替代的优势，一旦确诊肿瘤，中医中药就应该参与治疗。现在尤为提倡中西医结合治疗，中医、西医各有所长，两者"因人、因时、因地"有机结合，容易取得最佳治疗效果。西医治疗的同时，联合中医药治疗，在减少手术和放化疗导致的恶心、呕吐、乏力、骨髓抑制等不良反应和损伤方面，中医、中药可以发挥不可替代的作用。例如肿瘤患者放疗过程中往往会出现局部皮肤疼痛、溃疡等放射性损伤，症状严重的甚至不得不终止放疗。另外，进行内分泌治疗的乳腺癌患者，配合服用补肾健骨的中药制剂，可以明显改善内分泌治疗带来的骨骼肌肉关节疼痛、僵硬及功能下降等症状，提高患者生活质量。

在全部完成西医的规范化治疗之后采用中医药治疗，外科手术往往创伤较大，易致患者气血亏虚，免疫力下降，而中医治疗有扶正培本、活血化瘀的作用，起到促进患者康复的作用。恶心和呕吐是肿瘤放化疗过程中最常见不良反应，持续的呕吐可能会导致患者营养不良、代谢紊乱、机体功能受损，重者导致终止化疗，中医药可通过调节脾胃的方法，提高患者的消化吸收功能、改善营养状况、增强免疫力，减轻放化疗所造成的肝、肾损伤。

晚期阶段中医治疗的重点在减轻患者痛苦，晚期肿瘤患者治疗的主要目的在于减轻患者痛苦、提高生活质量。中医药长于扶正，提高机体免疫功能，改善症状，提高生活质量。有资料表明，中医药可抑制肿瘤的复发和转移、抑制放化疗诱发新的肿瘤，在肿瘤晚期治疗中更有优势。

（四）中医治疗肿瘤的特点和方法

中医治疗肿瘤具体法则很多，如清热解毒法、活血化瘀法、软坚散结法、扶正培本法等。临床以软坚散结和扶正培本法应用较多。

1. 清热解毒法

癌毒患者病程初期和疾病过程中出现急性感染时，往往出现化火化热、肿毒瘀结、热毒内蕴等表现，此时应给予清热解毒治疗。常选用的药物有山豆根、猫人参、鸦胆子、半枝莲、半边莲、败酱草、七叶一枝花、天葵子、蛇莓、土茯苓、凤尾草、石上柏、鬼针草、苦参、狗舌草、穿心莲、黄芩、黄连、白花蛇舌草、龙葵、大黄、冬凌草、羊蹄、仙人掌、牛蒡子、农吉利、芦荟、肿节风、蒲公英、野菊花、商陆、鱼腥草、紫草、荠菜、猪殃殃、三尖杉、柿叶、牛黄、虎杖等。现代研究证明，清热解毒药中有许多药物含有抑制或杀伤瘤细胞的成分，能够控制癌毒的生长和扩散。

2. 活血化瘀法

癌症患者病程中经常出现瘀血停滞，故活血化瘀也是治疗癌肿的常用方法。常选用的药物有红花、桃仁、三棱、莪术、急性子、喜树、王不留行籽、泽兰、牡丹皮、丹参、降真香、桑拓木、斑蝥、苏木、水红花子、鬼箭羽、五灵脂、乳香、水蛭、威灵仙、茜草等。实验室研究发现，这些药物大部分有一定抑制动物肿瘤或人癌细胞株生长的作用。

3. 以毒攻毒法

此法通过攻毒散结，达到使癌肿消散、缓解疼痛的作用。常用的药物有全蝎、蜈蚣、马钱子、壁虎、蟾酥、雷公藤、藤黄、长春花、雄黄、两面针、苍耳草、露蜂房等。目前已从蟾酥、长春花中提取出有效成分用于临床治疗。

4. 软坚散结法

癌毒在中医可归类为一种癥瘕积聚，故软坚散结法常常用于治疗肿瘤，通过软化和消散肿块起到缩小癌肿的作用。常用的药物有山慈菇、葵树子、瓜蒌、天南星、夏枯草、半夏、天花粉、黄药子、昆布、海藻、皂角刺、杏仁、狼毒、乌药、土贝母、僵蚕、小茴香等。

5. 利湿逐饮法

消化系统和盆腔恶性肿瘤患者中晚期多有痰饮湿浊集聚于腹部的病证，故采用利湿逐饮法消除痰饮湿浊，常用的药物有茯苓、薏苡仁、猪苓、泽泻、木通、石见穿、车前子、竹叶、玉米须、半边莲、石韦、葫芦、马边草、茵陈蒿等。

6. 扶正培本法

正气亏虚往往贯穿于恶性肿瘤整个病程中，而且由于各种治疗手段副作用的影响，更加导致患者食欲低下、体质下降，因而扶正培本就成了治疗肿瘤的重要法则之一。该治法无论是作为手术、放疗或化疗的辅助治疗以减轻毒副反应，还是在手术等治疗结束后促进患者尽快康复、防止复发和转移，都可起到很重要的作用。研究发现，大多数扶正培本的药物都能提高机体免疫力，并且表现出一定的抗肿瘤效应。常用的药物有人参、黄芪、党参、白术、山药、太子参、五味子、菟丝子、冬虫夏草、十大功劳、枸杞子、百合、玉竹、棉花根、刺五加、无花果、淫羊藿、桑寄生、三七、补骨脂、地黄、当归、龟甲、鳖甲、沙参、天门冬、女贞子、鸡血藤、灵芝、云芝、猴头菌、菜豆、香菇、木瓜、银耳、海参等。从个别药物中提取的有效成分，如香菇多糖、灵芝多糖等已作为免疫制剂用于临床治疗恶性肿瘤。

二、中医治疗癌症各论

（一）胃癌的中医治疗

1. 中医学对胃癌的认识

胃癌在中医学中多属于"反胃""噎膈""积聚"范畴。胃癌的发生，与邪热、食积、痰湿、郁滞等因素有关。中医学认为，癌毒既不同于六淫邪气，亦不完全等同于一般的内生五邪及气滞、血瘀、痰阻诸邪，而是由于各种致病因素长期刺激，综合作用产生的一类特殊毒邪。胃癌的病因病理有内因和外因，以内因为主，由于长期情志不畅，饮食不节，中焦脾胃受损，日久致痰湿、瘀血内蕴；同时机体久受毒邪（致癌因素）侵袭，蕴毒于内，导致气滞、血瘀、湿停、浊聚、痰结、毒邪蕴热，互为因果，前后相兼，积聚遂成。古典医籍对此早有深刻认识，《内经》曰："壮人无积，虚人则有之。"明确指出癌症发病以全身正气亏虚为本，局部瘀血湿浊痰毒互结成积为标。因此气血亏虚贯穿胃癌发病始终，益气养血健脾祛湿是中医药治疗胃癌之本。《伤寒论》云："阳明之为病，胃家实是也。"阳明多实，多热，为胃之本经，由于胃为阳腑，以通为补，痰湿瘀毒易于停积而发病，且最易耗伤气血津液，因此如若饮食不节，胃内痰浊、湿浊、热毒等阻遏中焦，导致气滞络瘀、浊毒内蕴、邪毒盘结，日久进一步导致气阴两伤，出现邪实正虚，交互为病。《外证医案汇编·乳岩附论》云："正气虚则成岩。"《医宗必读》也指出："积之成者，正气不足，而后邪气居之。"过度劳累、饮食内伤和久病不愈等均可导致人体正气亏虚，脏腑功能失调，正虚则无力抗拒外邪，如果长期接触毒邪，易致内虚与外邪互为因果，引起浊毒内蕴，日久形成肿瘤。现代学者多认为胃癌的发生与人体内留伏、凝聚有毒物质有关。"毒"，主要是指人体长期受环境污染、不良水质、化肥农药、饮食不洁、光电噪音及放射性物质等因素影响，如果人体体质较差，正气无力抗邪，进一步致痰浊瘀血交互为患，形成癌肿。

早期胃癌一般没有明显症状，主要靠临床筛查中发现，中医临床接诊的患者相当一部分以中晚期胃癌为主，此时患者大多患病已久，正气耗伤，脾胃虚损，瘀毒内结，临床表现颇为复杂。患者由于脾胃亏虚，失其运化，出现上腹痞满、食少纳差、腹胀，胃脘疼痛；胃气上逆则恶心呕吐，进食梗阻或不畅；毒邪结聚，阻塞络道，以致血行不畅，瘀血内生，舌质紫黯或有瘀点瘀斑；脾失健运，传导无力，则大便或溏或结等；胃络损伤则可见黑便；运化失司，则气血亏虚，出现体倦乏力，神疲懒言，面白无华，舌淡红、少苔或剥苔，脉沉细等临床表现。因此治宜扶正祛邪兼顾，益气养血、化痰利湿，活血化瘀，消肿散结，使祛邪而不伤正，扶正而不留邪。根据大量文献统计归纳发现，现代多数医家认为，晚期胃癌的病机为"本虚标实"，全身属虚，局部属实，本虚指脾胃虚弱、正气亏虚，标实指气滞、湿阻、痰凝、热毒、血瘀等。脾虚贯穿于胃癌病程的始终，在胃癌发生发展、预后转归中的起着关键性作用。

2. 胃癌的辨证论治

（1）肝胃不和型

临床表现：胃脘胀痛或窜及两胁，嗳气频繁，嘈杂泛酸，呃逆呕吐，口苦口干，大便不畅，舌质淡红，苔薄白或薄黄，脉沉或弦细。

治法：疏肝理气，和胃降逆。

方药：拟柴胡疏肝散合平胃散化裁。柴胡 12g，枳壳 10g，白芍 10g，川芎 12g，香附 8g，陈皮 10g，厚朴 8g，苍术 10g，甘草 5g。

加减：嗳气频作，加旋覆花、沉香；胃脘痛甚者，加玄胡、木香、川楝；肝郁化热而见泛酸嘈杂者，加左金丸；气郁痰阻者，加旋覆花、代赭石、生姜；兼口苦，便秘者，加大黄、枳实；气郁化火伤津之干呕，舌红少津者，加麦冬、太子参；气滞血瘀而见刺痛拒按者，加蒲黄、五灵脂、丹参。

（2）湿热瘀毒型

临床表现：脘腹刺痛，灼热反胃，食后痛甚，脘腹拒按，可扪及痞块，或有呕血便血，或食入即吐，或食入经久仍复吐出，舌质暗紫或有瘀点，苔黄腻，脉弦滑或滑数。

治法：清热解毒，活血祛瘀。

方药：自拟清化瘀毒方。蒲公英 15g，夏枯草 15g，旋覆花 10g，陈皮 10g，厚朴 10g，半夏 10g，丹参 12g，赤芍 15g，砂仁 6g，黄连 9g，生石膏 30g，半枝莲 15g，山慈菇 10g，薏苡仁 12g，生甘草 6g。

加减：兼有气滞气逆加八月札、川厚朴、枳壳；兼有血瘀加丹参、桃仁；恶心呕吐症状顽固者加姜竹茹、代赭石。

（3）瘀血内结型

临床表现：胃脘刺痛而拒按，痛有定处，或可扪及腹内积块，腹满不食，或呕吐物如赤豆汁样，或黑便如柏油样，或左颈窝有痰核，形体日渐消瘦，舌质紫黯或有瘀点，脉涩。

治法：活血化瘀，行气止痛。

方药：膈下逐瘀汤化裁。五灵脂 10g，当归 12g，川芎 12g，桃仁 8g，牡丹皮 12g，赤芍 9g，乌药 8g，延胡索 10g，甘草 5g，香附子 6g，红花 10g，枳壳 5g。

加减：可加三棱、莪术破结行瘀；呕血或黑便者，应注意把握活血药物的种类和剂量，可配伍白及、仙鹤草、地榆、槐花以止血；加海藻、瓜蒌化痰软坚；加沙参、麦冬、白芍滋阴养血；吞咽梗阻，腹满不食者，也可改用通幽汤破结行瘀，滋阴养血。

（4）胃热伤阴型

临床表现：胃脘部灼热，口干欲饮，胃脘嘈杂，食后剧痛，进食时可有哽噎难下，甚至食后即吐，纳差，五心烦热，大便干燥，形体消瘦，舌红少苔，或舌黄少津，脉细数。

治法：养阴清热，解毒和胃。

方药：麦门冬汤合玉女煎加减。麦门冬 30g，半夏 8g，甘草 6g，人参 9g，粳米 3g，大枣 4 枚，生石膏 30g，熟地黄 12g，知母 8g，牛膝 8g。

加减：频繁呃逆，加旋覆花、代赭石；胃脘痛甚者，加延胡索、香橼、佛手；大便秘结不通者，加大黄、厚朴；兼见气滞血瘀而见刺痛拒按者，加五灵脂、蒲黄。

(5) 脾胃虚寒型

临床表现：胃脘部隐痛，喜温喜按，腹部可触及积块，朝食暮吐或暮食朝吐，宿谷不化，泛吐清水，面色苍白，肢冷神疲，大便溏薄，可呈柏油样，舌淡而胖，苔白滑润，脉沉缓。

治法：温中散寒，健脾和胃。

方药：理中汤合六君子汤加减。人参 10g，白术 12g，炙甘草 8g，干姜 8g，茯苓 10g，砂仁 3g(冲服)，山药 12g，莲子 10g，煨葛根 15g，木香 6g。

加减：理中汤加肉桂、附子即桂附理中汤，以增加温阳补虚散寒之力。全身浮肿者，可合真武汤以温阳化气利水。便血者，可合黄土汤温中健脾，益阴止血。

(6) 气血两亏型

临床表现：脘腹隐痛或胀痛，面色㿠白无华，身困乏力，心悸气短，头晕目眩，虚烦不寐，饮食不下，呕吐频作，形体消瘦，自汗盗汗，面浮肢肿，或可扪及腹部积块，舌淡苔白，脉沉细无力。

治法：补气养血，健脾和胃。

方药：自拟八珍汤化裁。党参 15g，黄芪 15g，茯苓 12g，白术 12g，当归 10g，半夏 10g，陈皮 12g，白芍 15g，砂仁 6g，枳实 9g，阿胶 12g，何首乌 15g，山慈菇 10g，薏苡仁 12g，甘草 6g。

加减：癌块坚硬者可加夏枯草、海藻、瓦楞子等软坚散结；兼有瘀滞疼痛加徐长卿、延胡索、金铃子、参三七等行气化瘀；兼有痰食积滞加六神曲、鸡内金等化痰消滞药；呕吐频繁加旋覆花、代赭石、竹茹等降逆止呕。

胃癌晚期癌肿大损元气，嗜耗精血，贫血、恶病质相继出现，时有衰脱之危，此时治疗不应将癌肿的消除作为主要目标，宜扶助正气，正旺以抗邪御邪，延长寿命为重点。气血两虚型胃癌由于正气大亏，脏腑功能削弱，应用补剂宜缓而图之，剂量不宜过大，以免出现"虚不受补"而适得其反。

3. 胃癌的民间验方集萃

·参芪白石汤：党参 15g，生黄芪 15g，生白术 10g，白英 30g，白花蛇舌草 30g，仙鹤草 30g，生薏苡仁 30g，七叶一枝花 30g，石见穿 18g。水煎服，每天 1 剂。健脾利湿，清热解毒。适宜脾胃亏虚、湿毒集聚的胃癌患者。

·八月野藤汤：八月札 15g，藤梨根 30g，石见穿 30g，白花蛇舌草 30g，菝葜 30g，野葡萄藤 30g，红藤 15g，白毛藤 30。水煎服，每天 1 剂。理气活血，解毒消积。适宜气血瘀滞、热蕴毒郁的胃癌患者。

·温中化积汤：橘络 3g，炮姜 3g，生半夏 9g，生南星 9g，淫羊藿 12g，炒白术 9g，茯苓 12g，生牡蛎 30g，炒鱼鳔 9g，人参 6g，补骨脂 12g，地鳖虫 6g，水蛭 3g，全蝎 3g，蚕茧 3g。水煎服，每天 1 剂。温肾健脾，祛瘀化痰。适宜胃癌表现为脾胃虚寒、痰湿凝聚者。

·藤虎汤：藤梨根 60g，虎杖 30g，白花蛇百草 30g，半枝莲 30g，石见穿 30g，丹参 15g，瞿麦 15g，延胡索 9g，香附 9g，姜黄 9g，陈皮 9g，茯苓 9g，甘草 6g。水煎服，每天 1 剂。清热解毒，活血化瘀，理气止痛。适宜胃癌湿热瘀毒兼有瘀血者。

·白蛇六味汤：白英 30g，蛇莓 30g，龙葵 30g，丹参 15g，当归 9g，郁金 9g。水煎服，每天 1 剂。清热消肿，活血化瘀。适宜胃癌湿热瘀毒者。

·藤梨根汤：藤梨根 90g，龙葵 60g，石见穿 30g，鸟不宿 30g，鬼箭羽 30g，铁刺铃 60g，无花果 30g，九香虫 9g。水煎服，每天 1 剂。解毒活血，清热利湿。适宜胃癌湿热瘀毒者。

·硇蛭赭石汤：水蛭 2g，硇砂 0.5g，夏枯草 15g，党参 15g，木香 3g，白矾 3g，月石 3g，紫贝齿 30g，槟榔 10g，玄参 10g，代赭石 30g，大黄 5g，丹参 30g，陈皮 6g。水煎服，每天 1 剂。理气化痰，攻积逐瘀。适宜胃癌。本方攻积逐瘀之力甚，溃疡型胃癌宜慎用。

·和胃降逆汤：旋覆花 15g，威灵仙 15g，姜半夏 9g，刀豆子 9g，急性子 9g，姜竹茹 9g，代赭石 30g，冰球子 9g，五灵脂 9g，菝葜 15g。水煎服，每天 1 剂。理气和胃降逆。适宜胃癌肝胃不和者。

·双海汤：海藻 15g，海带 12g，夏枯草 12g，生牡蛎 30g。水煎服，每天 1 剂。软坚散结。适宜胃癌癌肿坚聚不散者。

·蟾皮莪术汤：干蟾皮 9g，莪术 9g，生马钱子 3g，八月札 12g，枸杞子 30g，瓜蒌 30g，白花蛇百草 30g，白毛藤 30g，煅瓦楞 30g，生薏苡仁 30g，槟榔 15g，赤芍 15g，夏枯草 15g，广木香 9g。水煎服，每天 1 剂。解毒消肿，理气活血，软坚散结。适宜胃癌中晚期癌肿结块明显者。

·棉根莲枣汤：棉花根 60g，藤梨根 60g，白茅根 15g，半枝莲 60g，连钱草 15g，大枣 3 个。水煎服，每天 1 剂。清热解毒，益气和中。适宜胃癌气血亏虚兼有热毒者。

·仁耳汤：薏苡仁 120g，银耳 30g，郁金 30g，大蒜 10 瓣，青蛙 2 只约 150g。用法：上药共炖煮，每隔一晚服 1 剂。适宜胃癌。安徽和县地区民间用此方专治胃癌，流传多年。

·蟾皮莪术汤：干蟾皮 6g，莪术 9g，生马钱子 3g，八月札 30g，蒲公英 12g，

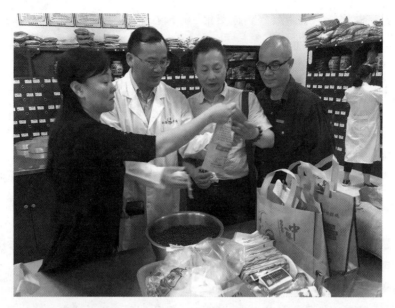

瓜蒌 30g，白花蛇舌草 30g，白毛藤 30g，煅瓦楞 30g，生薏苡仁 30g，槟榔 15g，赤芍 15g，夏枯草 15g，广木香 9g。每天 1 剂，水煎服，日服两次。解毒消肿，理气活血，软坚散结。适宜胃癌虚实兼夹者。

·陈延昌胃癌验方：生黄芪 20g，薏苡仁 20g，煅瓦楞 20g，喜树果 30g，云茯苓 20g，白术 10g，枳壳 10g，女贞子 20g，藤梨根 60g。每天 1 剂，水煎服，日服两次。益气扶正，和胃抗癌。适宜胃癌晚期或术后气血亏虚明显者。

·扶正消瘤汤：党参 12g，黄芪 12g，生地黄 10g，枸杞子 10g，川楝子 8g，鳖甲 10g，牡丹皮 10g，半边莲 12g，半枝莲 12g，水红花子 12g，白花蛇舌草 12g。每天 1 剂，水煎服，日服两次。补气养胃，软坚散结，清热解毒。适宜胃癌中晚期正虚邪实者。

·三根汤：藤梨根 90g，杨梅根 90g，虎杖根 60g，焦山楂 6g，鸡内金 6g。每天 1 剂，水煎，两次分服。清热解毒，消积活血。适宜胃癌湿热瘀毒兼有瘀血内结者。

·蟾蜍酒：活蟾蜍 5 只，黄酒 500g。共蒸 1h，去蟾蜍取酒，冷藏备用。每次服 10ml，每天 3 次。解毒消肿。适宜胃癌、肝癌及食管癌。

·铁树饮：红枣大的 8 粒，小的 10 粒（共 18 粒），铁树 1 叶，半枝莲 50g，白花蛇舌草 50g。4 味药为一剂可煎两次。第一次用水量大约十五碗煎两小时，第二次约十碗水煎两小时，然后将药汤倒起日夜当茶饮服。清热解毒，抗癌散结。适宜胃癌早期癌毒初起、正气不虚者。

·赤芝饮：赤芝 20g，平盖 40g，桑黄 40g，松针 40g，桦褐 40g。此药可煲 7～8 次，直至煲出来的水无色才换药，代茶饮。养阴益胃，抗癌解毒。适宜胃癌表现为胃热伤阴者。

（二）食管癌的中医治疗

1. 中医学对食管癌的认识

食管癌的证候在祖国医学早期文献中曾有大量描述，2000 多年前的医学典籍《内经》中就有"肠覃""石瘕""膈中"的记载，《难经》曾记载"积聚"，《诸病源候论》中也有"癥瘕""石疽""石痈"的记载；在病理因素上，历代医家大多归因瘀滞痰湿，《如丹溪心法》曰："凡人上、中、下有块者，多是痰。"

综合历代医家的认识，一般认为食管癌的发生有气滞、血瘀、痰凝、热毒、正虚几个因素。如明代张景岳认为："噎膈一证，必以忧愁、思虑、积郁而成。"因忧思伤脾，气机郁结，气结则津液不得输流便聚而成痰。肝郁气机失于宣畅，致气滞血瘀，痰瘀互结，阻于食管，妨碍饮食下咽而发为本病。正如清代医家徐灵胎在评《临证指南医案·噎膈》时所指出的："噎膈之证，必有瘀血、顽痰、逆气，阻隔胃气。"

本病病位在食管，属胃气所主，基本病理改变为食管狭窄，发病机制与胃、脾、肝、肾等脏腑有密切关系。本病以气滞、痰凝、血瘀为标，正气亏虚为本。噎膈日久，耗气伤阴，精血被夺，形体消瘦，大便不适，多属肿瘤晚期。

中医治疗强调整体观念，认识疾病不只是局限在癌症病灶本身，也考虑到患者全身情况。癌症本身的多中心生长、癌症局部治疗的复发或再生长及癌症的转移问题，这也是局部治疗所难以解决的。癌症的发生除了外因，也和自身免疫功能低下有密切关系，中医药治疗能有效改善患者体质，提高免疫功能，激发患者自身的抗肿瘤能力。

手术一方面能切除肉眼可见的肿瘤并控制癌细胞的浸润转移，但同时也会带来术后的功能障碍，而出现一些新的症状。放、化疗对消化道和造血系统也有明显的影响。对于这类现象，在服用中药后，常可获得显著改善。

中药与手术的结合，手术前以中药扶正治疗，可增加手术切除率，减少手术并发症。术前的中药抗癌治疗，目的在于控制癌症的发展。手术后可用中药调理，以扶正和驱邪相结合，根据不同病种及脏腑特性，采用辨证与辨病相结合来遣方用药，治疗食管癌有一定的疗效。

中药与放疗的结合，放射性损伤耗气伤阴，加之患者体质亏虚，故放疗后患者多出现气阴两虚，因此可以益气养阴扶正中药为主，辅以清热解毒散结等祛邪治疗，一方面减轻患者放疗的不良反应，同时降低复发率，提高疗效。

中药与化疗相结合，化疗一般在手术之后，此时患者正气受损，出现消瘦、乏力、纳差、自汗等虚弱症状，因此在化疗期间治疗以补为主，增强体质，提高机体的免疫力，减少白细胞下降和肝肾损害，增强对化疗药物的耐受性，使化疗得以顺利进行，能显著提高远期疗效。

2. 食管癌的辨证论治

祖国医学对肿瘤的辨证施治是根据发病原因，症状体征（包括脉象、舌苔、舌质），肿瘤部位，病理类型，病程长短等不同情况，以气血阴阳为纲，以脏腑经络为目，从整体出发，以辨病和辨证结合为特色，选择具体的治疗方法。食管癌初期多以气郁痰结为病机特点，故治以理气开郁化痰；食管癌中期的病理表现为痰瘀互结，故治以理气化痰，活血化瘀；食管癌后期津枯血竭，治以滋阴养血润燥，酌加化瘀开结之品。

（1）痰气交阻型

临床表现：该型多为早期食管癌的表现，无明显吞咽困难，只是吞咽时感食管内阻噎、异物感或灼痛，胸郁闷不适及背部沉紧感，时隐时沉的吞咽不利感。X 线检查主要为早期食管癌的病变。舌质淡暗，舌苔薄白，脉弦细。

治法：理气降逆，燥湿化痰。

方药：旋覆代赭汤为主方加减。旋覆花 10g（包煎），代赭石 30g，人参 10g，法半夏 10g，厚朴 10g，生姜 5g，大枣 30g，炙甘草 3g。

加减：气虚加黄芪、黄精；血虚加当归、何首乌；阴虚加沙参、麦冬；阳虚去法半夏，加制附片、桂枝；胸痛加延胡索、山楂、谷芽、麦芽；大便溏泄去代赭石加白术、茯苓、扁豆；气郁胸闷加郁金、全瓜蒌。

（2）瘀毒内结型

临床表现：该型 X 线检查多属早、中期髓质型，蕈伞型食管癌。临床表现为胸骨后刺痛，痛有定处，咽食梗阻不畅，或食后即吐，或呕吐痰涎，或呕出物如赤豆汁，大便干结，坚如羊屎，形体更为消瘦，肌肤枯燥，面色晦滞。舌有紫斑，苔腻，脉细涩。

治法：化痰软坚，活血化瘀。

方药：沙参 15g，茯苓 15g，丹参 15g，川贝母 10g，郁金 12g，砂仁壳 6g（后下），荷叶蒂 10g，杵头糠 10g，桃仁 10g，红花 6g，川芎 10g，当归 10g，威灵仙 15g。

加减：瘀血甚者加三七、赤芍、蜣螂虫；泛吐黏痰者加海藻、昆布、黄药子；服药即吐，难于咽下者，可先服玉枢丹，再服煎药。

（3）阴虚热毒型

临床表现：该型 X 线检查多为晚期髓质型、缩窄型食管癌，或同步放化疗的患者。临床表现为口干咽燥，心烦不寐，或潮热盗汗，溲赤便秘，舌红少津或紫绛或裂纹，舌苔薄黄或少苔，或光剥，脉弦细数。

治法：养阴清热，解毒散瘀。

方药：沙参麦冬汤为主方。沙参 10g，玉竹 10g，麦冬 10g，白扁豆 15g，天花粉 10g，冬桑叶 5g，石斛 12g，生地黄 12g，生甘草 3g。

加减：热毒者加金银花、山豆根、露蜂房、紫草根；咽燥口干者加丹参、玄参；潮热盗汗者加银柴胡、地骨皮、知母；肠中燥屎，大便不通者加大黄、何首乌，中病即止，避免再伤津液。抗癌加白花蛇舌草、半枝莲、石见穿等。

（4）气血两虚型

临床表现：长时间梗阻严峻，水饮不下，形体消瘦，面白气短，语声卑微，头晕心悸，肢倦体乏，舌质淡苔白，脉细弱无力。

治法：益气补血，养心健脾。

方药：八珍汤为主方加减。人参 6g，白术 10g，茯苓 10g，炙甘草 3g，熟地黄 10g，当归 10g，芍药 10g，川芎 6g。可辨病加用解毒散结之药如白花蛇舌草、夏枯草、天葵子等。

加减：梗阻严重者加生半夏、生南星、急性子等；纳呆腹胀者加鸡内金、焦楂曲、枳壳；便溏腹泻者加炒苍术、淮山药；口干咽燥者加沙参、麦冬；放疗后白细胞减少者加黄芪、枸杞子、鸡血藤；厌恶呕吐者加炒竹茹、代赭石、制半夏。

3. 食管癌的民间验方集萃

·白花蛇舌草 30g，蒲公英 80g，半枝莲 12g，山豆根 15g，山慈菇 10g，鸦胆子 10g，露蜂房 10g，三七参 9g，斑蝥去头足 1g，蟾酥 0.5g。水煎服，每天 1 剂。清热解毒，活血祛瘀，消癌散结。适宜食管癌瘀毒内结型。

·黄芪 30g，党参 15g，白术 9g，山药 30g，白芍 15g，熟地黄 20g，当归 11g，赤芍 12g，急性子 6g，白花蛇舌草 40g，焦三仙各 9g，生甘草 6g。每天 1 剂，水煎服。益气养血扶正，化瘀解毒祛邪。适宜食管癌血虚兼瘀毒内结型。

·藤梨根 60g，野葡萄根 60g，干蟾皮 12g，急性子 12g，半枝莲 60g，紫草 30g，天龙 6g，姜半夏 6g，甘草 6g，丹参 30g，蛇舌草 30g，马钱子 3g。每天 1 剂，水煎服。气虚血瘀，毒邪侵袭。适宜食管癌瘀毒内结型。

·土鳖虫 15g，蜈蚣 2 条，山慈菇 20g，半枝莲 20g，党参 20g，半夏 10g。每天 1 剂，水煎服，7 剂为一疗程。益气活血，解毒化痰。适宜食管癌瘀毒内结型吞咽困难者。

·生地黄 20g，石斛 30g，生黄芪 15g，青皮 9g，八月札 30g，胆南星 12g，天竹黄 12g，花蕊石 15g，仙鹤草 30g，牛膝炭 12g，石燕 30g，白花蛇舌草 30g，半枝莲 30g，石见穿 30g。每天 1 剂，水煎服。滋阴养胃，化痰散结。适宜食管癌阴虚痰瘀型。

·龙葵 30g，万毒虎 30g，白英 30g，白花蛇舌草 30g，半枝莲 100g。每天 1 剂，水煎服。清热解毒，抗癌消肿。适宜食管癌瘀毒内结型。

·僵蚕 15g，玄参 30g，夏枯草 30g，红枣 150g，麦冬 30g，莪术 10g，金银花 15g，壁虎 5 条，甘草 10g。每天 1 剂，水煎服。扶正解毒。适宜食管癌瘀毒内结兼见正虚者。

·穿破石 60g，三棱 15g，马鞭草 15g。每天 1 剂，水煎服。活血解毒散结。适宜食管癌瘀毒内结型。

·活壁虎 5 条，白酒 500ml。以锡壶盛酒，将壁虎放入，两天后即可服用。每次服 10ml（慢慢吮之），早、中、晚饭前半小时服。祛瘀消肿。适宜食管癌全梗阻者。

·露蜂房 20g，全蝎 20g，山慈菇 30g，白僵蚕 30g，蟾蜍皮 15g，白酒 450ml。将药捣碎，酒浸于净器中，7d 后开取，每次空腹饮 10～15ml，每天 3 次。解毒抗癌，散结消肿。适宜食管癌梗阻严重者。

·枳壳 30g，干漆（炒）6g，五灵脂 18g，郁金 15g，白矾 18g，仙鹤草 18g，火硝 18g，制马钱子 12g。共研为细末，水泛为丸，每次服 5～6g，每天 3 次，开水送下。攻坚破积。适宜食管癌出现吞咽不下者。

·党参 12g，麦冬 15g，山药 15g，生赭石 30g，知母 10g，天花粉 10g，当归 10g，法半夏 10g，枸杞 10g，瓜蒌仁 10g，土鳖虫 10g。每天 1 剂，水煎服。益气化痰活血。适宜食管癌气血两虚兼见瘀血者。

·半枝莲 30g，白花蛇舌草 30g，刘寄奴 30g，金佛草 l0g，代赭石 30g（先煎），柴胡 10g，香附 10g，郁金 10g，炒枳壳 10g，沙参 10g，麦冬 10g，玄参 10g，清半夏 10g，丹参 10g。每天 1 剂，水煎服。益气活血，解毒化瘀。适宜食管癌患者痰气交阻型。

·板蓝根 30g，猫眼草 30g，人工牛黄 6g，硇砂 3g，威灵仙 60g，制南星 30g。将上药制成浸膏干粉，每次服 5 分，日服 4 次。清热解毒化痰。适宜食管癌痰气交阻兼有瘀毒者。

·硇砂 2.7g，海藻 15g，昆布 15g，草豆蔻 9g，乌梅 3 个，白花蛇舌草 120g，半枝莲 60g。每天 1 剂，水煎两次分服。解毒软坚散结。适宜食管癌痰气交阻型兼有瘀毒者。

·硼砂 60g，火硝 30g，硇砂 6g，礞石 15g，沉香 9g，冰片 9g。共研细末，制成散剂，口服，每次 1g，含化后缓缓吞咽，每隔 0.5～1h 一次，待黏沫吐尽，能进食时可改为 3h1 次，连服 2d 停药。解毒化痰散结。适宜食管癌患者出现食管梗阻严重者。

·陈皮 12g，清半夏 12g，木香 12g，丹参 30g，厚朴 12g，三棱 12g，莪术 12g，重楼 30g，枳壳 12g，吴茱萸 5g，黄连 12g，大黄 6g，白芷 7g，砂仁 6g，甘草 5g。每天 1 剂，水煎服。理气化痰，活血散结。适宜食管癌痰气交阻兼有瘀血表现者。

·八角莲 10g，八月札 30g，急性子 15g，半枝莲 15g，丹参 12g，青木香 10g，生山楂 12g。每天 1 剂，水煎服。理气活血化痰。适宜治疗食管癌瘀血内结兼有痰湿者。

（三）肝癌的中医治疗

1. 中医学对肝癌的认识

肝癌在祖国医学上属于"胀气""癥瘕""积聚"等范畴。肿瘤的产生多是本虚标实的慢性过程，肝癌也是如此。肝癌的正气亏虚包括先天之肾精不足和后天之脾胃亏虚，邪毒包括气滞、血瘀、痰湿、癌毒等病理因素。

先天之肾精不足　肾精为先天之本，肾精不足的原因有两个方面：其一，受于父母的先天易感体质，脏腑虚羸，患者素体禀赋不足，不耐外邪而发为本病；其二，《难经》记载："肝病传脾，脾当传子。"因肝主藏血，肾主藏精，这种精血同源的生理关系导致了肝肾在病理上的互相影响。患者肝血亏虚，精血不能化生，可导致肾精不足。

后天之脾胃亏虚　脾气亏虚是肝癌发生的关键因素，脾胃为后天之本，主运化水谷精微以充养四肢百骸，若脾胃健运，化生气血布散全身，肝亦得养。反之，若饮食失节致脾胃虚弱，生化乏源，气血亏虚，卫外不固，邪毒趁机而入，变生诸证。正如《济生续方》在阐述积聚病因时说："凡人脾胃虚弱，或饮食过度或生冷过度，不能克化，致成积聚结块。"

痰瘀毒滞因素　气滞、血瘀、痰湿、癌毒等均是导致肝癌发生的重要原因，贯穿于肝癌的发病始末。长期情志抑郁、急躁易怒，导致肝失疏泄，气机郁滞，痰湿凝聚，酿生湿热，日久形成瘀血，终致痰湿、瘀血互结于胁下，形成胁肋积块，发为本病；或长期接触化学致癌物质，癌毒深入血分，胶结凝聚不散，形成肿瘤。正如《景岳全书·积聚》记载："积之类，其病多在血分，血有形而静也。"《奇效良方》也说道："气上逆，则六腑不通，但气不行，凝血蕴里不散，津液凝涩不去而成积矣。"说明气滞血瘀，特别是津液代谢失常、痰湿内聚对积证形成的作用。

肝癌发病之初，多为肝郁脾虚，气血瘀滞；日久则气郁化火，湿热内生，致火毒内蕴，血瘀气壅；病至晚期，邪毒耗气伤血，则见肝肾阴虚、生风动血，或见阴阳两虚之证。又或素体正气亏虚阴阳气血不足，脏腑功能失调，复感湿热邪毒，深伏体内，留着不去，久则引起气机逆乱，变证多端。

2. 肝癌的辨证论治

(1)肝气郁结型

临床表现：右胁胀痛、坠痛，胸闷不舒，恼怒后加重，饮食减少，肝大，舌苔薄白，脉弦。

治法：疏肝解郁，理气化滞。

方药：逍遥散加味。柴胡12g，当归12g，白芍15g，白术10g，茯苓10g，郁金10g，香附10g，八月札30g，甘草4g，沙苑子15g，青皮10g。

加减：肝痛甚加川楝子、延胡索；肝郁化火加牡丹皮、山栀子。

(2)气滞血瘀型

临床表现：胁痛如锥刺，痛牵腰背，固定不移，入夜剧痛，纳差，恶心，脘腹胀闷，胁下痞硬，呃逆嗳气，舌苔淡白，质紫暗，舌边尤甚，呈紫斑状，脉弦涩。

治法：破瘀散结，行气解毒。

方药：化瘀汤。丹参 15g，白花蛇舌草 30g，大黄 8g，醋鳖甲 30g，川楝子 8g，当归 12g，莪术 12g，穿山甲 6g，山栀子 15g，赤芍 12g，醋香附 20g，蜈蚣 5 条，郁金 10g。

（3）肝胆湿热型

临床表现：肝区疼痛，发热黄疸，烦躁难眠，口苦、口干，恶心作呕，纳食减少，大便干燥，小便短赤不利，肝大不平，质硬伴腹水，肝功能损害，胆红素升高，舌质红或红绛，苔黄腻，脉弦或弦滑数。

治法：清热祛湿，利胆退黄。

方药：加减茵陈蒿汤。七叶一枝花 10g，白花蛇舌草 30g，九节茶 30g，龙葵草 30g，半边莲 30g 仙鹤草 30g，地耳草 30g，茵陈蒿 30g，菝葜根 30g，半枝莲 20g，猪苓 20g，郁金 10 g，三七粉（另冲服）3g。

加减：胸腹胀痛，大便秘结，小便赤涩加大黄、瓜蒌；黄疸重加白毛藤、虎杖；口渴重加石斛、知母；腹水重加生薏苡仁、玉米须、腹水草。

（4）脾虚湿困型

临床表现：腹胀，有时腹泻。肝脏肿大，质硬不平，肝功能轻度损害，下肢浮肿或有腹水。舌质淡，苔薄腻，脉滑或濡。

治法：益气，健脾，化湿。

方药：四君子汤加味。党参 15g，白术 12g，茯苓 15g，白扁豆 15g，薏苡仁 20g，茯苓 12g，白花蛇舌草 20g，猫人参 15g，藤梨根 15g，车前草 12g，甘草 4g。

加减：上腹胀满加枳实、厚朴；腹泻加神曲、麦芽、焦山楂；全腹胀满加乌药、槟榔、大腹皮、降香、沉香；腹水加泽泻、猪苓；湿滞加苍术、厚朴。

（5）肝肾阴虚型

临床表现：胁肋隐痛，绵绵不休，纳少消瘦，低热盗汗，五心烦热，头晕目眩，黄疸尿赤，或腹胀如鼓，青筋暴露，呕血，便血，皮下出血，舌红少苔，脉细虚数。

治法：养血柔肝，滋阴益肾。

方药：一贯煎加味。北沙参 9g，麦冬 9g，当归 9g，生地黄 30g，枸杞子 15g，桑椹子 15g，女贞子 15g，旱莲草 10g，怀牛膝 9g，山药 15g，藤梨根 15g，半枝莲 12g，杜仲 9g，川楝子 6g。

加减：烦热眩晕加生龟甲、生鳖甲、山茱萸；低热盗汗加白芍、牡丹皮、嫩青蒿；乏力腹胀加生黄芪、茯苓皮、大腹皮。

（6）瘀毒伤损型

临床表现：多见于晚期，临床多见气血肝脾俱虚的脉证，患者表现出腹部胀满，胁痛纳差，乏力身困，或见腹水、下肢浮肿、身目黄染等症状，大便稀溏，舌淡红，苔薄白，脉细弱。

治法：祛瘀排毒，益气扶正。

方药：参芪三甲汤。生晒参5g，黄芪15g，炙龟甲15g，醋鳖甲15g，茯苓15g，生牡蛎15g，薏苡仁30g，九节茶30g，龙葵草30g，半边莲30g，菝葜根30g，仙鹤草30g，半枝莲20g，白花蛇舌草30g。

加减：若伴发热者，可加银柴胡、淡竹叶、夏枯草；若胁痛较频或加剧，可加川楝子、延胡索、犀黄丸，布包同煎。

以上各型中出现腹水者，可加山橘子根30g，猫须草20g，葶苈子15g，同煎，并加琥珀粉3g，另冲服，以助通调水道，消除臌胀。若咯血、鼻衄、牙宣、紫斑或妇女月经过多，可再加紫珠草20g，仙鹤草各20g，同煎，以助凉血化瘀，收敛止血，暴吐便血者，须及时进行中西医结合抢救。若发现患者性格改变或行为失常，甚至神昏者，可再加用石菖蒲10g，莲子心10g，连翘心10g，同煎，安宫牛黄丸或至宝丹，每天2粒，药汤送下。

3. 肝癌的民间验方集萃

·三七丹参散：三七500g，丹参500g，白芍500g，龙葵500g，山豆根500g，儿茶50g，蜈蚣50g，蟾酥10g。共研为细末，装瓶勿泄气。每次3g，每天3次，开水送下。适宜原发性肝癌各型。

·抗肝癌组方一：金银花15g，没药10g，乳香6g，炮山甲10g，皂角刺6g，天花粉10g，贝母10g，牛蒡子10g，连翘6g，甘草5g。水煎服，每天1剂，分两次服。清热解毒，活血散结。适宜肝癌气滞血瘀兼见肝胆湿热者。

·抗肝癌组方二：姜黄10g，枳壳6g，川厚朴（姜汁制）15g，苍术10g，金银花12g。水煎服，每天1剂，分两次服。清热解毒，活血理气。适宜肝癌肝胆湿热兼见气滞血瘀者。

·抗肝癌组方三：川厚朴（姜汁制）10g，苍术10g，陈皮10g，川芎10g，酒制大黄10g，麦芽15g，瞿麦15g，沉香4g，广木香5g。水煎服，每天1剂，分两次服。理气活血，消食散结。适宜肝癌气滞血瘀兼见痰食集聚者。

·抗肝癌组方四：党参10g，白术10g，淮山药（炒）10g，黄芪10g，茯苓10g，木通10g，金银花15g，川厚朴（姜汁制）10g。水煎服，每天1剂，分两次服。补气健脾，清热解毒。适宜肝癌瘀毒伤损者。

·肝癌一号散：半枝莲200g，瓦楞子100g，漏芦100g，丹参50g，乌梅100g，山豆根200g，栀子50g，郁金50g，党参50g，白术50g，陈皮50g，半夏50g。上药共研细末，每包3g。成人每次1包，每天2~3次。清热解毒，活血散结，补气健脾。适宜中晚期肝癌正虚夹杂者。

·黄芪30g，半枝莲60g，白花蛇舌草90g，大黄3g，金银花9g，黄芩9g，柴胡12g，生牡蛎15g，栀子6g，当归9g，延胡索9g，甘草6g。煎汤，每天早、中、晚各1次。补气健脾，清热解毒。适宜原发性肝癌气血亏虚兼见湿热瘀毒者。

·当归15g，青皮6g，柴胡15g，蒲公英6g，栀子（炒脆）9g，白芍8g，牡丹皮

9g，没药 6g，枳壳 6g，金银花 15g，甘草 15g，川贝母 9g，茯苓 12g。水三大碗煎八分，每天早、晚各 1 次，一剂药可煎 3 次服用。理气活血。适宜原发性肝癌肝郁气滞明显者。

·合欢花 9g，姜味草 9g，青皮 2g，川芎 6g，柴胡 9g，小茴香 6g，草豆蔻 9g，木香 6g，生黄芪 15g，茵陈蒿 9g，生牡蛎 15g，茜草 9g。水煎服，每天 3 次。理气疏肝，化痰散结。适宜原发性肝癌肝郁气滞明显者。

·姜味草 30g，柴胡 9g，青皮 2g，川芎 18g，小茴香 18g，草豆蔻 25g，半枝莲 18g。将以上药粉碎合蜜为丸，每丸 9g，每天 4 次。理气散结。适宜原发性肝癌肝郁气滞型。

·黄芪 30g，半枝莲 30g，白花蛇舌草 30g，牛根草 25g，丹参 20g，仙鹤草 20g，黄连 15g，黄芩 15g，白术 15g，猪苓 15g。水煎服，每天 3 次。补气健脾，清热燥湿。适宜原发性肝癌气虚兼有湿热者。

·柴胡重楼汤：炒柴胡 10g，重楼 15g，茯苓 10g，赤芍 10g，白芍 10g，茜草 10g，当归 10g，郁金 10g，制香附 10g，黄芩 15g，莪术 15g，全瓜蒌 20g，生鳖甲 20g，虎杖 20g，甘草 10g。水煎服，每天 1 剂，分两次服。疏肝活血，理气化痰。适宜原发性肝癌肝郁血瘀型。

·清化抗癌汤：茵陈 12g，山栀 9g，三棱 9g，莪术 9g，穿山甲 9g，广郁金 9g，炒枳壳 9g，生牡蛎 30g，半枝莲 30g，七叶一枝花 30g，白花蛇舌草 30g，露蜂房 15g。水煎服，每天 1 剂，分两次服。清热解毒，理气活血。适宜原发性肝癌肝郁血瘀型。

·鼠妇破血饮：干燥鼠妇 60g。加水适量，水煎两次，混合后分 4 次口服，每天 1 剂。破血利水，解毒止痛。适宜肝癌剧痛者。

·加减参赭培气汤：生赭石 15g（先煎），太子参 10g，生怀山药 15g，天花粉 10g，天冬 10g，制鳖甲 15g，赤芍 15g，桃仁 15g，红花 10g，夏枯草 15g，生黄芪 30g，枸杞子 30g，焦山楂 30g，泽泻 15g，猪苓 15g，龙葵 15g，白英 15g，白芍 10g，焦六曲 30g，三七粉 3g（分冲）。水煎服，每天 3 次。调气，化瘀，利水，解毒。适宜肝癌晚期气虚血瘀兼有腹水者。

·健脾活血汤：生黄芪 15g，党参 15g，白术 9g，云茯苓 9g，柴胡 9g，穿山甲 9g，桃仁 9g，丹参 9g，苏木 9g，重楼 30g，牡蛎 30g，鼠妇 12g。每天 1 剂，水煎分两次服。健脾理气，破血抗癌。适宜原发性肝癌正虚血瘀型。

·理气消癥汤：八月札 15g，金铃子 9g，丹参 12g，漏芦 15g，白花蛇舌草 30g，红藤 15g，生牡蛎 30g，半枝莲 30g。每天 1 剂，水煎分两次服。理气化瘀，清热解毒。适宜原发性肝癌气滞血瘀兼湿热壅滞者。

·消癌散：白术 20g，当归 30g，山慈菇 30g，昆布 12g，海藻 12g，半枝莲 30g，白花蛇舌草 25g，三棱 10g，太子参 30g。每天 1 剂，水煎分两次服。益气活血，软坚散结，清热解毒。可用作原发性肝癌的基本方，并辨证加减。

·化癌散：天然牛黄 8g，田七粉 200g，藏红花 80g，冬虫夏草 120g。上药共研细末，分成 50 包。每天 1 包，温开水送服，连服 100 包。清热解毒，活血化瘀，扶正祛邪。适宜原发性肝癌各型。

·疏肝活血消癥汤：柴胡 15g，白术 10g，白花蛇舌草 30g，半枝莲 30g，赤、白芍各 10g，白英 40g，龙葵 30g，莪术 15g，鳖甲 15g，焦山楂 15g，神曲 15g，枳壳 10g，延胡索 15g，川楝子 15g，斑蝥 1 个（去头足翅），白重楼 15g，昆布 20g，海藻 20g，生黄芪 20g，女贞子 20g，枸杞子 15g，生薏苡仁 20g。每天 1 剂，水煎服，每天 3 次，或共研细末，每服 10~15g，每天 3 次，温开水送服。疏肝理气，活血化瘀，解毒消癥。适宜原发性肝癌中、晚期虚实兼夹者。

（四）胰腺癌的中医治疗

1. 中医学对胰腺癌的认识

中医医籍中对于胰腺癌的描述散见于"癥积""痞块""积聚""黄疸"等病证中，综合看来，认为胰腺癌属"伏梁"范畴比较贴切。如《难经·五十六难》中说："心之积名曰伏梁，起脐上，大如臂，至心下，久不愈，上下左右皆有根，病名曰伏梁……裹大脓血，居肠胃之外，不可治。"《儒门事亲》云："其一伏梁，上下左右皆有根，有大脓血……"《难经》对积聚有过细致描述："积者，阴气也，其始发有常处，其痛不离其部，上下有所终始，左右有所穷处。"

古代医家认识到，正虚邪实是积聚发病的根本原因，如《素问·热病论》云："邪之所凑，其气必虚。"《灵枢·百病始生篇》谓："壮人无积，虚则有之。"指出正气不足是肿瘤发生的基础，胰腺癌亦如是。如清代沈金鳌《杂病源流犀烛》中论曰："皆由心经气血两虚，以致邪留不去也，治宜活血凉血，散热通结，宜伏梁丸。病证虚实夹杂，病位在脾，病机有湿、热、瘀、毒，以气血亏虚为主。"

现代医家普遍认为，胰腺癌的病机为脾胃受损，正气亏虚，肝气乘脾，木郁脾虚，生湿化热，气滞血瘀，痰瘀湿热相搏而成。何立丽认为，胰腺癌病机在于脾胃亏虚为本，癌毒侵犯为标，并提出根据胰腺"化而不藏"的特点，须保持"腑气通畅"，治疗上健脾益气为主，理气通腑为辅。尤建良则指出，胰腺癌的病机关键在于脾胃功能失调，且存在气滞血瘀、痰瘀湿热的病理改变。周晓红认为，胰腺癌多因中阳不振，湿困中焦，郁而化热，气血瘀滞而发；复因接受过手术、化疗，导致正气受戕，加重肝脾失调。余桂清认为，胰腺癌是长期饮食不节及情志失调，脾胃失其运化，湿热困阻中焦、气血运行不畅，致瘀毒内阻，并可进一步引起气血不足、肾气亏虚。顾缨等认为胰腺癌病位在肝脾两脏，中焦脾虚则是内因，肝脾功能失调是发病的关键，湿热瘀毒既是病理产物，也是致病因素。何裕民等认为其病因多为饮食不节、情志失调、嗜好烟酒等，致使肝郁脾虚、湿热壅滞、瘀毒内阻而成，晚期常伴有气阴不足、肾气亏损等。杨炳奎认为肝胆气机郁滞为内因，外感湿热外邪，内外交困，疏泄失常，湿热瘀血胶着不化，形成积证。曹志成认为外感湿热困脾，思虑及饮食不节伤脾，久而痰湿与瘀血变生癌瘤。孙玉冰等认为本病是由七情内伤、肝脾受损、饮食失常、外感湿浊导致脾胃运化失常、肝胆气机不畅而发病。结合各位现代医家观点来看，胰腺癌病变部位在脾胃、肝、胆，涉及肾，病理性质为本虚标实，虚实错杂，气滞、血瘀、湿热、毒邪为标，气血两虚为本。

2. 胰腺癌的辨证论治

（1）脾虚痰湿型

临床表现：上腹部不适或疼痛，胸脘胀闷，不思饮食，恶心呕吐，口干不多饮，面色无华，消瘦倦怠，大便溏泻，舌淡红，苔薄或薄腻，脉弦细。

治法：健脾理气，化痰祛湿。

方药：香砂六君子汤加减。木香10g，砂仁6g，陈皮12g，茯苓15g，党参12g，白术12g，制半夏10g，白扁豆12g，麦芽15g，薏苡仁20g，苍术8g，炙甘草8g。

加减：食欲不振较甚者可加山楂；腹部结块较硬可加胆南星、猫爪草以化痰散结；尿少肢肿可加车前草、木瓜。

（2）湿热壅滞型

临床表现：上腹部胀满不适或胀痛，低热，头身困重倦怠，口渴而不喜饮，口苦口臭，或见身黄、目黄、小便黄，便溏臭秽，舌红，苔黄或腻，脉数。

治法：清热化湿。

方药：茵陈蒿汤加减。茵陈30g，栀子12g，生大黄10g，车前草20g，苍术8g，茯苓15g，肿节风15g，蛇莓12g，八月札15g，半枝莲15g。

加减：腹胀较甚者可加木香、大腹皮；小便不利可加通草、瞿麦；胸胁不畅可加柴胡、香附。

（3）肝郁血瘀型

临床表现：上腹痞块，胀满疼痛拒按，痛无休止，痛处固定，伴有呃逆或恶心呕吐，纳呆食少，面色晦暗，形体消瘦，便秘或溏，舌质青紫，边有瘀点瘀斑，苔薄白，脉涩或弦细。

治法：活血消痞，行气止痛。

方药：膈下逐瘀汤加减。桃仁12g，川芎12g，当归12g，牡丹皮10g，五灵脂10g，香附10g，乌药10g，枳壳10g，延胡索12g，赤芍12g，红花8g，生甘草8g。

加减：瘀血内结较甚者，加三棱、莪术；若有黄疸者，加茵陈、田基黄；若病程迁延，乏力甚者，去五灵脂，加党参、白术、茯苓。

（4）阴虚内热型

临床表现：上腹部胀满不适或胀痛，痛势隐隐，心烦不寐，咽干口燥，口干喜饮，低热，盗汗，午后颧红，舌质红苔燥或少苔，脉细数。

治法：养阴清热。

方药：益胃汤合一贯煎加减。生地黄 15g，麦冬 15g，北沙参 15g，玉竹 12g，冰糖 10g，薏苡仁 15g，川楝子 8g，半枝莲 12g，石见穿 12g，八月札 12g。

加减：大便秘结严重可加大黄、芒硝；腹胀明显者，加大腹皮、香附；腹部肿块坚实可加三棱、莪术；兼血虚者，加白芍、首乌。

（5）气血两亏型

临床表现：腹痛隐隐，腹胀、纳差，神疲乏力，面白无华，消瘦，爪甲淡白，舌质淡，苔白滑，脉沉细。

治法：补气养血，化瘀散结。

方药：八珍汤加减。党参 15g，熟地黄 12g，当归 12g，炒白术 12g，白芍 12g，鸡血藤 20g，山药 15g，黄精 12g，川芎 10g，茯苓 15g，炙甘草 8g。

加减：腹胀便秘者，可酌加木香、砂仁、厚朴；腹部包块显著者加夏枯草、穿山甲、龙葵。

胰腺癌的治疗需把握辨病与辨证相结合、灵活施治的原则，胰腺癌病情复杂，多生变证，常规分型论治往往与实际情况并不完全切合。《素问·至真要大论》云："谨守病机，各司其属，有者求之，无者求之，盛者责之，虚者责之。"由于中气亏虚贯穿于疾病始终，故可以健脾益气为基本治法，在此基础上，根据病程分期、症状、体质、手术或放化疗反应等因素，辅以除湿化痰、理气活血，解毒散结等法辨证施治。重视外敷内服、针药并施的综合治疗。对于化疗后出现的恶心、呕吐、纳食减退、气短乏力不良反应，可以用清胆和胃、化痰止呕、益气健脾药物促进患者康复，以减轻化疗反应。尤建良等创立的"中药三步周期疗法"，即化疗前益气养阴，扶正固本；化疗中降逆和胃，醒脾调中；化疗后补气生血，温肾化瘀，以增效减毒，对于改善患者依从性、提高生活质量有积极的意义。

胰腺癌属于高度恶性肿瘤，治疗的根本在于抑制癌细胞浸润及转移。在胰腺癌不同阶段，可酌情加入攻邪抗癌之品，如半枝莲、白花蛇舌草、蛇六谷、肿节风、红豆杉、拳参、菝葜等。但需注意切勿一味堆砌抗癌药物，忽视整体与辨证。

3. 胰腺癌的民间验方集萃

·丹参 30g，生薏苡仁 30g，赤芍 15g，蒲公英 40g，白花蛇舌草 40g。每天 1 剂，水煎 3 次后合并药液，分早、中、晚内服，连续用药至症状消失。活血散瘀，抗癌消肿。适宜胰腺癌。

·金银花 15g，连翘 10g，蒲公英 15g，夏枯草 15g，山豆根 20g，生大黄 8g，象贝母 12g，生牡蛎 30g，玄参 15g，天花粉 10g，生鳖甲 20g，山慈菇 30g。每天 1 剂，水煎 3 次后合并药液，分早、中、晚内服。清热解毒，化痰散结。适宜胰腺癌痰毒蕴结型者。

·肉桂 12g，麻黄 15g，白芥子 15g，生半夏 10g，生天南星 10g，鹿角胶 15g，白僵蚕 12g，皂角刺 15g。每天 1 剂，水煎 3 次后合并药液，分早、中、晚内服。温化寒痰，抗癌散结。适宜胰腺癌寒痰凝滞型者。

·皂角刺 15g，白芥子 15g，黄药子 6g，海藻 12g，昆布 12g，瓜蒌 30g，土贝母 15g，穿山甲 8g，土鳖虫 15g，桃仁泥 12g，红花 12g，乳香 6g，没药 6g，水红花子 10g。每天 1 剂，水煎 3 次后合并药液，分早、中、晚内服。活血散寒，抗癌消肿。适宜胰腺癌寒凝瘀阻型者。

·生地黄 12g，生龟甲 20g，鳖甲 15g，知母 10g，二至丸 12g，何首乌 12g，当归 12g，丹参 12g，鸡血藤 15g，白芍 12g。每天 1 剂，水煎 3 次后合并药液，分早、中、晚内服。养血滋阴，抗癌散结。适宜胰腺癌阴亏血燥型者。

·柴胡 10g，枳壳 10g，郁金 10g，干蟾皮 10g，鸡内金 10g，八月札 30g，白术 30g，猪苓 30g，茯苓 30g，生薏苡仁 30g，菝葜 30g，半枝莲 30g，白花蛇舌草 30g，生山楂 15g。每天 1 剂，水煎 3 次后合并药液，分早、中、晚内服。疏肝解郁，清热利湿。适宜胰腺癌肝郁气滞兼有湿热者。

·丹参 20g，桃仁 20g，白花蛇舌草 20g，三棱 20g，莪术 20g，王不留行 20g，山豆根 20g，炙鳖甲 20g，炙穿山甲 20g，菝葜 20g，八月札 15g，焦山楂 15g。每天 1 剂，水煎 3 次后合并药液，分早、中、晚内服。活血化瘀，软坚散结。适宜胰腺癌淤血停滞者。

·制大黄 10g，炒柴胡 10g，黄连 12g，黄芩 10g，栀子 12g，郁金 10g，赤芍 10g，薏苡仁 20g，茯苓 20g，蒲公英 20g，茵陈 20g，白花蛇舌草 30g，土茯苓 20g，莪术 10g，壁虎 5g。每天 1 剂，水煎 3 次后合并药液，分早、中、晚内服。清热解毒利湿。适宜胰腺癌湿热毒邪型者。

·三棱 10g，莪术 10g，郁金 15g，枳壳 10g，枳实 10g，木香 6g，柴胡 12g，天龙 10g，炙穿山甲 20g，茵陈 20g，黄芩 10g，薏苡仁 20g，焦山楂 20g，焦神曲 20g。每天 1 剂，水煎 3 次后合并药液，分早、中、晚内服。疏肝解郁，活血化瘀。适宜胰腺癌瘀积气滞型者。

·党参 15g，苍术 10g，白术 12g，茯苓 20g，莪术 10g，焦谷芽 20g，木香 6g，陈皮 8g，半夏 10g，茯苓 20g，枳壳 10g，川厚朴 10g，天龙 10g，蔻仁 12g，砂仁 6g，生甘草 6g。每天 1 剂，水煎 3 次后合并药液，分早、中、晚内服。健脾和胃，理气散结。适宜胰腺癌脾虚湿热型者。

·太子参 30g，北沙参 20g，麦冬 15g，天花粉 20g，生地黄 12g，地骨皮 12g，焦山楂 20g，焦神曲 20g，木香 6g，大腹皮 20g，白花蛇舌草 30g，茯苓 15g，莪术 10g，大黄 8g。每天 1 剂，水煎 3 次后合并药液，分早、中、晚内服。益气扶正，散结消肿。适宜胰腺癌正虚邪实型者。

（五）大肠癌的中医治疗

1. 中医学对大肠癌的认识

根据历代医家的描述，大肠癌在祖国医学中可归属于属"癥瘕""锁肛痔""积聚""肠覃""瘕""下痢""肠风""肠澼""脏毒"等范畴。《灵枢·五变》篇最早发现了肠中积聚的疾病:"人之善病肠中积聚者……如此则肠胃恶,恶者邪气留止,积聚乃伤。"清代祁坤《外科大成·论痔论》详细描述了锁肛痔的症状:"锁肛痔,肛门内外如竹节锁紧,形如海蜇,里急后重,便粪细而带扁,时流臭水,此无治法。"这与肛门部位的癌症症状极为相似。《丹溪心法》认为:"脏毒者,蕴积毒久而始见。"《医宗金鉴》中描述:"发于内者,兼阴虚湿热下注肛门,内结蕴肿,刺痛如锥。"表明大肠癌发病与外邪侵袭及正气内虚密切相关。《外科正宗》曾描写道:"夫脏毒者,醇酒厚味……肛门结成肿块。"强调大肠癌的发病与嗜食肥甘厚腻相关。《医学入门》有云:"伤风犯胃,泄久湿毒成癖,注入大肠。"指出本病与内外合邪致毒相关。

中医学根据历代众多医家对该病的描述,结合临床实际,普遍认为大肠癌的发病,主要因六淫外侵、饮食不节、七情内伤,加之正气不足,脾虚失运,气、血、毒、瘀蕴结大肠,传导失司日久发为大肠癌肿。如赖象权等认为本病发生的前提是痰浊湿热内蕴,脾胃肠腑气机不畅,日久化火,痰、气、火相夹,酿成痈脓。王小宁等认为,大肠癌发病的内因在于脾虚气弱,外因瘀毒留滞是发病的必要条件。刘嘉湘指出大肠癌主要由正气亏虚,脾胃运化失司,湿毒郁久化热,浸淫肠道,日久痰热瘀毒聚结,酿成肿块。吴继萍认为大肠癌源于脾胃虚弱,水谷精微不化,中焦气机不畅,痰浊湿热内生,血行瘀滞,形成癌肿。李真认为大肠癌的主要病因为"毒邪",并将其概括为"食毒、瘀毒和外来毒邪"三种,食毒乃为饮食不节,脾胃亏虚,痰湿内生所致;瘀毒则由情绪紊乱导致气血运行不畅,瘀滞成毒;外来毒邪是由于电离辐射、环境污染等因素而致毒邪内蕴。总的看来,大肠癌发病以正气亏虚为内因,邪毒内侵为外因,内外因交互影响,形成恶性循环,进一步加重正虚邪实的病理机制,终致气、血、毒、瘀胶结不化,大肠传导失司,日久发为大肠癌肿。

中医药治疗肿瘤历史悠久,在防治肿瘤方面有着独特的优势。临床资料显示,中医药可减少放化疗的毒副作用,增加疗效,调整免疫功能,防止癌肿转移和复发,改善患者的生活质量、延长患者存活期。

2. 大肠癌的辨证论治

(1)脾虚湿热型

临床表现:腹胀便溏久泻不止,神疲乏力,少气懒言,面色㿠白,食欲不振,色淡苔薄白、脉沉缓。或里急后重,便下脓血,苔黄腻,脉滑数或沉细滑。

治法:健脾理气,清热利湿。

方药:苍术、白术各15g,生薏苡仁30g,云茯苓10g,厚朴10g,黄柏10g,白英30g,龙葵30g,藤梨根30g,败酱草30g,白头翁20g,延胡索10g,川楝子10g,川黄连3g。

(2)肝胃不和型

临床表现:胸胁满闷,纳食减退,腹胀,恶心,口苦,大便干结,小便色黄,烦躁易怒，舌红苔黄、脉弦。

治法：健脾舒肝和胃。

方药：柴胡15g，白芍12g，川芎12g，香附子10g，枳壳10g，甘草8g，陈皮8g，川楝子6g，川黄连8g，生栀子8g。

（3）湿热瘀毒型

临床表现：腹痛腹胀，痛定拒按，腹有包块，矢气胀减，便下脓血黏液，或里急后重，或便溏便细，舌暗红，有瘀斑，苔薄黄，脉弦数。

治法：清热解毒，理气化滞，祛瘀攻积。

方药：三棱10g，莪术10g，川楝子10g，木香10g，厚朴10g，黄连20g，败酱草20g，红藤20g，半枝莲30g，土茯苓30g，藤梨根30g，马齿苋30g，白英30g，儿茶10g。

（4）气血两虚型

临床表现：发作性腹部隐痛，痛处不定，淡红色血便，大便稀薄、频数，舌质淡白，脉细数。或见形体消瘦，神疲乏力，面色萎黄，头晕耳鸣，气短，自汗，苔薄白。

治法：补气养血，涩肠止泻。

方药：党参15g，白术12g，山药20g，茯苓15g，当归12g，熟地黄12g，白芍药12g，诃子肉10g，罂粟壳10g，老鹤草12g。

（5）脾肾寒湿型

临床表现：阵发性腹部冷痛或隐痛，痛无定处，喜按喜温，淡红色黏液血便，大便质烂，次数增多，舌质淡暗，胖大有齿痕，脉沉细。兼见神疲懒言，气短乏力，面色㿠白，口唇色淡，纳呆食少，畏寒肢冷，腰膝酸软，小便清长，夜尿频多，苔白滑。

治法：温肾健脾，祛寒胜湿。

方药：党参20g，苍白术各10g，云茯苓10g，补骨脂10g，吴茱萸10g，肉豆蔻10g，五味子10g，干姜6g，黄芪20g，老鹤草10g，石榴皮10g。

加减：如纳谷不香者，酌加神曲、葛根、木通、山楂、麦芽；手足麻木者酌加白扁豆、牡蛎、僵蚕、防风、生龙骨通络；肢末发凉酌加吴茱萸、肉桂、漏芦、附子、细辛；睡眠欠佳者酌加浮小麦、夜交藤、合欢皮、莲子、酸枣仁；泄泻频作可酌加五味子、黄连、木瓜、木香、灯芯草；便有白冻可酌加败酱草、莱菔子、大血藤、杏仁、厚朴；肛门灼热者酌加黄芩、黄柏、黄连、苦参；里急后重者酌加木香、槟榔、酒军、秦皮、葛根、延胡索；小便热赤者酌加猪苓、竹叶、瞿麦、木通；小便不畅者酌加车前草、泽泻、腹皮、猪苓；久泻久痢者酌加石榴皮、椿根皮、肉豆蔻、诃子肉、粟壳、儿茶、老鹤草、赤石脂、禹余粮；大便带血者酌加延胡索、白屈菜、生蒲黄、五灵脂、沉香、乳香、赤芍、莪术、大腹皮、厚朴、乌药、川楝子。

3. 大肠癌的中医外治法

历代医家积累了大量大肠癌外治的方法，如祁坤《外科大成》中详细记载了大肠癌病程全程的外科治疗方法：脏毒初起宜用贵金丸、冲生散、一煎散下之，同时外用金黄散，以清凉膏调敷。若病势已成，攻伐、下利均无效者应用托法，同时用蟾酥锭涂之，则肿块渐渐腐烂。等到脓成，用猪脊髓调敷珍珠散及冰片敷于局部。

现代医家在前人基础上，创造了不少外治法。

熏洗法　黄柏 30g。五倍子 30g，连翘 30g，花椒 30g，白花蛇舌草 30g，白芷 30g，冰片 10g，芒硝 30g，明矾 30g，人中白 30g。将上药煎煮，每天 1 剂，于便后及每晚睡前水煎熏洗肛门。每次 10min 左右。清热解毒，止痛散结，凉血止血。

另还可用以下配方：蛇床子、苦参、薄荷加水 1000ml，煮沸后加入大黄 10g，再熬 2min 后又将雄黄、芒硝各 10g 放入盆中，将药汁倒入盆中搅拌，趁热气上冒之际蹲于盆上，熏蒸肛门处，待水变温后，换为坐浴。每晚 1 次，3 个月为一疗程。清热利湿解毒，消肿止痛。主治肛管癌、直肠癌。此方中蛇床子苦温，燥湿杀虫；苦参苦寒清热燥湿；大黄、芒硝苦寒，泄热通腑软坚消肿；雄黄辛温，解毒辟秽；薄荷辛凉疏解。全方共成清热利湿，解毒辟秽，消肿止痛之功。

外敷法　乳香 3g，没药 3g，血竭 3g，冰片 3g，硼砂 3g，青黛 3g，人中白 3g，石膏 3g，明矾 3g。若疼痛、出血明显者，加制马钱子 0.3g，三七粉 3g，白及 3g。以上方药加工为细粉，用麻油及凡士林调匀后，取适量外敷患处。清热解毒，消痛散结。主要用于肠癌术后吻合口浸润、疼痛、出血及局部再发灶。

穴位外敷　老葱 500g，活蟾蜍 1 个，麝香 1g，斑蝥 10 个（研末）。活蟾蜍破腹后纳入麝香、斑蝥，外敷关元穴，将炒热的老葱敷贴于上，上置热水袋以保持葱的温度。软坚散结，通腑温胆。主治大肠癌所致不完全性肠梗阻。此方中蟾蜍、麝香辛温辟秽化浊，通经活络；斑蝥辛寒，解毒止痛；老葱中空辛温，通阳散结。四药相互为用，消肿散结，通腑止痛。

4. 大肠癌的中药灌肠治疗

·大黄 15g，川厚朴 20g，枳实 15g，芒硝 15g，炒莱菔子 25g，桃仁 15g，赤芍 15g，黄芪 30g。每天 1 剂，上下午常法煎煮，各取 100～150ml 灌肠，剩余药液内服或胃管注入，夹管 2～3h。

·生大黄 15g，制大黄 15g，莱菔子 50g，厚朴 30g，枳实 30g，木香 10g，青皮 10g，陈皮 10g，丁香 10g，炮姜 10g。血瘀甚者，加赤芍 15g 和红花 10g；热毒甚者，加重楼 30g 和败酱草 30g。用水煎煮中药，每剂煎煮至 100～150ml，中药温度保持在 39℃～42℃，每天保留灌肠两次，每次 1 剂。先插入肛管 20cm 左右，在插入后迅速将药液倒入，灌肠后，让患者先左侧卧，后右侧卧，最后需平躺保持 30min 以上再起来，有助于药液的吸收，发挥药效。

·鸦胆子 15 粒，白及 15g，苦参 30g，白头翁 30g，徐长卿 30g，乳香 30g，没药 30g。

上药加水 1000ml，煎至 300~500ml，放至温热后用空针抽取，接上肛管注入直肠，保留灌肠，30min 左右，隔日一次。清热解毒，活血祛瘀。适宜治疗结肠癌。

·紫草 20g，地榆 20g，石见穿 20g，黄连 20g，黄芩 20g，冰片 5g。水煎去渣约 100~200ml，加冰片，每天大便之后保留灌肠，每天 1 次。15d 为一疗程。清热燥湿，凉血止血。适宜肠癌患者便血、疼痛。

·生大黄 10g，厚朴 10g，枳实 10g，番泻叶 9g，玄胡 9g。每天 1 剂，水煎 100ml，保留灌肠，每天 1 次。5~7d 为一个疗程。清热通腑，破气消积。适宜结直肠癌不完全性肠梗阻患者。

·半枝莲 30g，土茯苓 30g，生地黄榆 30g，仙鹤草 20g，苦参 30g，败酱草 30g，野葡萄根 40g，生大黄 15g，槐花 30g，鸦胆子乳剂 10g（后兑入）。将以上中药用冷水浸 40min 后开始煎煮，煮沸后取汁 300ml，再煮沸 20min 即可。每天 1 次，保留灌肠，连续使用 7d。清热解毒，凉血止血。适合晚期肠癌有血便不止的患者。

（六）胆囊癌的中医治疗

1. 中医对胆囊癌的认识

根据胆囊癌的临床表现，可认为本病散见于古代中医医籍中的"胁痛""癥瘕""黄疸"及"腹痛"等疾病中。胆与肝互为表里，为奇恒之腑，秉春木之气，其性刚阳，内藏精汁，其病多因七情内伤日久，肝气郁结不解，或饮食不节，致气郁化火，炼津成痰，痰火胶结而成痼疾。

肝主疏泄，调畅气机，若七情内伤日久，肝气郁结不解，胆汁郁积，不通则痛，可出现右胁下胀痛，气滞日久则发生血瘀，血瘀痰凝，壅遏于胆而形成癌肿。若肝气郁结日久化火，或饮食失节，脾胃受损，湿浊不化，日久则酿生湿热，蕴结于肝胆，胆汁不循常道，外溢肌肤，形成黄疸。湿热阻滞中焦，脾胃失和则有食欲减退、恶心呕吐等脾胃受损表现。同时，肝气郁滞乘脾，日久亦将导致脾胃虚弱，水寒不化，阻于中焦，胆汁通降受阻，不通则痛，患者出现右胁下胀痛或绞痛。故胆囊癌病虽在胆囊，病机则与肝、脾、胃关系极为密切。

早期胆囊癌，往往表现不出明显症状，多因体检时发现。由于胆囊癌病虽在胆囊，但与肝、脾、胃关系极为密切，临床诊治，每以疏肝利胆、和胃健脾为基本治法。可选用小柴胡汤、六君子汤等加减。在此基础上，可酌情加用半枝莲、重楼、白花蛇舌草、八月札、山豆根、土茯苓、蛇莓、龙葵、水杨梅根、野葡萄根、雷公藤、藤梨根、虎杖、肿节风等具有抗肿瘤作用的药物。

中晚期病例，普遍存在"虚、瘀、毒"三种病机，"虚"即正气亏虚，"瘀"为痰凝血瘀、"毒"是癌毒结聚，患者多有身目尿黄、右胁疼痛、脘腹痞块等典型表现，并可伴有发热、腹水、呕吐、消瘦等症状，往往症状繁杂、临床较难掌控。必须牢牢抓住"胁痛""黄疸""癥积"三大主症，针对具体病机侧重实施扶正补虚，消痰化瘀，攻毒散结，以达到恢复患者的气血阴阳平衡，同时还必须重视全身的机能调理，注重元气的充盛。

2. 胆囊癌的辨证论治

(1)气滞血瘀型

临床表现：平素情志抑郁或易怒，右胁胀痛、刺痛或绞痛，牵及肩背，肝区可触及肿块，拒按，口苦食少，大便秘结，舌质暗红有瘀点或舌下静脉迂曲，舌苔薄黄，脉弦。

治法：疏肝理气，降逆止痛。

方药：柴胡 10g，黄芩 10g，枳壳 12g，白芍 15g，半夏 12g，陈皮 6g，三棱 10g，莪术 10g，白花蛇舌草 18g，麦芽 15g，大黄 6g，白术 10g。

(2)湿热蕴结型

临床表现：皮肤巩膜发黄，口干口苦食少，恶心欲吐，尿黄，大便秘结，右胁下胀痛或胃脘胀闷，舌质红，舌苔黄腻，脉滑数。

治法：清热利湿，疏肝理气。

方药：柴胡 12g，黄芩 10g，茵陈 15g，大黄 9g，半夏 12g，郁金 10g，金钱草 15g，白花蛇舌草 15g，枳壳 12g，麦芽 12g，栀子 10g，陈皮 6g，苍术 12g。

(3)血瘀痰凝型

临床表现：多因怒气伤肝，忧思伤脾，致气血痰湿互结而成癥积。右胁部或胃脘扪及肿块，质地坚硬，活动度差，按之疼痛。

治法：疏肝利胆，开郁散结。

方药：大黄 10g，桃仁 10g，杏仁 10g，白芍 10g，桃仁 8g，虻虫 5g，水蛭 5g，鳖甲 12g，黄芩 9g，柴胡 8g，桂枝 6g，䗪虫 5g，露蜂房 6g。

(4)肝火亢盛型

临床表现：右胁下胀痛，或可触及肿块，口酸口苦，胸胁满痛，性急易怒，或烦闷面赤，大便干，小便黄，舌质边红，舌苔薄黄，脉弦或弦数。

治法：泻火解毒，疏肝清热。

方药：柴胡 10g，黄芩 10g，大黄 9g(后下)，枳实 10g，山栀 10g，石膏 30g，茵陈 15g，白茅根 30g，黄连 6g，白芍 15g，白花蛇舌草 15g，麦芽 18g。

(5)气血亏虚型

临床表现：右胁部绵绵隐痛，或可扪及肿块，面色萎黄㿠白，唇爪淡白，少气懒言，动则气短，易出汗，眼花心悸，失眠多梦，食欲不振，虚热，自汗，大便干燥，妇女经水愆期，量少色淡，舌质淡，苔滑少津，舌边有齿痕，脉细弱。

治法：气血双补，健脾益肾。

方药：太子参 20g，黄芪 30g，白术 10g，茯苓 12g，陈皮 6g，黄精 12g，鸡血藤 30g，白芍 15g，淫羊藿 10g，熟地黄 12g，麦芽 15g，白花蛇舌草 15g。

以上各型的辨证加减要点：热重加石膏、金银花、板蓝根、连翘；便秘重用大黄，加芒硝、厚朴、莱菔子；疼痛加木香、川楝子、延胡索、白芍；呕吐加半夏、竹茹、生姜、代赭石、枇杷叶、藿香、旋覆花、砂仁；便溏加苍术、薏苡仁、扁豆、山药、石榴皮；瘀血加桃仁、红花、赤芍、归尾；食欲不振加藿香、佩兰、谷芽、麦芽、山楂、神曲、山药；腹胀加莱菔子、大腹皮、砂仁、沉香、厚朴、陈皮、木香。

胆为六腑之一，"传化物而不藏，实而不能满"，"以通为顺"是其生理特点；"痛则不通，通则不痛"为其病理特点。因此，对于胆腑实质性占位性病变，通利胆腑是基本治则。故临床可辨病酌情加入大黄、厚朴、莱菔子、沉香曲等通腑降气之品，以保持每天大便 1～2 次为要。

3. 胆囊癌的民间验方集萃

·三七 100g，夏枯草 500g，青皮 500g，半枝莲 500g，甘草 100g，大黄 100g。上药制成散剂或丸剂，每天 3～5 次，中药茶饮送服，服用剂量因人而异。清热通腑，活血散结。适宜胆囊癌热壅血瘀者。

·北柴胡 10g，炒白芍 10g，川芎 10g，黄芩 10g，蔓荆子 10g，王不留行 10g，泽泻 10g，茵陈 30g，白人参 10g，桔梗 10g，白蒺藜 10g，半夏 10g，生姜 3 片。水煎服，每天 1 剂，分两次服。疏肝解郁，清热化痰。适宜胆囊癌肝郁痰凝兼见气虚者。

·柴胡 10g，制半夏 10g，炒黄芩 12g，枳实 10g，生大黄 10g（后下），白花蛇舌草 30g，重楼 10g，大叶金钱草 30g，广郁金 10g，广木香 10g。水煎服，每天 1 剂，分两次服。疏肝清热，活血理气。适宜胆囊切除后的患者。

·柴胡 10g，制半夏 10g，黄芩 10g，广木香 10g，枳实 10g，广郁金 10g，茵陈 30g，䗪虫 10g，桃仁 10g，水蛭 6g，白花蛇舌草 30g，虎杖 12g，生大黄 10g（后下）。水煎服，每天 1 剂，分两次服。疏肝清热，利胆退黄。适宜胆囊癌湿热痰凝瘀血显著者。

·龙胆草 12g，黄连 10g，栀子 10g，柴胡 10g，制半夏 10g，枳实 10g，广郁金 10g，䗪虫 10g，桃仁 10g，水蛭 6g。水煎服，每天 1 剂，分两次服。疏肝清热，利胆退黄。适宜胆囊癌继发胆道感染者。

·茵陈 30g，石菖蒲 15g，连翘 15g，白豆蔻 15g，郁金 15g，延胡索 15g，滑石 10g，黄芩 10g，藿香 10g，川贝母 10g，通草各 10g。水煎服，每天 1 剂。清热利湿，利胆退黄。适应于胆囊癌有黄疸者。

·石见穿 30g，山慈菇 30g，党参 15g，薏苡仁 15g，白术 12g，白芍 12g，茯苓 10g，砂仁（后下）10g，柴胡 9g，法半夏 9g，陈皮 9g，木香 6g，炙甘草 5g。水煎服，每天 1 剂。益气和胃，清热解毒。适应于胆囊癌术后调补。

（七）肺癌的中医治疗

1. 中医学对肺癌的认识

中医药治疗中晚期肺癌具有一定的优势，中国古代医学文献虽然并无肺癌的病名，但类似肺癌证候的记载有很多，根据临床表现可归于肺积、肺胀、肺岩、息贲、痰饮、痞癖、咳嗽、胸痛、咯血、喘证、积聚、虚劳等范畴。

肺为华盖之脏，位居上焦，不耐寒热，易为燥伤。正虚是肺癌发生基础，因虚而得病，因虚而致实，因虚而患癌，正如《外证医案》所云："正气虚则成岩。"肺癌的基本病机为正虚邪实，肿瘤的发生多因正气不足、气血阴阳失衡、气血津液运行失常、痰瘀互结而酿生本病。由于肺癌具有久咳不止、痰中带血、胸痛、易发生远处转移等特点，因此临证时从痰、瘀两方面进行辨证施治。如《杂病源流犀烛》所说："邪积胸中，阻塞气道，气不宣通，为痰为血，皆邪正相搏，邪既胜，正不得制之，遂结成形而有块。"烟气、雾霾等长期熏灼肺腑，导致肺不布津、三焦水液运化失调，津聚为痰、病久瘀血阻滞，痰瘀互结，聚而成癌肿，加之痰邪随经络走窜，其性黏滞，易留着于脑髓、骨、脏腑等处，表现为远处转移。瘀血停滞经络四肢，出现肢体疼痛，病久则气阴两虚、阴损及阳、肺肾亏虚，而放化疗则进一步加重正气亏虚。总之本病以正虚为本、痰瘀为标，因此本病治疗如《医宗必读》所说："初者病邪初起，正气尚强，邪气尚浅，则任受攻；中者受病渐久，邪气较深，正气较弱，任受且攻且补；末者病势经久，邪气侵凌，正气消残，则任受补。"

现代医家对肺癌认识更近一步，朴炳奎等指出，肺癌发病在于本虚标实，肺脾两脏受损，癌毒壅滞，病机为痰毒阻络。宁振峰、周岱翰等指出，肺癌为虚、痰、毒、积相互影响的结果。贾英杰认为"毒瘀互结"是癌症的基本病机，三焦气机升降出入失调是癌毒产生的根源，"毒""瘀"始终贯穿于病程的始末。尤杰则认为正虚不仅是肺癌形成的内在依据，同时也是病情发展、演变的关键所在，益气养血扶正在治疗中至关重要。徐振华认为正气亏虚，肺脾肾阴阳失调是疾病发生的基础。邪气入内，阻于胸中，脉络不畅，痰瘀胶结，形成癌块，正虚为本，邪实为标。同样，郑健也认为肺癌的发病主要在于正气亏虚，脏腑气血阴阳失调贯穿于疾病的始终。吴林生认为肺癌主要是由于肺脾亏虚，外邪壅滞，致肺失宣降，三焦水道失调，气滞痰凝，痰瘀胶结，日久形成癌块。各医家的看法大同小异，均认为正气不足、脏腑气血阴阳失调是肺癌的主要病理机制。

2. 肺癌的辨证论治

（1）气阴两虚型

临床表现：咳嗽频繁，甚则气短不得续，痰少，中有少许血丝，形体消瘦，口干，或有五心烦热，舌红少苔，脉细数。

治法：益气养阴，解毒散结。

方药：百合固金汤化裁。南沙参 15g，北沙参 15g，玄参 12g，百合 12g，石斛 12g，半枝莲 12g，白花蛇舌草 12g，桔梗 10g，猫人参 15g，秦艽 12g，麦冬 10g，仙鹤草 15g，杏仁 9g，全瓜蒌 15g，五味子 8g。

（2）痰毒内蕴型

临床表现：咳嗽剧烈、咳痰黏稠，痰多血少，头身困重，身倦嗜睡，面色晦暗，舌质暗，苔黄厚腻，脉细数。此时瘤块尚小，质地尚软。

治法：化痰散毒。

方药：小陷胸汤加减。瓜蒌壳 20g，紫菀 20g，款冬花 20g，制半夏 10g，黄连 6g，白花蛇舌草 30g，薤白 30g，半枝莲 15g，蒲公英 20g。

加减：热盛加虎杖；胸痛加羌活、葛根；血多加花蕊石、侧柏叶、棕榈炭。

（3）瘀血内结型

临床表现：咳嗽胸痛、痰中带血、咯血块，面色黧黑，喘促，胸痛明显，夜不能寐，胸胁胀满、大便干结、舌质紫暗，有瘀斑，苔黄燥，脉细涩。此时瘤块坚硬，连及多脏腑。

治法：化瘀散结。

方药：失笑散加减。蒲黄 10g，五灵脂 10g，浙贝母 15g，制半夏 12g，虎杖 15g，桃仁 10g，红花 10g，赤芍 10g，川芎 10g。

加减：胸痛难忍加菝葜花 20g；喘促甚加炙麻黄 10g，地龙 20g。

（4）阴虚火旺型

临床表现：瘤块巨大，咳嗽剧烈，咯血鲜红，量多，口干咽燥，舌红，少苔，盗汗，脉细数。

治法：养阴散结。

方药：大补阴丸加味。鳖甲 20g，莪术 10g，黄柏 10g，知母 20g，冬凌草 20g，猫爪草 20g，前胡 12g，枳壳 8g，杏仁 12g，瓜蒌皮 15g。

加减：阴伤甚者换鳖甲为龟甲。

（5）气阴两虚型

临床表现：咳嗽不止，气怯声低，神疲乏力，或有自汗盗汗，口干不欲饮，纳差，腹胀，大便干，虚坐努责，舌少苔或有齿痕，脉细数。

治法：养阴补气，佐以杀毒散结。

方药：滋水救肺汤。百合 30g，薏苡仁 30g，麦冬 20g，玉竹 20g，石斛 20g，鳖甲 10g，北沙参、五味子 10g。

（6）肺肾亏虚型

临床表现：咳嗽气短，神疲乏力，胸闷纳少，形容憔悴，毛发脱落，头痛，记忆力下降，腰膝酸软，肢体活动困难、甚则肢体废萎不用，舌淡，苔白，脉沉。

治法：温补脾肾，解毒散结。

方药：金水六君煎化裁。太子参 30g，黄芪 12g，茯苓 15g，白术 12g，补骨脂 12g，五味子 10g，熟地黄 10g，半夏 8g，黄精 12g，制南星 10g，仙茅 10g，菟丝子 9g，山茱萸 15g，杜仲 9g，淫羊藿 10g，杏仁 12g，款冬花 12g。

（7）阴阳两虚型

临床表现：面色㿠白，咳嗽，痰少，胸闷，喘急汗出。耳鸣，腰腿酸软，形瘦，畏寒肢冷，舌淡苔白，脉沉细。

治法：阴阳双补。遵循张景岳的"壮水之主，以制阳光，益火之源，以消阴翳"大法。

方药：一贯煎合二陈汤加减。沙参20g，枸杞15g，麦冬12g，当归12g，生地黄12g，熟地黄12g，山茱萸20g，陈皮12g，制半夏10g，茯苓15g，甘草8g，百部8g，白前10g，杏仁10g。

2. 肺癌中医治疗的注意事项

·始终将益气养阴放在首位，兼顾痰瘀：肺脏受邪，常表现为气阴不足的证候。同时，肺癌患者多需要行介入、手术、放化疗等治疗，在杀伤肿瘤细胞的同时也损伤了正常细胞，耗气伤阴。因此，约80%的初诊或放化疗后晚期肺癌患者存在气阴两虚的表现。肺脏受侵，水湿停聚，聚湿生痰，致气血运行不畅，出现血瘀的病理变化，因此，痰瘀互结也是肺癌病机变化中的突出方面。历代医家提供了许多很好的化痰逐瘀方剂，例如苏子降气汤、半夏厚朴汤化痰兼理气；二陈汤、三子养亲汤祛痰兼除湿；藿朴夏苓汤、三仁汤、黄连温胆汤化痰兼清热；贝母瓜蒌散化痰兼散结；血府逐瘀汤、复元活血汤活血化瘀。朱丹溪指出："善治痰者，不治痰而治气，气顺则一身之津液，亦随气而顺矣……大凡治痰，用利药过多，致脾气虚，则痰易生而多。"也就是说痰瘀的形成与气的运行、脾的功能失常有密切关系。因此，在治痰瘀之时应兼顾理气解郁。

·在治疗肺癌的过程中，要强调顾护胃气：正如李东垣说"人以胃气为本""有胃气则生，无胃气则死"，"胃气一败，百药难施"。在肺癌早期和中期，患者体质尚好，但经过手术、放疗、化疗等"祛邪"治疗，以及攻伐为主的中药治疗，都会伤及脾胃，故应在方中适当加以健脾益胃药，如党参、黄芪、薏苡仁、白术等保护胃气，培固气血生化之源，使气血充足，抗病能力增加。到了肺癌晚期，正气亏虚，患者明显出现进食改变，如进食量少或不能进食，呈恶病质状态者，治疗方面应以扶正为主，在方中可加用补益肝肾的药物，如肉苁蓉、枸杞子、冬虫夏草、山茱萸、补骨脂、淫羊藿等补益先天之本。

·注重辨证与辨病、辨期相结合：在肺癌的实际诊疗工作中，还可以根据异常实验室指标来进行加减，例如白细胞减少，加用党参、黄芪、熟地黄、大枣、黄精、鸡血藤、首乌、枸杞子、补骨脂等；血小板减少，加用花生衣、仙鹤草等；肝功能损害，可以加用田基黄、虎杖、垂盆草、五味子等保肝降酶。这些都体现了中西医结合治疗的灵活性。在肺癌的晚期，变证丛生，发热、呼吸困难、胸腔积液、疼痛、大咯血等都是临床常见的症状，此时必须辨病论治。例如，肝转移而引起黄疸者，可加虎杖、茵陈蒿、八月札以利湿退黄；热伤肺络而痰中带血者，酌加茜草根、仙鹤草、白茅根、白及等；出现胸腔积液者，加用葶苈子、桑白皮、马鞭草逐饮利水。

·合理使用有毒药物：现代研究也表明，许多有毒药物有一定的抗肿瘤作用。

如全蝎、蜈蚣、蟾蜍皮等，在使用有毒药物时要注意几点：①服用时自小剂量始，逐渐加量，而且不可久服。②掌握服用时间，有毒药物晨起空腹服用或两饭之间服用效果好。③肿瘤患者如果存在肝肾功能的异常，长期服用有毒中药，还必须及时检测肝肾功能，发现异常需要立即减量或停用。④可以通过配伍减轻毒性，例如使用茯苓、泽泻等利尿通淋的中药来减轻斑蝥的泌尿系毒性，为减轻消化道反应还可以配以和胃健脾的中药。

3. 肿瘤的民间验方集萃

· 核桃树枝 60g，草河车 30g，女贞子 30g，白花蛇舌草 30g，淡竹叶 30g。水煎服，每天 1 剂。解毒抗癌。适宜肺癌。

· 牡丹皮 12g，生地黄 12g，鱼腥草 30g，蒲公英 30g，丹参 12g，王不留行 12g，野菊花 12g，五味子 9g，夏枯草 15g，海藻 15g，海带 15g。水煎服，每日 1 剂，早晚服。滋阴清热，化瘀散结。适宜肺癌。

· 夏枯草 30g，海藻 30g，海带 30g，生牡蛎 30g，石见穿 30g，徐长卿 30g，牡丹皮 9g，瓜蒌 15g，生地黄 15g，野菊花 15g，王不留行 15g，铁树叶 30g，蜀羊泉 15g，望江南 30g，鱼腥草 30g，蒲公英 30g。水煎服，每天 1 剂。清热解毒，化瘀散结。适宜肺癌。

· 仙鹤草、蟾蜍、人参若干。将药制成片剂，每片合生药 0.4g，每次 6 片，每天 3 次，可连服数月至 1 年。补气扶正，解毒消癌。适宜肺癌。

· 紫草根 60g，人工牛黄 10g，七叶一枝花 60g，前胡 30g，鱼腥草 30g。将紫草根、七叶一枝花、鱼腥草、前胡制成浸膏，干燥后粉碎，掺加人工牛黄和匀。每次 15g，日服 3 次。清热解毒。适宜肺癌。

· 鱼腥草 30g，瓜蒌皮，八月札 15g，生薏苡仁 30g，石上柏 30g，白花蛇舌草 30g，石见穿 30g，山豆根 15g，生牡蛎 30g，夏枯草 30g，赤芍 12g，龙葵 15g。水煎服，逐日 1 剂。软坚化痰，解毒散结。适宜肺癌。

· 垂盆草 30g，白英各 30g。水煎服，每天 1 剂。抗癌消肿，对肺癌有效。适宜肺癌。

· 当归 12g，赤芍 12g，川芎 12g，枳壳 12g，桔梗 12g，桃仁 12g，红花 12g，牛膝 12g，三棱 12g，莪术 12g，生地黄 15g，浙贝母 15g，百部 15g，重楼 30g，柴胡 10g，甘草 5g。水煎服，每天 1 剂，早、晚分服。行气活血，化瘀散结。适宜肺癌。

· 白花蛇舌草 20g，猫爪草 20g，黄芩 15g，猪苓 15g，大蓟 20g，小蓟 20g，三七 6g(冲服)，延胡索 20g，黄芪 20g，党参 20g，薏苡仁 20g，生半夏 20g，守宫 2 条(研末冲服)。水煎服，每天 1 剂。扶正解毒，散结消癌。适宜肺癌。

· 红参 200g，田七 200g，菟丝子 400g，穿山甲 200g，浙贝母 200g，淫羊藿 200g，射干 200g，补骨脂 400g，龟甲 400g，黄芪 400g，茯苓 400g，巴戟天 400g，威灵仙 400g，金樱子 400g，生半夏 300g，生胆南星 100g，七叶一枝花 300g，天竹

黄 100g，海马 100g，五味子 100g，陈皮 100g。将药共为细末，炼蜜为丸，每丸重 10g，每次 1 丸，每天 3 次。解毒化痰，抗癌散结。适宜肺癌。

·炙黄芪 15g，柴胡 15g，清半夏 15g，西洋参 10g，香附 10g，神曲 10g，瓜蒌 20g，鱼腥草 20g，川贝母 20g，白蔻 6g，陈皮 6g，升麻 6g，白及 6g，三七参 4g，炙甘草 4g，九香虫 10g，桑叶 10g，炒莱菔子 10g。灯心草、竹叶为引，水煎服，每天 1 剂，30d 为一疗程。补气托毒，化痰散结。适宜肺癌。

·白花蛇舌草 50g，半枝莲 50g，露蜂房 25g，鱼腥草 50g，山豆根 12g，山慈菇 20g，紫花地丁 30g，薏苡仁 30g，海藻 30g，昆布 30g，大贝母 15g，瓜蒌 15g。水煎服，每天 1 剂。清热消痰，解毒散结。适宜肺癌。

·生黄芪 30g，生白术 12g，北沙参 30g，天冬 12g，石上柏 30g，石见穿 30g，白花蛇舌草 30g，蝉蜕 15g，山豆根 15g，夏枯草 15g，海藻 15g，昆布 12g，生南星 30g，瓜蒌皮 15g，生牡蛎 30g。水煎服，每日 1 剂。益肺养阴，抗癌散结。适宜肺癌。

4. 肺癌中药外敷治疗

有学者报道运用中药外敷联合胸腔内化疗治疗肺癌恶性胸腔积液患者 30 例，药物组成：黄芪 30g，薏苡仁 30g，莪术 15g，茯苓 15g，当归 10g，桂枝 10g，桃仁 10g，葶苈子 10g。将上药研细加蜂蜜外敷于胸部，患者胸腔积液得到明显缓解，总有效率为 80%。另有报道用外敷中药配合胸腔热化疗治疗癌症合并胸腔积液 26 例，药物组成为生黄芪 15g，乌药 15g，蛇莓 15g，茯苓皮 15g，桑白皮 15g，葶苈子 15g，生姜皮 15g，桂枝 12g，大戟 2g，冰片 5g，硼砂 5g。诸药浓缩成颗粒，加水调和成糊状贴敷于患侧胸壁，总有效率为 83.33%。还有文献记录用中药外敷治疗肺癌疼痛 35 例，药物组成：山柰 20g，藤黄 20g，乳香 20g，没药 20g，重楼 20g，蓖麻仁 20g，茴香 20g。诸药研粉，加醋和温水调和，敷于疼痛部位，总有效率为 88.5%。

(八) 肾癌的中医治疗

1. 中医学对肾癌的认识

中医学中对于肾癌的论述，散见于"肾岩""肾积""血尿""腰痛"等疾病中。肾癌早期发现率低，根治机会不多，对于晚期肾癌和转移性肾癌主要依靠内科综合治疗。中医药毒副作用少，有利于临床症状的改善，可提高患者内科治疗的耐受性，在肾癌的综合治疗中有着不可替代的重要价值。

早在《黄帝内经·灵枢·百病始生篇》中就详细论述了类似肾癌的病证："其著于膂筋，在肠后者饥则积见，按之不得。其著于输之脉者，闭塞不通，津液不下，孔窍干壅。"《素问·四时刺逆从论》中也有云："少阴……涩则病积溲血。"《疡医大全》中更生动形象地描绘了肾癌的临床表现："石疽生腰胯之间，肉色不变，坚硬如石，经月不变，若黑陷不起，麻木不痛，呕哕不食，精神错乱，脉散或代者死。"

历代文献指出：肾元亏虚是肾癌发生的内在因素，饮食不节、内生湿热、情志过激、房劳多度均是肾癌发生发展的重要条件。患者饮食不节，恣食肥甘，脾失健运，酿生湿热，蕴结于肾；或为情志不遂，肝失疏泄，气滞血瘀，毒瘀互结，瘀阻于肾；或外阴不洁，秽浊之气内侵肾脉，邪毒入里蓄积于肾；或冒雨涉水，加之素体热盛，内外相合，湿热毒邪蕴结肾脏；或恣情纵欲，肾元受损，肾虚气化失司，水湿内停，酿湿生痰，痰湿郁结于肾；或年老体弱，或久病及肾，而致脾肾气虚，酿生痰湿，久而化热，毒热互结于肾所致。

肾元亏虚是肾癌发生的必要内因　肾癌多见于老年人，肾为先天之本，而元气生成对于抗御内外邪毒举足轻重，年老后肾气渐亏，无力制约癌毒，故肾癌发病率迅速上升。《灵枢·百病始生篇》所云："壮人无积，虚人则有之。"肾元亏虚不仅是肾癌发生的内在原因，也是其疾病发展之结果。癌邪一旦入侵，又反过来加剧肾脏元气虚损，则癌毒愈强，形成恶性循环，终致癌毒顽结，正气衰败之恶境。

肝、脾、肾三脏功能失调是肾癌的重要病机　肾癌病位在肾，但其发生与肝脾功能失职密不可分。《景岳全书》指出"凡脾胃不足及虚弱失调之人，多有积聚之病""肝肾不足及虚弱失调之人，多有积聚之病"，提出了脾胃虚弱、肝肾亏虚是肾癌的病因。肝肾同源，精血互生，肝血亏虚则无以化精，进一步导致肾精亏损；肝郁气滞，气不行血，则气血瘀滞于肾经；脾胃虚弱，运化失司，酿生痰湿，气滞血瘀相互搏结，终成积聚。肝脾肾三脏的亏损不仅是肾癌发生的重要原因，也是肾癌浸润、转移和恶化的重要推手。

痰瘀毒互结是肾癌发生发展的关键因素　肝脾肾三藏功能失调，气血津液的运行失常，致使痰瘀互结于体内，蕴久化热成毒，火毒与痰、瘀互结促进了肾癌的发展；反过来癌毒又进一步促进痰、瘀、毒的胶着顽固。

2. 肾癌的辨证论治

（1）湿热下注型

临床表现：尿血鲜红，或尿急、尿频、尿灼热疼痛，小腹坠胀，腰部疼痛，或可有发热，口渴欲饮，多汗，烦躁，大便干结，舌质红，舌苔黄腻，脉滑数。

治法：清热利湿。

方药：萹蓄15g，瞿麦15g，海金沙20g，木通10g，黄连12g，车前子（布包）15g，滑石（布包）15g，栀子10g，生地黄15g，大黄炭10g，灯心草6g，甘草6g，白花蛇舌草30g，半枝莲15g，白茅根30g，小蓟20g。

（2）瘀血内阻型

临床表现：尿中或可夹有血块或血丝，腰痛持续性疼痛，多呈刺痛或钝痛，痛处固定不移，腰部或腹部可触及肿块，面色晦暗无光泽，舌质紫暗，可见瘀点或瘀斑，苔薄白，脉弦涩。

治法：活血化瘀，散结消癥。

方药：桃红四物汤加味。桃仁10g，红花10g，川芎10g，熟地黄15g，当归

10g，白芍药10g，黄芪30g，三七粉（冲服）6g，莪术15g。石见穿30g。

（3）脾胃虚弱型

临床表现：可见尿血，腰部隐隐作痛，伴见神疲乏力，纳呆便溏，少气懒言，语声低微，脘腹满闷，面色㿠白，恶心呕吐，舌淡，苔薄白，脉细弱。

治法：健脾和胃，调畅气机。

方药：香砂六君子汤加减。木香10g，甘草8g，人参10g，茯苓12g，白术10g，砂仁6g，枳壳8g，厚朴6g，神曲15g。

加减：头晕耳鸣加何首乌、沙苑子、白蒺藜、菊花；腹部肿块胀痛加丹参、红花、川楝子，大腹皮。

（4）脾肾气虚型

临床表现：血尿，腰部疼痛不明显或隐隐作痛，痛势和缓，腰膝酸软，畏寒肢冷，纳谷不香，腹痛便溏，小便不利，或见两下肢水肿，舌淡，苔白腻，脉沉细无力。

治法：温补脾肾。

方药：肾气丸合四君子汤加减。桂枝10g，制附片10g，熟地黄12g，山药20g，山茱萸12g，泽泻12g，党参10g，茯苓15g，薏苡仁30g，生白术12g，补骨脂15g，淫羊藿12g，三七粉（冲服）6g，仙鹤草20g，血余炭10g。

（5）肝肾阴虚型

临床表现：血尿，尿时隐痛，头晕耳鸣，腰膝酸软疼痛，口燥咽干，渴欲饮水，潮热盗汗，神疲乏力，或可扪及腰腹肿块，痛处固定不移，形体消瘦，舌红，舌苔薄黄或少苔无苔，脉沉细。

治法：滋补肝肾。

方药：大补阴丸加味。熟地黄15g，知母12g，黄柏12g，枸杞子15g，山茱萸12g，鹿角胶（烊化）10g，龟甲胶（烊化）10g，山药15g，川牛膝15g，猫人参20g，半枝莲10g，仙鹤草20g，炒蒲黄10g，白茅根30g。

（6）气血两虚型

临床表现：多见肾癌晚期，表现为持续血尿，尿时无疼痛，腰腹肿块疼痛明显，心慌心悸，气短乏力，声音低弱，纳食减少，面色㿠白，形体消瘦，舌质淡或见瘀斑、瘀点，苔薄白，脉沉细无力。

治法：补气养血。

方药：十全大补汤化裁。党参20g，白术10g，茯苓15g，甘草10g，熟地黄15g，白芍药10g，当归10g，阿胶（烊化）10g，川芎5g，石见穿15g，血余炭10g。

肾癌早期，患者正气尚盛，气滞痰凝血瘀，应以理气化痰散结为主，若有虚象可酌加扶正之品；进一步发展则邪毒胶固，损伤正气，脾肾不足，此时应祛邪兼顾扶正；晚期常因肝脾肾三藏功能失调，气血衰弱，无以抗邪，癌毒走窜经络，故宜扶正祛邪并重。肾癌转移较多为肺和会阴转移，辨证其为湿毒浊瘀互结，肺肾两伤，故以攻邪为主，佐以补虚扶正。

3. 肾癌的民间验方集萃

·肾癌无苦味复方：红豆蔻10g，生卷柏10g，制鳖甲20g，山茱萸20g，木瓜10g，黄精10g，旱莲草10g，当归10g，杜仲10g，天麻10g，制龟甲20g。水煎服，每天1剂，连服30剂。滋阴散结。适宜肾癌患者。

·肾癌苦味复方：败酱草10g，佛手柑10g，石菖蒲10g，补骨脂10g，大蓟10g，白及10g，仙鹤草10g，白芍10g，延胡索10g，制首乌10g，女贞子10g。水煎服，每天1剂，连服30剂。清热解毒，养血滋阴。适宜肾癌患者。

·肾癌优选复方：红豆蔻10g，山茱萸20g，制鳖甲20g，补骨脂10g，石菖蒲10g，生地黄30g，仙鹤草10g，杜仲10g，延胡索10g，天麻10g，制龟甲20g，制首乌10g，女贞子10g。水煎服，每天1剂，连服30剂。补肾滋阴，养血散结。适宜肾癌患者。

·肾癌优化复方：红豆蔻10g，山茱萸20g，败酱草10g，佛手柑10g，石菖蒲10g，生地黄30g，仙鹤草10g，杜仲10g，当归10g，白芍10g，天麻10g，女贞子10g。水煎服，每天1剂，连服30剂。清热解毒，补肾滋阴。适宜肾癌患者。

·生地黄30g，山药30g，山茱萸15g，茯苓30g，桑寄生30g，鳖甲30g（先煎），三七粉6g（冲服），阿胶12g（烊化），小蓟12g，半枝莲30g，白花蛇舌草30g。水煎服，每天1剂。滋阴散结，清热解毒。适宜肾癌患者。

·制大黄12g，水蛭3g，土鳖虫6g，莪术15g，生地黄30g，红参10g（嚼服）。水煎服，每天1剂。疼痛剧烈加延胡索15g，郁金10g，乳香10g，没药10g，出血多加炒蒲黄10g，阿胶15g（烊化），三七粉6g（冲服）。水煎服，每天1剂。破血散结，益气活血。适宜肾癌患者。

·八月札120g，猪苓30g，石上柏15g，薏苡仁60g，防己12g，夏枯草30g，石见穿30g。水煎服，每天1剂。理气散结。适宜肾癌患者。

·牡蛎15g，穿山甲12g，全蝎6g，青皮6g，木香4.5g，五灵脂9g，桃仁9g，杏仁9g。水煎服，每天1剂。攻坚破积，理气化痰，滋阴潜阳。适宜肾癌患者。

（九）前列腺癌的中医治疗

1. 中医学对前列腺癌的认识

根据前列腺癌的临床表现，中医学一般将其归为"积聚""癥瘕""淋证""癃闭"等疾病范畴。《黄帝内经》论道："肾藏精，主生殖，开窍于前后二阴。"《灵枢·经脉篇》足厥阴肝经"起于大指丛毛之际……循股阴，入毛中，环阴器，抵小腹，挟胃，属肝……"表明前列腺由肾所主，为肝经所巡行，与脾胃关系密切。前列腺癌的病因可分内、外两种，外因如外感六淫和饮食不洁等，内因如七情失调、脏腑功能紊乱等。邪正盛衰是疾病发生的基本原因，它不但决定着疾病的虚实，还影响着疾病的预后、转归。前列腺癌的发生、发展有着正气不足的内因，也有痰、湿、瘀、毒等致病因素的影响，内外因共同作用导致机体功能失调、痰浊结聚、邪毒壅积。前列腺癌早期以湿热、癌毒互结为主；手术期以气血亏虚为主；内分泌治疗期以阴阳失调为主，兼夹湿、毒、瘀；化疗期以脾肾虚为主，兼夹瘀、毒、湿；骨转移期（晚期）以肾阳亏虚、正气衰竭为主，兼夹瘀、毒。总之，前列腺癌的发生是各种致病因素作用机体，导致脏腑功能失调、气血失和、正气亏损，以及气血凝滞、痰浊结聚、邪毒壅积而成；其病机总属正虚邪实、虚实夹杂。

前列腺癌多发于中老年人，正如《内经》所述："男子七八，肝气衰，筋不能动，天癸竭，精少，肾脏衰，形体皆极。"《景岳全书》认为："脾肾不足及虚弱失调之人，多有积聚之病。"不管是早中期或是中晚期患者，肾气亏虚、瘀血败精聚积下焦是前列腺癌主要的病因病机，已被现代医家所广泛认可和采用。

2. 前列腺癌的辨证论治

（1）肾精亏虚型

临床表现：夜尿增多，尿意频数，尿流稍细，腰膝酸软，体力较差，口干不欲饮，舌质淡红或淡紫，苔白或少苔，脉沉或细。

治法：滋阴补肾，益气健脾。

方药：六味地黄汤合四君子汤化裁。熟地黄 15g，淮山药 12g，牡丹皮 12g，泽泻 10g，茯苓 12g，枸杞子 12g，女贞子 15g，麦冬 12g，益智仁 12g，补骨脂 12g，淫羊藿 15g，黄精 12g，党参 15g，太子参 15g，白术 9g，甘草 3g，黄芪 18g。适宜前列腺癌早期，癌瘤局限于包膜内的患者。

（2）湿热蕴积型

临床表现：病情发展，小便不畅，尿线变细，排尿无力，滴沥不通或成癃闭，小腹胀满，大便干燥或秘结，腰酸肢痛，口干口苦，舌质红或紫暗，苔黄腻，脉滑数或细弦。

治法：利湿清热，散结通水。

方药：八正散化裁。萹蓄 30g，瞿麦 30g，木通 10g，赤芍 15g，金钱草 30g，败酱草 30g，白花蛇舌草 30g，忍冬藤 30g，白茅根 30g，丹参 30g，泽兰 15g，土茯苓 30g，薏苡仁 30g，土鳖虫 30g。适宜前列腺癌早中期并发感染者。

（3）脾虚湿盛型

临床表现：小便流浊，排尿无力，甚或滴沥难下，小腹胀满，面色不华，肢体困倦，不思饮食，舌质淡舌边有齿痕，舌苔白腻，脉虚或细弱。

治法：健脾利湿，佐以杀癌消肿。

方药：参苓白术散加减。党参 10g，炒白术 15g，茯苓 24g，薏苡仁 30g，砂仁 7g，泽泻 15g，当归 10g，白扁豆 30g，陈皮 10g，半枝莲 20g，猫人参 20g。适宜前列腺癌早中期患者。

（4）瘀血内结型

临床表现：小便滴沥，尿如细线，或癃闭不通，小腹作痛，时痛剧难忍，烦躁不安，舌质紫暗，脉涩或弦细。

治法：活血化瘀，通水消结。

方药：膈下逐瘀汤化裁。当归尾10g，赤芍10g，桃仁10g，红花10g，炮山甲10g，丹参15g，败酱草30g，瞿麦30g，马鞭草30g，猪苓30g，薏苡仁30g。适宜前列腺癌中晚期或手术后有局部血液循环不畅者。

（5）肝肾阴虚型

临床表现：尿道口常有白浊、会阴坠胀，头晕目眩，耳鸣，口燥咽干，失眠多梦，腰膝酸软，潮热盗汗，遗精，舌红少苔，脉细数。

治法：滋补肝肾，清泄相火。

方药：知柏地黄汤加减。知母15g，黄柏10g，熟地黄30g，泽泻15g，牡丹皮15g，茯苓30g，制首乌15g，黄精15g，白藤10g，丹参15g，土茯苓15g，七叶一枝花12g。适宜前列腺癌年老体弱或术后患者。

（6）脾肾两虚型

临床表现：疲乏无力，形体消瘦，面色无华，腰身疼痛，动则气促，小便不畅。不思饮食，卧床不起，口苦干不思饮水，舌质淡红或红赤、绛紫，甚者舌体短缩，脉沉细无力或细弦。

治法：益气补肾，抗癌消癥。

方药：拟参芪蓉仙汤化裁。生黄芪15g，潞党参12g，淫羊藿12g，肉苁蓉6g，巴戟天6g，枸杞子12g，制首乌12g，穿山甲15g，怀牛膝12g，制大黄6g，炒黄柏10g，知母6g，土茯苓15g，七叶一枝花12g，白花蛇舌草15g，杭白芍12g，炙甘草6g。适宜老年患者或手术、放化疗后体质亏虚者。

（7）肾阳不足型

临床表现：小便淋涩挟精，甚或滴沥难下、癃闭不通，畏寒，腰膝酸冷，阳痿，早泄，或有下肢水肿，五更泄泻，舌质淡胖，脉沉弱。

治法：温肾壮阳。

方药：金匮肾气丸加减。制附片10g，菟丝子10g，淫羊藿10g，狗脊12g，杜仲10g，黄精10g，当归15g，山药15g，茯苓24g，土茯苓15g，白花蛇舌草15g。适宜手术或放化疗后的患者。

以上各型均可随症加减：乏力重者加黄芪、太子参；失眠加远志、酸枣仁；食欲不振加焦山楂、焦神曲；恶心者加生姜、竹茹；骨痛加延胡索、姜黄；下肢水肿加泽兰、泽泻；潮热加女贞子、旱莲草；盗汗加浮小麦、麻黄根；心悸加薤白、瓜蒌；小便不利加川牛膝、冬葵子；血尿加重者加小蓟草、旱莲草、生地黄、阿胶等补虚止血；小便不畅者加沉香、郁金、台乌药等；小便疼痛加重者加延胡索、王不留行、三棱、莪术等；小便黄浊者加车前子、萹蓄、瞿麦、金钱草、滑石、萆薢等。

3. 前列腺癌的民间验方集萃

·化瘀散结通利汤：当归 10g，桃仁 10g，红花 10g，青皮 10g，萆薢 10g，瞿麦 10g，冬葵子 10g，车前子 10g，穿山甲 6g，乌药 15g，石韦 20g。水煎内服，每天 1 剂，6 周为一疗程。活血化瘀，利尿通淋。适宜前列腺癌瘀血阻滞者。

·知柏五子汤：黄柏 10g，太子参 10g，乌梅 l0g，白芍 10g，金樱子 10g，覆盆子 10g，川续断 10g，芡实 15g，益智仁 15g，枸杞子 15g，牡蛎 15g，桑寄生 15g，甘草 15g，知母 6g，菟丝子 12g，茯苓 12g，地龙 12g，红花 12g。水煎内服，每天 1 剂，7d 为一疗程。滋阴清热。适宜前列腺癌湿热蕴积兼见肝肾不足者。

·黄花鱼耳石当归汤：黄花鱼耳石 15g，当归 15g。水煎内服，每天 1 剂，7d 为一疗程。清热利尿。适宜前列腺癌有湿热蕴积表现者。

·白花蛇舌草 50g，半枝莲 50g，半边莲 50g，白茅根 50g。每天 1 剂，水煎服。清热解毒，利尿通淋。适宜前列腺癌有湿热蕴积表现者。

·昆布 30g，海藻 30g，三棱 10g，莪术 10g，当归 15g，丹参 30g，郁金 10g，猪苓 30g。每天 1 剂，水煎服。破血逐瘀，利尿通淋。适宜前列腺癌瘀血阻滞者。

·夏枯草 50g，龙葵草 30g，王不留行 30g，薏苡仁 60g，败酱草 30g，金钱草 30g。每天 1 剂，水煎服。清热活血，利尿通淋。适宜前列腺癌有湿热及瘀血者。

·夏枯草 30g，海藻 30g，皂角刺 10g，莪术 15g，山慈姑 10g，牛膝 10g，乌药 10g，王不留行 10g，木通 6g，琥珀末 1.5g(冲服)。每天 1 剂，水煎服。清热破血，利尿通淋。适宜前列腺癌有湿热及瘀血者。

·土鳖虫 10g，白花蛇舌草 10g，徐长卿 10g，当归 10g，露蜂房 6g，炙甘草 6g，蜈蚣 3g，党参 12g，黄芪 12g，鸡血藤 15g，熟地黄 15g，乳香 9g，没药 9g。每天 1 剂，水煎服。清热活血，扶正抗癌。主治前列腺癌骨转移。

（十）膀胱癌的中医治疗

1. 中医学对膀胱癌的认识

在中医历代医学典籍中，与膀胱癌的症状体征相类似的疾病散见于"尿血""癃闭""血淋"等范畴。在 2000 多年前的《黄帝内经》中就有大量相关论述，如《素问·宣明五气论》指出："膀胱不利为癃……"《素问·气厥论》认为："胞移热于膀胱，则癃溺血。"《四时刺逆从论》又有云"少阳……涩则病积溲血"等。汉代以后，临床医家对癃闭及血尿的研究逐渐完善，如隋代巢元方《诸病源候论》提出血淋的病名："血淋者，是热淋之甚者，即尿血，谓之血淋。"朱丹溪在《丹溪心法》中进一步阐明了血淋和溺血的区别："大抵小便出血……痛者谓之淋，不痛者谓之溺血。"

膀胱癌的发病机制关键在于正气亏虚和外邪侵袭两个方面。患者身体素虚，脾肾不足，因而中焦脾胃运化失司，下焦肾和膀胱气化不利，故致水液停滞，化生郁热，湿热下注，膀胱开阖失利，而致尿频、尿急、尿痛。热灼络脉，血液不循常道，或气虚无力摄血而致血离经脉，则见血淋、溺血。湿热阻滞日久，内生痰瘀，湿热和痰瘀胶结，终成癌毒，腐蚀肌肉，耗损正气，消灼阴液，致发热、贫血、消瘦之恶病质表现。

古代医家对于膀胱癌的类似疾病，有比较全面的治疗措施，如元代朱丹溪认为小便不通有"气虚""血虚""风闭""实热"等多种原因，并根据辨证施治的原则，运用探吐法来治疗癃闭。张景岳为气虚所致癃闭制定了"得其化"的治疗原则，并根据疾病进展程度制定了相应的方药如"病未至甚，用左归、右归、六味、八味等汤丸……""病已至甚，则必用八味丸料或加减金匮肾气汤大剂煎服"。清代医家唐容川将尿血从脏腑辨证角度分为心经遗热、肝经遗热、肺经遗热，并分别使用导赤散、龙胆泻肝汤等治疗。《医宗必读》将血淋分为血虚、血冷、血热、血瘀四种情况，分别选用六味地黄丸、金匮肾气丸、小蓟饮子、桃红四物汤等加减治疗。

2. 膀胱癌的辨证论治

（1）膀胱湿热型

临床表现：小便黄赤灼热，口渴，心烦，腰际酸楚，下肢浮肿，或小便淋沥，短少，甚则不通，小腹胀满，舌质红，苔黄腻，脉细数。

治法：清利膀胱湿热。

方药：小蓟饮子加减。生地黄12g，小蓟10g，滑石12g，通草6g，炒蒲黄10g，竹叶10g，藕节12g，当归6g，山栀子10g，甘草4g，白花蛇舌草12g，半枝莲15g，土茯苓10g。

加减：发热加柴胡、青蒿梗；胸部痞闷加佛手片、绿萼梅、代代花、玫瑰花。

（2）瘀毒蕴结型

临床表现：腹痛剧烈，可触及包块，小便不通，或尿色暗红，夹杂血块，舌质紫暗，有瘀点，苔黑，脉涩弦。

治法：活血化瘀，散结止痛。

方药：膈下逐瘀汤合失笑散加减。五灵脂6g，当归9g，川芎6g，桃仁9g，蒲黄8g，牡丹皮6g，赤芍6g，乌药6g，延胡索3g，甘草9g，香附4.5g，红花9g，枳壳4.5g。

加减：脾虚腹胀加砂仁、白蔻仁、茯苓、白术、陈皮；大便秘结加大黄、番泻叶、麻仁丸；尿血加炒槐花、地榆炭、十灰丸；纳谷不香者，加谷芽。

（3）阴虚湿热型

临床表现：尿血，或伴小便淋涩灼痛，口苦，口黏腻，肢体困重，消瘦，低热，盗汗，颧红，五心烦热，舌红，苔黄腻，脉细数或滑。

治法：滋阴清热化湿。

方药：知柏地黄汤加减。熟地黄 10g，山药 12g，山茱萸 10g，茯苓 12g，泽泻 10g，牡丹皮 10g，知母 10g，黄柏 6g，女贞子 10g，旱莲草 12g，石韦 10g，海金沙 10g。

加减：气短、乏力、头晕者，加党参、黄芪、茯苓、女贞子。

(4) 脾肾气虚型

临床表现：尿血，血色淡红，小便余沥不尽，或有涩痛，形体消瘦，神疲乏力，食少，腹胀，便溏，舌淡，苔白，脉弱。

治法：健脾益肾，软坚散结。

方药：补中益气汤合左归饮加减。党参 20g，黄芪 15g，薏苡仁 30g，升麻 8g，柴胡 5g，补骨脂 12g，杜仲 10g，白术 12g，黄精 12g，枸杞子 20g，熟地黄 12g，山茱萸 15g，山药 12g，甘草 6g。

加减：尿血者，可加白茅根、大蓟、小蓟、侧柏叶。

(5) 气阴两虚型

临床表现：尿血，尿少，神疲乏力，气短懒言，咽干口燥，面色淡红或颧红，舌淡，苔少或有裂纹，脉弱而数。

治法：益气滋阴。

方药：五阴煎加减。熟地黄 10g，白芍 10g，山药 10g，扁豆 10g，莲子肉 10g，白术 10g，茯苓 12g，人参 10g，五味子 5g，甘草 4g。

加减：气短自汗者，加黄芪、山茱萸；潮热颧红者，加地骨皮、银柴胡、白薇。

(6) 气虚血瘀型

临床表现：尿血、血色紫暗或夹块，少腹刺痛或胀痛，神疲乏力，气短懒言，舌质紫暗或有斑点，脉虚而涩。

治法：补气活血。

方药：补阳还五汤加味。黄芪 12g，当归尾 10g，赤芍 10g，地龙 10g，川芎 6g，桃仁 10g，红花 6g，党参 10g，莪术 10g，土茯苓 12g。

(7) 寒湿蕴结型

临床表现：小便癃闭，滴沥不尽或尿频溲长，尿色淡红，偶挟血块。四肢厥冷，畏寒，小腹胀满，形体虚胖，面色㿠白，舌淡胖，苔白微腻，脉沉细。

治法：利水渗湿，温阳化气。

方药：五苓散加味。猪苓 10g，泽泻 15g，白术 10g，茯苓 10g，桂枝 7g，山慈菇 12g，龙葵 12g。

加减：小腹胀满不舒较甚，加乌药、川楝子、延胡索；小便混浊加萆薢、射干；尿色鲜红不止加血余炭、小蓟、仙鹤草。

3. 膀胱癌的民间验方集萃

·寄生猪苓汤：沙苑子 15g，山慈菇 15g，桑寄生 15g，猪苓 12g，白花蛇舌草

30g。每天 1 剂，水煎服，日服两次。补肾解毒，清热利水。主治膀胱癌湿热型兼有小便不利者。

·知柏银蓟汤：知母 9g，黄柏 6g，大蓟 9g，小蓟 9g，生地黄 12g，蒲黄炭 12g，泽泻 12g，金银花 9g，山茱萸 3g，琥珀末 1.5g(吞服)。每天 1 剂，水煎服，日服两次。滋阴解毒，清热利湿。主治膀胱癌阴虚湿热型。

·膀胱癌验方：白花蛇舌草 30g，白茅根 20g，石苇 10g，瞿麦 15g，萹蓄 10g，猪苓 12g，川牛膝 15g，仙鹤草 30g，白英 40g，龙葵 30g，蛇莓 15g，苦参 20g，喜树果 30g，大蓟 15g，小蓟 15g，焦山楂 12g，神曲 15g，枳壳 10g，生黄芪 15g，女贞子 15g，红花 20g。每天 1 剂，水煎服，日服两次。清热利湿，活血祛瘀，扶正抗癌。主治膀胱癌虚实夹杂兼有血瘀者。

·僵蚕软坚汤：生牡蛎 60g，昆布 15g，海藻 15g，土木鳖 5g，僵蚕 15g，炮山甲 10g，山慈菇 12g，半枝莲 30g。每天 1 剂，水煎服，日服两次。化痰软坚，散瘀消积，清热解毒。主治膀胱癌瘀毒蕴结型。

·金钱草 30g，白毛藤 30g，土茯苓 30g，薏苡根 30g，白花蛇舌草 30g，蛇莓 15g。每天 1 剂，水煎服。解毒，利湿通淋，对膀胱癌患者尿痛、尿涩等症状有效。主治膀胱癌膀胱湿热型。

·白花蛇舌草 30g，蛇莓 30g，蛇六谷 30g，土茯苓 30g，龙葵 30g，白英 30g，土大黄 30g。每天 1 剂，水煎服。清热解毒，利湿消肿，适宜膀胱癌尿血者。

·鲜芝麻 90g，鲜黄花 60g，半边莲 30g，鹿茸草 15g，酢浆草 15g，佩兰 9g。每天 1 剂，水煎服。清热解毒，利尿抗癌。适宜膀胱癌膀胱湿热型。

·龙葵 15g，白英 15g，蛇莓 15g，石见穿 15g，半枝莲 15g。每天 1 剂，水煎服。清热散结，软坚抗癌。适宜膀胱癌瘀毒蕴结型。

·凤尾草 30g，水杨梅根 60g。每天 1 剂，水煎服。散结消肿，抗癌。适宜膀胱癌癌毒胶结难消者。

4. 膀胱癌灌注治疗方

·莪术 30g，蟾酥 10g，猪苓 30g。煎成 300ml 药液，膀胱灌注并保留 30min，每天两次。抗癌利尿，消肿散结。适宜各型膀胱癌，尤以瘀血型为佳。

·猪苓 20g，白花蛇舌草 20g，重楼 20g，半枝莲 20g，萹蓄 10g，制黄柏 10g，薏苡仁 20g。煎成 300ml 药液，加温后膀胱灌注，保留 30min，每天两次。清热解毒，抗癌消肿。适宜各型膀胱癌，尤以膀胱湿热型为佳。

·复方五矾溶液：五倍子 30g，明矾 30g。煎成 300ml 药液，加温后膀胱灌注，保留 30min，每天两次。清热散结，抗癌消肿。适宜各型膀胱癌。

（十一）卵巢癌的中医治疗

1. 中医学对卵巢癌的认识

根据卵巢癌的临床特征，求之于古代文献记载，卵巢癌可属妇科杂病"肠覃""积聚""石瘕""瘕"等范畴。多由寒凝、气滞、血瘀引起。最早在《黄帝内经》有就对肠覃证候的描述："寒气客于肠外，与卫气相搏，气不得营，因有所系，癖而内生，恶气乃起，息内乃生。"又论"石瘕"病因是"寒气客于子门，子门闭塞，气不得通，恶血当泻不泻"，说明了外感六淫可引发癌。《内经》云："风雨寒热不得虚，邪不能独伤人。"《诸病源候论》指出："疝瘕之病，由饮食不节，寒温不调，气血劳伤，脏腑虚弱，受于风冷，令人与腹内血气相结所生。"《三因极一病证方论》认为：妇科肿瘤的发生，多因"经脉失于将理，产褥不善调护，内作七情，外感六淫、阴阳劳逸，饮食生冷，遂致营卫不疏，新陈干忤，随经败浊，淋露凝滞，为癥为瘕"。这些都说明妇科肿瘤并非单一因素可致，而是与诸多因素有关，但其根本在于正虚为本，邪实为标而致气血失调。

中医学认为本病病位在女子胞，与肝、脾、肾三脏相关。《医宗金鉴·妇科心法要诀》指出："凡治诸积，宜先审身形之壮弱，病势之缓急而治之。"卵巢癌患者表现出显著的阶段性，可将其分为早、中、晚三期分别分析病机演变。

卵巢癌早期患者，多素体情志抑郁，气机不畅，或因手术、化疗、放疗等治疗后，癌毒消散，正伤阴亏、肝失濡养，可见乏力等脾虚症状；又因脾虚转输失常，水湿内停，酿生湿热。此期患者以肝郁气滞、肝郁脾虚多见。

中期患者以肝郁脾虚多见，多见于未能手术或术后复发及转移患者，患者肝失疏泄，横逆乘脾，脾胃运化失常，水湿内聚，土壅木郁；又因肝司藏血，脾司统血，肝脾失调，以至气血运行不畅，痰湿瘀血交互为患。

晚期卵巢癌患者证候复杂，临床可见中脘痞满、腹部肿块、腹大如鼓、全身肿胀等，其表现可涉及中医积证、聚证、鼓胀和水肿等病证。肝失疏泄，气机不畅，阻碍血运，导致痰毒、瘀血、水湿等病理产物停聚，表现为积证、鼓胀等；水湿不化，泛溢肌肤，故可出现水肿；晚期患者肾火虚衰，开阖失司，气化不利，且脾阳失其温煦，不能散布水谷精微至四肢百骸，故可见腹大如鼓、腰以下肿甚等证候表现。正如隋代巢元方在《诸病源候论》所指出的"若积引岁月，人皆柴瘦，腹转大，遂致死（卵巢癌合并腹水的）"。综上所述，肝郁脾虚、气机不畅为发病的重要原因，并贯穿疾病始终；随着疾病的进展，病久而及脾，脾伤而运化不足，中焦愈发亏虚，同时脾虚则不能制木，故中期脾虚症状为标，气机不畅为本，治疗时健脾不忘调畅气机；病久累及肾脏，以肝、脾、肾三脏亏虚为主，气滞、痰浊、湿热、癌毒错杂为患，治疗时以扶正为主，同时应配以理气化痰、清热剔毒之品。

2. 辨证论治

在中医治疗卵巢癌中，调畅气机应贯穿整个中医治疗过程，针对不同的主证进行相应的辨证论治，以达到良好的治疗效果。

（1）气血瘀滞型

临床表现：腹部坚硬，肿块固定，小腹疼痛，坠胀不适，面色晦暗，形体消瘦，肌肤甲错，神疲乏力，胃纳减少，二便不利，舌质紫暗有瘀斑，脉细或弦。

治法：活血化瘀，理气止痛，兼扶正固本。

方药：党参15g，丹参12g，三棱12g，莪术12g，赤芍12g，川楝子9g，七叶一枝花15g，黄芪12g，石见穿15g，延胡索12g，乌药9g，木香6g，鸡内金10g。

加减：癌肿较大，加鳖甲、山甲片、牡蛎；淋巴结转移，加猫爪草。

（2）肝郁脾虚型

临床表现：腹部肿块，固定不移，大便溏薄、少腹胀痛，情绪焦虑或精神抑郁，食少纳呆，神疲懒言，体倦乏力，或见胁肋胀满疼痛，口苦咽干，舌质淡，舌体稍胖或有齿痕，脉弦。

治法：疏肝解郁，健脾益气。

方药：白术20g，白芍15g，陈皮15g，防风6g，木香10g，砂仁10g，云茯苓20g，山药20g，半枝莲15g，七叶一枝花15g，鸡内金10g，甘草10g。

加减：胸闷不舒，加香附、枳壳；积块难消，加穿山甲片、鳖甲；疼痛较甚，加延胡索、乌药；淋巴结转移，加猫爪草；肺转移，加瓜蒌、桔梗、葶苈子；肝转移，加柴胡、白花蛇舌草、莪术。

（3）湿热瘀毒型

临床表现：腹部肿块，腹胀，纳差不欲饮，二便不畅，或伴有不规则阴道流血，舌质黯红或绛紫，舌苔黄腻，脉滑或数。

治法：清热利湿，解毒散结。

方药：桂枝10g，白术12g，莪术9g，黄芪15g，车前子12g，泽泻10g，白花蛇舌草15g，猪苓12g，龙葵15g，半枝莲15g，大腹皮15g，白英10g，瞿麦12g，薏苡仁2g。

加减：肿瘤较大，加夏枯草、鳖甲、生牡蛎；疼痛较甚，加郁金、延胡索、三棱；便秘，加生大黄。

（4）气阴两虚型

临床表现：腹中积块日久，日渐消瘦，神疲乏力，面色㿠白，时有低热或腹大如鼓，不思饮食，舌红少苔，脉弦或弱。

治法：滋补肝肾，软坚消癥。

方药：熟地黄15g，茯苓15g，山药15g，泽泻12g，山茱萸12g，牡丹皮12g，补骨脂12g，鳖甲15g，巴戟天12g，党参15g，黄芪15g，龙葵15g，女贞子12g，三棱9g，白花蛇舌草15g，鸡内金10g。

加减：白细胞水平下降，加鸡血藤、当归、枸杞子；恶心呕吐，加半夏、生姜；

癌肿较大，加露蜂房、穿山甲、生牡蛎。

（5）痰湿凝聚型

临床表现：腹部肿块，腹水明显，胃脘胀痛，身倦无力，纳呆，舌淡苔白腻，脉滑。

治法：健脾利湿，化瘀软坚。

方药：苍术12g，附子10g，香附8g，茯苓15g，半夏9g，黄芪15g，党参12g，胆南星10g，陈皮8g，三棱9g，莪术9g，枳壳10g，薏苡仁15g，绞股蓝15g。

加减：小腹冷痛，加桂枝、补骨脂、鹿角霜；胸闷不舒，加柴胡、郁金；纳呆，加鸡内金、山楂、神曲。

（6）脾肾亏虚型

临床表现：腹部肿块，大量腹水，下肢水肿，腰以下为甚，按压后凹陷，甚或直肠滑脱不收，头晕，耳鸣，神疲困倦，动则气促，腰膝酸软无力，夜晚尿频，大便溏泻或干结难排，舌淡，脉沉弱。

治法：健脾益肾，软坚散结。

方药：制附子10g，白术12g，山药15g，茯苓12g，猪苓12g，薏苡仁15g，杜仲12g，补骨脂12g，肉豆蔻12g，山茱萸15g，熟地黄12g，半枝莲12g，猫人参12g，炙甘草8g。

加减：积块较大，加鳖甲、穿山甲片、生牡蛎；腰膝酸软显著者，加女贞子、枸杞子、桑椹子、当归；顽固性腹水难以消退，加天葵子、冬瓜子、车前子。

3. 卵巢癌的民间验方集萃

·两头尖30g，白毛藤25g，当归15g，生地黄25g，熟地黄25g，莪术15g，生大黄15g，熟大黄15g，炒白芍12g，鹿角胶15g，水蛭虫10g，土鳖虫10g，鼠妇10g，玉米须50g，牛角腮50g。以水煎服，每天1剂。连服10d，停3d后再服。活血化瘀，养血滋阴。适宜气滞血瘀、气阴两虚型卵巢癌。

·铁树叶30g，八月札30g，白花蛇舌草30g，半枝莲30g，露蜂房9g，白术9g，陈皮6g。水煎，每天1剂，分两次服。清热解毒，理气抗癌。适宜卵巢癌初中期，腹胀，有积块，身热心烦，口干咽燥，舌红，脉弦，在化疗期或停用化疗时均可应用。

·炒穿山甲60g，当归30g，川芎30g，丹参30g，醋炒莪术15g，醋炒三棱15g，醋炒五灵脂15g，炒黑丑15g，醋延胡索15g，川牛膝15g，醋制大黄15g，肉桂15g，麝香0.6g（麝香来源有困难者也可不用）。除麝香外，共焙干研成极细粉末，再加麝香和匀，用瓷瓶密封备用，也可炼蜜为丸，每天3次，每次6～9g，饭前温开水送服。破血逐瘀。适宜卵巢癌中期瘀血内结，小腹包块，质硬不移，疼痛拒按，舌紫或有瘀斑，脉沉涩。服药期间要加强营养，勿忌口。

·阳起石60g，当归60g，桃仁60g，赤芍60g，大黄60g，三棱90g，土鳖甲90g，云母石120g，枳壳30g。上药共研细末，饭糊为丸，每次18g，每天3次，温开水送服。破血逐瘀，温补肾阳。适宜卵巢癌晚期邪实正虚，小腹有包块，积块坚硬，疼痛拒按，口干便秘，腰膝酸软，舌紫暗，脉沉弦。

·露蜂房20g，蛇蜕15g，地龙15g，血余炭10g，棕榈炭10g，木鳖子9g。上药共研为细末，水合为丸，如梧桐子大，每次10粒，分两次服。抗癌、解毒、止血。适宜卵巢癌中期病情稳定阶段，腹胀满或疼痛，可触及包块，舌淡红，脉弦。

·水蛭10g，虻虫10g，土鳖虫10g，桃仁10g，王不留行15g，草河车15g，白蔻仁15g，白芷15g，郁金15g，当归15g，赤芍15g，生牡蛎30g，夏枯草30g，陈皮9g，红花9g。上药共为细末，水合为丸，如梧桐子大，每次10粒，早晚各服1次，或水煎服，每天1剂。破血逐瘀。适宜卵巢癌中期瘀血内结，小腹包块坚硬，固定不移，疼痛拒按，舌紫暗或有瘀斑，脉沉涩。

·党参9g，白术9g，白芍9g，天冬9g，黄芪9g，麦冬9g，枸杞子9g，牡丹皮9g，鹿角霜9g，生地黄9g，佛手6g，木香6g，天花粉15g，五味子5g。上药加水煎煮两次，将两煎药液混合，早晚分服，每天1剂。补气养阴。适宜卵巢癌经化疗治疗后身体虚弱，气阴两虚，神疲乏力，胸闷腹胀，舌淡，脉沉缓。

·当归30g，山茱萸30g，川牛膝30g，醋炒香附30g，土茯苓30g，金银花30g，金银花叶30g，赤豆卷（用赤小豆发出芽0.3cm长，即晒干）90g，肉苁蓉（晒洗，去盐）90g。上药共研为细末，炼蜜为丸，每丸重9g，每夜服1丸，嚼细，白开水送下，或水煎服，每天1剂。清热解毒，补肾养血。适宜卵巢癌中晚期，腹胀疼痛，有包块，身热口干，舌质红，苔黄，脉弦滑。

·香附15g，乌药9g，小茴香9g，川楝子9g，橘核9g，荔枝核9g，莪术9g，茯苓12g，艾叶3g，甘草3g。上药加水煎煮两次，将两煎药液混合，每天1剂，分两次服。疏肝散寒，理气止痛。适宜卵巢癌初期少腹胀痛拒按，痛时胀而有形，小腹有冷感，舌淡苔白，脉沉弦而涩。

·生地黄9g，白芍9g，天冬9g，麦冬9g，玄参9g，牡丹皮9g，枸杞子9g，地骨皮9g，沙参9g，天花粉15g，旱莲草15g，五味子5g。水煎两次，药液对匀，每天1剂，分两次服。补肾养阴，清退虚热。适宜卵巢癌经化疗后阴虚，腰膝酸软，头晕目眩，手足心热，口干而燥，舌红少苔，脉沉细数。

·党参9g，白术9g，白芍9g，茯苓9g，生地黄9g，当归9g，熟地黄9g，补骨脂9g，木香9g，鹿角霜9g，龙眼肉9g，枸杞子9g，陈皮9g，黄芪12g。水煎两次，每天1剂，分两次服。益气养血，填补肾精。适宜卵巢癌经化疗后气虚，神疲乏力，面色无华，腰膝酸软，舌淡苔白，脉沉细弱。

·桃仁9g，红花9g，当归10g，白芍10g，三棱10g，莪术10g，川楝子10g，川芎6g，青皮6g，熟地黄15g，鳖甲15g，炮甲珠15g，鸡血藤15g，党参15g，生牡蛎30g，黄芪30g，延胡索10g。水煎，每天1剂，分两次服。破血逐瘀，填精补肾。适宜卵巢癌晚期，腹部疼痛，有积块，胸闷腹胀，神疲乏力，面色㿠白，形体消瘦，舌紫暗，脉沉弦。

· 桂枝 15g，大黄 15g，桃仁 15g，茯苓 40g，牡丹皮 20g，白芍 20g，阿胶（烊化）20g，甘遂 5g。上药加水煎煮两次，将两煎药液混合均匀，早晚分服，每天 1 剂。破血逐瘀，补血养血。适宜卵巢癌中期，血虚血瘀，腹部包块，状如覆杯，胀满坠痛，舌质暗或有瘀斑，脉沉弦。

· 乌梅 60g，红花 60g，龟甲 60g，川芎 60g，地龙 60g，鳖甲 60g，露蜂房 30g，鸦胆子 30g，乌贼骨 30g，海藻 40g，玳瑁 40g。上药分 3 次按药顺序陈古瓦上，上覆盖一瓦，以旺火煅焦，共研细末，分成 120 包，每天 1 包，分两次服。活血化瘀，抗癌散结。适宜卵巢癌晚期腹部隆满，积块大，坚硬不移，阴道流血，舌质淡紫，苔薄白，脉细数。

· 车前子（包）30g，酒当归 30g，生牡蛎（先煎）30g，滑石（包）15g，海藻 15g，昆布 15g，鳖甲（先煎）15g，荔枝核 12g，川楝子 10g，醋延胡索 10g，官桂 6g，熟附子 4g。上药用凉水浸泡 1h，小火煎约 40 分，其中鳖甲，生牡蛎先煎 1h，每天 1 剂，早晚空腹服用。软坚散结，散寒止痛。适宜卵巢囊性恶性肿瘤，气滞血瘀，腹部胀满，疼痛，有包块，质硬，经水先后无定期，血下紫暗有块，舌质暗红或有瘀斑，脉弦。

· 生黄芪 30g，山药 30g，女贞子 30g，土茯苓 30g，楮实子 30g，益母草 30g，党参 15g，太子参 15g，白术 15g，黄精 15g，枸杞子 15g，桑寄生 15g，急性子 15g，茜草 15g，砂仁 8g，当归 20g，水红花子 20g，生牡蛎 20g，抽葫芦 20g，阿胶（烊化）10g。每天 1 剂，煎 1h，分两次服。益气养血，补肾软坚。适宜卵巢颗粒细胞癌腹部肿块，面色晦暗无华，气短乏力，不思饮食，情志郁闷，语声低微，大便溏薄，舌质淡，边有齿痕，苔白薄腻，脉沉细无力。

· 生黄芪 30g，山药 30g，鸡血藤 30g，女贞子 30g，土茯苓 30g，夏枯草 30g，石见穿 30g，益母草 30g，水红花子 30g，茜草 30g，党参 15g，黄精 15g，当归 15g，白术 15g，生薏苡仁 15g，刘寄奴 15g，桑寄生 15g，急性子 15g，枸杞子 10g，重楼 10g，浮小麦 20g，荔枝核 20g。上药先用清水浸泡 40min，煎煮两次，药液对匀，每天 1 剂，分两次服。益气养血，补肾止痛。适宜卵巢宫内膜样癌小腹部肿物，疼痛，心悸气短，四肢无力，头晕自汗，贫血，舌质淡，苔薄白，脉沉细涩。

· 土鳖虫 15g，蟾蜍 15g，土茯苓 15g，猪苓 15g，党参 15g，白花蛇舌草 18g，薏苡仁 18g，半枝莲 18g，白术 10g，三棱 10g，莪术 12g，甘草 3g。上药水煎 3 次，分 3 次服，每天 1 剂，如无明显反应，可连服 2~3 个月以上。破血逐瘀。适宜卵巢癌中晚期小腹积块，坚硬不移，疼痛如刺，神疲乏力，舌淡红，苔白，脉沉细，对不宜手术及放疗、化疗者，或用各种攻伐疗法之后为抑制残癌，较为适宜。

（十二）乳腺癌的中医治疗

1. 中医学对乳腺癌的认识

乳腺癌，中医称之为"乳岩""乳石痈""乳栗"等。在《素问·灵枢·痈疽篇》中就提及"疽者，上皮夭以坚，上如牛领之皮"。这符合乳腺癌的橘皮样水肿表现。《诸病源候论·乳石痈候》云："石痈之状，微强不甚大，不赤，微痛热但结核如石。"《妇人大全良方》中载："若初起，内结小核，或如鳖棋子，不赤不疼，积之岁月渐大，巉岩崩破如熟石榴，或内演深洞，此属肝脾郁怒，气血亏损，名曰乳岩。"明代《医学正传》曰："乳癌始有核，肿结如鳖棋子大，不痛不痒，五七日方成疮，初宜多用疏肝理气行血之药……若成疮之后，则如岩穴之凹，或如人口有唇，赤汁浓水浸淫，胸胁气攻疼痛。"至清代《医宗金鉴》载有："乳岩初起如枣栗，渐如棋子，无红无热，有时隐痛……若年深日久，始觉大痛，牵引胸胁……腐烂深如岩壑，反花突如泛莲……即成败症。"这些描述与现代医学的乳腺癌极为相似。

《外科正宗》中记载"忧郁伤肝，思虑伤脾"，认为外感六淫、七情内伤、饮食不节等引起的气血失调与乳腺癌发病有关系。肝主疏泄，喜条达，恶抑郁。后天失养或先天不足致肝肾亏损，冲任失调引起肝失疏泄；或情志不畅引起肝失条达，致使气机郁结、气滞血瘀，日久致脾土受损，痰浊内生，肝脾两伤，痰瘀互结于乳，形成乳房积块。病至后期可损及冲任，伤及五脏六腑。本病属本虚标实。气滞、气郁、痰凝、血瘀为标，冲任失调、脏腑虚损为本。总而言之，本病与肝、脾、肾关系密切，其病因病机多表现为情志不畅，肝失条达，乳络瘀滞，肝气横逆犯脾，水湿不化，痰气凝结，痰瘀互结于乳，遂生癌肿。

古代医家很早就对乳腺癌的治疗有过探索，并实际取得了一定疗效，如东晋葛洪所著《肘后备急方》中提到"痈结肿坚如石，或如大核，色不变，或作石痈不消"，主张用鹿角、白蔹、煅烧后的粗理黄色磨石，三者磨粉，加入苦酒和泥，外敷患处，并内服连翘汤。书中还提到用灸法治疗"当上灸百壮，石子当碎出，不出者可益壮"，并且提出禁用针治的观点。其后历代医家对乳腺癌的认识逐步深入，治疗也日趋完善。隋唐及之前时期，治疗多以外治对症治疗为主，手段包括艾灸及药物外敷、外洗，内服药物也多以清热解毒为主；宋金元时期，治疗上主要以辨证论治和对症治疗相结合，以内治为主，开始提倡情志疗法，治法多以疏肝解郁、益气健脾、行气活血为主；明清时期，治疗可谓百花齐放，治疗上多根据疾病进展分期辨证论治，并且对乳岩的预后、转移、淋巴肿大、癌前病变等都有新的认识：乳岩早期多以疏肝解郁、益气养血为主，辅以化痰消肿解毒等药物；对于晚期已形成破溃，局部以清热解毒之品外敷；内服汤药以扶正为主，多补益气血。

2. 乳腺癌的辨证论治

（1）冲任失调型

临床表现：乳房内单发肿块，坚硬如石，不红不痛，与周围分界不清，两胁作胀，有时窜痛，疼痛发作与情绪有关，月经来潮前胀痛加剧，腰膝酸软，乏力倦怠，月经不调，目涩口干，舌质红，或紫暗，苔薄黄或苔少而有裂纹，脉沉弦或弦细无力。

治法：调摄冲任，疏肝解郁。

方药：逍遥散合香贝养荣汤为主方化裁。柴胡 15g，白芍 12g，黄芩 8g，甘草 8g，大枣 8g，仙茅 15g，肉苁蓉 15g，菟丝子 15g，山慈菇 10g，鹿角片 10g，龟甲 10g，补骨脂 10g，熟地黄 20g。

加减：红肿、溃烂、血水淋漓者加蒲公英、紫草、凤尾草；失眠加远志、茯神、炒枣仁。

（2）肝郁化火型

临床表现：乳房肿块，质地较硬，状似覆碗，推之不移，边缘不清，皮色紫暗，上布血丝，心烦易怒，便干溲赤，舌红苔黄，脉弦数。

治法：疏肝理气，化痰散结。

方药：丹栀逍遥散加味。柴胡 15g，白芍 12g，牡丹皮 12g，生栀子 12g，黄芩 8g，甘草 8g，大枣 8g，漏芦 15g，郁金 10g，山慈菇 10g，龙葵 15g，瓜蒌 15g，半枝莲 30g。

加减：乳房胀痛加王不留行、路路通、延胡索；皮肤紫暗加水蛭、桃仁、红花；气虚体弱加人参、黄芪；阴虚血亏加鸡血藤、玄参、天麦冬；食欲不振加白术、山楂。

（3）毒热蕴结型

临床表现：乳房肿块增大，溃烂疼痛，血水淋漓，恶臭扬溢，面红目赤，心烦口干，便秘，小便短赤，舌红绛、无苔或苔黄，脉数有力。

治法：清热解毒，化坚散结。

方药：黄连解毒汤合活血散瘀汤。黄连 9g，栀子 9g，黄芩 6g，黄柏 6g，川芎 10g，当归尾 12g，赤芍 10g，苏木 10g，牡丹皮 12g，枳壳 8g，瓜蒌仁（去壳）12g，桃仁 6g，槟榔 5g，大黄（酒炒）6g，猫人参 15g。

加减：肝肾阴虚者加用一贯煎；发热较甚，加蒲公英、紫花地丁；大便干结，加瓜蒌、酒大黄。

（4）气血两亏型

临床表现：多见于乳腺癌晚期，肿块延及胸腋及锁骨上下，甚则肝、肺及骨骼转移，肿块推之不移，表面凹凸不平，呈结节状，肿瘤可破溃，污水清稀有臭味，心悸乏力，面色㿠白，神疲无力，失眠盗汗，大便溏薄，小便清长，舌淡苔白腻，脉沉细无力。

治法：益气养血，扶正祛邪，佐以化痰散结。

方药：十全大补汤或香贝养荣汤加减。党参 10g，黄芪 10g，白术 10g，白芍药 10g，茯苓 10g，肉桂 3g，熟地黄 15g，当归 15g，川芎 6g，陈皮 8g，川芎 10g，贝母 8g，香附 8g，桔梗 9g，山慈菇 10g，龙葵 15g，甘草 6g。

加减：转移肿块增大加僵蚕、白花蛇舌草、石见穿；流脓渗出者加血余炭、露蜂房、金银花、连翘；流脓恶臭者加薏苡仁、土茯苓、仙鹤草；气虚体弱者加北沙参、丹参、黄芪等。

（5）炎性乳癌

临床表现：病变发展快，全乳受累，灼热疼痛。

方药：夏枯草 15g，白花蛇舌草 12g，车前草 12g，黄芪 12g，黄连 15g，黄芩 8g，制大黄 8g，黄精 12g，栀子 12g，甘草 6g。

另外，还可结合辨病用药，有利于提高临床疗效，如乳腺癌骨转移可加用桑寄生、狗脊、葛根、桑枝、牛膝、千年健、伸筋草等；脑转移可加用猪苓、茯苓、车前子、川芎、天麻、菊花等；癌性疼痛可加用延胡索、乳香、没药、丹参、冰片、全蝎、蜈蚣、水蛭、寻骨风、威灵仙、地龙、汉防己、川续断。

3. 乳腺癌的民间验方集萃

·蒺藜补肾合剂：蒺藜 30g，熟地黄 20g，山药 15g，山茱萸 10g，枸杞子 15g，炙甘草 6g，杜仲 15g，肉桂 3g，附子 15g。水煎服，每天 1 剂，分两次服。滋补肝肾。适宜手术后三阴性乳腺癌。

·抗骨转移方：寻骨风 15g，威灵仙 12g，地龙 12g，汉防己 10g，川续断 12g，蟅虫 10g。水煎服，每天 1 剂，分两次服。祛风通络，补肾壮骨。适宜晚期乳腺癌骨转移疼痛。

·消炎镇痛方：玄参 10g，金银花 10g，怀牛膝 10g，柴胡 5g，当归 10g，白芍 10g，薏苡仁 15g，木瓜 10g，山慈菇 10g，重楼 30g，全蝎 5g，炙鳖甲、煅龙骨、牡蛎各 30g，远志 10g，三七粉 3g，鸡内金 10g，炒谷麦芽各 15g。水煎服，每天 1 剂，分两次服。清热解毒，抗癌散结。适宜乳腺癌肿痛发热者。

·抗放射性皮损方：生黄芪 30g，金银花 10g，连翘 10g，当归 10g，怀牛膝 10g，醋柴胡 5g，炒白芍 10g，炙鳖甲 30g，王不留行 10g，露蜂房 10g，白花蛇舌草 10g，生地黄 10g，玄参 10g，牡丹皮 10g，重楼 30g。水煎服，每天 1 剂，分两次服。补气养血，解毒抗癌。适宜乳腺癌放疗后正虚邪恋者。

·山慈菇 200g，蟹壳 100g，蟹爪（带爪尖）100g。共研细末，以蜜为丸，每丸重 10g，每天 3 次，每次 1~2 丸，饭后用。解毒散结。适宜乳腺癌。

·乳香 30g，没药 30g，雄黄 15g，麝香 4.5g。共研细末，每服 5g，陈酒送下。消肿散结止痛。适宜乳腺癌。

·全蝎 6g，蜈蚣 2 条，核桃 4 个。将核桃一开两半，一半去仁，将两药放入再将另一半对合捆住，放火上烧之冒过青烟为度研末，分两次服，黄酒送下，分两次服。抗癌散结。适宜乳腺癌。

·半枝莲 30g，六耳棱 30g，野菊花 30g。每天 1 剂，水煎服。解毒抗癌。适宜乳房纤维瘤。

·土贝母 15g，核桃隔 15g，金银花 15g，连翘 15g。每天 1 剂，酒水煎服。清热解毒，抗癌散结。适宜乳腺癌已溃。

· 金银花 30g，乳香 10g，没药 10g，赤芍 10g，延胡索 15g，香附 12g，川芎 15g，连翘 12g，当归 10g。所有药物均匀混合，然后加入适量水或蜂蜜加热搅拌成糊状，再将适量调配好的中药均匀涂抹于纱布上，敷于患侧上肢，要求药物覆盖整个水肿部位，然后胶布固定。药物敷 12h，每天 1 次，7d 为一疗程。清热解毒，破血逐瘀。适宜乳腺癌术后淋巴水肿。

· 王不留行 30g，八月札 30g，穿山甲 12g。每天 1 剂，水煎服。破血逐瘀。适宜乳腺癌。

· 五倍子、雄鼠屎、露蜂房各等份。共为末，每次 3g，分两次服。抗癌解毒。适宜乳腺癌。

· 乳香 60g，没药 60g，鸦胆子（去壳）20g。上药共捣烂，米醋 1250g，慢火熬成膏，摊于布上外敷，每 2d 换药一次。活血解毒。适宜乳腺癌。

· 六棱菊 30g，野菊花 30g，半枝莲 30g。每天 1 剂，水煎服。清热解毒，抗癌。适宜乳腺癌。

· 扛板归 30g，土牛膝 30g，白花蛇舌草 30g。每天 1 剂，水煎服。清热解毒，活血抗癌。适宜乳腺癌。

· 狼毒 500g，红枣 500g。二者共煮，去狼毒，吃红枣，每次 5 枚，每天 2~3 次。益气解毒。适宜乳腺癌。

· 天葵 4.5g，贝母 9g，煅牡蛎 12g，甘草 3g。水煎服，每天 1 剂，分两次服。化痰软坚。适宜乳腺癌。

· 蒲公英 9g，紫花地丁 9g，炮甲珠 6g，瓜蒌 60g，金银花 15g，当归 30g，黄芪 15g，天花粉 6g，白芷 15g，桔梗 15g，赤芍 6g，薤白 15g，远志 9g，官桂 9g，甘草 6g。每天 1 剂，水煎服，分 3 次早、中、晚饭前 2h 服用。软坚散结，益气养血。适宜乳腺癌。

· 苗儿根 10g，蛇莓 10g，石见穿 10g，铁菱角 10g，大贝母 10g，五爪龙 10g，牛膝各 10g，八仙草 20g，白花蛇舌草 10g，半枝莲 10g，凤尾草 10g，粉丹草 3g。水煎服，每天 1 剂，分两次服。清热解毒，消肿散结。适宜乳腺癌。

· 党参 15g，麦冬 12g，桃仁 9g，夏枯草 12g，海藻 12g，昆布 12g，王不留行 30g，石见穿 30g，黄药子 30g，漏芦 15g，赤芍 15g，葶苈子 30g，牡蛎 30g，车前子 30g，大枣 10 个。每天 1 剂，水煎服，分两次服。益气养阴，软坚散结。适宜乳腺癌。

· 牛黄 3g，乳香 180g，没药 180g，雄黄 180g，蟾酥 180g，胆矾 6g，朱砂 9g，血竭 9g，寒水石 6g，轻粉 6g，蜈蚣 30 条，蜗牛 60 条，冰片 3g，麝香 3g。共研细末，水泛为丸，如芥子大，口服，每次 5~6 丸，每天 1~2 次。解毒抗癌，破血散瘀。适宜乳腺癌。

（十三）子宫颈癌的中医治疗

1. 中医学对子宫颈癌的认识

子宫颈癌在中医临床中可归类于"癥瘕""阴疮""崩漏""带下病""五色带"等范畴。早在唐代孙思邈的《千金要方》就有如下描述："妇人崩中漏下，赤白青黑，腐臭不可近，令人面黑无颜色，皮骨相连，月经失度，往来无常……阴中肿如有疮之状。"这与宫颈癌晚期的症状体征非常相近。古代医家还从正气亏虚、外受风寒、瘀血停滞等多方面探索了子宫颈癌的病机，如《内经》云："冲任失调，督脉失司，带脉不固，因而带下……"《医宗必读》曰："积之成也，正气不足而后邪气踞之。"《妇人大全良方》提出："产后血气伤于脏腑，脏腑虚弱，为风冷所乘，搏于脏腑，与血气相结，故成积聚癥块也。"《女科准绳》云："妇人癥瘕，并属血病……宿血停凝，结为癥块。"这些认识都是有一定临床指导意义的。

现代中医学认为，宫颈癌的根本原因是正虚邪实，由于房劳久病、饮食不节及情志抑郁等导致气虚血瘀，从而为湿热、痰浊、瘀毒等邪气外袭胞宫创造条件。湿毒、浊邪外侵于体，和瘀血积滞客于胞门，缠绵不愈，以致渐生癌瘤，表现为带下赤白青黑等。反过来机体由于癌肿侵袭而加重虚损，故晚期患者出现乏力神疲、肢软体瘦等一系列临床症状，同时手术损伤和术后放化疗会进一步加重正虚，机体无力抗邪，癌毒愈发胶固。治疗上多采用扶正与祛邪相结合的方法，从匡扶正气着眼，调整机体阴阳平衡。宫颈癌早期多以湿热瘀毒、痰凝血瘀、肝经湿热、肝郁化火等证型为主，治疗多偏重祛邪理气，兼顾扶正。而宫颈癌晚期则多以肝肾阴虚、脾肾阳虚等证为主，多属虚证或虚实夹杂之证，治疗则以扶正为第一要务。

2. 子宫颈癌的辨证论治

（1）肝郁气滞型

临床表现：白带增多，宫颈糜烂，呈小菜花样改变。心情忧郁，胸胁或小腹胀痛，心烦易怒，周身窜痛，口干不欲饮，舌质正常或稍红，舌苔薄白，脉弦或涩。

治法：疏肝理气，解毒抗癌。

方药：逍遥散加减。柴胡10g，当归10g，白芍10g，白术10g，茯苓10g，茵陈15g，蒲公英15g，泽泻10g，丹参30g，郁金10g，香附10g，川楝子12g，半枝莲30g，白花蛇舌草30g，薏苡仁30g。

（2）湿热瘀毒型

临床表现：白带增多，状如米泔或粉污，恶臭，宫颈呈菜花样坏死，或者继发感染。小腹胀痛，尿黄便干，口苦口干，舌质红，苔白腻或黄腻，脉滑数。

治法：清热解毒，活血祛瘀，辅以散结消肿。

方药：八正散化裁。萹蓄10g，瞿麦10g，草河车15g，黄柏10g，蒲公英15g，茵陈15g，赤芍12g，薏苡仁30g，土茯苓30g，山豆根３０g，败酱草３０g，紫花地丁

15g，半枝莲 30g，白花蛇舌草 30g，滑石 15g。

（3）肝肾阴虚型

临床表现：常有阴道流血，宫颈呈菜花结节形或溃疡空洞形改变。头晕耳鸣，口苦口干，腰膝酸痛，手足心热，大便秘结，小便短赤，舌质红或正常，苔薄白，脉细数等。

治法：养阴清热，滋补肝肾。

方药：知柏地黄丸加减：生地黄 15g，熟地黄 15g，山茱萸 12g，淮山药 15g，泽泻 10g，茯苓 10g，牡丹皮 10g，龟甲 10g，女贞子 12g，枸杞子 12g，旱莲草 15g，紫河车 1 5g，菟丝子 12g，续断 12g，黄柏 10g，知母 10g，半枝莲 15g，白花蛇舌草 30g。

（4）脾肾阳虚型

临床表现：多见于手术切除后或放化疗后。面目浮肿，全身无力、腰酸背痛、纳食减少、大便稀薄、小便清长、四肢不温，舌质淡嫩、苔薄白，脉沉无力。

治法：健脾益肾，温化水湿。

方药：桂附八味丸加减。附子 10g，肉桂 10g，吴茱萸 10g，淮山药 15g，海螵蛸 10g，党参 12g，麦冬 20g，白术 12g，薏苡仁 30g，猪苓 15g。

（5）心脾两虚型

临床表现：多见于手术切除后或放化疗后。可见阴道出血淋漓不尽，白带量多，质稀色白，心悸怔忡，气短无力，纳呆少食，失眠多梦，舌质淡，苔薄白，有齿痕，脉沉细。

治法：补益心脾。

方药：归脾汤加减。党参 12g，白术 12，茯苓 12g，升麻 6g，当归 12g，陈皮 10g，龙眼肉 12g，阿胶 12g，何首乌 12g，生龙骨 15g，生牡蛎 15g，枣仁 15g，远志 10g，川续断 12g。

（6）中气下陷型

临床表现：多见于手术切除后或放化疗后，可见赤白带下，阴道、肛门有下坠感、腰酸痛，食欲不振，二便不利。舌质淡红，苔薄白，脉细无力。

治法：补中益气。

方药：补中益气汤加减。炙黄芪 30g，太子参 15g，升麻 6g，薏苡仁 30g，川续断 15g，桑寄生 30g，狗脊 10g，煅龙骨 30g，煅牡蛎 30g，白术 10g，枳壳 15g，党参 15g，甘草 6g。

子宫颈癌常见出血，可适当加用止血药物：小蓟草、陈棕榈炭、仙鹤草、三七粉、侧柏叶、阿胶、地榆炭、白芨等；疼痛显著可加入乳香、没药、延胡索、川楝子、香附等。

3. 子宫颈癌的民间验方集萃

·蜈蚣 3 条，全蝎 6g，昆布 24g，海藻 24g，当归 24g，续断 24g，半枝莲 24g，

白花蛇舌草 24g，白芍 15g，香附 15g，茯苓 15g，柴胡 9g。水煎服，每天 1 剂，佐服云南白药 2g。抗癌散结，疏肝益肾。适宜子宫颈癌肝气郁滞型兼有血虚肾亏者。

· 北沙参 20g，石斛 20g，黑木耳 6g，太子参 20g，女贞子 20g，旱莲草 30g，白芍 20g，金银花 20g，败酱草 30g，大黄炭 15g，黑山栀 10g，茯苓 20g，党参 30g，甘草 3g。水煎服，每天 1 剂。清热解毒，扶正补虚。适宜中晚期子宫颈癌正虚邪实者。

· 柴胡 6g，川芎 6g，当归 6g，白芍 6g，熟地黄 6g，椿皮 6g，白果 6g。水煎服，每天 1 剂。疏肝养血。适宜早期子宫颈癌肝郁血虚者。

· 三棱 20g，莪术 20g，黄连 20g，黄柏 15g，黄芩 15g，桂枝 20g，茯苓 20g，牡丹皮 15g，赤芍 15g，红花 15g，桃仁 15g，茜草 20g，白头翁 20g，半枝莲 20g。水煎服，每天 1 剂，10d 为一疗程。清热凉血，活血止血。适宜晚期子宫颈癌血瘀血热型。

· 桂枝 9g，茯苓 15g，牡丹皮 12g，桃仁 15g，赤芍 12g，乳香 6g，没药 6g，昆布 15g，海藻 15g，鳖甲 18g。水煎服，每天 1 剂，分早晚服。破血散结。适宜中晚期子宫颈癌血瘀痰结者。

· 败酱草 30g，土贝母 15g，土茯苓 20g，金银花 20g，炒槐花 15g，半枝莲 30g，夏枯草 30g，川楝子炭 15g，五灵脂炭 10g，青皮 15g，生薏仁 30g，甘草 3g。每天 1 剂，水煎服。清热解毒，活血散结。适宜早期宫颈癌湿热淤毒型。

· 海龙 1 条，白花蛇 3 条，水蛭 6g，土鳖虫 6g，人指甲 6g，黄连 6g，乳香 6g，没药 6g，全蝎 9g，蜂蜜 9g，黄柏 9g，牡丹皮 12g，龙胆草 15g。将药共研细末，用金银花煎水为丸，外以雄黄为衣，每天 6~9g，分 2~3 次吞服。破血散结，抗癌解毒。适宜子宫颈癌湿热淤毒型。

· 黄芪 45g，当归 15g，香附 12g，三棱 15g，莪术 15g，知母 15g，水蛭 30g，鸡内金 15g，山豆根 60g，桃仁 15g，党参 15g，炮穿山甲 15g，重楼 60g。将药共研细末来压片或成丸，每天服 2~4 次，每次服 3~6g。益气扶正，破血逐瘀。适宜子宫颈癌属气虚血瘀型。

· 生胆南星 30g(先煎 2h)，茯苓 24g，半枝莲 30g，白花蛇舌草 30g，山栀子 12g，白术 24g，莪术 15g，当归 12g，香附 12g，牡丹皮 12g，青皮 12g。水煎服，每天 1 剂。解毒抗癌，理气养血。适宜早期子宫颈癌气滞痰凝血瘀型。

· 女贞子 30g，半枝莲 30g，桑寄生 30g，山药 30g，白花蛇舌草 30g，七叶一枝花 24g，生地黄 20g，莪术 15g，知母 12g，黄柏 12g。水煎服，每天 1 剂。补肾滋阴，抗癌解毒。适宜晚期宫颈癌肝肾阴虚型。

· 白花蛇舌草 30g，半枝莲 15g，淮山药 15g，草河车 15g，生地黄 12g，知母 9g，泽泻 9g，旱莲草 15g，玄参 9g，黄柏 5g。水煎服，每天 1 剂。抗癌解毒，滋阴补肾。适宜子宫颈癌肝肾阴虚型。

4. 外治法

·催脱丁：山慈菇 18g，炙砒霜 10g，雄黄 12g，蛇床子 3g，硼砂 3g，麝香 0.9g，枯矾 18g，冰片 3g。将上药混合研碎成粉末，加适量江米糊（每料药大约 6g 江米粉）分制成长 1cm 左右，一头尖，一头粗（直径为 0.25cm 左右）的类似钉子状的栓剂，置阴凉处风干、备用。先用呋喃西林棉球清洗宫颈、阴道，用双氧水，酒精分别擦宫颈及阴道后，插催脱丁至子宫颈。上药时必须用凡士林纱布保护阴道穹隆，再用双紫酚棉球压紧，以利固定和消炎，防止阴道壁受药物腐蚀而发生溃疡。一般上药物后 48h 后需换新凡士林纱布及双紫酚棉球。催脱丁一般置需 2～3d 后宫颈组织产生凝固、坏死，5～6d 产生自溶、脱落，迅即反复连上催脱丁数次，使外宫颈摧毁形成圆锥形状缺损。适宜菜花型和糜烂型宫颈癌。

·653 粉：乳香 18g，没药 18g，儿茶 10g，血竭 6g，冰片 10g，蛇床子 12g，针扎石 12g，雄黄 12g，硇砂 10g，麝香 0.6g，白矾 6g。共为细末。解毒消肿，脱腐收散。适宜原位癌及 I 期糜烂型，病变较表浅者。敷于菜花糜烂病灶上，还可做成钉形剂向宫颈管内插，菜花有蒂者，用线结扎兼用 653 钉形剂，可使菜花坏死脱落。

·制癌粉：蟾蜍 15g，雄黄 15g，白艾 12g，砒霜 1.5g，五倍子 1.5g，明矾 60g，紫砂 0.3g，三七粉 3g，外加消炎粉 60g。共研细末。清热解毒，燥湿祛腐。适宜创面清洁、局部无感染者，癌面积不大者，对糜烂菜花型较好。用法同 653 粉。

·枯瘤散：砒霜 15g，明矾 60g，雄黄 6g，硫黄 6g，硇砂 6g，硼砂 10g，田螺（去壳）5～8 个。共研末。清热燥湿，解毒祛腐。适宜治疗宫颈癌。用法同 653 粉。

·蜈蚣粉：轻粉 6g，冰片 1.5g，麝香 0.3g，蜈蚣（去头足）两条，黄柏 30g，雄黄 3g。共为细末。清热燥湿，解毒祛腐。用法同 653 粉。

（十四）子宫内膜癌的中医治疗

1. 中医对子宫内膜癌的认识

根据临床表现，子宫内膜癌散见于古代中医医籍中的"崩漏""五色带""癥积"条目中，是由先天禀赋薄弱，加上长期遭受外邪侵袭，日久致脾、肝、肾三脏器功能失调，湿热瘀毒蕴结胞宫，或情绪失调，肝气郁结，气滞血瘀，经血不循常道，日久积于腹中所致。对子宫内膜癌的治疗原则是祛邪与扶正并用，早期以清热利湿为主，兼行气活血；中期则在祛邪同时兼顾扶正固本，调理脾肝肾三脏，固护冲任；晚期宜扶正为主，兼祛邪抑瘤，改变患者的虚弱状态，使抑瘤而不伤正。总之，治疗应根据不同阶段，衡量患者邪正盛衰的轻重，调配合适的攻补方药。

中医治疗疾病的一大特色是整体观念，任何肿瘤，虽然单纯从其本身来看，是生长在某一局部，但与全身的免疫状况密不可分，实际上是一种全身性疾病。加上恶性肿瘤易复发和转移，局部治疗往往不能解决根本问题，而中医学从整体观念出发，辨证论治，在重用攻邪祛毒药物同时，又采取扶正培本的方法，使祛邪而不伤正，匡扶机体正气后增强了患者免疫力，对于控制癌毒的复发、转移有很大作用，并且也有助于改善患者的全身状况，提高生活质量。

中医治疗子宫内膜癌可以配合手术、放射、化学治疗，减轻西医治疗的副作用，提高患者的耐受性，减少术后复发。手术后一般还有残癌区域淋巴结转移、血管中癌栓存在等，运用中医中药术后长期治疗，可以防止复发和转移；放疗、化疗对消化道和造血系统有一定的毒副作用，运用中医中药治疗既能减轻放化疗的毒副作用，又能增强放化疗的效果。对于失去手术机会的晚期子宫内膜癌患者或不能手术和放化疗的患者，都可以采用中医中药治疗，在一定程度上能控制肿瘤的生长和扩散。

2. 子宫内膜癌的辨证论治

（1）肝郁化火型

临床表现：阴道出血淋漓不断，甚至突然出现阴道大出血，或伴有胸胁胀满，心烦易怒，舌红苔薄黄，脉弦数。

治法：平肝清热，佐以止血。

方药：丹栀逍遥散加减。柴胡6g，白术6g。当归9g，白芍9g，茯苓9g，薄荷3g，牡丹皮6g，山栀子6g，益母草9g，血余炭9g，甘草3g。

（2）心脾气虚型

临床表现：淋漓不净，甚至暴崩下血，血色淡红质清，伴有面色㿠白，肢倦神疲，气短懒言，舌质淡或舌边有齿印，苔薄润，脉缓弱无力。

治法：益气健脾，固摄止血。

方药：益元煎加减。人参12g。黄芪15g. 炙甘草6g，白术12g，升麻6g，艾叶12g，阿胶9g(烊化)。

（3）气滞血瘀型

临床表现：阴道出血时崩时止，淋漓不净，或突然量多，夹有瘀块，少腹疼痛拒按，舌质紫暗，或边有瘀点，苔薄，脉沉涩或弦细。

治法：活血化瘀，理气止痛。

方药：血府逐瘀汤加减。桃仁6g，红花6g，当归6g，生地黄6g，川芎6g，赤芍6g，柴胡9g，延胡9g，没药6g，甘草3g。

（4）肝肾亏虚型

临床表现：阴道出血，量多少不一，色鲜红，头晕目眩，耳鸣心悸，五心烦热，两颧红赤，腰膝酸软。舌红少苔，脉细数。

治法：育阴滋肾，固冲止血。

方药：左归丸加减。熟地黄20g，淮山药30g，山茱萸15g，菟丝子30g，枸杞子30g，鹿角胶15g(烊化)，女贞子30g，旱莲草30g，仙鹤草30g，血余炭30g，棕榈炭15g。

3. 子宫内膜癌的民间验方集萃

·神方济生汤：党参30g，人参30g，黄芪30g，紫河车30g，枸杞子30g，蜈蚣10g，丹参15g，生牡蛎15g，白花蛇舌草15g，白芍25g，补骨脂25g，莪术25g，大黄12g，土鳖虫12g，女贞子12g。每天1剂，水煎服，分两次服。扶正攻毒，益气活血。适宜子宫内膜癌术后，有防止癌细胞转移及扩散的作用。

·平消丹：枳壳30g，郁金18g，白帆18g，仙鹤草18g，火硝18g，五灵脂15g，制马钱子12g，干漆6g。共研为细末，水泛为丸。每次服1.5~6.0g，每天3次。化痰破积，攻毒消肿。适宜治疗子宫内膜癌瘀毒较重者。

·攻癌夺命汤：海藻30g，生甘草30g，木鳖子30g，醋鳖甲30g，白花蛇舌草30g，夏枯草30g，重楼30g，海蛤壳30g，黄药子30g，生半夏30g，鲜生姜30g，玄参30g，牡蛎各30g，浙贝母15g，山慈菇10g，山豆根10g，全蝎12只，蜈蚣4条，明雄黄1g(研粉吞服)。每天1剂，水煎服，分两次服。攻癌解毒，涤痰通腑，软坚散结。适宜子宫内膜癌早期能耐受攻伐者，本方量大力宏，有一定毒性，注意中病即止，切不可久服或过量服用。

·铁树八月札汤：铁树叶20g，八月札20g，白花蛇舌草20g，半枝莲20g，露蜂房10g，白术10g，陈皮10g。每天1剂，水煎服，分两次服。清热解毒，活血止痛。适宜子宫内膜癌早中期邪实正不虚者。

(十五)子宫肌瘤的中医治疗

1. 中医学对子宫肌瘤的认识

子宫肌瘤在中医中属于"癥瘕""积聚"范畴，是女性生殖系统常见的良性肿瘤，多发生于中年妇女。其发病机制为情志抑郁、饮食内伤、感受外邪、气机不调、脏腑不和、正气亏衰，导致气滞血瘀，久则积块为癥而成，即气滞血瘀，正虚邪实。其治疗原则是祛邪扶正。

《灵枢·水胀》篇云："石瘕生于胞中，寒气客于子门，子门闭塞，气不得通，恶血当泻不泻，血不以留滞，日以益大，状如怀子，月事不以时下。"认为癥瘕的发病机制多是由于经期、产后胞脉空虚，寒、湿、热邪等乘虚侵入，与血相搏；或七情内伤，肝气郁结；或手术创伤；或先天禀赋不足而导致冲任损伤，离经之血停蓄胞脉，成为瘀血，瘀血阻滞胞宫，胞脉气血运行不畅，瘀积日久，渐成癥瘕。《景岳全书》中"瘀血留滞……其证则或由经期，或由产后，凡内伤生冷，或外受风寒，或恚怒伤肝，气逆而血留，或忧思伤脾，气虚而血滞，或积劳积弱，气弱而不行……则留滞日积而渐以成癥矣"，指出癥瘕的主要病机是瘀血，外感、内伤等因素是瘀血形成的前提或诱发因素。

多数子宫肌瘤患者都有经血色较暗夹有血块、舌质紫暗或夹有瘀斑瘀点、经行腹痛拒按等血瘀证表现，故现代医家普遍认为血瘀证贯穿本病始终，正所谓"无瘀不成癥"。子宫肌瘤与肝、肾功能失调密切相关。肾气充盛，冲脉通旺，天癸才能产生。肾主骨生髓，为先天之本，肾虚而不可藏精化血，易使血虚，气血运行不畅又会出现血瘀。另外，子宫肌瘤病位在盆腔，为肝经循行之处。胞宫系于肾而附于肝，肝主疏泄、藏血。肝失疏泄，肝气郁结，气血不和，则血脉不畅，易瘀滞积聚。故临证多以活血化瘀为主，重视补而不滞、攻不伤正，采用活血化瘀消癥、扶正培本等治疗方法。临证新病多实，宜攻宜破；久病不愈，以补益气血为主，恢复机体正气；若正虚邪实，应攻补兼施。治疗时除了攻补得法，亦得重视整体与局部的关系。首先要顾及月事，经期血海由满而溢，血室开放，外邪易乘虚而入，故经期切不可攻伐太过，以免伤及气血，招致外邪。经后，根据阴血耗损情况，适当加入滋补气血、养肝益肾之品。其次，要虑及年龄、体质强弱等个体情况，青壮年期邪实正不虚者，可以攻为主，力求消癥。更年期前后，肾水已亏，肝火偏旺，加之病久体虚，不耐攻伐，当遵"五旬经水未断者，应断其经水……"的原则，不可妄下攻逐之味。

2. 子宫肌瘤的辨证论治

（1）气滞血瘀型

临床表现：可见下腹有结块，腹胀痛或刺痛，月经周期紊乱，经血量多，暗红有块。经前乳房胀痛，心烦胸闷，喜叹息，舌紫暗或有瘀斑瘀点，舌下络脉怒张或青紫有结节，脉涩或弦。

治法：理气活血，化瘀散结。

方药：当归15g，赤芍15g，柴胡10g，茯苓20g，三棱15g，莪术15g，鸡内金10g，香附20g，郁金15g，夏枯草12g，龙骨、牡蛎各30g。

加减：月经量多者加三七粉3g冲服，腹痛重者加延胡索15g。

（2）气虚血瘀型

临床表现：下腹坠痛，腹中有结块，月经先期，量多色淡或淋漓不止，质稀薄，有血块，带下量多，色白质稀，四肢乏力，面色萎黄，舌质淡，苔薄白，舌下络脉色淡红，脉虚而涩。

治法：益气化瘀散结。

方药：党参20g，黄芪30g，白术15g，茯苓15g，甘草10g，赤芍15g，当归10g，三棱15g，莪术15g，鬼箭羽12g。

加减：月经量多伴大血块者加三七粉3g冲服，仙鹤草15g同煎；若见形寒肢冷，五更泄泻者加巴戟天15g、补骨脂15g，温阳止泻。

（3）寒凝血瘀型

临床表现：小腹有结块，小腹冷痛，遇寒加重，得热痛减，月经后期，量少色黑有血块，带下量多，色白质稀，手足凉，舌质淡暗，苔薄白，舌底络脉怒张迂曲，色淡紫，脉沉紧。

治法：温经散寒，化瘀散结。

方药：小茴香15g，干姜10g，乌药9g，延胡索15g，五灵脂15g，蒲黄10g，没药10g，三棱12g，莪术12g，川芎10g，当归15g，桂枝10g。

（4）痰瘀互结型

临床表现：胸脘痞闷，腹中有结块，月经量多，色暗红，质黏稠，有血块，带下量多，色白质黏，舌胖大，有齿痕，色紫暗，苔白腻，舌下络脉青紫怒张，脉沉滑。

治法：理气化瘀祛痰。

方药：三棱15g，莪术15g，茯苓15g，牡丹皮15g，赤芍15g，桃仁15g，薏苡仁25g，昆布15g，夏枯草15g，荔枝核12g，山慈菇12g，牛膝15g，桂枝15g。

（5）热盛血瘀型

临床表现：腹中有结块，月经先期量多或淋漓不断，经色深红或紫黑，有血块，口干渴喜冷饮，舌质紫暗，苔黄，舌下络脉迂曲或怒张，色青紫或黯红。

治法：清热化瘀散结。

方药：三棱15g，莪术15g，当归10g，赤芍20g，川芎10g，牛膝15g，黄芩15g，黄柏15g，生地黄12g，玄参12g，夏枯草15g，丹参30g，牡丹皮15g。

加减：兼阴虚血瘀者，去黄芩、黄柏，加麦冬15g、枸杞子15g；月经量多加旱莲草50g、女贞子15g，以滋阴清热止血。

3. 子宫肌瘤的民间验方集粹

·橘荔散结丸：橘核、荔枝核、川续断、小茴香、乌药、川楝子、海藻、岗稔根、莪术、制首乌、党参、生牡蛎、风栗壳、益母草各适量。上药共研细末，炼蜜为丸如梧桐子大。每次服6g，每天3次。半饥半饱时以开水送服，若素体偏热或兼热象者以淡盐水送服。月经干净3d后开始服用，月经前3~5d停药，以3个月为一疗程，观察1~3个疗程。行气散结，软坚敛涩，益气活血。适宜各型子宫肌瘤。

·清瘀化癥汤：党参12g，制香附15g，生贯众30g，半枝莲30g，鬼箭羽20g，海藻20g，木馒头30g，天葵子15g，甘草9g，紫石英15g。水煎服，每天1剂，每天服两次。益气清热，化瘀破癥。适宜子宫肌瘤气虚血瘀化热者。

·理气逐瘀汤：炒当归9g，赤芍9g，川芎3g，橘红6g，姜半夏6g，炙甘草3g，制香附9g，玄参9g，浙贝母9g，炒川续断9g，炒枳壳6g，失笑散12g（包煎），生山楂20g，牡蛎（先煎）20g，白花蛇舌草12g，莪术6g。每天1剂，水煎服，每天服两次。活血祛瘀，理气化痰。适宜子宫肌瘤、子宫内膜异位合并不孕。

·金银花消癥汤：金银花25g，土茯苓30g，黄柏18g，夏枯草25g，连翘20g，诃子15g，半枝莲20g，野菊花25g，延胡索15g，乌药15g，车前子15g，泽泻25g。每天1剂，水煎服，日服两次。清热解毒，消癥散结。适宜子宫肌瘤热盛血瘀型。

·破血消癥汤：穿山甲粉100g，当归100g，桂枝100g，三七60g，莪术100g，三棱100g，生水蛭50g，鹿角霜30g，浙贝母100g。共炼蜜为丸，每丸约1g，每天3次，每次1丸。破血消癥散结。适宜子宫肌瘤痰瘀互结型。

（十六）鼻咽癌的中医治疗

1. 中医学对鼻咽癌的认识

中医古籍中原无鼻咽癌的病名，但是在"颃颡岩""控脑砂""上石疽""失荣""恶核""鼻痔""真头痛""鼻渊""鼻衄"等章节的部分描述中，包含有与鼻咽癌相似的临床表现，并记载有大量的治疗方法。《医宗金鉴》描述"控脑砂"道："鼻窍中时流色黄浊涕，宜奇授藿香丸服之。若久而不愈，鼻中淋沥腥秽血水，头眩，必系虫蚀脑也，即名控脑砂。"这和鼻咽癌症状完全符合。正气亏虚是肿瘤发生是内在原因，而情志失调、饮食不节、环境污染，均可成为鼻咽癌发病的直接推手。鼻咽癌病因包括以下几类：

饮食不节　如过食肥甘嗜酒，或过食生冷，损伤脾胃，脾胃健运失常，水谷精微不化，日久聚湿成痰，一旦复感邪毒，或素体热盛，则痰火搏结，肺气不宣，灼腐肌膜，遂成癌毒。

情志不畅　患者素体肝胆火旺，灼液为痰，或忧思伤脾，脾失运化，水湿内停，痰浊内生，阻塞经络，凝结成肿块。

烟火熏灼　鼻咽局部长期遭受刺激，或长期吸入有毒物质，必致鼻咽局部痰火热毒相互搏结，旷日持久，终成癌毒。

正虚　先天禀赋不足，脏腑功能失调，御外不固，邪毒入侵，经络阻滞，痰凝血瘀，而成癌肿。

中医学认为鼻咽癌的病机在于肝脾不足、营气内虚、邪盛痰瘀火结。患者正气亏虚，肝脾受损，无以抗邪，致邪气日渐炽盛，或肝气郁结，气机不畅，阻痹化火，久则痰凝血瘀、热毒内结，盘踞肝经循属之地——颃颡、颈项；肝气横逆乘脾，脾胃内虚，气血生化无源，肌肉百骸失其濡养，营络渐枯，加之痰瘀火结，发于颃颡、颈项则为鼻咽癌。

2. 鼻咽癌的辨证论治

（1）痰热积聚型

临床表现：鼻塞流浊涕，鼻咽黏膜水肿，多黄白色分泌物，颈部肿块。咳嗽痰黏，头晕头痛，耳鸣耳闷，颈部肿块，舌暗红苔黄腻，脉弦滑。

治法：化痰散结，清热通窍。

方药：黄芩15g，海藻25g，昆布25g，胆南星15g，枳实15g，土贝母20g，苍耳子12g，辛夷12g，半枝莲30g，地龙15g，僵蚕15g，白花蛇舌草30g，十大功劳30g。

（2）热毒蕴结型

临床表现：鼻塞流脓涕或涕中带血，头痛，发热，心烦失眠，咽干口苦，耳鸣耳聋，小便短赤，大便干结，鼻咽黏膜充血，甚至溃疡。舌质红，苔薄白或少苔，脉弦细或细数或滑数。

治法：清热解毒，消肿散结。

方药：黄芩 15g，栀子 12g，赤芍 15g，牡丹皮 15g，生地黄 20g，苍耳子 12g，辛夷 12g，石上柏 30g，半枝莲 30g，重楼 15g，葵树子 30g，全蝎 8g，蜈蚣 3 条，肿节风 25g。

（3）气血凝聚型

临床表现：鼻塞脓涕，涕血色紫黑，头痛，耳鸣，复视，口干喜冷饮，鼻咽部肿抉，或有颈部肿块凸出，质坚硬。舌质紫暗或有瘀斑、瘀点，苔薄黄，脉弦细或涩。

治法：理气活血，软坚散结。

方药：苍耳子 15g，辛夷 15g，青皮 15g，枳实 15g，地龙 20g，莪术 15g，丹参 30g，重楼 15g，山慈菇 10g，石上柏 30g，茜草 20g，肿节风 25g，白英 25g。

（4）燥热伤阴型

临床表现：鼻咽干燥，烦渴不解，头痛，口干咽痛，唇焦舌燥，影响吞咽，手足心热，午后潮热，尿赤便干，口咽黏膜充血、糜烂。舌质红，少苔、无苔或起芒刺，或有裂纹，脉细滑或滑数或细弦。

治法：清热养阴，宣肺散结。

方药：北沙参 30g，麦冬 15g，玄参 20g，天花粉 25g，生地黄 20g，重楼 15g，全蝎 8g，蜈蚣 3 条，白英 30g，石上柏 30g，肿节风 25g。白茅根 50g。

（5）气阴两虚型

临床表现：鼻咽干燥，神疲乏力，少气懒言，头晕耳鸣，五心烦热，面肌麻痹，舌暗有瘀斑瘀点，少苔，脉细弱。

治法：益气滋阴，软坚散结。

方药：太子参 30g，生地黄 20g，麦冬 15g，玄参 20g，女贞子 25g，墨旱莲 20g，茜草 30g，半枝莲 30g，山慈菇 10g，重楼 15g，白英 30g，肿节风 25g，全蝎 8g，蜈蚣 3 条。

3. 鼻咽癌的民间验方集萃

·钱伯文经验方：玄参 15g，天冬 15g，天花粉 15g，沙参 15g，玉竹 15g，石斛 10g，蒲公英 15g，野菊花 15g，金银花 15g，知母 10g，生地黄 15g，山豆根 12g，板蓝根 20g。水煎服，每天 1 剂。养阴生津，清热解毒。适宜放疗后鼻咽癌的辅助治疗。

·余桂清经验方：太子参 9g，麦冬 12g，玄参 9g，浙贝母 9g，黄芩 9g，天花粉 9g，野菊花 9g，牡丹皮 12g，薏苡仁 20g，白茅根 12g，石上柏 15g，山豆根 15g，三七末 3g（冲服）水煎服，每天 1 剂。清热解毒，益气养阴。适宜鼻咽癌放疗后的辅助治疗。

·沈炎南经验方：夏枯草 15g，生牡蛎 15g，天花粉 12g，生地黄 12g，川贝母 9g，麦冬 9g，玄参 9g，天龙 2 条(焙干研末吞服)。水煎服，每天 1 剂。软坚散结，养阴增液。适宜鼻咽癌放疗后的辅助治疗。

·朴炳奎经验方：黄芪 30g，太子参 15g，女贞子 15g，生地黄 10g，麦冬 10g，鸡血藤 15g，穿山甲 15g，赤芍 12g，白术 15g，夏枯草 15g，金荞麦 15g，柏子仁 15g，山药 12g，炒枣仁 15g，炒三仙各 10g，甘草 10g。水煎服，每天 1 剂。益气养阴，养血通络。适宜减轻鼻咽癌放疗后的副作用。

·张民庆二参三子方：玄参 30g，北沙参 30g，麦冬 15g，知母 12g，石斛 25g，黄芪 25g，白术 25g，女贞子 15g，紫草 25g，卷柏 15g，苍耳子 15g，山豆根 10g，辛夷 15g，白芷 5g，淮山药 10g，石菖蒲 10g，菟丝子 15g。水煎服，每天 1 剂，日服两次。滋阴清热，益气利咽。适宜鼻咽癌属阴液亏损、邪毒未尽者。

·张民庆加减八珍汤：黄芪 30g，党参 30g，淮山药 30g，半枝莲 30g，生牡蛎 30g，茯苓 15g，当归 15g，大、小蓟各 15g，赤芍 15g，淡海藻 15g，淡昆布 15g，白术 10g，陈皮 10g，地龙 10g，仙鹤草 20g，玄参 20g，甘草 3g。水煎服，每天 1 剂，日服两次。补益气血，和营解毒，软坚散结。适宜鼻咽癌属气血两虚、血瘀毒凝者。

·白英菊花饮：白英 30g，野菊花 30g，臭牡丹 30g，三颗针 15g，苦参 15g，白头翁 15g，七叶一枝花 15g，白花蛇舌草 20g。水煎服，每天 1 剂，分两次服。清热解毒。适宜鼻咽癌辨证为毒热型者。

·芪补汤：生黄芪 60g，红人参 10g(或党参 30g)，仙茅 15g，淫羊藿 15g，补骨脂 30g，骨碎补 15g，焦杜仲 20g，枸杞子 20g，女贞子 30g，料姜石 60g。水煎服，每天 1 剂，分两次服。补肾固本。适宜鼻咽癌辨证为气血双亏者。

·金银花 30g，连翘 12g，蒲公英 24g，天花粉 15g，当归 15g，白芍 6g，乳香 15g，黄芩 12g，桃仁 12g，大黄 12g，知母 6g，薄荷 6g。水煎服，每天 1 剂，分两次服。清热解毒，破血散结。适宜鼻咽癌属热毒蕴结型兼有瘀血者。

·苍耳子 9g，辛夷 9g，龙胆草 9g，白芷 9g，生石决明 9g，钩藤 9g，蜈蚣 6g，夏枯草 6g，僵蚕 6g，全蝎 1g，牡蛎 30g(先煎)。水煎服，每天 1 剂，分两次服。清热化痰，宣通鼻窍，软坚散结。适宜鼻咽癌痰热胶结、鼻塞显著者。

·夏枯草 30g，海藻 30g，礞石 30g，昆布 24g，钩藤 24g，赤芍 15g，露蜂房 12g，苍术 12g，桃仁 6g，白芷 6g，生胆南星(先煎)6g，制远志 6g，石菖蒲 6g，地龙 6g，蜈蚣 6g，全蝎 6g。先煎生胆南星 2h 后，再放入其他药物共煎，每天 1 剂，分两次服。清热解毒，养阴散结。适宜鼻咽癌热毒蕴结者。

（十七）甲状腺癌的中医治疗

1. 中医学对甲状腺癌的认识

本病在中医学属于"石瘿""肉瘿"等范畴，古代医学谓瘿瘤病因是"忧恚气结"

"喜怒不节忧思过度"或"饮沙水"，谓瘿瘤病机是"五脏瘀血、浊气、痰滞而成"，即气滞、血瘀、痰凝、湿滞等，正气不足是发病的根本因素。现代医学将其分为甲状腺良性肿瘤和甲状腺恶性肿瘤，良性甲状腺肿瘤包括甲状腺腺瘤、甲状腺囊肿、结节性甲状腺肿等，主要为甲状腺腺瘤，可归属中医学"瘿瘤""肉瘿"范畴。甲状腺癌属中医"石瘿"范畴，甲状腺癌早期临床表现并不明显，偶然会发现颈部甲状腺有质硬、高低不平、非对称性的肿块，多数并无自觉症状。肿块可产生压迫症状，声音嘶哑、吞咽困难、局部压痛，颈静脉受压时可出现患侧静脉怒张、面部水肿等。

祖国医学对瘿病的记载首见于《山海经》，隋代《诸病源候论》将瘿病分为"血瘿、息肉瘿、气瘿"三种，其中息肉瘿与甲状腺良性肿瘤颇为相似，并提出"息肉瘿可割之"的治疗方法。《外台秘要》对甲状腺肿瘤分类更详，共有36种治瘿方，其中多数为含碘药物。至明清，各家对本病认识渐趋深刻，治疗方法也日渐增多。《医学入门》《外科正宗》等都认为本病主要是由于瘀血、浊气、痰凝而成。《普济方》《本草纲目》明确指出用海藻、昆布等含碘药物和动物的甲状腺制剂治疗瘿病。《外科正宗》《疡医大全》的海藻玉壶场、四海舒郁丸等方至今仍为医家所推崇。现代医家对本病的发生发展多有探究，一般认为甲状腺癌主要是由于情志内伤，肝脾气逆，痰浊内生，气郁痰浊，结聚不散，气血为之壅滞，且血随气滞而成瘀，积久瘀凝成毒，气滞、痰浊、瘀毒三者痼结而成，一般多属实证，邪毒为主，治疗时重在祛邪解毒。结合病机当疏肝理气解郁，化痰软坚散结，活血化瘀消瘿。如病邪迁延日久不愈，气血暗耗，阴精受损，则痰气瘀毒，壅结愈甚，以致肿块增大迅速，质地坚硬，根固不移，终成虚实夹杂之证，应详加辨治。

2. 甲状腺癌的辨证论治

（1）肝气郁滞型

临床表现：颈前肿块增大较快，常伴瘰疬丛生，咳唾黄痰，声音嘶哑，咳喘面红，有时腹泻，小便黄，舌质红绛，舌苔黄，脉滑数。

治法：疏肝泻火，软坚消瘿。

方药：清肝芦荟丸合龙胆泻肝汤加减。川芎8g，当归6g，熟地黄10g，芦荟10g，白芍15g，昆布12g，海蛤粉12g，牙皂10g，青皮10g，天花粉20g，瓜蒌20g，鱼腥草20g，紫河车12g，野菊花12g，土贝母12g。

（2）痰浊凝结型

临床表现：颈前瘿瘤隆起，逐渐增大，质硬或坚，胀痛压痛，吞咽稍动或固定不移，颈部憋胀不适，或妨碍呼吸及吞咽，伴胸闷气憋，心烦易怒，头痛目眩，纳呆少食，口黏无味，恶心呕吐，肢体困倦，舌质紫暗，脉弦滑。

治法：疏肝理气，化痰散结，去癌消瘿。

方药：海藻解毒方加减。海藻15g，夏枯草15g，海带15g，陈皮12g，川芎12g，黄药子12g，海浮石12g，海螵蛸12g，忍冬藤12g，黄芩16g，黄连5g，黄芪

20g，猫爪草 10g。

（3）肝胆实热型

临床表现：患者多为老年，或患地方性甲状腺病多年，突然甲状腺增大，声音嘶哑，憋气，吞咽困难。或因手术、放疗、化疗后而心肾阴虚。

治法：滋阴补肾，养心安神。

方药：补心丹与都气丸加减。天冬 15g，麦冬 15g，丹参 15g，沙参 15g，党参 15g，柏子仁 12g，酸枣仁 12g，猪苓 12g，茯苓 12g，山茱萸 12g，牡丹皮 10g，泽泻 10g，熟地黄 10g，山药 10g，女贞子 10g，淫羊藿 10g，旱莲草 10g。

加减：头痛眩晕、烦热盗汗、腰膝酸软等肾阴虚证候者，用镇肝息风汤加减。生牡蛎 15g，生龟甲 15g，白芍 20g，玄参 20g，天冬 20g，麦冬 20g，海蛤壳 20g，夏枯草 20g，黄药子 10g。

（4）热毒蕴结型

临床表现：颈前瘿瘤迅速增大，表面凹凸不平，局部灼热作痛，伴呼吸不畅，吞咽不利，声音嘶哑，口苦咽干，烦躁易怒，头痛颈痛，咳嗽痰多黏黄，胸闷胁痛，大便干燥，小便黄赤，舌绛苔黄，脉弦数。

治法：清肝泻火，解毒散结，去癌消瘿。

方药：芦荟 10g，青皮 10g，旋覆花 10g，猪牙皂 10g，草河车 20g，山豆根 20g，鱼腥草 20g，瓜蒌 20g，天花粉 20g，野菊花 20g，白花蛇舌草 20g，黛蛤散 30g，代赭石 30g。

（5）瘀毒壅滞型

临床表现：颈前瘿瘤质地坚硬，迅速增大，较为固定，形如覆杯，有时发胀作痛，咳嗽痰多或颈前两侧瘰疬丛生，舌质青紫或有瘀斑，苔厚腻，脉弦滑。

治法：消痰解毒，活血化瘀，去癌消瘿。

方药：清半夏 30g，陈皮 20g，茯苓 20g，枳壳 15g，青皮 12g，桔梗 15g，夏枯草 20g，当归 15g，丹参 15g，川芎 12g，赤芍 18g，三棱 12g，莪术 12g，甘草 10g，半枝莲 12g，藤梨根 12g。

（6）气血双亏型

临床表现：颈前瘿瘤隆凸，固定不移，胸闷憋气，心悸气短，倦怠乏力，神疲消瘦，纳呆少食，二便不调。舌质暗紫少苔，脉紧涩。

治法：益气养血，解毒软坚，去癌消瘿。

方药：党参 30g，黄芪 30g，山药 30g，玄参 30g，当归 15g，熟地黄 12g，炒白芍 12g，炒白术 25g，茯苓 20g，麦冬 12g，夏枯草 30g，丹参 15g，甘草 12g，半枝莲 12g，藤梨根 12g。

（7）心肾阴虚型

临床表现：颈部瘿瘤晚期，或因手术，放疗后复发，心悸气短，全身乏力，自汗盗汗，精神萎靡，口干咽燥，五心烦热，头晕目眩，吞咽不利，胸闷气憋，形体消瘦，舌红少苔，脉沉细无力。

治法：养阴清热，祛除余毒，去癌消瘿。

方药：北沙参 30g，麦冬 20g，玄参 30g，女贞子 15g，旱莲草 15g，五味子 20g，夏枯草 30g，赤芍 12g，生地黄 20g，牡丹皮 12g，知母 12g，青蒿 12g，鳖甲 20g，甘草 10g，半枝莲 12g，藤梨根 12g。

3. 甲状腺癌的民间验方集萃

·下瘀合剂：丹参 15g，桃仁 12g，王不留行 12g，土鳖虫 10g。煎煮后口服，每天 1 剂，2 个月为一疗程。破血逐瘀。适宜恶性肿瘤(包括甲状腺癌、乳腺癌、淋巴肉瘤及膀胱癌等)瘀血阻滞显著者。

·益气养血方：党参 30g，黄芪 30g，熟地黄 20g，茯苓 20g，夏枯草 20g，当归 15g，白术 15g，青皮 15g，郁金 15g，甘草 6g。煎煮后口服，每天 1 剂，2 个月一疗程。补气养血，疏肝活血。适宜甲状腺癌放化疗后气血亏虚患者。

·益气养阴方：麦冬 15g，玄参 15g，女贞子 15g，旱莲草 15g，生地黄 15g，青皮 15g，郁金 15g，五味子 10g，黄精 20g，夏枯草 20g，三棱 10g。煎煮后口服，每天 1 剂，2 个月一疗程。养阴活血，理气散结。适宜术后气阴两亏者。

·牡蛎夏枯草汤：夏枯草 30g，生牡蛎 20g，生蛤壳 15g，茯苓 15g，何首乌 15g，黄药子 6g，莪术 6g，甘草 6g，风栗壳 6g，浙贝母 6g，土鳖虫 10g，白芍 12g。煎煮后口服，每天 1 剂，2 个月一疗程。软坚散结，养血补血。适宜甲状腺癌者。

·生牡蛎汤：生牡蛎 30g，夏枯草 15g，当归 15g，炮穿山甲 15g，山慈菇 15g，生山楂 15g，半夏 10g，郁金 10g，陈皮 10g，海藻 10g，昆布 10g，连翘 12g，川芎 6g。针对痰凝型者，加胆南星、白芥子、海蛤壳、瓜蒌皮，加服消瘿散(山慈菇、贝母、天龙、白芥子)。将上药水煎 3 次后合并药液，分早、中、晚内服。每天 1 剂，1 个月一疗程。理气活血，软坚散结。适宜甲状腺结节。

·黄芪首乌汤：生黄芪 30g，生首乌 30g，生牡蛎(先煎)30g，白花蛇舌草 30g，生白术 12g，山慈菇 12g，露蜂房 12g，生大黄 12g，泽漆 12g，云茯苓 15g，夏枯草 15g，生山药 15g，京玄参 15g，半枝莲 15g，炙鳖甲 15g，生薏苡仁 15g，制半夏 15g，全当归 15g，粉牡丹皮 12g。每天 1 剂，水煎分两次服。补气养血，抗癌散结。适宜甲状腺癌术后气血亏虚、余毒未清者。

·抑亢丸：羚羊角 2g(先煎)，生地黄 15g，白芍 15g，黄药子 15g，天竹黄 20g，白蒺藜 25g，沉香 15g，香附 10g，紫贝齿 25g，莲子心 15g，珍珠母 50g。每天 1 剂，水煎分两次服。清热散结。适宜甲状腺癌伴甲状腺功能亢进者。

·消瘿汤：柴胡 15g，郁金 15g，制香附 15g，当归 15g，赤芍 15g，莪术 12g，昆布 30g，海藻 30g，海浮石 30g，生牡蛎(先煎)30g，炙穿山甲 15g，炙甘草 5g。局部痛甚者，加川楝子、紫草；胸闷、心悸者，加柏子仁、远志。每天 1 剂，将上药水煎 3 次后分 2~3 次内服。3 个月为一疗程。疏肝理气，软坚散结。适宜甲状腺癌痰瘀阻滞者。

·黄药子酒：黄药子 300g。捣碎加 65 度白酒 1500ml，装坛内固封，用糠火围绕 4h 后，将坛放凉水中浸 1 周，开坛取酒过滤即得。每次服 10ml，每 2h 一次，每天 6~7 次，睡前停服。治疗甲状腺瘤，临床发现此法疗效明显，对发病时间短、肿块较小、较软的效果尤其明显。

·外治验方：另有临床报道，使用外用药物敷贴局部，也能起到辅助肿瘤消散的疗效，如瘿瘤膏（制蜈蚣、全蝎、壁虎、儿茶、蟾酥、黄升），平消散（马钱子、郁金、枳壳、干漆、五灵脂、白矾、仙鹤草、火硝）。

（十八）皮肤癌的中医治疗

1. 中医学对皮肤癌的认识

皮肤癌在传统医学中称谓不一，大概可将其归类为"反花疮""石疔""石疽""乳疳"等。中医学很早就对皮肤癌有过记载，隋代巢元方编著的《诸病源候论》中，详尽记载了反花疮的临床特征，与皮肤鳞状细胞癌类似，如"反花疮者……初生如饭粒，其头破则血出，便生恶肉，渐大有根，脓汁出，肉反散如花状，因名反花疮，凡诸恶疮，久不焦者，亦恶肉反出，如反花形"。可见其临床表现与皮肤癌破溃后出现的感染和菜花样病变等情况如出一辙。清代邹岳所著《外科真诠》中记载了"乳疳"，其临床表现与皮肤原位癌中的湿疹样癌相似。

历代医家从临床表现、发病机制和治疗方法等方面对本病做了详尽的描述和研究，形成了一整套系统的分型治疗体系。皮肤癌虽然证候复杂多样，但究其病因不出内外二因，内为脏腑功能失调，外为六淫之邪入侵。至其为病，则无非气血壅滞、营卫稽留之所致。其发病机制主要有正虚、气滞血瘀、湿浊和外邪入侵四个方面。正虚多为年老体弱，阴阳失调，气血不足，肌肤失养；气滞血瘀多因郁怒忧思，肝气郁结，气血瘀滞，阻于肌肤；湿浊阻滞乃因饮食厚味，醇酒炙煿，壅塞脾胃，运化失司，湿浊内生；外邪入侵源于毒、燥、热、寒、暑等。

皮肤癌与肺、肝、脾之关系最为密切。皮肤为人之抵御外邪之藩篱，正气为维持人体功能正常运行的基础。中医认为"正气虚则为岩"，易引起正气虚衰的原因，其为病不仅与外感六淫有关，亦与脏腑功能失调相连。肺主气，外合皮毛，肺气失调，则皮毛不润；肝藏血，调节血量，肝阴血不足，则皮肤血燥不荣；脾为后天之本，气血生化之源，若脾失健运，则气血化生乏源，肌肤失养，且脾不健运，易聚津成湿，可与外邪相挟为患。

大量临床实践证明，中晚期恶性肿瘤患者并不能耐受大剂量放疗、化疗，同时一些产生耐药的患者对化疗反应差。临床常常可以见到，患者死因不是因为癌症本身造成，而是由于不科学、不恰当的杀伤性治疗所致。而中医药治疗可以弥补手术治疗、放射治疗、化学治疗皮肤癌等恶性肿瘤的不足，既能巩固放疗、化疗的效果，又能消除放疗或化疗的毒副作用，更重要的是可以提高人体的免疫力，在细胞内形成抗癌物质，切断癌细胞的复制功能，从而达到较好的治疗效果。

2. 皮肤癌的辨证论治

（1）脾虚痰凝型

临床表现：皮肤中呈囊肿块，内含较多黏液，色呈蜡黄，逐渐增大，亦可破溃流液，其味恶臭，食少纳差，或有腹胀消瘦，舌黯红，苔腻，脉滑。

治法：清热化痰散结，健脾利湿。

方药：羌活10g，独活10g，白芷10g，防风10g，川芎10g，白术10g，白芥子10g，茯苓30g，薏苡仁30g，白花蛇舌草30g，猪苓15g，紫河车15g，夏枯草15g，莪术15g，山慈菇15g。

加减：形瘦骨弱，加黄芪、党参以健脾益气；夜寐不宁者加炙远志、酸枣仁、合欢皮以宁心安神；破溃流液多者加白鲜皮、地肤子以加强燥湿解毒之力；有淋巴结转移者，加昆布、海藻，或加用犀黄丸、醒消丸内服以软坚散结。

（2）血瘀痰结型

临床表现：皮肤起丘疹或小结节，硬块，逐渐扩大，中央部糜烂，结黄色痂，边缘隆起，有蜡样结节，边界不清，发展缓慢。或长期保持完整之淡黄色小硬结，最终破溃，舌黯红，苔腻，脉沉滑。

治疗：活血化瘀，软坚散结。

方药：当归10g，桃仁10g，牡丹皮10g，苏木10g，莪术10g，白僵蚕10g，瓜蒌12g，赤白芍各12g，海藻12g，野百合15g，山慈菇20g，丹参30g，牡蛎30g，白花蛇舌草30g。

加减：大便溏泄，加茯苓、党参以健脾止泄；腹胀纳呆加法半夏、陈皮、白术以健脾理气；皮肤干燥或痒加防风、地肤子、金银花以疏风解毒。

（3）肝郁血瘀型

临床表现：皮肤起小结节，质硬，溃后不易收口，边缘高起，色暗红，如翻花状或菜花状，性情急躁，心烦易怒，胸胁苦满，舌边尖红或有瘀斑，舌苔薄黄或薄白，脉弦细。

治法：疏肝理气，养血活血。

方药：柴胡15g，郁金10g，生栀子12g，川楝子15g，制香附10g，厚朴10g，丝瓜络10g，赤芍10g，红花10g，莪术10g，三棱10g，白花蛇舌草30g，蛇莓15g，紫草9g。

加减：出血不止者，加生蒲黄、生地黄、地榆、仙鹤草以清热止血；胸闷甚者加厚朴、郁金以理气解郁。

（4）肝郁湿毒型

临床表现：类似湿疹样癌变，可见乳头周围皮肤瘙痒溃烂，多破溃流水，干燥后结黄褐色痂片，乳头凹陷，触之坚硬。若发生在阴部可蔓延至大腿内侧和臀部，也可累及阴囊、阴唇、腋下等处，自觉瘙痒、麻木、刺痛，脉弦数，舌红，苔白。

治法：疏肝解郁，利湿解毒。

方药：柴胡10g，当归10g，赤芍12g，白芍12g，龙胆草10g，白花蛇舌草30g，紫草15g，黄芩12g，夏枯草15g，土茯苓30g，丝瓜络10g，野百合15g。

加减：发于阴部者，加知母、黄柏、车前子；滋水多者，加苍术、萆薢；瘙痒剧烈者，加白鲜皮、苦参、徐长卿；硬结明显者，加石见穿、丹参、皂角刺；疼痛明显者，加金铃子、延胡索；后期元气两虚者，加生黄芪、党参。

(4)湿毒内蕴型

临床表现：初起皮肤为一隆起米粒大至黄豆大小丘疹或小结节，呈暗红色，中央可结黄褐色或暗灰色痂，边缘隆起坚硬，日久病损可逐渐扩大，甚至形成溃疡，流液流血，其味恶臭或为渗液所盖，久久不愈。亦有形成较深溃口，如翻花状或外突成菜花样，舌红，苔腻，脉弦滑。

治法：清热凉血，除湿解毒。

方药：白鲜皮20g，生薏苡仁30g，土茯苓30g，白花舌蛇草30g，仙鹤草30g，大豆黄卷15g，栀子15g，牡丹皮15g，连翘15g，紫花地丁15g，金银花15g，半枝莲15g，生甘草10g。

加减：肿块疼痛较甚，加延胡索、乳香、没药以活血镇痛；肿块坚硬者加牡蛎、丹参、昆布以软坚散结；口干苦者加黄芩、竹茹以清肝降火；发热者加柴胡、地骨皮以除虚热。

3. 皮肤癌的民间验方集萃

·皮肤鳞癌方：丹参10g，赤芍10g，桃仁10g，当归10g，干蟾皮10g，泽泻10g，僵蚕9g，蒲公英30g，茯苓皮12g，川芎5g，甘草4.5g，三七1.5g(研末吞服)。若出现伤阴表现，加用大剂生地黄、石斛、玄参、天花粉等。每天1剂，水煎分两次服。活血散瘀，抗癌散结。适宜面部鳞状细胞癌。

·泻火散加味：生石膏12g，防风各12g，藿香10g，炒栀子10g，甘草9g，全蝎6g，全蜈蚣2条。水煎服，每日1剂。或用散剂，上方共研细末，每天两次，每次9g，白开水送下。清热祛风，抗癌散结。适宜鳞状上皮癌。

·生地黄12g，茯苓皮12g，白花蛇舌草30g，半枝莲各30g，紫花地丁15g，当归9g，赤芍9g，贝母9g，僵蚕9g，干蟾皮9g，三棱9g，莪术9g，王不留行9g，金银花9g，泽泻9g，甘草4.5g。每天1剂，水煎分两次服。清热解毒，破血散结。适宜皮肤鳞状细胞癌。

·板蓝根120g，金银花9g，连翘9g，皂角刺9g。每天1剂，水煎分两次服。清热解毒，抗癌散结。适宜皮肤基底细胞癌。

·白花蛇舌草30g，夏枯草30g，黄芪30g，重楼15g，穿山甲10g，甘草10g。

水煎服，日服两次。扶正祛邪，抗癌散结。适宜皮肤鳞状细胞癌。

·内服菊藻丸：菊花 10g，海藻 30g，三棱 15g，莪术 15g，党参 30g，黄芪 30g，金银花 20g，山豆根 20g，山慈菇 30g，漏芦 30g，黄连 10g，重楼 20g，马蔺子 30g，制马钱子 10g，制蚂蚁 30g，紫草 10g，熟大黄 20g，紫石英 30g。共研细末为丸，每丸约 0.3g，每天 3 次，每次 5 粒，连服 1 个月。抗癌解毒。适宜皮肤癌。

4. 皮肤癌的外用方

·蛇床龙葵汤：蛇床子 60g，龙葵 60g，败酱草 30g，蒲公英 40g。煎汤浸洗患处，每天 1~2 次。清热解毒，收湿止痒。适宜皮肤癌形成溃疡或向外呈菜花样瘤、感染流脓流汁、恶臭污秽者。

·蟾酥软膏：蟾酥 10g，溶于 30ml 清洗液中，再加入 40g 磺胺软膏。上药调匀，每次适量外敷肿瘤处。收湿敛疮止痒。适宜皮肤鳞状细胞癌。

·仙人掌膏：仙人掌 300g，刮去皮刺，捣如泥，摊于纱布之上，敷患处，复以绷带包扎固定。敷药同时取全蝎 7 只，黄泥封煅，研细，黄酒冲服，每周 1 次。收湿敛疮止痒。适宜皮肤鳞状细胞癌。

·密陀僧膏：密陀僧 60g，炉甘石 60g，冰片 1.5g。共研细末，再与猪板油 250g 捣匀，捶成软膏状，涂于患处。收湿敛疮止痒。适宜治疗皮肤癌性溃疡。

·皮癌净：红砒 50g，人指甲 5g，头发 5g，大枣（去核）70g，碱发白面 170g。将大枣去核、红砒研末，头发剪短，指甲切碎。将红砒、指甲、头发混合，放入大枣内，外用碱发白面包裹如元宵样，再将包好的药丸放在煤火或木炭中烧烤，火力不宜过大，力求受火均匀。烧成的药丸，研成细粉过筛，密封，备用。若肿瘤破溃，分泌物多者，可用药粉直接撒在瘤体表面。若瘤体表面干燥，用香油调敷，每天换药 1~2 次。使用时应注意将药涂在包括根部的整个瘤体，不要涂在正常组织上。瘤体过大者，可分区分批涂药。用药后红肿疼痛严重者，可减少用药次数。收湿敛疮。适宜皮肤癌。

·青黛散：青黛 60g，石膏 120g，滑石 120g，黄柏 60g。各研细末和匀，麻油调搽患处。清热解毒，收湿止痒。适宜湿疹样乳头癌。

·三石散：制炉甘石 90g，熟石膏 90g，赤石 80g。共研细末，外敷患处。收湿生肌。适宜湿疹样乳头癌。

·千金散：制乳香 15g，制没药 15g，轻粉 15g，飞朱砂 15g，煅白砒 6g，赤石脂 15g，炒五倍子 15g，煅雄黄 15g，醋制蛇含石 15g。各药研细和匀，外敷患处。蚀恶肉，化疮腐。适宜基底细胞癌。

·桃花散：白石灰 250g，大黄片 45g。先将大黄煎汁，白石灰用大黄汁泼成末，再炒，以石灰变成红色为度，将石灰筛细，外敷患处。止血生肌。适宜基底细胞癌。

·砒枣散：红枣 1 枚，红砒 1 粒（如绿豆大），冰片少许。将红枣去核，纳入红砒，置瓦上，用炭火煅之存性，研极细末，再加冰片少许（约 15 枚红枣加冰片

0.6g)和匀，外敷患处。祛腐拔毒。适宜皮肤鳞状细胞癌。

·枯矾黄柏散：枯矾 30g，黄柏 10g，煅石膏 20g，黄升丹 10g。共研细末，用熟菜油调成糊状外敷患处，每天或隔日换药 1 次。清热，燥湿，解毒。适宜皮肤癌。

·《四川中草药通讯》验方：千足虫 10g，蓖麻仁 10g，陈石灰 3g，叶烟粉 3g，鲜苎麻根 10g。取乙醇浸泡千足虫或活千足虫捣烂加入蓖麻仁泥（蓖麻仁连壳捣烂），加入石灰、叶烟粉调匀，然后加入鲜嫩苎麻根调合，最后加入浸泡千足虫的乙醇 5ml，二甲基酮 50ml，调成膏状，装瓶备用。临用时，以双氧水及水洗净肿瘤创面后涂敷此膏，隔日或每天换敷。拔毒祛腐，燥湿敛疮。适宜皮肤基底细胞癌。

·沈阳医学院验方：樟丹 30g，乳香 10g。二者按比例混合，共研细末，外用。临用前以麻油调制成糊状，涂敷于癌肿患处，每天 1 次。活血消肿。适宜皮肤癌。

·大枣 10 枚，信石 0.2g。大枣去核后将信石放置于大枣内，于恒温箱内烤干，研细混匀，密封于瓶中备用。用时与麻油调成糊状外敷，每天 1 次或隔日 1 次。祛腐生肌。适宜皮肤癌。

·三虫膏：千足虫（鲜）20g，斑蝥（鲜）20g，埋葬虫 20g，硫黄 30g，红矾 15g，冰片 15g，麝香 5g，皂角刺 20g，威灵仙 20g。按比例混合，共研细末，以麻油调制成糊状，涂敷于癌肿患处，每天 1 次。收湿敛疮，祛腐生肌。适宜皮肤基底细胞癌。

·山慈菇、秋水仙、莪术、山豆根、龙葵、黄药子、夏枯草、蒲公英、鱼腥草、丹参、赤芍、肿节风，各适量。将药共研细末，用熟菜油调成糊状外敷患处，每天或隔日换药 1 次。清热解毒，祛腐生肌。适宜皮肤鳞状细胞癌。

·白花蛇舌草、重楼、薏苡仁、猪苓、蛇莓、菝葜、娃儿藤、半边莲、墓回头，各适量。共研细末，用熟菜油调成糊状外敷患处，每天或隔日换药 1 次。清热祛湿，生肌敛疮。适宜皮肤鳞状细胞癌。

·皮癌灵：①威灵仙 3g，石菖蒲 3g，土细辛 1.5g，黄樟根 1.5g，大罗伞根 6g，鸡骨香 6g，两面针 6g。②生南星 6g，生半夏 6g，生草乌 6g，陈皮 6g，乳香 3g，没药 3g，朴硝 3g，樟脑粉 3g。③金沙牛 20 只，樟脑粉 0.3g，梅片 3g，蟾酥 3g。以上三方药物，分别研制成细末，充分混合均匀，置搪瓷大碗内，上覆小瓷碗，边缘用炒盐密封，缓渐加热至盖瓷碗烫手为止。放凉后除去细盐，取下瓷碗，刮取升华物，研细末，然后再加入约为药粉 1/4 量的白降丹和等量的白及粉，混合后加水适量，搓成小丸，阴干。清洗癌肿皮肤，将药丸置于上面，以盖满肿块表面为度，药丸间稍留空隙，然后铺上敷料，包紧固定，每 3～5d 换药一次。治疗各型皮肤癌。

·外用五烟丹：石胆、丹砂、雄黄、矾石、磁石，各适量。共研细末，再与猪板油捣匀，捶成软膏状，涂于患处。祛腐生肌。适宜各型皮肤癌。

·生肌象皮膏：象皮、头发、全当归、生地黄、生龟甲、生石膏、炉甘石、黄蜡、白蜡，各适量。共研细末，再与麻油调匀，涂于患处。祛腐生肌。适宜各型皮肤癌。

·樟乳散：樟丹 30g，乳香 10g。研末以小麻油制成糊状，涂敷患处，每天 1 次。破血祛腐，生肌敛疮。适宜皮肤鳞状细胞癌。

·五虎丹：水银、白矾、青矾、牙硝、食盐，各适量。共研细末，再与麻油调匀，涂于患处，每天 1 次。清热解毒，祛腐生肌。适宜皮肤鳞状细胞癌及基底细胞癌。

·蟾酥红娘散：蟾酥、红娘、斑蝥、洋金花、食盐，各适量。共研细末，再与麻油调匀，涂于患处，每天 1 次。祛腐生肌。适宜皮肤鳞状细胞癌。

·红升丹：水银、白矾、火硝，各适量。共研细末，以麻油调制成糊状，涂敷于癌肿患处，每天 1 次。祛腐生肌，收湿敛疮。适宜皮肤基底细胞癌。

（十九）白血病的中医治疗

1. 中医学对白血病的认识

根据白血病高热、贫血、出血、不同程度的脏器浸润及肝脾淋巴结肿大的临床特征，可将其归属为中医"温病""急劳""瘕瘕""积聚""热劳""血证""虚劳"等范畴。其中，以贫血症状为主要表现者可归属"虚劳"范畴；急性感染发热者可归属为"温病""急劳"或"热劳"；出血症状明显者可辨为"血证"；腹部肝脾肿大严重者辨为"瘕瘕""积聚"；浅表淋巴结肿大者则辨为"痰核""瘰疬"。古代医家对白血病很早就有充分的认识，如《圣济总录》记载："论曰急劳……缘察受不足，忧思气结，荣卫俱虚，心肺奎热，金火相刑，藏气传克，或感受外邪，故烦躁体热，颊赤心松，头痛盗汗，咳嗽咽干，骨节酸痛，久则肌肤消烁，咯涎唾血者，此其候也。"《普济方·热病附论》云："夫热病者，由心肺实热，伤于气血骨节酸痛，深思昏沉，多卧少起，或时盗汗，热毒攻注骨髓……"

白血病发病的内因为正气亏耗，感受瘟毒之气为发病的外在条件，瘟毒伤及藏血藏精之肝肾，肾主骨生髓功能异常，变生诸证。病理变化为机体正气不足，无以抵御外邪，致使毒邪内侵，伤及营阴，耗损精血，形成血虚。邪毒入内化生郁热，熏蒸损伤血脉，迫血妄行，不循常道；或久病耗伤气血致气不摄血，导致血证。或由于外邪入里化热，燔灼营血，内热炽盛，表现为高热持续不退。日久患者气弱血虚，推动无力致血行瘀滞，脉络阻塞，结于胁下，形成痞块。后期正气大亏，毒邪未尽，经常反复发作，致使邪衰正虚，出现肝脾肾亏虚、气血阴液不足的一派虚劳表现。正如《医宗必读·虚劳》所言："夫人之虚，不属于气，即属于血，五脏六腑，莫能外焉。而独举脾肾者，水为万物之元，土为万物之母，二藏安和，一身皆治，百疾不生。"强调了脾肾二脏虚损与该病发生发展密切相关，为疾病的重要因素。

综上所述，本虚标实是白血病的主要病机特点，患者病灶位置在骨髓，邪毒深伏胶固，兼有血脉瘀滞，故治疗需要清热解毒、凉血活血，以发散患者血液中的郁热。若患者为急性初发，以邪毒为主要矛盾，可以重在清热凉血解毒，兼有气血不足者应辅以补气养血治疗；若患者为慢性白血病，迁延较久，正气已伤，主要对其实施标本兼治；在慢性白血病后期，患者若正气较虚，需要对其实施扶正治疗。在化疗后，患者往往气血亏耗，营阴不足，此时应辅以祛邪扶正的中医药治疗，进一步缓解化疗过程中出现的毒副作用等情况，保证治疗的安全性及治疗效果。

2. 白血病的辨证论治

（1）肝火痰热型

临床表现：肝脾和淋巴结肿大，发热不为汗解，出血不重，头痛头昏，胸骨叩痛，骨节疼痛，口苦咽痛，小便溲赤，大便秘结，起病急骤，舌红，苔黄厚或黄腻，脉弦滑数。

治法：清肝泻火，化痰散结。

方药：当归龙荟丸加减。当归 6g，芦荟 6g，夏枯草 20g，昆布 20g，海藻 20g，制半夏 10g，川贝母 10g，黄连 10g，黄芩 10g，龙胆草 10g，青黛 10g，紫草 10g，半枝莲 30g，白花蛇舌草 30g，三七粉 8g（冲服）。

加减：肺热咳嗽加金银花、百部；便血加生地黄、地榆、藕节；尿血加白茅根、小蓟；恶心呕吐加竹茹、陈皮。

（2）瘟毒内蕴型

临床表现：起病急骤，壮热口渴，渴喜冷饮，发热不为汗解，口鼻衄血，尿血，便血，皮下瘀血，胸骨叩痛，咽喉肿痛，口舌糜烂，小便溲赤，大便干结，舌红苔黄，脉洪大、弦滑而数。

治法：清热解毒，清营凉血。

方药：犀角地黄汤、清营汤、清瘟败毒饮化裁。水牛角 30g，生地黄 15g，玄参 15g，麦冬 10g，生石膏 40g，牡丹皮 12g，栀子 12g，黄连 9g，金银花 12g，连翘 10g，白花蛇舌草 30g，青黛 15g，半枝莲 30g，丹参 15g。

（3）痰热瘀毒型

临床表现：胸闷纳呆，头昏肢软，发热或不发热，肝、脾或淋巴结肿大，倦怠乏力，皮下微量出血，面色晦暗，唇暗淡微红，舌质暗，边有瘀斑，苔黄腻或白腻，脉弦滑。

治法：清热化瘀，凉血散结。

方药：消瘰丸、温胆汤、清营汤加减。玄参 30g，浙贝母 12g，生牡蛎 30g，生地黄 12g，胆南星 12g，竹茹 12g，陈皮 10g，玄参 10g，生石膏 40g，牡丹皮 12g，栀子 12g，丹参 15g，黄连 9g，金银花 12g，白花蛇舌草 30g，猫人参 30g。

加减：合并感染者加大青叶、板蓝根、连翘；便秘者加瓜蒌仁或番泻叶代茶饮。

（4）气滞血瘀型

临床表现：腹胀，胁下痞块明显，或肢体肿块作痛，胸胁胀痛，低热起伏，自汗盗汗，面色晦暗，纳减乏力，舌质淡紫，有瘀斑，脉弦。多见于慢性白血病活动期、复发期。

治法：活血通络，化瘀消斑。

方药：四逆散合桃红四物汤加味。柴胡 12g，枳壳 12g，陈皮 10g，桃仁 10g，红花 9g，当归 12g，赤芍 12g，生地黄 12g，川芎 15g，丹参 12g，香附 9g，川楝子 10g，藤梨根 12g。

加减：兼见气阴两虚加党参、北沙参、白芍、甘草、麦冬、五味子等补气养阴。

（5）瘀血结聚型

临床表现：肝脾肿大尤以脾大为著，伴有胸胁痞闷或痛不可耐，面色晦暗无泽，肌肤瘀斑，时有黑便，舌体色紫或有瘀斑，脉涩或弦数。

治法：活血破瘀，消积散结。

方药：膈下逐瘀汤加减。红花 12g，当归 12g，桃仁 10g，五灵脂 10g，千金子 12g，川芎 12g，三棱 8g，延胡索 12g，莪术 9g，赤芍 10g，牡蛎 30g，鳖甲 20g，鸡血藤 15g，青黛 10g，丹参 12g。

加减：气血双虚者加党参、黄芪、白术、熟地黄；饮食不佳者，加草果、砂仁、鸡内金。

（6）阴虚血热型

临床表现：低热不退或午后潮热，五心烦热，颊部潮红，遗精盗汗，耳鸣眩晕，心悸气短，消瘦乏力，腰膝酸软，鼻齿衄血，肌肤发斑，舌红少苔或无苔，脉细数或虚大。

治法：养阴清热，凉血止血。

方药：玉女煎、青蒿鳖甲汤化裁。生石膏 15g，知母 12g，生地黄 12g，银柴胡 15g，牡丹皮 12g，胡黄连 12g，白芍 15g，地骨皮 15g，太子参 15g，石斛 10g，玄参 10g，青蒿 12g，鳖甲 12g。

加减：盗汗不止者加浮小麦、煅龙牡；出血者加侧柏炭、龟甲胶、阿胶、三七、白及；脾大者加三棱、桃仁、莪术、红花、牡蛎、龟甲；淋巴结肿大者加夏枯草、昆布、海藻、半夏、海蛤壳。

（7）气血双虚型

临床表现：面白无华，头昏，神疲乏力，动则气促，心悸气短，唇淡口干，懒言，自汗出，舌淡或淡胖，苔薄，脉细弱。

治法：补气养血，益气健脾。

方药：八珍汤加味。党参 15g，当归 12g，熟地黄 12g，白术 12g，白芍 12g，茯苓 15g，黄芪 20g，菟丝子 10g，补骨脂 10g，淫羊藿 10g，制首乌 10g，黄精 12g。

加减：自汗不止者加浮小麦、五味子、煅龙牡；腹泻不止者加诃子、山药、赤石脂。

（8）脾肾阳虚型

临床表现：面白无华，畏寒肢冷，气弱懒言，少食纳呆，脘腹胀满，大便溏薄，舌淡苔白，脉沉弱无力。

治法：温阳补肾，健脾益气。

方药：四君子汤、右归饮化裁。党参15g，茯苓15g，白术12g，黄芪20g，山茱萸15g，熟地黄10g，山药20g，枸杞子15g，仙茅10g，丹参10g，制首乌10g，巴戟天12g。

（9）肝肾阴虚型

临床表现：腰膝酸软，耳鸣目眩，五心烦热，胁下隐痛，潮热盗汗，出血不甚，舌淡红无津少苔，脉细数。

治法：滋阴补肝。

方药：六味地黄丸、一贯煎化裁。生地黄15g，熟地黄15g，牡丹皮12g，沙参15g，麦冬15g，山茱萸15g，当归12g，丹参12g，白芍15g，何首乌12g，玄参15g，五味子10g，旱莲草20g，女贞子15g。

加减：兼见气血虚加黄芪、党参；出血加生地黄炭、槐花、煅牡蛎粉、小蓟、白茅根、三七粉；发热加柴胡、黄芩、黄连、连翘、野菊花。

总的看来，急性白血病多见瘟毒内蕴、气滞血瘀、肝火痰热、痰热瘀毒等证型；慢性白血病多见阴虚血热、气血双虚、瘀血结聚等证型；慢性白血病急性发作时也可表现为瘟毒内蕴、肝火痰热或痰热瘀毒等；而急性和慢性白血病中均可见到肝肾阴虚、脾肾阳虚、气血双虚等。而白血病常发生感染、出血、发热、贫血、口腔溃疡、脑膜白血病及化疗引起的骨髓抑制或消化道反应等，正确处理这些并发症对于白血病的治疗是非常重要的。

3. 白血病的民间验方集萃

·生生丸：青黛40g，天花粉30g，牛黄10g，芦荟20g。研成丸，每天3g，分两次服。清热解毒，养阴益气。适宜急性白血病。

·红花黄芪汤：红花3g，黄芪18g，茯苓12g，生薏仁15g，生地黄15g，玄参9g，甘草6g，山豆根12g，山慈菇12g，青黛12g，紫草9g，黄药子9g。水煎服，每天1剂，分两次服。益气活血，清热解毒。适宜急性白血病。

·黄芩龙胆汤：龙胆草10g，黄芩10g，栀子10g，木通10g，当归10g，生地黄10g，柴胡10g，猪苓10g，泽泻10g，鸡血藤30g，丹参30g。水煎服，每天1剂，分两次服。清热泻火，疏肝活血。适宜急性白血病。

·双参地芍汤：党参10g，生地黄30g，玄参30g，白芍15g，马勃15g，黄药子15g，牛蒡子15g，板蓝根30g，半枝莲30g，白花蛇舌草30g，白姜黄9g，牡丹皮9g，阿胶（烊冲）6g。水煎服，每天1剂，分两次服。同时服用散剂：山慈菇、五倍子、千金子、大戟、雄黄、琥珀、麝香、牛黄。研末混匀，分两次服，每次2~3g。益气养阴，清热解毒。适宜急性白血病。

·青黛鳖甲汤：鳖甲60g，龟甲30g，青黛60g，金银花15g，生牡蛎30g，太子参 30g，生地黄 30g，鸡内金 15g，生山药 30g，地骨皮 30g，当归 15g，赤芍 12g，红花 10g，炮山甲 15g，牡丹皮 12g，甘草 3g，广木香 9g。研末，炼蜜为丸，每丸 9g，每天服 4～6 丸。益气活血，补肾滋阴。适宜慢性粒细胞白血病。

·白花丹根汤：白花丹根 30g，葵树子 30g，白花蛇舌草 30g。水煎服，每天 1 剂，分两次服。清热解毒。适宜急性白血病。

·鸡血藤丸：鸡血藤 30g，白芍 12g，郁金 10g，桃仁 15g，党参 12g，紫河车 30g，北黄芪 30g，生地黄 30g，黄精 15g，麦冬 15g，玉竹 12g，当归 15g，何首乌 15g，牡丹皮 12g，川红花 6g，酸枣仁 12g，姜黄 12g，陈皮 10g。研末，炼蜜为丸，每丸 9g，每天服 4～6 丸。益气活血，补肾滋阴。适宜慢性粒细胞型白血病。

·慈菇化瘀汤：当归 20g，丹参 20g，赤芍 20g，川芎 10g，沙参 20g，麦冬 15g，板蓝根 50g，山豆根 30g，山慈菇 50g。水煎服，每天 1 剂，分两次服。活血凉血，清热解毒。适宜急性白血病。

·蟾蜍酒方：取 125g 重蟾蜍 15 只（剖腹去内脏），黄酒 1500ml，煮沸 2h，将药液过滤即得。成人每次服 15～30ml，每天 3 次。主治急、慢性白血病。

·猫爪苦参方：猫爪草 15g，苦参 15g，黄芩 15g，黄柏 15g，雄黄 15g，当归 15g，诃子肉 15g，青黛散 15g，土鳖虫 8g，水蛭 8g。制成每片含生药 0.25g 的糖衣片。治疗剂量每天服 5～8g，维持剂量每天服 2.5～5g，每天分 3～4 次服。抗癌解毒。适宜慢性粒细胞性白血病。

·当归川芎汤：当归 15g，川芎 15g，鸡血藤 15g，赤芍 15g，红花 8g，三七 6g。水煎服，每天 1 剂，分两次服。活血补血。适宜急性白血病。

·龙葵薏苡仁汤：龙葵 30g，生薏苡仁 30g，黄药子 15g，乌梅 12g，白花蛇舌草 30g，生甘草 5g。水煎服，每天 1 剂，分两次服。解毒抗癌。适宜慢性白血病。

·五生水王汤：水红花子 10g，皮硝 30g，樟脑 12g，桃仁 12g，地鳖虫 6g，生南星 15g，生半夏 15g，穿山甲 15g，三棱 15g，王不留行 15g，白芥子 15g，生川乌 15g，生草乌 15g，生白附子 9g，延胡索 9g。研细末，以蜜及醋调成泥，加麝香 1.2g，梅片 3g。化痰散瘀，攻毒抗癌。外敷脾肿大处。适宜白血病脾肿大。

·当归 20g，丹参 20g，赤芍 20g，川芎 10g，沙参 20g，麦冬 15g，板蓝根 50g，山豆根 30g，山慈菇 50g。水煎服，每天 1 剂。养血活血，清热解毒。适宜急性白血病。

·犀角 4g（或水牛角 10g），生地黄 20g，牡丹皮 20g，旱莲草 30g，女贞子 20g，杭白芍 15g，血余炭 20g，大、小蓟各 30g，仙鹤草 30g，地榆炭 20g，羊蹄根 30g，大青叶 20g，露蜂房 10g，生黄芪 30g，藕节 30g。水煎服，每天 1 剂。清热解毒，凉血止血。适宜阴虚血热、迫血妄行型白血病。

·玄参 12g，牡蛎 30g，浙贝母 15g，炮甲珠 15g，夏枯草 30g，昆布 30g，海藻 30g，清半夏 12g，生胆南星 12g（先煎 2h），瓜蒌 15g，黄药子 15g，山慈菇 20g，半枝莲 30g，重楼 20g，白花蛇舌草 30g。水煎服，每天 1 剂。清热解毒，软坚散结。适宜热结痰核型白血病。

·黄芪 30g，肉桂 8g，党参 12g，当归 10g，白术 10g，白芍 10g，熟地黄 15g，茯苓 12g，鹿角 10g，陈皮 6g，红枣 5 个，甘草 3g。水煎服，每天 1 剂。健脾补肾，益气壮阳。适宜阴虚型白血病。

·川芎 15g，板蓝根 15g，铁扁担 15g，猪殃殃 50g，罂粟壳 6g。水煎服，或制成浸膏压片服用，每天 4 次。清热解毒，活血凉血。适宜热结痰核型白血病。

·马兰根大青叶方：马兰根 30g，胡黄连 15g，大青叶 30g，干蟾皮 9g，生马钱子 1g，红花 9g，生地黄 12g，当归 12g，党参 15g，黄芪 30g，生甘草 6g。水煎服，每天 1 剂。清热解毒，活血祛瘀，扶正补益。适宜急性粒细胞性白血病、急性单核细胞性白血病。

（二十）恶性淋巴瘤的中医治疗

1. 中医学对恶性淋巴瘤的认识

在中医古籍中，很多病证的发生发展、临床表现、转归等同现代恶性淋巴瘤非常符合。一般认为恶性淋巴瘤可归属为"瘰疬""马刀""侠瘿""痰核""失荣""石疽""积聚"等范畴。临床主要表现局部肿块，皮色不变，不痛不痒。如《灵枢·寒热篇》曰："寒热瘰疬在于颈腋者……此结鼠瘘寒热之毒气也，留于脉而不去者也。"《慎斋遗书》论述："痰核，即瘰疬也，少阳经郁火所结。"《医宗金鉴·外科卷》记载："石疽生于颈项旁，坚硬如石色照常，肝郁凝结于经络，溃后法依瘰疬疮。"这些记载都从不同侧面描述了淋巴瘤相关表现及病因病机。

中医学认为恶性淋巴瘤的病因以正气内虚、脏腑功能失调为本，外感四时不正之气、六淫之邪为诱因。在病机方面，淋巴瘤主要涉及滞、虚、毒、痰、瘀几个方面。滞包括气滞、瘀滞，虚包括气虚、阳虚、阴虚，毒包括痰毒、癌毒、热毒、湿毒，痰即流窜四肢百骸的风痰或积聚体内某处的顽痰，瘀为瘀血阻滞。《阴疽治法篇》指出："夫色之不明而散漫者，乃气血两虚也，患之不痛而平塌者，毒痰凝结也。"说明此病之发生与脏腑亏损、气血虚弱、阳气衰耗、痰毒凝结、气滞血瘀有密切关系。本病属本虚标实之证，涉及脏腑以肝、脾、肾为主。

中医学认为"忧怒郁闷，昕夕积累，脾气消阻，肝气横逆，遂成隐核"。情志不舒，肝气郁结于内，气机不畅，气滞血瘀，积而成块。脾胃运化水谷精微以滋养机体，脾胃亏虚则气血生化乏源，五脏及四肢百骸无以濡养，百病乃生，正如《外证医案》所言："正气虚则成岩。"另一方面，脾虚水液不化，遂生痰涎，日久聚结为顽痰，随经络走窜全身，正如《丹溪心法·痰病》所云："凡人身上中下有块者多是痰。"指出淋巴瘤多与"痰"有关，所谓"无痰不成核"。淋巴瘤的形成除了与脾脏有直接关系，也涉及肝肾，肾为先天之本，脾阳有赖肾阳激发温养，且肾藏精主水，肾虚则水聚痰凝，火旺灼津成痰，正如清代陈修园云："痰之动，湿也，主于脾；痰之本，水也，原于肾。"痰湿阻碍气机，气血运行失常，气滞血瘀，或因虚致瘀，气虚不摄血，离经之血便是瘀，或阳虚失于温煦，寒凝血瘀，形成瘀血。瘀亦为继发病理因素，又常与痰互结，痰瘀搏结，瘀血一旦停滞于某脏腑组织，多难于消散，故包块多刺痛、坚硬，病位固定不移。瘀浊阻滞，化生毒邪，即"痰毒""瘀毒"。癌毒在内外多因素的作用下形成，贯穿于疾病始终，是恶性肿瘤发生发展的关键因素。

本病初期多见颈侧、腋下等处浅表淋巴结进行性肿大，无痛，质硬，乃为风寒痰毒痹阻脉络之证候，或逐渐见淋巴结融合、粘连等痰毒化火之证候；若邪毒深入脏腑则见咳喘气逆、腹痛、腹块等瘀热入里，损及肺脾肝胃之证候，或兼见骨痛、肢肿、肌肤结块等邪毒侵犯肌肤、骨骼之证候；晚期多为痰火邪毒浸淫脏腑，或湿热蕴毒伤伐脾肾，气血亏损或肝肾不足，气阴两亏，并常为虚实夹杂，寒热并见。

2. 恶性淋巴瘤的辨证论治

（1）寒痰凝滞型

临床表现：颈项、耳下、腋下几处或多处淋巴结肿大，肿核坚硬如石，皮色不变，不痛不痒，不伴发热，但难消难溃，可伴有面色少华，形寒怕冷，腹部胀满，舌淡，苔白腻，脉沉细。

治法：温阳化痰，软坚散结。

方药：阳和汤加减。熟地黄40g，鹿角胶20g，干姜10g，肉桂5g，炒芥子10g，夏枯草20g，黄芪60g，生晒参30g，麻黄5g，醋香附5g，白附片20g。

加减：神疲乏力明显者，加党参、当归以补气养血；伴关节酸痛重着者，加羌活、独活以祛风胜湿；肿核硬肿疼痛难消者，可加蜈蚣1g，研末冲服，以解毒散结，通络止痛；伴肋下积块明显者，加炙鳖甲、丹参以软坚消癥。

（2）气滞痰瘀型

临床表现：颈、腋及腹股沟等处肿核累累，胸膈满闷，胁肋胀痛，形体消瘦，精神疲乏，舌质红或淡红，舌有瘀点，苔白腻，脉沉滑。

治法：疏肝解郁，化痰散结。

方药：四逆散合血府逐瘀汤加减。柴胡15g，赤芍20g，川芎15g，当归15g，香附15g，红花15g，桃仁15g，枳实10g，牛膝15g，厚朴15g，大腹皮30g。

加减：气滞痰瘀阻滞，易郁而化火，化火者可加炒栀子、玄参、白花蛇舌草、蒲公英、车前子、龙胆草，还可合用五海瘿瘤丸。

（3）痰火郁结型

临床表现：颈项、耳下，或腋下有多个肿核，伴疼痛瘙痒，皮色改变，甚至破溃，分泌黄色分泌物，伴口干口苦，小便黄，大便干结，舌红苔黄，脉弦数。

治法：化痰降火，软坚散结。

方药：龙胆泻肝汤加减。龙胆草15g，栀子15g，黄芩15g，通草15g，泽泻15g，车前子20g，当归15g，生地黄15g，法半夏15g。

加减：痰结者可加夏枯草、白花蛇舌草、石斛；无汗骨蒸者，加牡丹皮、黄柏、知母，辅助金黄散蜜调外敷，口服犀黄丸增强清热解毒散结作用。

（4）瘀血积结型

临床表现：全身多处结块，伴刺痛，部位固定不移，舌质暗或有瘀斑，苔黄，脉弦涩。

治法：活血化瘀，行气散结。

方药：血府逐瘀汤加减。柴胡15g，赤芍20g，川芎15g，当归15g，香附15g，红花15g，桃仁15g，枳实10g，牛膝15g，土鳖虫5g，水蛭5g，虻虫5g。

加减：肿核坚硬加海藻、浙贝母、黄药子、猫爪草。

（5）毒瘀互结型

临床表现：颈项或体表肿核硬实累累，推之不移，质硬，伴见形体消瘦，面色暗黑，舌质暗红、苔多厚腻乏津，脉弦涩；或舌质紫暗或有瘀斑，苔黄，脉弦数。

治法：化痰解毒，祛瘀散结。

方药：和营软坚丸合解毒化痰方加减。玄参15g，生地黄12g，瓜蒌30g，苦桔梗12g，蒲公英15g，马勃12g，板蓝根20g，赤芍20g，草河车15g，薄荷12g，郁金12g，露蜂房10g。

加减：伴神疲乏力者，加黄芪、当归以补气养血；核肿疼痛明显者，加延胡索、蜈蚣以活血通络，行气止痛；皮肤瘀点、瘀斑明显者，加紫草、茜草以凉血散瘀消斑；伴高热不退者，加生石膏、知母以滋阴清热；口舌生疮者，加栀子、淡竹叶以清胃泻火；咽喉肿痛甚者，加连翘、牛蒡子以解毒利咽；溲赤便结者，加大黄、白茅根以解毒凉血，通腑泄热；伴见黑便者，加地榆、蒲黄以祛瘀止血。

（6）肝肾阴虚型

临床表现：颈项肿核，质地坚硬，或腹内结块和（或）形体消瘦，头晕目眩，耳鸣，身烘热，五心烦热，心烦易怒，口咽干燥，两胁疼痛，腰胁酸软，遗精失眠，夜寐盗汗，舌红或绛，苔薄或少苔，脉细数。

治法：滋补肝肾，解毒散结。

方药：大补阴丸合消瘰丸加减。白花蛇舌草30g，牡蛎30g，三棱15g，土茯苓15g，女贞子15g，玄参12g，熟地黄12g，浙贝母10g，鳖甲10g，重楼10g，枸杞子10g，黄柏10g，知母10g，牡丹皮10g，山茱萸10g。

加减：发热者，加地骨皮、银柴胡；盗汗甚者，加浮小麦。

（7）气血双亏型

临床表现：本型多见于疾病后期，患者为药物及疾病耗伤，气血阴阳俱虚，多处淋巴结肿大，伴面色㿠白，疲倦乏力，语声低微，纳少腹胀，心悸气短，薄白苔，脉细弱无力。

治法：益气生血，扶正散结。

方药：八珍汤加减。生晒参 30g，茯苓 15g，白术 20g，熟地黄 30g，当归 15g，白芍 12g，川芎 15g，黄芪 60g，枸杞子 15g，浙贝母 15g，香附 12g，生姜 3g，大枣 10g。

加减：胁下痞块明显者，加炙鳖甲、莪术以软坚消痞；伴食欲不振者，加山楂、山药以助运脾胃；皮肤瘙痒者，加地肤子、蛇床子以利湿止痒；虚烦不寐者，加酸枣仁、栀子以清热除烦，养心安神。

恶性淋巴瘤疾病发展过程中存在气滞，应不忘疏肝理气，早期应在祛邪基础上注重扶正，化疗期间注重顾护脾胃，保护骨髓造血机能。现代药理学研究表明：一些中药具有抗肿瘤作用，在辨证治疗的基础上，可斟酌使用，如肿节风、白花蛇舌草、胡桃枝、天仙藤、天葵子、龙葵、藤梨根、半枝莲、露蜂房、山慈菇、泽兰、败酱草、壁虎、鼠妇、穿心莲、夏枯草、猫爪草、黄药子等。

3. 恶性淋巴瘤的验方集萃

· 健脾益气行气活血方（刘海林）：党参 25g，土贝母 25g，黄芪 30g，白术 10g，茯苓 10g，柴胡 10g，郁金 10g，牡丹皮 10g，赤芍 10g，煅牡蛎 15g，炙甘草 6g。水煎服，每天 1 剂，分两次服。益气补中，疏肝活血。适宜恶性淋巴瘤。

· 解毒消肿化瘀方（关幼波）：板蓝根 30g，马勃 4.5g，薄荷 10g，蒲公英 30g，瓜蒌 15g，玄参 15g，苦桔梗 10g，生地黄 12g，赤芍 12g，草河车 12g，郁金 10g，露蜂房 3g。水煎服，每天 1 剂，分两次服。清热解毒，化瘀消肿。适宜恶性淋巴瘤。

· 清热化痰散结通络方（成展能）：黄药子 30g，蛇六谷 12g，夏枯草 30g，生牡蛎 30g，昆布 12g，海藻 12g，泽泻 12g，重楼 12g，蒲公英 12g，地龙 12g，蛇莓 12g。水煎服，每天 1 剂，分两次服。清热化痰，散结通络。适宜恶性淋巴瘤。

· 养血化瘀散结方（潘敏求）：当归 10g，川芎 10g，生地黄 10g，玄参 15g，山慈菇 15g，黄药子 15g，海藻 15g，昆布 15g，夏枯草 15g，生牡蛎 30g，重楼 30g。水煎服，每天 1 剂，分两次服。养血活血，散结化瘀。适宜恶性淋巴瘤。

· 化瘀软坚解毒方（刘嘉湘）：望江南 30g，白花蛇舌草 30g，夏枯草 30g，海藻 30g，牡蛎 30g，野菊花 30g，白茅根 30g，紫丹参 30g，全瓜蒌 30g，昆布 15g，怀山药 15g，桃仁 9g，南沙参 15g，王不留行 12g，露蜂房 12g。水煎服，每天 1 剂，分两次服。清热解毒，化瘀软坚。适宜恶性淋巴瘤。

· 清热化痰解毒方（张代钊）：清半夏 10g，茯苓 10g，陈皮 10g，夏枯草 15g，昆布 10，黄药子 10g，生牡蛎 15g，玄参 10g，贝母 10g，柴胡 6g，海藻 10g，猫爪草 30g。水煎服，每天 1 剂，分两次服。清热化痰，抗癌散结。适宜恶性淋巴瘤。

· 扶正祛邪方（钱伯文）：党参 12g，黄芪 24g，当归 9g，炙鳖甲 24g，黄药子 12g，桃仁 9g，脐带 1 条，浙贝母 12g。水煎服，每天 1 剂，分两次服。益气扶正，抗癌散结。适宜恶性淋巴瘤。

· 软坚散结方：生牡蛎 30g，土贝母 9g，玄参 9g，夏枯草 15g，海藻 15g，山慈菇 9g，首乌藤 30g。水煎服，每日 1 剂，分两次服。软坚散结，抗癌活血。适宜恶性淋巴瘤。

·清热解毒化痰方(施今墨)：川贝母 10g，炒牡丹皮 10g，炒丹参 10g，山慈菇 10g，炮甲珠 10g，海藻 10g，昆布 10g，川郁金 10g，忍冬藤 10g，小蓟 10g，桃仁 6g，杏仁 6g，牛蒡子 6g，皂角刺 6g，桔梗 5g，酒玄参 12g，夏枯草 15g，三七末(冲服)3g。水煎服，每天 1 剂，分两次服。清热解毒，化痰抗癌。适宜恶性淋巴瘤。

·软坚散结解毒方(宋远忠)：鳖甲 15g，连翘 15g，半枝莲 13g，白花蛇舌草 13g，皂角刺 13g，夏枯草 13g，三棱 10g，莪术 10g，升麻 10g，水蛭 10g。水煎服，每天 1 剂，分两次服。破血散结，抗癌解毒。适宜恶性淋巴瘤。

·化痰散结活血方(任玉让)：海藻 10g，昆布 10g，没药 10g，乳香 10g，贝母 10g，瓜蒌 10g，当归 10g，陈皮 10g，大青叶 10g，蒲公英 10g。水煎服，每天 1 剂，分两次服。活血散结，解毒化痰。适宜恶性淋巴瘤。

(二十一)多发性骨髓瘤的中医治疗

1. 中医学对多发性骨髓瘤的认识

根据多发性骨髓瘤骨痛、腰痛、乏力、发热等临床特点，可将其归属于中医学的"骨痹""虚劳""腰痛""骨蚀"等病证范畴。"骨痹"病名首载于《内经》，如《素问·长刺节论》云："病在骨，骨重不可举，骨髓酸痛，寒气至，名曰骨痹。"指多发性骨髓瘤以骨痛为主要表现者。《灵枢·刺节真邪》载："虚邪之入于身也深，寒与热相搏，久留而内著……内伤骨为骨蚀。"文中的"骨蚀"则指以骨质破坏为主要表现者。2008 年，国家中医药管理局全国中医血液病重点专科协作组将其命名为"骨髓瘤"。

对于骨髓瘤的病因病机的认识，最早见于《素问·痹论》，"五脏皆有合，病久而不去者，内舍于其合也，故骨痹不已，复感于邪，内舍于肾"，又谓"痹，其时有死者，或疼久者"。《灵枢·刺节真邪》载："虚邪之中人……其入深，内搏于骨，则为骨痹。"《中藏经》载："骨痹者，乃嗜欲不节，伤于肾也，肾气内消。"《类证治裁·痹证》云："诸痹，由营卫先虚，正气为邪所阻，不能宣行，因而留滞，气血凝涩，久而成痹……久而不愈，必有湿痰败血瘀滞经络。"《临证指南医案》指出："痹者，闭而不通之谓也。正气为邪所阻，脏腑经络不能畅达，皆由气血亏损，腠理疏松，风寒湿三气得以乘虚外袭，留滞于内以致湿痰，浊血流注凝涩而得之。"

现代医家普遍认为，本病主要由于六淫、饮食、情志、房劳等因素使阴阳气血失调，脏腑亏损，以致肝郁气滞，痰瘀互结，热毒内蕴，肌肉筋骨失其濡养，痰瘀毒邪乘虚流注于骨，搏结于内，胶结不散，形成骨痛、骨蚀，病位在骨髓，病本在肾，为本虚标实之证；以五脏亏虚为本，气滞、痰阻、血瘀、毒结为标；早期以邪实为主，后期以本虚为主，肾虚毒蕴血瘀贯穿疾病始终。其中，肝肾失调、脏虚瘀毒在本病发病中尤为重要。

2. 多发性骨髓瘤的辨证论治

（1）痰毒瘀阻型

临床表现：腰背四肢剧痛，固定不移，拒按，或兼头痛，胸胁疼痛，痛处有大小不等的肿块，或胁下癥块，面色苍黄而黯，倦怠乏力，脘腹胀满疼痛，纳食不佳，舌质淡紫或有瘀点瘀斑，苔腻，脉弦滑或沉细涩。

治法：涤痰散结，化瘀解毒。

方药：骨痹涤痰化瘀汤。生牡蛎（先煎）30g，丹参 20g，制半夏 10g，浙贝母 15g，玄参 15g，莪术 15g，枳壳 10g，夏枯草 15g，鸡血藤 15g，虎杖 15g，大青叶 15g，延胡索 12g，山楂 10g，桂枝 6g。

加减：痰瘀互结，伤及气阴者，加黄芪、党参、沙参、麦冬以益气养阴；血虚症状明显者，加熟地黄、阿胶以滋补阴血；纳差者，加神曲、炒麦芽以健胃消食；瘰疬痰核明显者，加昆布、海藻、胆南星以化痰消肿，软坚散结；胁下癥块肿大明显者，可加服中成药鳖甲煎丸（《金匮要略》）以活血消癥，消补兼施。

（2）热毒炽盛型

临床表现：高热不解，口干气促，腰痛骨痛，或伴有鼻衄齿衄，烦躁口渴，便干尿黄，头晕乏力，舌质红，苔黄，脉弦滑。

治法：清营泻热，凉血解毒。

方药：骨痹清热败毒汤。水牛角（先煎）30g，生石膏（先煎）30g，知母 20g，生地黄 15g，牡丹皮 15g，黄芩 10g，连翘 15g，大青叶 20g，玄参 15g，虎杖 20g，鸡血藤 15g，怀牛膝 10g，甘草 10g。

加减：神昏谵语者，可选择应用中成药"凉开三宝"，或用中成药清开灵注射液静脉滴注，以开窍醒神；出血症状明显者，加仙鹤草、三七、墓回头、赤芍以凉血活血止血，或加服云南白药以止血化瘀；骨痛剧烈难忍者，加乳香、没药、延胡索以活血化瘀止痛；阴伤口渴明显者，加麦冬、天花粉以养阴生津止渴；咳吐黄痰明显者，加鱼腥草、竹沥以清肺止咳化痰。

（3）肝肾阴虚型

临床表现：骨骼疼痛，腰膝疼痛不止，肢体屈伸不利，头晕耳鸣，低热盗汗，骨蒸潮热，五心烦热，口渴咽干，舌质暗红或有瘀斑，苔少，脉弦细数。

治法：滋养肝肾，通络止痛。

方药：六味地黄汤合一贯煎加减。生、熟地黄各15g，怀山药30g，山茱萸15g，茯苓 10g，牡丹皮 10g，泽泻 10g，鳖甲15g（先煎），枸杞子 10g，当归 10g，桑寄生25g，麦冬 30g，川楝子 10g，甘草 10g，仙鹤草 30g，半枝莲 15g，白花蛇舌草 30g。

加减：虚火上炎鼻衄、齿衄等出血症状明显，可加用知母、黄柏、茜草、藕节等清虚热、凉血止血；滋阴药物多为寒凉之品，易滋腻碍胃，如伴有腹胀纳差，可加用砂仁、陈皮等理气畅中的药物。

（4）脾肾阳虚型

临床表现：腰膝酸软疼痛，骨痛或有包块，面色㿠白无华，形寒肢冷，神疲乏力，小便清长，大便溏薄，四肢浮肿，或心悸气短，气喘不能平卧，舌质淡胖，苔薄或白滑，脉沉细。

治法：温补脾肾，祛痰除湿，通络止痛。

方药：右归丸合附子理中丸加减。附子10g（先煎），菟丝子10g，山茱萸30g，怀山药30g，杜仲10g，黄芪30g，炒薏苡仁20g，鹿角胶9g（烊化），白术15g，枸杞子10g，肉桂10g，人参10g（单煎），炙甘草6g，白芥子10g，天南星10g，桂枝10g。

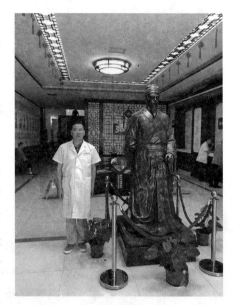

加减：腹胀纳差加用砂仁、木香以健脾理气；大便溏泻者加肉豆蔻、补骨脂以温脾涩肠；阳虚水泛、尿少浮肿时需加车前子、木瓜以利水消肿；阳虚症状改善后应逐渐减去大热之品如肉桂、附子等以防伤阴，酌加女贞子、旱莲草、黄精、熟地黄等药物以收阴平阳秘之功。

（5）气血两虚型

临床表现：骨骼疼痛，绵绵不止，遇劳加剧，面色㿠白，头晕目眩，神倦乏力，心悸气短，自汗，或皮下瘀点瘀斑，舌质胖，苔薄白或少苔，脉沉细无力。

治法：补气养血，活血通络。

方药：十全大补汤加减。党参15g，炙黄芪30g，白术10g，茯苓10g，当归10g，赤芍、白芍各10g，熟地黄15g，肉桂10g，远志10g，续断30g，炙甘草10g，阿胶10g（烊化），丹参20g，焦三仙各15g，骨碎补10g，全蝎5g。

加减：偏于脾气虚，症见食后腹胀、腹泻便溏者可去熟地黄、白芍滋阴养血之品，加用扁豆、山药、砂仁等以健脾止泻，理气和中；骨痛明显，加用川牛膝、透骨草、鸡血藤、桂枝等补肝肾、强筋骨、通络止痛。气血不足之象明显改善后，可加用解毒抗癌之品，如冬凌草、猫爪草等。

（6）并发症的辨证治疗

骨病　骨病是本病常见并发症，以骨痛、骨质破坏为其主要表现。对于骨髓瘤骨病患者，除双膦酸盐治疗之外可以加用中药，延缓骨病进展，减少骨折的发生。临证当辨清证候特点，如为肾虚，辨清阴虚阳虚，偏于肾阳虚者选用温补肾阳之品，如附子、巴戟天、菟丝子、肉桂；偏于阴虚者选用滋阴补肾泻热之品，如生地黄、熟地黄、枸杞子、鳖甲、地骨皮；血瘀症状明显者加用活血通络药物，如桃仁、红花、赤芍等；痰浊阻络加用橘红、半夏、白芥子、山慈菇。各型均可适当配伍强筋壮骨之品，如牛膝、续断、桑寄生等。

肾损害 肾损害是多发性骨髓瘤的严重并发症，约占骨髓瘤患者20%。多发性骨髓瘤合并蛋白尿其病机为脾肾亏虚、封藏失职所致，治以调补脾肾，益气固摄。脾气健运，统摄有权，肾气充沛，精关得固。若蛋白尿经久不消，缠绵难愈，可加用三七、益母草、白及等；伴有血尿者，可加白茅根、藕节、仙鹤草、茜草等；伴尿素氮、肌酐升高者可加滑石、车前草、土茯苓、泽兰等。

3. 多发性骨髓瘤的民间验方集萃

· 镇痛灵：生草乌、蟾蜍、生南星、生半夏、细辛、花椒各等份。各研细末。将镇痛灵2.5g，混入加热软化后的黑膏药中，和匀后敷贴于痛处，隔日换药，连用7次为一疗程。解毒消肿，温阳止痛。适宜多发性骨髓瘤骨骼疼痛显著者。

· 癌症镇痛散：生胆南星、生附子、生川乌、白胶香、五灵脂、麝香、冰片、重楼、芦根、黄药子、穿山甲等。上药研末和匀，制成散剂。用生理盐水清洁局部皮肤后，取药末5g，以茶水调成糊状外敷。敷药厚度一般为0.5cm，最薄不少于0.2cm，敷药6~8h，12h后可重复使用。散结消肿，化瘀止痛。适宜多发性骨髓瘤疼痛显著者。

· 仙鹤草60g，白花蛇舌草20g，半边莲20g，半枝莲20g，喜树根10g，败酱草根10g，蛇莓10g，白毛藤10g，大青叶10g，京三棱10g，蓬莪术10g，赤芍10g，红花10g，薏苡仁12g，蛇六谷6g。每天1剂，水煎服。清热解毒，消肿散结。适宜多发性骨髓瘤热毒炽盛兼有瘀血者。

· 牛膝20g，川续断20g，桑寄生15g，黄芪20g，云茯苓20g，当归10g，赤芍15g，延胡索10g，制没药8g，全蝎3g，蜈蚣3g，露蜂房3g，土鳖虫8g，甘草8g。每天1剂，水煎服。益气补肾，破血散瘀。适宜多发性骨髓瘤肾虚并气血瘀阻型。

· 牛膝20g，龟甲30g，牡蛎30g，桑椹20g，枸杞子20g，山茱萸20g，菟丝子10g，鸡血藤20g，熟地黄10g，当归10g，云茯苓10g，太子参20g，制没药6g，木瓜20g。每天1剂，水煎服。滋补肝肾，散结消肿。适宜多发性骨髓瘤肝肾阴虚型。

· 牛膝20g，杜仲20g，菟丝子20g，羊骨髓10g，鹿角粉3g，补骨脂10g，白术10g，云茯苓20g，山药20g，党参15g，白花蛇舌草20g，甘草8g。每天1剂，水煎服。补肾健脾，温阳益气。适宜多发性骨髓瘤脾肾阳虚型。

· 生地黄20g，黄连10g，黄芩10g，太子参20g，蒲公英20g，连翘15g，牡丹皮15g，赤芍15g，白花蛇舌草20g，仙鹤草10g，犀角粉3g，三七粉3g。每天1剂，水煎服。清热解毒，凉血活血。适宜多发性骨髓瘤热毒炽盛型。

· 太子参20g，猪苓10g，鸡血藤15g，黄芪20g，薏苡仁20g，生地黄12g，白术10g，补骨脂10g，白花蛇舌草20g，仙鹤草15g，桃仁10g，红花8g，炙甘草5g。每天1剂，水煎后分2~3次内服。益气养血，活血止血。适宜多发性骨髓瘤气血亏虚兼有瘀血型。

·生地黄 20g，山药 20g，虎杖 20g，益母草 20g，蜀羊泉 10g，山茱萸 15g，丹参 20g，山慈菇 10g，女贞子 20g，菟丝子 15g，水蛭 5g，白花蛇舌草 30g。每天 1 剂，水煎后分 2～3 次内服。滋补肝肾，化瘀抗癌。适宜多发性骨髓瘤肝肾亏虚型。

·三仙汤：白花蛇舌草 30g，半枝莲 30g，山慈姑 6g。若气阴两虚加用八珍汤、生脉饮；肝肾阴虚加用六味地黄丸；瘀热阻络加用桃红四物汤。水煎服，每天 1 剂，分两次服，每疗程服用 21 剂，间隔 10～15d 继续第二疗程。本方有清热解毒、活血散瘀之功。适宜多发性骨髓瘤普通型。

·蛇仙太子汤：白花蛇舌草 30g，仙鹤草 20g，太子参 20g，猪苓 10g，鸡血藤 15g，黄芪 20g，薏苡仁 20g，生地黄 12g，白术 20g，补骨脂 10g，桃仁 10g，红花 10g，炙甘草 5g。水煎服，每天 1 剂，分两次服，每疗程服用 30 剂。解毒祛湿，凉血散瘀，益气补血。适宜多发性骨髓瘤，证属湿毒瘀阻、气血两虚型。

主要参考文献

[1] 牟景敏，赵莹，张雪媛. 心理干预对胃肠癌术后患者的影响[J]. 中国康复，2011，26(4)：304-305.

[2] 杨梅，夏耀雄，王羽丰. 恶性肿瘤放疗患者的心理行为及心理干预[J]. 现代肿瘤医学，2009，17(4)：747-748.

[3] 李迅，李昕雪. 刘智君，等. 国内期刊中药临床试验安全性报告分析[J]. 中国药物警戒，2010，7(1)：20-24.

[4] Bossola M，Musearitoli M，Bellantone R，et al. Serum tumour necrosis factor-alpha levels in cancer patients are discontinuous and correlate with weight loss[J]. Eur J Clin Invesr，2000，30(12)：1107-1112.

[5] 郑亚兵，马胜林. 癌性恶病质与细胞因子[J]. 国际肿瘤学杂志，2006，33(1)：29-31.

[6] 周浩锋，牟小洋，付文广，等. 肿瘤恶病质发病机制及其相关因素的研究进展[J]. 中国实用医药，2008，3(7)：142-143.

[7] 张静. 中药对癌症患者恶病质状态的影响[J]. 中国中西医结合杂志，2000，20(1)：871.

[8] 林臻. 恶性肿瘤患者医院感染的研究进展[J]. 中国癌症防治杂志，2017，9(3)：244-246.

[9] Thorgersen EB，Goscinski MA，Spasojevic M，et al. Deep pelvic surgical site infection after radiotherapy and surgery for locally advanced rectal cancer[J]. Ann Surg Oncol，2017，24(3)：721-728.

[10] 杨兴肖，王雪晓，刘志广，等. 2012—2015年肿瘤专科医院住院患者医院感染现患率调查[J]. 现代预防医学，2016，43(7)：1334-1338.

[11] 温海琦，谌晓燕，张银辉，等. 肿瘤患者医院感染病原菌分布与药物敏感性分析[J]. 中华医院感染学杂志，2015，25(8)：1728-1729，1732.

[12] Althumairi AA，Canner JK，Gearhart SL，et al. Risk factors for wound complications after abdominoperinal resection：analysis of the ACS NSQIP database[J]. Colorectal Dis，2016，18(7)：260-266.

[13] 李安民，王登. 恶性肿瘤患者肿瘤内科治疗中并发感染的临床研究[J]. 临床医学研究与实践，2017，2(31)：20-21.

[14] Pitzalis C，Jones GW，Bombardieri M，et al. Ectopic lymphoid-like structures in infection，cancer and autoimmunity[J]. Nat Rev Immunol，2014，14(7)：447-462.

[15] 李桃，龚光明，徐俊炜. 恶性肿瘤化疗患者医院感染相关因素分析与临床干预[J]. 中华医

院感染学杂志，2015，19（22）：5178－5180.

［16］金海敏，黄海，李晓文，等. 中上部进展期胃癌患者的微创手术效果研究［J］. 中国内镜杂志，2017，23（6）：71－76.

［17］内镜黏膜下剥离术专家协作组. 消化道黏膜病变内镜黏膜下剥离术治疗专家共识［J］. 中华胃肠外科杂志，2012，15（10）：1083－1086.

［18］Hoteya S，Lizuka T，Kikuchi D，et al. Secondary endoscopic submucosal dissection for residual or recurrent tumors after gastric endoscopic submucosal dissection［J］. Gastric Cancer，2014，17（4）：697－702.

［19］Amidanna R，Bottle A. Aylin P，et a1. Short－term outcomes following open versus minimally invasive esophagectomy for cancer in England：a population－based National study［J］. Ann Surg. 2012. 255（2）：197－203.

［20］Westermaier T，Vince GH，Meinhardt M，et a1. Arachnoid cysts of the fourth ventricle—short illustrated review［J］. Acta Neumchir（Wien），2010，1. 52（1）：119－124

［21］于在诚，王云海，刘伟，等. 电视胸腔镜辅助左胸小切口食管下段癌根治术［J］. 安徽医科大学学报，2010，45（5）：712－713.

［22］生守鹏，孙斌，郑加生，等. 肝动脉化疗栓塞联合 CT 引导射频消融治疗肝尾状叶原发性肝癌［J］. 中国介入影像与治疗学，2017，14（7）：391－395.

［23］李敬东，李强. 腹腔镜肝切除术在肝癌手术中的应用［J］. 肿瘤预防与治疗，2017，30（4）：243－246，260.

［24］李靖，朱文良，康鑫鑫，等. 经肝动脉化疗栓塞联合射频消融治疗原发性肝癌的预后影响因素及预测模型［J］. 中华肿瘤杂志，2017，39（10）：787－791.

［25］卜军，刘艳萍，孙悦. 腹腔镜超声在腹腔镜手术中的应用研究［J］. 中国肿瘤外科杂志，2017，9（2）：110－112.

［26］陈炜，林金灿，栗华. 射频消融治疗胰腺癌的荟萃分析［J］. 中华胰腺病杂志，2016，16（3）：200－202.

［27］王小明，陈明，邓树忠，等. 内镜下微创手术在早期大肠癌及癌前病变治疗中的应用价值［J］. 实用临床医药杂志，2017，21（19）：136－137.

［28］Yoshioka R，Hasegawa K，Mise Y，et al. Evaluation of the safety and efficacy of simultaneous resection of primary colorectal cancer and synchronous colorectal liver metastases［J］. Surgery，2014，155（3）：478－485.

［29］经肛门内镜微创手术（TEM）技术专家共识（2016）. 中国抗癌协会大肠癌专业委员会 TEM 学组［J］. 中华胃肠外科杂志，2016，19（7）：731－733. 15.

［30］李照，朱继业. 微创时代下意外胆囊癌的外科处理［J］. 国际外科学杂志，2014，41（5）：293－294.

［31］杨方良，陈红瑞. 全胸腔镜微创治疗和开胸肺叶切除治疗在早期肺癌患者近远期效果比较［J］. 中国社区医师，2017，33（20）：70－71.

［32］张道忠，王树军，曹亮. 胸腔镜下肺叶切除术在治疗肺癌中的临床应用［J］. 中国实用医药，2017，12（30）：12－14.

［33］王龙，冯起校. 肺癌的局部微创治疗［J］. 医学理论与实践，2017，30（6）：805－807.

[34] 王林辉，王杰，时佳子. 机器人辅助腹腔镜肾部分切除术在肾癌保留肾单位手术中的应用和地位[J]. 微创泌尿外科杂志，2017，6(2): 65-69.

[35] 张建军，樊文龙，马合苏提，等. 腹腔镜肾癌根治术治疗肾癌的疗效观察[J]. 现代生物医学进展，2017，17(9): 1688-1691

[36] Alanee S, Herberts M, Holland B, et al. Contemporary experience with partial nephrectomy for stage T2 or greater renal tumors[J]. Curr Urol Rep, 2016, 17(1): 5.

[37] 沈宏峰，李威，黄尉腹，等. 腔镜微创手术与开腹手术治疗前列腺癌的临床效果比较[J]. 中国性科学，2017，26(7): 27-30.

[38] 周辉，叶章群. 局限性前列腺癌局灶消融的现状和展望[J]. 现代泌尿生殖肿瘤杂志，2017，9(2): 65-68.

[39] 李炯明，闫永吉. 膀胱癌的微创治疗进展[J]. 临床外科杂志，2013，21(2): 82-85.

[40] 杨诚，梁朝朝. 机器人辅助根治性全膀胱切除加体内尿流改道术的研究进展[J]. 中华泌尿外科杂志，2016，37(5): 395-397.

[41] 王玲. 腹腔镜手术在晚期卵巢癌中的应用现状与争议[J]. 实用妇产科杂志，2013，29(1): 18-21.

[42] Toesca A, Peradze N, Manconi A, et al. Robotic nipple-sparing mastectomy for the treatment of breast cancer: easibility and safety study[J]. Breast, 2017, 31: 51-56. DOI: 10. 1016/j. breast. 2016. 10. 009.

[43] 姜军. 乳腺癌微创治疗理念与贡献[R]. 2012第七届全国乳腺癌重庆论坛，2012.

[44] 梁志清. 子宫颈癌的微创手术治疗现状与进展[J]. 腹腔镜外科杂志 2009，14(4): 251-255.

[45] 梁志清. 子宫颈癌腹腔镜下广泛子宫切除和盆腔淋巴结清除术的优势[R]. 第六届中国西部暨国际妇科内镜新技术与盆底结构重建论坛，2008.

[46] 王运贤，李留霞. 早期子宫颈癌的手术治疗进展[J]. 肿瘤防治研究，2009，36(7): 628-630.

[47] 徐珍，彭芝兰，曾俐琴. 358例子宫内膜癌手术方式及影响预后的危险因素分析[J]. 实用妇产科杂志，2015，31(4): 274-277.

[48] 李凤艳. 早期子宫内膜癌微创术的疗效分析[J]. 中国医药指南，2014，33: 172-173.

[49] 张庆霞，朱兰，刘珠凤. 开腹与微创子宫肌瘤剔除术临床结局分析[J]. 中国实用妇科与产科杂志，2008，24(4): 278-281.

[50] Beckmann MW, Juhasz-Boss I, Denschlag D, et al. Surgical methods for the treatment of uterine fibroids-risk of uterine sarcoma and problems of morcellation: position paper of the DGGG[J]. Geburtshilfe Frauenheilkunde, 2015, 75(2): 148-164.

[51] 李丹，王勇. 微创外科治疗联合药物对局限性鼻咽癌微小浸润灶的近远期疗效分析[J]. 实用肿瘤学杂志，2017，31(3): 234-237.

[52] 孙广伟. 内镜手术治疗甲状腺癌应用进展[J]. 西部医学，2013，25(1): 156-157.

[53] 张浩，董文武. 射频消融治疗甲状腺癌的现状与思考[J]. 中华外科杂志，2017，55(8): 574-578.

[54] 王立平. 经皮超声引导下射频消融治疗甲状腺癌术后颈部转移性淋巴结[C]. 第六届全国甲

状腺肿瘤学术大会，2014.

[55] 邹丹丹，窦骏. 恶性肿瘤的分子靶点检测和靶向治疗[J]. 临床与实验病理学杂志，2012，28(9)：1026 - 1029.

[56] 黄诚. 恶性肿瘤分子靶向药物治疗副反应的诊断和处理[C]. 第十三届全国临床肿瘤学大会暨 2010 年 CSCO 学术年会，2010.

[57] 梁荣祥，李苏萌. 恶性肿瘤的分子靶向治疗[J]. 山东医药，2010，50(1)：104 - 105.

[58] Burger RA, Brady MF, Bookman MA, et al. Incorporation of bevacizumab in the primary treatment of ovarian cancer[J]. N Engl J Med, 2011, 365(26)：2473 - 2483.

[59] 李加桩，王凯冰，郑红艳. 胃癌分子靶向药物治疗的研究进展[J]. 中国肿瘤，2017，26：279 - 285.

[60] Wilkeh, Murok, Vancutseme, et al. Ramucirumab plus paclitaxel versus placebo plus paclitaxel in patients with previously treated advanced gastric or gastrooesophageal junction adenocarcinoma (RAINBOW)：a double - blind, randomised phase 3 trial[J]. Lancet Oncol, 2014, 15(11)：1224 - 1235.

[61] 王艺静，常志伟，秦艳茹. 晚期食管癌分子靶向治疗研究进展[J]. 河南医学研究，2017，26(9)：1596 - 1598.

[62] Cui Y, Dong C. Expression of cyclooxygenase - 2, vascular endothelial growth factor, and epidermal growth factor receptor in Chinese patients with esophageal squamous cell carcinoma[J]. J Cancer Res Ther, 2015, 11：44 - 48.

[63] 朱雄杰，田瑶，朱娟娟，等. 食管癌的靶向治疗研究进展[J]. 实用医学杂志，2017，33(12)：1910 - 1912.

[64] 艾莉，吴涛，杨振坤. 肝癌分子靶向治疗研究进展[J]. 医药前沿，2012，2(15)：8 - 9.

[65] 李爱军，马森林，吴孟超. 分子靶向药物在肝癌治疗中的作用. 肝胆胰外科杂志，2015，27(3)：255 - 258，261.

[66] Dargel C, Bassani Sternberg M, Hasreiter J, et al. T cells engineered to express a T - cell receptor specific for glypican - 3 to recognize and kill hepatoma cells in vitro and in Mice[J]. Gastroenterology, 2015, 149(4)：1042 - 1052.

[67] El Tayebi HM, Waly AA, Assal RA, et al. Transcriptional activation of the IGF - Ⅱ/IGF - 1R axis and inhibition of IGFBP - 3 by miR - 155 in hepatocellular carcinoma[J]. Oncol Lett, 2015, 10(5)：3206 - 3212.

[68] 钟志惟. 胰腺癌的分子靶向治疗研究进展[J]. 中国普通外科杂志，2016，25(9)：1351 - 1356.

[69] 盛莉莉，吉兆宁. 大肠癌的分子靶向治疗[J]. 中国临床药理学与治疗学，2013，18(6)：715 - 720.

[70] 郭放，郑振东，谢晓冬. 晚期肾癌分子靶向治疗新进展[J]. 中国肿瘤临床，2016，43(22)：977 - 980.

[71] 刘俊强，王建伯，杨德勇. 分子靶向药物在肾癌治疗中的合理应用[J]. 国际泌尿系统杂志，2015，35(2)：289 - 292.

[72] 蔡忠林，刘强照，周川. 前列腺癌相关生物分子在肿瘤靶向性中的意义[J]. 中华医学杂志，

2017, 97(22)：1756 － 1758.

[73] 孙圣坤，肖序仁，洪宝发. 前列腺癌的分子靶向治疗[J]. 国际泌尿系统杂志，2007，27(6)：742 － 745.

[74] 杨国良. 分子靶向治疗进展及转移性膀胱癌的研究进展[J]. 实用癌症杂志，2010，25(4)：438 － 440.

[75] Brustmann H, Hinterholzer S, Bnmner A. Immunohistochemical expression of surviving and γ － H2AX in vulvar intraepithelial neoplasia and low － stage squamous cell carcinoma[J]. Internat J Gynecol Pathol, 2011, 30(6)：583 － 590.

[76] 杨梅琳，李涧，张廷彰. 卵巢癌的分子靶向治疗进展[J]. 国际妇产科学杂志，2016，43(4)：407 － 411.

[77] 赵婷婷，沈国栋，胡卫平. 卵巢癌转移相关分子标记物及靶向性治疗药物的研究进展[J]. 国际妇产科学杂志，2015，4)：457 － 460.

[78] 李鸿涛，罗琳，马斌林. 分子靶向药物在乳腺癌中研究进展[J]. 肿瘤学杂志，2017，23(3)：175 － 179.

[79] Baselga J, Bradbury I, Eidtmann H, et al. Lapatinib with trastuzumab for HER2 － positive early breast cancer(NeoALTTO)：a randomised, open － label, multicentre, phase 3 trial[J]. Lancet, 2012, 379(9816)：633 － 640.

[80] Mackey JR, Ramos － Vazquez M, Lipatov O, et a1. Primary results of ROSE/TRIO － 12：a randomized placebo － controlled phase Ⅲ trial evaluating the addition of ramucirumab to first － line docetaxel chemotherapy in metastatic breast cancer[J]. J Clin Oncol, 2015, 33(2)：141 － 148.

[81] 周龙清，喻国冻. 鼻咽癌分子靶向治疗的研究进展[J]. 临床医学研究与实践，2016，1(9)：126，128.

[82] 孙海清，姜立新，李宝元，等. 分子靶向药物索拉非尼在甲状腺癌的应用进展[J]. 中华普通外科学文献(电子版)，2016，10(3)：227 － 230.

[83] Pelizzoa MR, Dobrinja C, CasalIdea E, et al. The role of BRAF (V600E) mutation as poor prognostic factor for the outcome of patients with intrathyroid papillary thyroid carcinoma[J]. Biomed Pharmacotherapy, 2014, 68(4)：413 － 417.

[84] 钱文斌. 小分子靶向药物治疗急性髓系白血病的研究现状和展望[J]. 浙江大学学报(医学版)，2012，41(5)：469 － 472.

[85] 李宝军. 多发性骨髓瘤分子靶向治疗的研究进展[J]. 医学综述，2012，18(6)：864 － 868.

[86] 孙舒岚，李晓曦，高晓馨，等. 细胞因子诱导的杀伤细胞对恶性肿瘤患者细胞表型的影响[J]. 现代肿瘤医学，2017，25(9)：1357 － 1360.

[87] Sangiolo D, Mesiano G, Gammaitoni L, et a1. Cytokine － induced killer cells eradicate bone and soft － tissue sarcomas[J]. Cancer Res, 2014, 74(1)：119 － 129. DOI：10. 1158/0008 － 5472. CAN － 13 － 1559.

[88] 侯俊杰，刘多，倪志强，等. 细胞因子诱导的杀伤细胞治疗恶性肿瘤安全性分析[J]. 中国免疫学杂志，2015，31(12)：1654 － 1658.

[89] Von Haehling S, Anker SD. Cachexia as a major underestimated and unmet medical need：facts and numbers[J]. J Cachex Sarcopenia Muscle, 2010, 1(1)：1 － 5.

[90]Fearon K, Strasser F, Anker SD, et al. Definition and classification of cancer cachexia：an interna-tional consensus[J]. Lancet Oncol, 2011, 12(5)：489－495.

[91]张巍，景红梅，王继军. 细胞免疫疗法对血液系统恶性肿瘤治疗作用的研究进展[J]. 中国实验血液学杂志, 2017, 25(3)：941－946.

[92]韩兆东，阮月芹，韩晓通，等. 免疫杀伤细胞治疗对恶性肿瘤患者调节性T细胞的影响[J]. 现代医药卫生, 2016, 32(7)：972－974，977.

[93]祁秋干，纪娜，王远东. CIK细胞联用树突状细胞治疗恶性肿瘤的进展[J]. 中国现代药物应用, 2015, 12(6)：265－267.

[94]洪雷，刘巍. 音乐治疗在恶性肿瘤治疗中的定位及作用[J]. 肿瘤防治研究, 2017, 44(8)：566－569.

[95]曾巾芳. 瑜伽联合音乐放松训练对乳腺癌化疗患者癌因性疲乏的干预效果[J]. 实用临床护理学电子杂志, 2017, 2(19)：1－2.

[96]杨宇飞. 中医五行音乐改善43例恶性肿瘤患者生活质量的初步临床研究[R]. 中国老年肿瘤学大会暨第二届CGOS学术年会, 2007.

[97]李典云. 食管癌药膳食疗[J]. 东方药膳, 2008, 2：14－15.

[98]于尔辛. 食管癌患者的食疗[J]. 抗癌, 2001, 3：16.

[99]袁秀芬. 肝癌食疗药膳方[J]. 东方药膳, 2011, 7：24－25.

[100]何雪花. 肝癌化疗患者的辨证食疗[J]. 中国民间疗法, 2015, 23(1)：90.

[101]朱秋媛. 中医王道思想指导下的综合治疗对胰腺癌患者生存质量和生存的影响研究[D]. 上海中医药大学, 2012.

[102]张学宏，高玉堂，邓杰. 饮食与胆囊癌关系的流行病学研究[J]. 肿瘤, 2005, 25(4)：351－356.

[103]贾晓龙，秦杰，谢立平. 食疗剂与前列腺癌化学预防[J]. 国际泌尿系统杂志, 2008, 28(6)：749－753.

[104]徐庆娜. 中西医结合治疗护理子宫肌瘤患者临床观察[J]. 新中医, 2014, 46(11)：235－236.

[105]赵昌林. 鼻咽癌的药茶与食疗[J]. 食品与健康, 2006, 10：31.

[106]薛文翰，董玉清. 中医辨证论治配合化疗治疗中、晚期食管癌的临床报道[R]. 第二届国际中西医结合、中医肿瘤学术研讨会, 2004.

[107]陈玉龙，司富春. 中医药治疗食管癌方药分析[J]. 时珍国医国药, 2008, 19(2)：401－402.

[108]孟祥林，罗宏伟. 原发性肝癌中医辨治体会[J]. 中医临床研究, 2016, 8(1)：53－55.

[109]赵冬耕，叶丽红. 肝癌中医研究近况[J]. 辽宁中医药大学学报, 2011, 13(12)：207－209.

[110]郭勇. 恶性肿瘤及并发症中西医结合治疗[M]. 2版. 北京：人民军医出版社, 2014：111.

[111]范忠泽，梁芳，李琦等. 晚期胰腺癌的中医药诊疗现状分析[J]. 辽宁中医杂志, 2008, 35(5)：679－681.

[112]许彬，张振勇. 胰腺癌的中医临证要点[J]. 国际中医中药杂志, 2014, 36(3)：2461－2463.

[113]罗红梅. 中药内服外敷治疗胰腺癌疼痛的临床观察[J]. 湖北中医杂志，2015，37（3）：5－7.

[114]骆学新，李志丹. 大肠癌的中医药治疗进展[J]. 浙江中医杂志，2014，49（10）：777－779.

[115]郭飘婷，王松坡. 历代中医论治大肠癌[J]. 吉林中医药，2016，36（3）：223－225.

[116]常胜. 中医对肺癌的认识及规范化治疗[J]. 实用中医内科杂志，2009，23（7）：49－51.

[117]张杉，龚丹霞，李世杰. 中医药治疗肾癌[J]. 实用中医内科杂志，2013，27（2）：162－163.

[118]沈庆发. 肾癌术后的中医药治疗体会[J]. 上海中医药杂志，2007，41（7）：30－31.

[119]倪高华，郁超，曹宏文. 前列腺癌的中医药治疗概况[J]. 中国男科学杂志，2014，28（10）：70.

[120]司富春，杜超飞. 前列腺癌的中医证候和方药规律分析[J]. 中华中医药杂志，2015，30（2）：581－585.

[121]古炽明，潘明沃，陈志强，等. 扶正抑瘤法治疗激素非依赖性前列腺癌临床疗效观察[J]. 时珍国医国药，2010，21（12）：3239－3240.

[122]林飞. 中医药治疗膀胱癌的研究进展[J]. 中国中西医结合外科杂志，2003，12（9）：473－475.

[123]张玉珍. 中医妇科学[M]. 北京：中国中医药出版社，2007.

[124]谭开基，曹萍，陈锐深. 卵巢癌的中医治疗体会[J]. 中医药学刊，2006，24（3）：505－506.

[125]沈铿，郎景和. 复发性卵巢恶性肿瘤的诊治规范[J]. 中华妇产科杂志，2003，38（11）：717－719.

[126]徐川，仝欣，于小伟. 乳腺癌术后中医药治疗的现状分析[J]. 云南中医药杂志，2016，37（4）：66.

[127]杨世昇. 中药治疗乳腺癌的用药规律及作用机理分析[J]. 中医中药，2016，13（10）：109－111.

[128]梁勇才. 当代癌症妙方[M]. 北京：人民军医出版社，2003.

[129]赵明珠. 子宫内膜癌中医证型的影像分析体会[J]. 长春中医药大学学报，2008，24（2）：214－214.

[130]林倩雯，莫蕙，郑其昌. 子宫肌瘤的中医治疗概况[J]. 辽宁中医药大学学报，2007，9（5）：62－63.

[131]王兵，侯炜. 中医辨治鼻咽癌的几点认识[J]. 世界中西医结合杂志，2013，8（1）：89－91.

[132]赵许杰，闫雪生. 中药治疗甲状腺瘤的研究进展[J]. 中国医药科学，2013，3（14）：34－36.

[133]宋刚. 浅析甲状腺瘤的治疗[J]. 内蒙古中医药，2007，26（9）：18－19.

[134]曾红，陈德宇. 皮肤癌的中西医结合治疗进展[J]. 四川中医，2015，33（3）：187－189.

[135]杨淑莲，孙长勇，王茂. 中医药干预急性白血病治疗策略[J]. 中国中医急症，2015，24（5）：818－820.

［136］夏小军，段赞．中医药治疗恶性淋巴瘤的思路与方法［J］．中医研究，2016，29（8）：53－56．

［137］许亚梅，贾玫，张雅月．恶性淋巴瘤（石疽）常见证候要素及中医证型初探［J］．北京中医药，2013，31（10）：727－728．

［138］刘姣林，巴彩霞，殷文慧，等．恶性淋巴瘤中医及中西医结合临床治疗进展［J］．中医研究，2015，18（2）：55－58．

［139］庄步玺，梁昊，卢芳国．多发性骨髓瘤中医病机分析及证治思路［J］．湖南中医药大学学报，2016，36（8）：14－16．

［140］余雪，章亚成，季建敏．中医药治疗多发性骨髓瘤［J］．吉林中医药，2015，35（5）：442－444．

［141］李仝，黄玉燕．多发性骨髓瘤从肾虚毒瘀论治［J］．北京中医药大学学报，2008，31（6）：427－428．